科学出版社普通高等教育案例版医学规划教材

供医学检验技术等专业使用

案例版

# 临床免疫学检验技术

主　编　欧启水　关秀茹
副主编　王保龙　刘　灿　蔡　贞　毛海婷　张国军
编　委（按姓氏笔画排序）

王　荟（江苏大学）　　　　　　　　　　　王云霞（陆军军医大学西南医院）
王保龙（中国科学技术大学附属第一医院）　毛海婷（山东大学第二医院）
史晓敏（北京大学第一医院）　　　　　　　冯珍如（北京大学第一医院）
刘　灿（福建医科大学附属第一医院）　　　关秀茹（哈尔滨医科大学附属第一医院）
李士军（大连医科大学附属第一医院）　　　李会强（天津医科大学）
杨　珺（杭州医学院）　　　　　　　　　　余　芳（贵州医科大学附属医院）
汪付兵（武汉大学中南医院）　　　　　　　张　钧（浙江大学医学院附属邵逸夫医院）
张　瑞（北京医院）　　　　　　　　　　　张国军（首都医科大学附属北京天坛医院）
陈　捷（四川大学华西医院）　　　　　　　陈　惠（上海交通大学附属新华医院）
欧启水（福建医科大学附属第一医院）　　　周　琳（上海长征医院）
周海舟（哈尔滨医科大学附属第一医院）　　胡　敏（中南大学湘雅二医院）
段相国（宁夏医科大学）　　　　　　　　　秦　雪（广西医科大学）
徐华国（南京医科大学第一附属医院）　　　黄　晶（吉林大学白求恩第一医院）
曾常茜（大连大学医学院）　　　　　　　　蔡　贞（南方医科大学南方医院）

制　图　于　洋（天津医科大学）　　　　　李会强（天津医科大学）
　　　　宋广忠（杭州医学院）
秘　书　王　超（哈尔滨医科大学附属第一医院）
　　　　吴淞航（福建医科大学附属第一医院）

U0230420

北　京

# 郑 重 声 明

为顺应教学改革潮流和改进现有的教学模式,适应目前高等医学院校的教育现状,提高医学教育质量,培养具有创新精神和创新能力的医学人才,科学出版社在充分调研的基础上,首创案例与教学内容相结合的编写形式,组织编写了案例版系列教材。案例教学在医学教育中,是培养高素质、创新型和实用型医学人才的有效途径。

案例版教材版权所有,其内容和引用案例的编写模式受法律保护,一切抄袭、模仿和盗版等侵权行为及不正当竞争行为,将被追究法律责任。

图书在版编目(CIP)数据

临床免疫学检验技术/欧启水,关秀茹主编.—北京:科学出版社,2023.12
科学出版社普通高等教育案例版医学规划教材
ISBN 978-7-03-076904-6

Ⅰ.①临… Ⅱ.①欧…②关… Ⅲ.①免疫学–医学检验–高等学校–教材
Ⅳ.① R446.6

中国国家版本馆 CIP 数据核字(2023)第 209144 号

责任编辑:胡治国/责任校对:宁辉彩
责任印制:张 伟/封面设计:陈 敬

---

**科学出版社** 出版
北京东黄城根北街 16 号
邮政编码:100717
http://www.sciencep.com
**石家庄继文印刷有限公司** 印刷
科学出版社发行 各地新华书店经销

\*

2023 年 12 月第 一 版 开本:787×1092 1/16
2023 年 12 月第一次印刷 印张:27 1/2
字数:810 000
**定价:88.00 元**
(如有印装质量问题,我社负责调换)

# 科学出版社普通高等教育案例版医学规划教材

## （医学检验技术专业）

## 丛书编写委员会

# 前　言

在与传染病的漫长斗争史中，人类逐步探索发现了人体自发抵御和清除外来病原微生物的功能机制，并将研究这一机制的科学赋予了"免疫学"这一学科名称。近 200 年来，人们在探究免疫系统及免疫性疾病奥秘的同时，发明了一系列免疫学技术并将其应用于临床，确立了临床免疫学检验技术在临床检验实践中的关键地位。免疫学检验技术是利用抗原-抗体反应所具有的独特性质而建立的检测技术，其检测靶标是多样的。理论上，只要能得到相应的特异性抗体/抗原，就可以建立免疫学技术检测其对应的抗原/抗体。因此，免疫学检验技术的应用范围不只是局限于免疫性疾病的诊断，而是覆盖了肿瘤、移植、感染性疾病以及其他基础医学与临床医学的方方面面。也正因为此，想要成为一名合格的检验医学工作者，必须学好临床免疫学检验技术这门课程。

2022 年成功召开的党的二十大，是在全党全国各族人民迈上全面建设社会主义现代化国家新征程的一次十分重要的大会，党的二十大报告中首次提出"加强教材建设和管理"凸显了教材工作在党和国家事业发展全局中的重要地位，体现了党中央对教材工作的高度重视和对"尺寸课本、国之大者"的殷切期望。以教材建设为基石，培养、发掘德才兼备的高素质人才，持续深化教育与人才发展体制机制改革，必将是新时代实施科教兴国战略中的重中之重。因此，为适应 21 世纪我国医学检验技术专业教育的发展和培养高素质的医学检验技术专业人才的需要，根据目前高等医药院校医学检验技术专业课程教学的需求，科学出版社决定编写并出版中国科学院教材建设专家委员会规划教材暨医学检验技术案例版教材——《临床免疫学检验技术》。本教材是一本将临床免疫学检验技术理论、实践知识与新兴的案例版教学模式有机结合的大学本科教材。一方面，本教材完整地呈现了临床免疫学检验技术基本理论、基本知识、基本技能的所有内容；另一方面，借鉴了科学出版社既往已出版的临床医学类、药学类、预防医学类案例版系列教材的先进经验，创新性地在临床免疫学检验技术的教学中引入案例版教学模式，即在不改变现有教学模式的情况下，于教材中增加真实案例或标准化案例，并结合理论知识进行分析、归纳，以加强基础与检验、理论与实践的联系，这也将是本教材有别于同领域其他教材的一大特点与特色。学生通过学习全书，可以掌握临床免疫学检验技术的整个知识体系，培养其临床免疫学检验实践操作的能力；而通过特有的案例教学方式，还将能够充分地调动学生的积极性与主动性，增强学生分析、解决临床问题的能力，使得学生真正感到学有所用，可以学以致用。

本教材的整体知识框架分为四大部分：第一，第一章概论介绍了免疫学检验技术的发展历程、免疫学基础知识、临床免疫学及其检验技术等方面，使学生了解临床免疫学检验技术的概况和发展动态；第二，从第二章到第十四章，系统地介绍了建立免疫学技术所必需的理论、物质基础，阐述了主要的临床免疫学检验技术的原理、方法、临床应用、实验影响因素、质量控制及其自动化分析，使学生能够掌握各种临床免疫学检验技术所依赖的方法学基础；第三，从第十五章到第十七章，主要涉及非特异性的免疫学检验项目，即免疫细胞与免疫分子及其功能的检验；第四，在第十八章到第二十六章，以临床疾病为主线，介绍了这些疾病与免疫相关的病理生理学机制，同时还重点阐述了临床免疫学检验技术在这些疾病中的具体应用。

从每一章的具体知识结构来看，除了理论知识部分以外，正文中还穿插了案例及其解析，以起到理论联系实践的作用；每一节的开头设置了"问题导航"栏目，帮助学生明确本小节内容中的重点和难点问题，其答案均可通过扫描文中的"知识聚焦"栏目的二维码获取；在文中的恰当位置设置了"知识拓展"栏目，有助于学生了解本专业发展动态，进一步拓展知识面。更重要的是，为顺应新时代背景下教材编写的数字化大趋势，我们为每一章节配备了别具特色的数字化教学资源，包括课件、案例、电子报告单、图片、视频、扩展阅读内容等，学生只需使用自己的电子设备扫描教材中融合的二维码，即可获得这些数字化资源。我们希望，以上知识框架的设置能够兼顾学生对于临床免疫学检验技术知识的理性认识与感性认识，既可以不打折扣地学会、学好专业知识，又能在复杂抽象的免疫学理论中感受到学习的乐趣。

　　本教材可供高等医学院校医学检验技术专业本科学生教学使用，可作为职称晋级考试和硕士研究生入学考试的复习资料，亦可作为临床免疫学检验技术人员的参考用书。本教材在编写过程中得到了全国各院校同行们的大力支持。各位副主编、编委学术态度严谨、教学经验丰富，为教材编写提供了许多宝贵的意见，并在百忙之中完成了艰巨的编写任务。编写过程中，福建医科大学附属第一医院的吴淞航老师与哈尔滨医科大学附属第一医院的王超老师承担了各编委老师的联络、内容审核以及格式校对的工作；天津医科大学的李会强教授与于洋老师负责全书的插图制作与修订；杭州医学院的杨珺教授与宋广忠副教授负责全书知识导图的制作与修订。每一位编委及参与教材编写的老师均付出了巨大的心血，在此表示由衷的感谢！

　　由于我们的水平限制，以及临床免疫学检验技术的快速发展，本教材难免存在许多不足，我们恳请各位同行及广大师生在本教材使用过程中提出宝贵的意见，以便我们进一步修订与完善。

欧启水　关秀茹

2023 年 5 月

# 目　　录

# 第一章 概 论

免疫学（immunology）是研究免疫系统组成和功能的一门学科。在最初的认识中，免疫（immunity）是人体针对病原微生物侵入所形成的生理性防御机制。当前，随着免疫学突飞猛进的发展，免疫学已经超越了单纯抗感染免疫的范畴，拓展到肿瘤免疫、移植免疫以及自身免疫等基础与临床的诸多领域。由此所衍生的免疫学检验技术，可以对包括免疫细胞、免疫分子在内的许多生物活性物质进行检测，这不仅深化了人们对于免疫相关疾病的发病机制、诊断、治疗、预防等领域的认识，还促进了免疫学向其他邻近学科的交叉与渗透，使之成为现代医学中的支撑学科之一。

二维码 1-1 知识导图

**案例 1-1**

患者，男，20岁。因咽痛、发热伴下颌部肿痛就诊。患者6天前受凉后出现咽部干燥、疼痛，吞咽时疼痛加重。入院前4天出现发热，自测体温最高至39.7℃，有畏冷、寒战。颈部下颌下肿胀及疼痛，触之疼痛加剧。无恶心、呕吐，无心悸、胸闷，无咳嗽、咯血。自发病以来，精神、食欲、睡眠欠佳。

查体：体温39.5℃，脉搏112次/分，呼吸24次/分，血压122/78mmHg。发育正常，营养中等，神志清楚，急性面容。下颌下可扪及一个肿大淋巴结，活动性好，触痛明显。扁桃体与咽腭弓呈弥漫性充血，双侧扁桃体Ⅱ度肿大，表面可见脓苔覆盖。胸腹部、神经系统体格检查无异常。初步诊断：急性化脓性扁桃体炎。

问题：

1. 该患者发病以来的临床表现（如发热、疼痛、淋巴结肿大）与人体免疫系统的哪些免疫应答机制有关？

2. 请从抗感染免疫的角度出发，分析人体免疫功能对于急性化脓性扁桃体炎的疾病转归有什么样的影响？

3. 现针对该患者进行临床诊断与病情评估，还需要完成哪些临床免疫学检验项目？

**问题导航一：**

1. 从经验免疫学时期到科学免疫学时期，人类对于免疫的认识实现了怎样的改变？
2. 近年来，分子免疫学快速发展，取得了哪些重要的研究成果？

## 第一节 免疫学发展简史

免疫学是在人类与传染病的斗争中逐渐发展、成熟起来的，这一过程大致可划分为经验免疫学时期、科学免疫学时期和现代免疫学时期。

### 一、经验免疫学时期

人类对于免疫学的认识始于各种传染病的经验性防治。天花又名"痘疮"，曾是人类历史上传染性最强的烈性传染病之一，在16～18世纪的欧亚诸国，天花的流行每年可导致数百万人死亡。我国是世界上最早进行天花防治的国家，人们将天花患者康复后的皮肤痂皮磨碎成粉末，并吹入未患病者的鼻腔中来预

二维码 1-2 扩展阅读

免疫学发展大事记

防天花。这种原始的"种痘"方式被广泛记载于 16 世纪中叶明朝隆庆年间的典籍中，并随着丝绸之路传播至朝鲜、日本、东南亚乃至欧洲。接种这种人痘苗客观上的确有一定的免疫效果，但往往也带来许多严重的不良反应。

以上对于人痘苗的实践为爱德华·詹纳（Edward Jenner）发明牛痘苗提供了宝贵的经验。这名英国的乡村医生将牛痘接种于一名 8 岁男童的手臂上，然后在 6 周之后再次接种天花患者的"痘浆"，试验仅引起男童局部疱疹而未使其患上天花，从而最终确认了牛痘对于预防天花的可行性。1798 年，Edward Jenner 发表了题为"接种疫苗"（"Vaccination"）的论文，这一研究成果开创了人工免疫的先河，为后来人类最终战胜天花做出了不朽的贡献。

## 二、科学免疫学时期

牛痘是人类在经验免疫学时期对疫苗研制的一次极为重要的尝试，然而牛痘在预防天花上取得的成功经验，并不能照搬到除了天花之外的其他病原微生物的防控之中。人们急需科学地认识病原微生物感染，并从真正意义上揭开人体免疫系统抗病机制的谜团。19 世纪中叶开始，微生物学快速发展，法国科学家巴斯德（Pasteur）和德国科学家罗伯特·科赫（Robert Koch）相继通过培养成功分离了炭疽杆菌和结核杆菌，为后来疫苗的研制奠定了坚实的基础。Pasteur 于 1881 年制备出了炭疽减毒活疫苗，并在此之后经兔脑内连续传代的方法成功获得狂犬疫苗，正式建立了人工主动免疫方法，迈出了系统性应用免疫学科学理论来防控病原微生物的第一步。

人类对于人体免疫机制的研究始于 19 世纪后半叶，此时科学界相继提出了细胞免疫和体液免疫两种学说。俄国学者梅契尼柯夫（Metchnikoff）提出原始的细胞免疫学说，认为吞噬细胞是执行抗感染免疫作用的细胞。德国学者埃利希（Ehrlich）则提出原始的体液免疫学说，认为血清中存在的抗菌物质在抗感染免疫中起决定作用。在此之后，比利时学者鲍特（Bordet）发现了补体及其与抗体协作产生的溶菌作用；英国学者瑞特（Wright）和道格拉斯（Douglas）观察到动物免疫血清能加速吞噬细胞对相应细菌的吞噬，提出了调理作用（opsonization）的学说；19 世纪末，特异性凝集反应、沉淀反应相继被发现。这些理论与实践进一步丰富了细胞免疫和体液免疫学说，使得两种学说的发展渐渐得到统一，还促进了血清学检测技术的建立，奠定了免疫学技术应用于临床检验的基础。1901 年，《医学索引》（*Index Medicus*）中首次出现"免疫学"一词，标志着免疫学作为现代医学中的重要组成部分，得到了人们的认可。

## 三、现代免疫学时期

现代免疫学时期的免疫学进展是人类全面认识人体免疫系统及其组分的过程。首先被揭示的便是抗体的结构。早在 1937 年蒂塞利乌斯（Tiselius）和卡巴特（Kabat）创建了血清蛋白免疫电泳技术，研究发现了血清中的抗体的主要成分——γ 球蛋白。1957 年，澳大利亚免疫学家弗兰克·麦克法兰·波内特（Frank Macfarlane Burnet）提出抗体以天然产物的形式存在于免疫细胞表面，能特异性地识别、结合抗原，而人体内存在识别各种不同抗原的细胞克隆，在与抗原结合后能活化、增殖形成具有免疫效应的细胞及记忆细胞，这一学说即为克隆选择学说（clonal selection theory）。克隆选择学说系统阐述了抗体的产生、抗原的识别、免疫记忆、免疫耐受等多种免疫生物学现象，深刻地揭示了人体免疫效应机制的过程与本质。在 20 世纪 60 年代，英国科学家罗德尼·波特（Rodney Porter）和美国科学家杰拉德·埃德尔曼（Gerald Edelman）分别采用木瓜蛋白酶水解与化学还原的方法，获得了抗体的活性片段，阐明了抗体的基本构型——四肽链结构以及抗体的恒定区和可变区。最终在 1968 年和 1972 年，世界卫生组织和国际免疫学会联合会的专门委员会决定将具有抗体结构和活性的球蛋白统称为免疫球蛋白（immunoglobulin, Ig）。

从伯内特（Burnet）提出克隆选择学说到 20 世纪 70 年代，是人们对免疫系统进行全面研究并逐步奠定免疫学独立学科地位的重要阶段。1961 年，米勒（Miller）和古德（Good）将新生小鼠的胸腺切除，这样的操作抑制了细胞免疫应答的同时亦使得抗体的产生受损。因此，他们将这一类胸腺中发育的淋巴细胞称为 T 细胞（源于 thymus 的第一个字母）；1962 年，沃纳（Warner）和曾伯格（Szenberg）发现鸡腔上囊与抗体产生细胞相关，切除腔上囊不影响细胞免疫应答，进而将这一类细胞命名为 B 细胞（源于 bursa 的第一个字母）。由于人类及哺乳动物没有腔上囊，其后的研究证实了人类 B 细胞发育成熟的场所位于骨髓。人体免疫器官的确定揭开了免疫学高速发展的帷幕，不断涌现的研究成果极大地深化了人们对免疫应答机制的认识，这些成果便包括辅助性 T 细胞（Th 细胞）及其功能的发现、T 细胞的亚群及其鉴定方法、免疫应答中抗体的产生途径以及 T/B 细胞的协作作用、主要组织相容性复合体（major histocompatibility complex，MHC）限制性等。

20 世纪 70 年代以后，随着新的免疫学技术的不断出现，免疫学在现代化的进程中迈向了更高的平台。首先出现的突破性技术便是单克隆抗体技术。1975 年，德国免疫学家科勒（Kohler）和美国生物化学家米尔斯坦（Milstein）创建了杂交瘤技术。该技术在体外将小鼠的骨髓瘤细胞与经抗原免疫后的纯系小鼠脾细胞进行融合，获得了能无限增殖并分泌抗体的杂交瘤细胞。单克隆抗体技术制备的抗体具有高度特异性和均一性等诸多优点，对基础免疫学及其向临床转化起到了巨大的推动作用，Kohler 和 Milstein 也因此获 1984 年诺贝尔生理学或医学奖。得益于分子生物学技术的飞速发展，免疫学的研究在此时开始从细胞水平大步迈向分子水平。1978 年，日本生物学家利根川进应用分子杂交技术克隆出编码免疫球蛋白分子可变区和恒定区的基因，同时应用 cDNA 片段作为探针进一步阐明了免疫球蛋白的基因结构及其重排规律，解答了抗体多样性的问题。除此之外，分子免疫学研究的热点内容还包括免疫信号转导途径。免疫细胞正是通过其膜表面的免疫受体、细胞因子受体、模式识别受体、黏附分子等所介导的信号途径，调节特定基因的表达，感应并调控免疫应答。这些复杂而又精密的信号转导途径与免疫功能的维持乃至疾病的发生与转归均息息相关。随着对其进行深入研究，我们将可以揭示更多疾病的发生机制、发展规律及其有效的诊疗方法。

二维码 1-3 知识聚焦一

二维码 1-4 扩展阅读

获得诺贝尔生理学或医学奖的免疫学家及其成就

---- **问题导航二:** ----

1. 案例 1-1 中患者的体格检查中描述了哪些免疫器官？这些免疫器官的功能包括哪些？
2. 人体免疫应答的主要机制及其各自的特点是什么？
3. 人体免疫系统执行哪些重要的功能？

# 第二节 免疫学基础知识

免疫的英文"immunity"最早由拉丁文"immunitas"转化而来，其原意为"免除赋税"，并渐渐在医学领域中被引申为机体抵御病原入侵的能力。在现代，"免疫"一词已经超越了抗病原微生物感染的范围，而被定义为人体免疫系统能够辨认"自己"与"非己"的生理功能，这种功能对于自身成分形成天然免疫耐受，对于非己成分则通过免疫应答识别并清除，从而保护机体免受疾病的侵扰。人体内维持这一功能需要依靠免疫系统，主要包括免疫器官、免疫细胞、免疫分子这三个关键组成部分，而免疫系统执行防御功能的主要机制即为免疫应答。

## 一、免 疫 器 官

免疫器官按其发生及功能的不同，可分为中枢免疫器官和外周免疫器官。

### （一）中枢免疫器官

中枢免疫器官（central immune organ），也被称为初级淋巴器官（primary lymphoid organ），是免疫细胞产生、分化和成熟的场所，由骨髓（bone marrow）和胸腺（thymus）组成。

**1. 骨髓**　是人体的造血器官，骨髓中的多能造血干细胞（hemopoietic stem cell，HSC）属于原始造血细胞，是各种血细胞的祖细胞。HSC可以增殖分化为髓样干细胞（myeloid stem cell）和淋巴样干细胞（lymphoid stem cell），前者继续分化为粒细胞系、红细胞系、巨核细胞系和单核吞噬细胞系；后者则分化为T细胞、B细胞和自然杀伤细胞。骨髓是淋巴样干细胞分化为B细胞的唯一场所。B细胞在经历祖B细胞、前B细胞、未成熟B细胞这三个阶段后逐渐成熟，表达功能性B细胞抗原受体（B-cell receptor，BCR）和各类产生免疫效应的细胞表面簇分化抗原（cluster of differentiation，CD），形成免疫耐受。

**2. 胸腺**　是T细胞发育成熟的中枢免疫器官。骨髓中的淋巴样干细胞随着血流进入胸腺，并在胸腺逐渐分化、发育为T细胞。胸腺中含有胸腺基质细胞，可表达自身组织抗原肽-MHC分子复合物并结合发育中的T细胞表面受体，使其获得识别"自己"与"非己"的能力。同时胸腺基质细胞所分泌的胸腺激素与多种细胞因子构成T细胞发育的微环境，具有调控和促进T细胞分化的作用。在此作用下，T细胞开始表达功能性T细胞抗原受体（T-cell receptor，TCR）和各种CD分子，并发育为具有MHC限制性、自身抗原耐受性并可发挥免疫功能的成熟T细胞。

## （二）外周免疫器官

外周免疫器官（peripheral immune organ），也被称为次级淋巴器官（secondary lymphoid organ），是成熟淋巴细胞定居、增殖和产生免疫应答的部位，主要包括淋巴结、脾脏和黏膜免疫系统（mucosal immune system）。外周免疫器官的免疫功能主要通过以下几个方面得以体现：①作为T细胞与B细胞定居的场所：不同外周淋巴器官，T、B细胞的组成有所差异，淋巴结内T细胞占淋巴细胞总数的75%，而在脾脏中约占40%；②过滤作用：病原微生物或其他有害物质在进入淋巴循环或血液循环中，可被淋巴结或脾脏中的巨噬细胞、树突状细胞捕捉、吞噬；③免疫应答产生的场所：抗原提呈细胞在识别和摄取抗原后可迁移至外周淋巴器官中，并将加工、处理后的抗原肽提呈给T细胞，促使其活化为效应T细胞，从而启动免疫应答。定居在黏膜免疫系统中的B细胞活化后还可分泌大量分泌型免疫球蛋白secretory IgA（sIgA），介导黏膜局部免疫应答；④参与淋巴细胞再循环：淋巴细胞除了发挥免疫效应以外，还受归巢受体（homing receptor）引导回到该细胞的原定居场所修正、增殖，促使人体内的循环淋巴细胞库的分布更加合理，这也是淋巴细胞数量、功能达到稳态的必要前提（图1-1）。

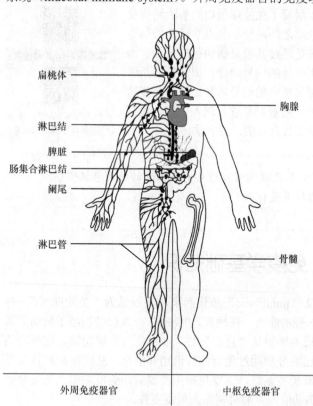

图1-1　人体免疫器官与组织

## 二、免疫细胞

免疫细胞可以依据其功能的不同，划分为固有免疫细胞与适应性免疫细胞。前者执行非特异性免疫应答，主要包括单核-巨噬细胞、树突状细胞、自然杀伤细胞、自然杀伤T细胞（natural killer T cell，NKT cell）、粒细胞、肥大细胞等；后者执行特异性免疫应答，主要包括 T 细胞和 B 细胞。

## （一）固有免疫细胞

固有免疫细胞在人体免疫体系中构成天然的防线，一方面其产生的应答广泛而又快速，不针对特定病原体或细胞，与适应性免疫应答有明显的不同；另一方面，固有免疫细胞在人体适应性免疫应答中亦是不可或缺的组成部分，发挥着启动与调节免疫应答的重要作用。固有免疫细胞主要包括树突状细胞、单核-巨噬细胞、中性粒细胞、自然杀伤细胞等。

**1. 树突状细胞** 是专职抗原提呈细胞。主要功能是摄取、加工处理和提呈抗原，参与适应性免疫应答的启动环节。除此之外，树突状细胞还可以分泌白介素-12（interleukin，IL-12）、I 型干扰素等细胞因子，发挥着重要的免疫调节作用。

**2. 单核-巨噬细胞** 具有很强的吞噬杀伤作用，是机体固有免疫的主要组成细胞。单核细胞占血液中白细胞总数的 4%～10%，其胞内富含多种溶酶体颗粒。当单核细胞进入脾、淋巴结及各组织、脏器中时，可以进一步分化为巨噬细胞。被巨噬细胞吞噬的微生物或其他异物成分与胞质中的溶酶体结合形成吞噬溶酶体，并在强氧化剂产物或水解酶的作用下杀伤、降解微生物。

**3. 中性粒细胞** 是血液中数量最多的白细胞，占白细胞总数的 50%～70%。中性粒细胞与单核-巨噬细胞都具有吞噬病原体的作用，其胞内含有过氧化物酶、酸性磷酸酶、碱性磷酸酶、溶菌酶等物质。当感染发生时，可产生强烈的趋化作用（chemotaxis），快速穿透血管内皮进入感染部位，对侵入的病原体发挥吞噬和清除作用。

**4. 自然杀伤细胞（natural killer cell，NK cell）** 在效应过程中无须抗原刺激，可以非特异性地杀伤肿瘤细胞与病毒感染的靶细胞。NK 细胞与 T 细胞在发育上的关系相当密切，成熟的 NK 细胞具有部分 T 细胞分化抗原，活化的 NK 细胞还可以分泌干扰素 γ（interferon-γ，IFN-γ）、白介素-2（interleukin，IL-2）等细胞因子，具有重要的免疫调节作用。

## （二）适应性免疫细胞

淋巴细胞是构成人体适应性免疫细胞的主要细胞。在形态学上相似的外表下，T 细胞与 B 细胞在发育、特性和功能上具有高度异质性，在免疫应答中分别介导细胞免疫及体液免疫。同时，在同一种淋巴细胞内，还可以依照细胞表面标志及其功能，进一步划分为不同的淋巴细胞亚群，它们之间相互协作，共同完成免疫应答的启动与调控。

**1. T 细胞** 又称为胸腺依赖性淋巴细胞（thymus dependent lymphocyte），来自骨髓多能造血干细胞，并在胸腺中发育成熟。T 细胞表面表达多种重要的膜分子，这些膜分子在介导 T 细胞的活化、与其他免疫细胞之间的相互作用等方面均发挥着重要的作用。T 细胞表面的膜分子主要包括：① TCR-CD3 复合物：是成熟 T 细胞的特征性标志及识别各类抗原物质的物质基础。TCR 与 CD3 分子以非共价键结合从而形成复合物。在免疫应答中，T 细胞通过 TCR 特异性识别 MHC 分子呈递的抗原肽，而 CD3 分子则将信号转入细胞内促使 T 细胞活化。TCR-CD3 分子与抗原受体及其共受体结合所产生的这一类信号也被称为 T 细胞活化的第一信号。每个 T 细胞表面通常有 3000～30000 个 TCR 分子。不同 T 细胞所表达的 TCR 分子的构型不同，因此具有不同的抗原特异性，这也使得体内所有 T 细胞所表达的 TCR 组成了一个拥有高度多样性的 T 细胞受体库。② CD4 和 CD8 共受体：CD4 和 CD8 分子被称为 TCR 分子的共受体，主要功能是辅助 TCR 识别抗原并参与 T 细胞活化信号的转导。CD4、CD8 分子是区分 T 细胞亚群的经典标志，这主要与 CD4+T 细胞、CD8+T 细胞在功能上存在显著差异相关：CD4+辅助性 T 细胞主要参与辅助 B 细胞活化产生抗体，而 CD8+细胞毒性 T 细胞可通过分泌穿孔素及介导跨膜糖蛋白途径杀伤及诱导靶细胞凋亡，这也是细胞免疫中清除肿瘤细胞或病毒感染细胞的重要途径。③协同刺激分子受体：T 细胞表面还存在多种细胞黏附分子，可通过产生协同刺激信号参与细胞间相互作用，并能够反馈性调节免疫应答。主要包括 CD2（绵羊红细胞受体）、CD28、CD40L、LFA-1 淋巴细胞功能相关抗原等（图 1-2）。

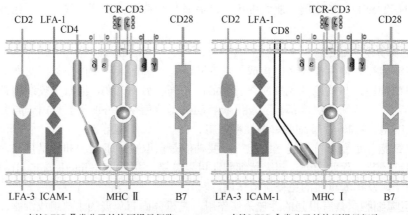

表达MHC Ⅱ类分子的抗原提呈细胞　　　　表达MHC Ⅰ类分子的抗原提呈细胞

图 1-2　T 细胞与抗原提呈细胞表面分子的相互作用

**2. B 细胞**　　又称为骨髓依赖性淋巴细胞（bone marrow-dependent lymphocyte），在骨髓微环境下由多能干细胞分化而成，在体液免疫应答中发挥重要的作用。成熟 B 细胞在外周淋巴器官中接受抗原刺激，可在辅助性 T 细胞及抗原提呈细胞的协助下活化、增殖，形成分泌抗体的浆细胞。部分活化的 B 细胞还可以形成记忆 B 细胞，在人体内长期存活。当再次与相同抗原接触后，可以迅速活化与分化，产生高浓度的抗体，执行特异性体液免疫功能。B 细胞表面同样存在多种重要的膜分子，可与免疫细胞、免疫分子间产生相互作用。这些分子包括：① B 细胞抗原受体（BCR）复合物：由识别抗原的膜免疫球蛋白（mIg）与传递抗原刺激信号的 Igα(CD79a)/Igβ(CD79b) 异源二聚体组成。当 BCR 接受抗原刺激后，产生的信号由 Igα(CD79a)/Igβ(CD79b) 异源二聚体传导进胞内诱导 B 细胞活化。②辅助受体：主要由 CD19/CD21/CD81 信号复合物和 CD72 组成，具有反馈性调节 B 细胞活化第一信号的作用。③协同刺激分子受体：协同刺激分子在 BCR 分子形成第一信号的基础上产生协同刺激信号，进一步诱导 B 细胞活化。同时，B 细胞的协同刺激分子还可作为 B 细胞提呈抗原功能的物质基础，结合 T 细胞表面 CD 分子并激活 T 细胞。主要的 B 细胞协同刺激分子包括：CD40、CD80、CD86 等。

淋巴细胞的主要表面标志及其功能如表 1-1 所示。

表 1-1　淋巴细胞的主要表面标志及其功能

| 淋巴细胞 | 受体类别 | 名称 | 配体 | 主要功能 |
|---|---|---|---|---|
| T 细胞 | 抗原特异性受体 | TCR | 抗原肽-MHC 分子复合物 | 识别抗原提呈细胞表面的抗原肽-MHC 分子复合物 |
| | | CD3 | — | 转导 TCR 识别抗原后产生的活化信号 |
| | 共受体 | CD4 | MHC Ⅱ类分子 | 辅助 TCR 识别抗原并参与活化信号转导 |
| | | CD8 | MHC Ⅰ类分子 | 辅助 TCR 识别抗原并参与活化信号转导 |
| | 协同刺激分子受体 | CD2 | LFA-3（CD58） | 促进 T 细胞黏附，介导 T 细胞旁路活化途径 |
| | | CD28 | CD80/86 | 促进 T 细胞活化增殖 |
| | | CD40L | CD40 | 促进 B 细胞活化增殖 |
| | | LFA-1 | ICAM-1 | 促进 T 细胞的黏附作用 |
| B 细胞 | 抗原特异性受体 | BCR | 抗原分子 | 直接识别抗原分子产生活化信号 |
| | 共受体 | CD19/21/81 | C3d | 增强 B 细胞对抗原刺激的敏感性 |
| | | CD72 | CD100 | 调节 B 细胞活化的第一信号 |
| | 协同刺激分子受体 | CD40 | CD40L | 促进 B 细胞活化增殖 |
| | | CD80/86 | CD28 | 使得活化 B 细胞发挥抗原提呈作用 |
| | | CD27 | CD70 | 促进 B 细胞分化为浆细胞 |

# 三、免疫分子

免疫分子是由免疫细胞或其他相关细胞所产生，具有调节机体免疫应答活性的蛋白质及小分子多肽物质。主要包括免疫球蛋白、补体系统、细胞因子、细胞黏附分子、白细胞分化抗原分子等。

## （一）免疫球蛋白

免疫球蛋白是由 B 细胞经抗原刺激后活化、增殖、分化为浆细胞所产生的，具有抗体活性或化学结构与抗体相似的一类球蛋白物质。免疫球蛋白是化学结构上的概念，包括抗体，同时也包括病理情况下（如多发性骨髓瘤、巨球蛋白血症等）出现的不具有抗体活性的异常球蛋白。免疫球蛋白可分为分泌型免疫球蛋白（secretory Ig，sIg）和膜免疫球蛋白（membrance Ig，mIg）两种类型，sIg 主要存在于血清和体液中，mIg 则是 B 细胞膜表面的抗原受体。

免疫球蛋白分子由两对四条对称的多肽链组成，包括两条分子量较大的重链（heavy chain，H链）和两条分子量较小的轻链（light chain，L 链）。根据 H 链氨基酸组成和排列顺序的不同，H链可分为 γ 链、μ 链、α 链、δ 链、ε 链，免疫球蛋白也因此被相应地划分为五类，即 IgG、IgM、IgA、IgD、IgE。不同种类的免疫球蛋白 H 链恒定区具有完全不同的抗原特异性，而同一种 Ig 分子之间也存在着结构上的微小差异，可据此进一步划分为 Ig 亚类，如 IgG 可划分为 4 个亚类，即IgG1、IgG2、IgG3、IgG4。Ig 的轻链也可以分为两型：κ 链、λ 链，据此免疫球蛋白也可以被分为κ 型和 λ 型。正常人血清中，κ 型和 λ 型的比例约为 2∶1。

## （二）补体系统

补体（complement，C）是人血清和组织液中一种可以补充和辅助特异性抗体所介导的免疫溶菌、溶血作用的活性蛋白质。补体是由 30 余种可溶性蛋白与膜蛋白组成的多分子系统，因此也被称为补体系统。因其发现时间的不同，补体被分别命名为 C1、C2……C9；补体旁路途径中的成分依照大写字母表示为 B 因子、D 因子、P 因子；补体调节蛋白则根据其功能特性，被命名为C1 抑制物、C4 结合蛋白（C4bp）、膜辅助蛋白等。

在生理水平下，补体系统中的各组分以非活性状态存在于血液与体液中。当机体发动对微生物等异物的防御反应，补体各组分可按照特定的顺序被依次激活，由此形成一系列放大的补体级联反应，最终导致溶细胞效应。补体激活的途径包括经典激活途径、甘露聚糖结合凝集素途径、旁路激活途径，三条通路拥有共同的末端通路，并在最终水解 C5 形成攻膜复合体，使细胞破裂。除了作为抗体的辅助或增强因子，补体还具有调理作用、清除免疫复合物等多种生物学效应，补体激活过程中产生的炎性介质还与炎症反应中过敏毒素样作用密切相关。

## （三）细胞因子

细胞因子（cytokine）是由细胞分泌的具有生物活性的小分子蛋白质的总称。由免疫细胞所产生的细胞因子在介导和调节固有免疫应答与适应性免疫应答中均发挥着极为重要的作用。细胞因子的命名主要根据其产生的免疫学效应，如白细胞介素（interleukin，IL）、集落刺激因子（colony stimulating factor，CSF）、肿瘤坏死因子（tumor necrosis factor，TNF）、干扰素（interferon，IFN）等。

细胞因子与靶细胞表面的特异性受体结合发挥作用，其作用方式主要包括自分泌、旁分泌和内分泌三种方式。较低水平的细胞因子就能表现出强大的生物学活性，并能同时作用于多种细胞，因此具有高效性与多效性。细胞因子在促进免疫细胞的发育与分化、调控免疫应答，诱导细胞的增殖、分化与凋亡，刺激造血等多个方面具有重要作用。随着认识的深入，细胞因子在临床诊断、免疫治疗方面的应用价值已经得到越来越多的关注。

## （四）细胞黏附分子

细胞黏附分子（cell adhesion molecule，CAM）是介导细胞间或细胞与细胞外基质（extracellular matrix）间相互结合和黏附作用的表面分子。细胞黏附分子可按照其结构特点，划分为整合素家族、选择素家族、黏蛋白样家族、免疫球蛋白超家族等。细胞黏附分子在人体细胞中广泛表达，主要以受体-配体结合的形式发挥作用，参与细胞的识别、信号的转导以及免疫应答中细胞的活化、增殖与分化等。除此之外，细胞黏附分子还是炎症反应、淋巴细胞归巢及各种免疫病理机制中重要的分子基础。从细胞表面脱落的细胞黏附分子可形成可溶性黏附分子进入血液与体液中，这使得细胞黏附分子成为了解机体免疫状况、研究免疫病理机制及监测免疫疾病的重要血清标志物。

### （五）白细胞分化抗原

白细胞分化抗原（leukocyte differentiation antigen，LDA）是不同谱系白细胞在正常分化成熟的不同阶段及其活化过程中，出现或消失的细胞表面标志。LDA 的结构物质主要是跨膜蛋白或糖蛋白，可以划分为膜外区、跨膜区、胞质区。除了在白细胞表达以外，也可以在红系、巨核细胞/血小板系及其他非造血细胞的表面表达。目前，针对 LDA 命名的通用法则是来自于 1982 年人类白细胞分化抗原国际协作会议上通过的 CD 命名方法，即应用单克隆抗体鉴定为主的聚类分析将不同实验室所鉴定识别的同一种白细胞分化抗原统称为白细胞分化簇（CD），其命名序号已从CD1 命名至 CD350。CD 分子与淋巴细胞活化过程中细胞信号的转导密切相关，是参与免疫应答的重要细胞表面标志。在免疫学检验领域，CD 分子则是识别细胞及细胞亚群的重要鉴定依据。

# 四、免疫系统的功能与免疫应答

## （一）免疫系统的功能

免疫的本质是机体识别"自己"与"非己"，并排斥抗原性异物的一种生理功能。免疫系统执行免疫功能主要是通过免疫防御、免疫监视、免疫稳定这三种途径来实现的。

**1. 免疫防御（immunologic defense）**  机体通过产生免疫应答来防御病原微生物及其他有害物质的入侵。免疫防御是免疫系统发挥抗感染免疫的重要手段。健全的免疫系统可以完全清除病原体，保证机体内环境的平衡与稳定；异常增高或低下的免疫防御将导致病理性免疫状态，引起超敏反应或免疫缺陷病。

**2. 免疫监视（immunologic surveillance）**  免疫系统识别并清除体内基因突变所产生的异常细胞（如肿瘤细胞）和病毒感染细胞的生理功能称为免疫监视。免疫监视功能的失效将导致肿瘤或持续性的病毒感染。

**3. 免疫稳定（immunologic homeostasis）**  是指免疫细胞及时清除体内衰老、凋亡的细胞以维持体内内环境的平衡与稳定。人体中每天都有数以亿计的细胞发生自然死亡，凋亡细胞需要被迅速清除以避免内容物外流而导致组织结构与功能紊乱。这种自稳机制主要依靠吞噬细胞对凋亡细胞的吞噬降解作用来实现，且这一过程往往会抑制其他免疫细胞的参与，以避免免疫系统对自身细胞成分产生免疫应答。

## （二）免疫应答

免疫应答（immune response）是机体免疫系统在识别"自己"与"非己"的基础上对入侵病原体及其他抗原性异物进行有效清除的防御机制，也是免疫系统执行防御功能的核心。正常的免疫应答对机体有保护作用，可以维持内环境的平衡与稳定。当免疫应答的调节紊乱时，将导致组织和器官出现病理性的损伤，引发诸多临床疾病。

免疫应答可分为固有免疫（innate immunity）和适应性免疫（adaptive immunity）两大类。

**1. 固有免疫**  也可称为非特异性免疫（non-specific immunity）或天然免疫（natural immunity），是机体在长期种系进化过程中形成的一系列天然防御功能。固有免疫在个体出生时就具备，可对侵入的病原体迅速应答，产生非特异性免疫效应。除此之外，固有免疫亦可参与对机体损伤衰老或畸变细胞的清除，并在适应性免疫应答过程中发挥着抗原呈递及免疫调节的作用。固有免疫的执行者通常是固有免疫细胞，这些细胞除了可以直接吞噬抗原外，还可以通过细胞表面的模式识别受体（pattern recognition receptor，PRR）直接与病原微生物或宿主凋亡细胞表面的病原体相关分子模式（pathogen associated molecular pattern，PAMP）结合而被激活，这不仅能增强细胞的吞噬杀伤能力，还是启动适应性免疫应答的基础。

**2. 适应性免疫** 是机体免疫系统接受抗原刺激后，针对这种抗原性异物所产生的具有高度特异性的免疫反应。适应性免疫具有高度的特异性与多样性，这体现在参与适应性免疫的淋巴细胞抗原受体结构上的高度异质性，具有识别自然环境中不可计数的抗原并与之反应的能力；适应性免疫还具有记忆性的特点，即淋巴细胞在增殖分化后以记忆性细胞的形式少量存储于体内，当其再次遇到相同抗原时，可迅速活化、增殖为效应细胞，产生更强烈、高效的免疫应答。

适应性免疫应答的过程大致分为三个阶段，即①抗原识别阶段：树突状细胞、巨噬细胞等抗原提呈细胞对抗原性异物进行识别，并摄取和提呈抗原信息给 T 细胞；②活化、增殖、分化阶段：T、B 细胞识别抗原后，活化、增殖和分化成效应 T 细胞与浆细胞，并分泌细胞因子与抗体；③效应阶段：抗体通过多种机制识别抗原，可直接中和抗原的毒性，使其丧失致病性。抗体也可以激活补体或通过调理作用，分别增强补体和吞噬细胞的生物学功能；效应 T 细胞通过分泌细胞因子活化和增强补体、吞噬细胞在炎症反应中的活性，也可以直接通过细胞毒效应，杀伤并清除被病原体感染的靶细胞（图 1-3）。

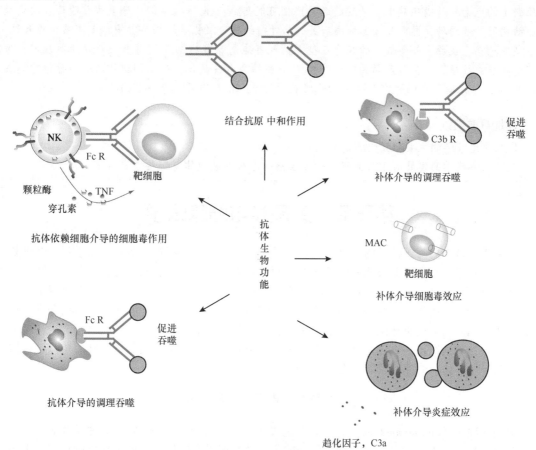

图 1-3 抗体分子的生物学效应

固有免疫应答与适应性免疫应答的主要特点如表 1-2 所示。

二维码 1-5 知识聚焦二

表1-2　固有免疫应答与适应性免疫应答的主要特点

| | 固有免疫应答 | 适应性免疫应答 |
|---|---|---|
| 参与细胞 | 吞噬细胞、树突状细胞、NK细胞、NKT细胞、γδT细胞、B-1细胞 | T细胞、B细胞 |
| 参与分子 | 补体、细胞因子、细胞黏附分子、抗菌蛋白、酶 | 特异性抗体、细胞因子、各类淋巴细胞膜分子 |
| 作用时相 | 早期、快速（可在数分钟至4天内启动） | 4~5天后启动 |
| 识别受体 | 模式识别受体 | 特异性抗原识别受体 |
| 识别特点 | 直接识别病原体某些高度保守分子结构 | 识别抗原提呈细胞提呈的抗原肽-MHC分子复合物或直接识别特异性抗原 |
| 应答特点 | 迅速产生免疫效应，不发生增殖与分化 | 需要经过活化、增殖、分化成为效应细胞后产生免疫效应 |
| 维持时间 | 维持时间较短 | 维持时间较长 |
| 免疫记忆 | 不具有记忆性 | 具有记忆性 |

**知识拓展1-1　　　　　　　　免疫应答与免疫逃逸**

　　免疫逃逸（immune evasion）是免疫应答的目标物质逃避机体免疫应答的现象，常见于病原微生物感染或肿瘤疾病中。免疫逃逸的产生可能与病原体/肿瘤下调抗原表达、隐蔽或改变抗原结构所导致的特异性免疫应答缺失有关，如肿瘤细胞分泌糖胺聚糖（黏多糖）覆盖抗原表位、甲型流感病毒抗原变异形成新的病毒亚型等；也可能是源自病原体/肿瘤直接抵抗免疫应答，破坏免疫效应物质，如金黄色葡萄球菌产生A蛋白结合IgG抗体，抑制调理作用；肿瘤细胞高表达FasL，与肿瘤特异性细胞毒性T细胞所表达的Fas相互作用，诱导T细胞凋亡。

------ **问题导航三：** ------

1. 临床免疫学的主要研究内容有哪些？
2. 肿瘤免疫学的发展对于人们研究肿瘤疾病的发生发展规律有哪些重要价值？

# 第三节　免疫学与临床医学

　　免疫学既是一门源远流长的古老学科，又是一门理论和实践不断更新的前沿学科。经过长期的发展，免疫学早已渗透到临床医学的各个学科中，并逐渐衍生出新兴的分支学科——临床免疫学（clinical immunology）。临床免疫学是将免疫学基础理论与临床疾病诊疗相结合，用于阐述疾病的发病机制、明确诊断与鉴别诊断、评估和预测治疗效果及预后、开展疾病预防的分支学科的总称，也是基础医学向临床医学转化的桥梁学科。近年来，临床免疫学的发展已经大大超越了传统免疫学中传染病防治研究的范畴，迈向了紧密围绕免疫病理、抗感染免疫、肿瘤免疫、移植免疫等专科领域开拓新的理论成果与临床应用的新阶段。

## 一、免疫病理与免疫性疾病

　　免疫病理学（immunopathology）是研究免疫相关疾病的产生机制、发展规律及其病理改变的分支学科。免疫是人体健康的双刃剑，健全的免疫功能可以有效保障机体内环境的稳态，失衡的免疫功能介导病理性免疫应答，从而引发自身免疫病或免疫缺陷病等多种多样的疾病。免疫病理学的研究，将从根源上解释细胞乃至分子的微小变化是如何累积出巨大的致病效应进而引发各种临床上复杂又难以控制的免疫性疾病。同时，通过认识病理性免疫应答中的关键细胞与分子，还将有助于人们寻找诊断价值高、应用范围广的疾病标志物。

## 二、感染免疫

免疫学基础与核心的理论来源于几百年来抗感染实践的总结，由此衍生的分支学科——感染免疫学（infection immunology）致力于研究病原微生物与宿主之间的关系，以期更为有效地控制感染性疾病。人体抗感染免疫机制的研究已经取得一系列共识，这些共识主要包括固有免疫与适应性免疫这两个核心理论：固有免疫是人体抗感染免疫的前哨与先驱，其作用迅速、稳定而又广泛，但也存在抗感染效力较弱，难以清除毒性较强的病原体的局限性；适应性免疫应答精密而又专一，应答过程中产生的免疫效应物质可高效地清除病原体。两者互补合作，在保障免疫系统对自身组织进行准确识别的同时，高效地执行对病原体的防御功能。除此之外，现阶段感染免疫学还聚焦在炎症反应的免疫调控、抗感染与免疫耐受、病原体的免疫逃逸、感染性疾病诊断的免疫标志物等热点问题。人们希望揭开更多感染免疫学中的未解之谜，从而实现对感染性疾病进行精准诊疗的目标。

## 三、肿瘤免疫

肿瘤是人体细胞逃避正常生长调控机制，发生恶性转化的疾病。长久以来，肿瘤学研究致力于探索与肿瘤形成密切相关的关键机制，并分别在诱导肿瘤形成的环境因素（如化学致癌物、病毒感染、生物毒素）及分子调控因素（原癌基因与抑癌基因的功能）等方面分别取得了重要的理论突破。伴随着免疫学的发展，人们渐渐认识到人体免疫功能在肿瘤发生发展过程中发挥着重要的作用，传统的肿瘤研究在理论内涵与实践经验上已得到了极大的丰富与补充，肿瘤免疫学（tumor immunology）便是在这样的背景之下应运而生的。肿瘤免疫学是研究机体免疫功能与肿瘤发生发展、机体免疫应答的抗肿瘤效应机制以及肿瘤的免疫诊断与防治的一门科学。肿瘤免疫学揭示了抗肿瘤免疫的本质即免疫系统通过免疫监视的机制识别异常增殖的肿瘤细胞，并适应性地启动免疫应答，完成对肿瘤细胞的清除。对于检验医学而言，肿瘤免疫学证实了肿瘤抗原对于激活抗肿瘤免疫所具有的重要价值，这为肿瘤抗原作为临床诊断标志物提供了重要的依据，因而促进了肿瘤的临床免疫学检验。

## 四、移植免疫

移植免疫学（transplantation immunology）是研究移植排斥反应的发生机制以及如何预防、控制排斥反应发生，以维持移植物存活的科学。对于移植术而言，排斥反应（rejection）是不易逾越的一道屏障。由于移植术本身并非自然存在的现象，移植后易出现移植抗原诱导的免疫应答，继而导致移植物无法存活。移植术后，移植物能否豁免排斥反应与供、受者的遗传背景是否相同有关。自体移植和同种同基因移植可不产生排斥反应；同种异基因移植和异种移植常出现排斥反应，供、受者间遗传背景差异越大则移植排斥反应越强烈。移植免疫学的发展对于临床医学具有重要的指导价值：移植前可以通过检测人类白细胞抗原（HLA）与组织配型来合理选择移植物；移植后免疫学检验技术可以检测和评估受者的免疫状态，对于预防排斥反应起到保障作用；利用免疫抑制剂还可以主动调节免疫功能，抑制排斥反应。异种移植所引起的排斥反应强烈，常规的控制手段往往都不能取得好的效果，因此如何诱导机体产生对异种移植的免疫耐受将成为今后移植免疫学的研究热点。

二维码 1-6　知识聚焦三

二维码 1-7　图片

T 细胞在胸腺内的分化发育与克隆清除

| 知识拓展 1-2 | 免疫耐受 |
|---|---|

免疫耐受（immune tolerance）是指免疫系统接触某种抗原刺激后表现出特异性免疫低应答或无应答状态，而对其他抗原仍然保持正常的免疫应答。淋巴细胞在发育早期阶段接受自身抗

原刺激可能诱导自身反应性淋巴细胞被清除，从而导致发育成熟的免疫系统内将缺乏这种特异性淋巴细胞克隆，不再对自身抗原产生应答，此即为克隆清除（clonal deletion）学说，该学说解释了机体对自身成分保持免疫耐受的主要原因。免疫耐受与疾病产生密切相关，免疫耐受状态被打破可能导致自身免疫病的发生，而对外来抗原、突变细胞产生耐受将可能引起慢性感染和肿瘤出现。

问题导航四：

1. 临床免疫学检验技术中常用的标记物有哪些？
2. 标记免疫学检验技术的基本原理是什么？
3. 学好临床免疫学检验技术应注意的要点包括哪些？

# 第四节　免疫学检验技术与临床免疫学检验

免疫学的高速发展在为人们全面揭示了人体免疫系统及免疫性疾病奥秘的同时，还在应用层面带来了翻天覆地的技术革新，这使得免疫学技术最终在医学检验领域中的应用越来越广泛。免疫学检验（laboratory immunology）正是这样一门研究免疫学检验技术及其在医学检验领域应用的学科。

## 一、免疫学检验技术

免疫学检验技术是利用抗原抗体结合反应所具有的独特性质而建立的检测技术，它的出现为人们提供了一系列精密的医学检验工具，进而实现对各类微量活性生物学物质的检测。各类免疫学检验技术通常都具有以下几个重要的共性，才使得它们持续地在临床检验工作中发挥重要的价值：①抗体具有广泛结合能力，这使其能与生物活性分子、细胞与病毒、各类天然与人造化学分子产生结合。抗体的本质是蛋白质，其结合位点的高度异质性源于大量潜在的氨基酸序列组合所产生的多样性空间构象；②抗原-抗体反应的特异性，确保了反应体系能在大量类似物中正确检测出微量的分析物；③抗体与分析物之间紧密地非共价结合并可在后续检测和信号产生过程中维持结合状态，这显著提高了检测的灵敏度，使得体液中低浓度物质的检出在技术上变得可行。

免疫学检验技术的发展历程经历了经典免疫学检验技术、标记免疫学检验技术、免疫学检验技术自动化这三个阶段。人们对于免疫学理论技术化的初步尝试源于 19 世纪 90 年代免疫凝集试验与免疫沉淀试验的建立。1896 年，肥达（Widal）在添加了伤寒患者血清的伤寒杆菌菌液中发现了特异性的凝集现象，并提出利用凝集现象来诊断伤寒。仅仅过了一年，克劳斯（Kraus）又发现细菌培养液与相应的抗血清混合可出现肉眼可见的沉淀反应，由此创立了特异性沉淀反应的理论。这些经典技术的出现，是人们将免疫学技术应用于疾病诊断的最初实践，同时也为免疫学检验迈向科学化奠定了坚实的基础。至 20 世纪前半叶，免疫凝集试验与免疫沉淀试验已成为免疫学检验的基础技术，应用于 ABO 血型鉴定、鉴定伤寒杆菌的肥达试验（Widal test）以及鉴定立克次体的外斐反应（Weil-Felix reaction）等方面。这些方法简便易行，不需要特殊仪器设备，却也存在灵敏度低、难以定量检测的局限性，限制了其在临床进一步应用的前景。

标记免疫学检验技术开启了免疫学检验现代化的大门，也克服了经典免疫学检验技术所不能解决的问题。1941 年，荧光素成为最早应用于标记技术中的标记物。随后，由于杂交瘤技术的发展，出现了单克隆抗体，这提高了标记免疫检测中所使用抗体的特异性和灵敏度，极大地促进了包括荧光免疫分析、放射免疫分析、酶免疫分析、化学发光免疫分析与流式细胞术在内的多种标记免疫学检验技术的建立与发展。凭借标记技术，血液、体液中的免疫细胞与分子、传染病病原体的抗原与抗体乃至极微量生物活性物质的检测，都从复杂变成了简单，也完成了结果定量化的转变。

标记免疫学检验技术的检测体系之所以能高效、准确地完成分析物的检测，通常都基于以下两个核心原理：抗原抗体结合反应和标记物示踪检测。

**1. 抗原抗体结合反应** 免疫检测中通常使用抗原或抗体作为关键试剂，在检测过程中，抗原（抗体）识别并结合目标分析物，这种结合具有特异性、可逆性、比例性、阶段性等特点。与抗原（抗体）无法特异性结合的物质可以通过清洗被洗脱，而被保留的分析物可以借助与示踪剂的结合产生信号，从而被测定。

**2. 标记物示踪检测** 标记物是高灵敏免疫检测的物质基础，标记物可通过化学交联试剂与抗原/抗体共价交联，从而形成标记物-抗原/抗体结合物。交联产物可参与信号生成系统，并成为量化检测结果的依据。因此，这类能够标记检测物质并产生信号的成分也被称为示踪剂。常用标记物可分为放射性核素和非放射性核素，后者包括荧光素、酶、化学发光剂、胶体金、生物素和量子点等。

在标记免疫学检验技术的基础上，各种自动化免疫分析仪于20世纪90年代相继出现。这些自动化分析设备将免疫学检验过程中的加样、加标记物、混合温育、信号检测等过程融合在计算机控制系统之中，在减轻了工作人员劳动强度、提高了检验效率和通量的同时还确保了实验的稳定性与准确性。如果说基于抗原抗体结合反应的发现而建立的经典免疫学检验技术构成了免疫学检验的基本框架，而基于标记物示踪检测原理的标记物免疫学检验技术进一步拓展了免疫学检验应用层面的深度与广度，使得可检测物质覆盖到自然界中所有可以获得相应抗体的生物学分子，那么免疫自动化分析的出现则是免疫学检验技术又一个里程碑式的进展，它让检验过程批量化、产业化，为免疫学检验技术走向临床，面向群众做出了卓越的贡献。

免疫学检验技术近代以来的简要发展历程如表1-3所示。

**表1-3 免疫学检验技术发展简表**

| 时间（年） | 人物 | 贡献 |
| --- | --- | --- |
| 1896 | H. Durham，M. Gruber | 特异性凝集反应 |
| 1896 | G. Widal | 肥达试验 |
| 1897 | R. Kraus | 特异性沉淀反应 |
| 1900 | J. Bordet，O. Gengou | 补体结合试验 |
| 1900 | K. Landsteiner | 人类ABO血型与抗体 |
| 1906 | A. Wassermann | 梅毒补体结合试验（华氏反应） |
| 1941 | A. Coons | 荧光素标记物 |
| 1947 | A. Boyden | 免疫散射比浊 |
| 1953 | P. Grabar | 免疫电泳分析 |
| 1960 | R. Yallow，S. Berson | 放射免疫分析 |
| 1967 | P. Nakane，G. Pierce | 酶免疫测定 |
| 1967 | S. Avrames，J. Uriel | 免疫酶细胞化学技术 |
| 1971 | E. Engvall，P. Perlmann | 酶联免疫吸附试验（ELISA） |
| 1975 | G. Kohler. C. Milstein | 杂交瘤技术与单克隆抗体 |
| 1982 | O. Meurman | 时间分辨荧光免疫分析 |
| 1983 | I. weeks | 直接化学发光免疫分析 |
| 1990 | J. Leland | 电化学发光免疫分析 |
| 2006 | D. Rissin | 数字ELISA |

# 二、临床免疫学检验

临床免疫学检验技术是研究免疫学技术在临床应用的一门学科，也是医学检验技术专业的主要分支和重要课程。免疫学检验技术的临床应用价值不仅仅体现在免疫性疾病的诊断上，更重要的是，以抗原抗体结合反应为核心的免疫学检验技术全面拓展了检测靶标的多样性，因此免疫学检验技术的目标已经超越了诊断免疫性疾病这一原本的范畴，而覆盖到了临床医学的方方面面。概括而言，免疫学检验技术的临床应用主要体现在：①检测各类免疫细胞、免疫球蛋白、补体、细胞因子以及细胞黏附分子等免疫相关成分，检测结果可以用于评估机体免疫功能，诊断免疫性疾病及免疫相关疾病；②检测可以获得相应抗体的相关生物学成分，如激素、酶、血浆蛋白、血液药物浓度、微量元素以及肿瘤标志物等。检测结果可为包括免疫系统疾病在内的全身各系统疾病提供诊断、治疗、预后判断的实验依据。除了靶标物质的覆盖广度以外，免疫学检验技术的应用优势还体现在其深度上，标记物示踪检测及免疫分析自动化让免疫检测获得了极大的灵敏度，检测过程仅需要少量的样本量，无须经过纯化步骤即可对样本中 1/10 000 亿的物质进行定量分析。免疫学检验技术的这些特点决定了其在医学检验技术中的地位，因此对于培养一名合格的医学检验工作者来说，学好免疫学检验技术是必不可少的。

临床免疫学检验技术是一门技术类学科，学好这门学科既要求掌握好临床免疫学的方法与原理，还需要参与足够多的技能实践。经典的免疫学技术通常以手工操作为主，如免疫凝集试验、免疫沉淀试验，这些都是免疫学检验的基础。学好这些经典技术，可以更好地理解免疫学技术的基本原理，也有助于提高临床实践能力。标记免疫学检验技术是免疫学技术的重点学习内容，这些检验技术广泛应用于临床，往往拥有更大的自动化空间，学习中亦应充分兼顾自动化仪器的实际操作。除了把握上述技术的方法原理以外，对于免疫学检验技术的正确选择和评价也是检验工作者应当具备的基本能力。敏感性、特异性、准确度、精密度，这些指标相互关联，是项目与技术方法学评价的重要依据，决定了在临床诊断中采用何种方法、检测何种项目。为了保证检验结果的准确性，还应该完善免疫学检验的质量保证、制订标准化的操作程序、掌握实验仪器的维护与校准、利用适当的参考数据正确地解释实验结果。学习好临床免疫学检验技术，还应该立足于技术、面向临床，做到充分了解项目的临床意义、协助临床选择合适的检验项目以及根据方法本身技术特点，正确解释临床医师对检测结果的疑问。最后，临床免疫学检验技术仍然是一门高速发展中的学科，仅仅几十年内，免疫学技术使用的抗体已从多克隆抗体演化至单克隆抗体，再到重组抗体；待测信号也从放射性信号发展至酶促信号再到如今广泛使用的化学发光信号。因此，在新的时期，把握好学科的发展方向，聚焦知识的前沿进展，这些都将成为检验工作者学好这门学科的必要条件。

二维码 1-8　知识聚焦四

---

**案例分析 1-1**

1. 该患者发病以来的临床表现（如发热、疼痛、淋巴结肿大）与人体免疫系统的哪些免疫应答机制有关？

化脓性扁桃体炎是由致病微生物（主要是细菌）入侵所引起的腭扁桃体急性化脓性炎症。其典型临床表现在本病例中均有体现，主要包括高热、咽部红肿与疼痛，并可伴发颈部淋巴结肿大。这些临床表现反映人体免疫系统在抵御病原体的侵袭过程中发挥着重要的作用。这体现在：①咽部红肿、疼痛：体现了人体固有免疫应答的主要机制。当病原体突破体表、黏膜侵入咽部组织时，肥大细胞等固有免疫细胞识别病原体抗原，迅速分泌组胺、缓激肽、前列腺素等炎性介质，导致血管扩张（充血）、血管通透性增加（水肿），以促进中性粒细胞、补体等效应物质随血浆外渗至感染区域；浸润在此的中性粒细胞在吞噬病原体的同时也释放溶酶体酶、活性氧自由基等物质至细胞外；这些产物在损伤内皮细胞与组织的同时还可以使平滑肌强烈收缩，因此处于炎症部位的扁桃体通常又红又肿又痛。②发热：发热的出现与细胞因子 IL-6、TNF-α 密切相关，这些细胞因子主要在固有免疫应答中由巨噬细胞产生，可诱导前列腺素 E 作用于下丘脑体温中枢，导致发热。③淋巴结肿大：扁桃体中的黏膜淋巴组织与下颌下淋巴结均是人体重要的外周免疫器官，是适应性免疫应答产生的主要场所。扁桃体组织中的细菌随着淋巴循环进入淋巴组织中，被捕获的细菌抗原导致 B 细胞大量活化、增殖并形成体液免疫的效应细胞，分泌 sIgA、IgG 抗体，对细菌外毒素产生中和作用或在此基础上发挥调理作用，诱导巨噬细胞吞噬病原体。另外，大量侵入淋巴结的细菌也可能导致中性粒细胞等固有免疫细胞在淋巴组织中浸润、反应性增生，引起急性淋巴结炎，加剧淋巴结的肿痛。

2. 请从抗感染免疫的角度出发，分析人体免疫功能对于急性化脓性扁桃体炎的疾病转归有什么样的影响？

临床免疫学中的抗感染免疫学是研究感染性疾病病因、疾病转归、防治策略的重要理论支撑。对于像急性扁桃体炎这样的炎症，正常的人体免疫功能可以产生足够的抗感染免疫效应，清除感染部位的病原微生物。然而，当机体免疫功能处于病理性状态时，可能出现异常的免疫应答，导致疾病恶化：①当出现过度免疫应答时，机体可大量分泌炎性细胞因子，如巨噬细胞所分泌的 IL-1、IL-6、IL-8、TNF-α、IFN-γ，它们均可持续不断地刺激补体系统、凝血系统、激肽系统，导致高热、剧烈疼痛、严重的组织损伤甚至是弥散性血管内凝血（DIC）、休克等严重并发症；在一些链球菌性扁桃体感染案例中，过度免疫反应还导致抗链球菌溶血素抗体与补体结合并沉积在肾小球中，导致自身免疫性的急性肾小球肾炎。②当免疫功能缺陷或由于细菌毒力、侵袭力过高导致机体免疫功能相对性减低时，将致使病原体抵抗吞噬与调理作用，发生免疫逃逸。在此基础上，病原体可能大量繁殖并沿组织间隙与脉管系统向全身播散，导致脓毒血症等极难控制的全身性感染出现；病原体也可能因为短期内无法被清除，而在体内不断损伤组织，迁延不愈形成慢性化炎症。因此在本案例中，当患者出现持续多日都无法控制的疼痛、高热症状时，应该及时采取抗菌药物治疗等干预措施，避免疾病恶化。

3. 现针对该患者进行临床诊断与病情评估，还需要完成哪些临床免疫学检验项目？

当该患者完成血常规等常规检验项目后，可使用免疫学检验技术进一步完善疾病诊断与病情评估。首先，急性时相反应蛋白（如 C 反应蛋白）及降钙素原等血浆蛋白均可以使用免疫比浊、免疫化学发光等技术检测，这些蛋白质作为感染性疾病炎症水平的综合性评价指标，将有助于我们初步评估患者的病情。其次，特异性抗体或抗原的检测可用于明确感染病原体的来源。比如，检测血清中抗链球菌溶血素 O（ASO）对于诊断由溶血性链球菌所引起的扁桃体炎具有重要价值；临床常用胶体金免疫检测的方法快速检测多种呼吸道病原体抗原，对细菌性扁桃体炎与其他呼吸道病原体感染进行鉴别诊断。最后，患者如在后续治疗中出现了炎症迁延不愈、持续发展，则需要进行免疫功能监测。此时，可以应用流式细胞术、免疫比浊测定等多种方法检测各类免疫细胞、细胞因子、免疫球蛋白、补体等免疫相关成分。由此可见，免疫学检验技术的靶标物质覆盖度广、特异性强，在该患者所患疾病乃至其他各种各样感染性疾病的诊断与病情评估中发挥重要的作用。

（欧启水）

# 第二章 抗原抗体结合反应

二维码 2-1 知识导图

抗原与抗体特异性结合反应是免疫学检验方法建立的理论基础。了解抗原、抗体的概念，基本特性和结构等，有助于加深对抗体功能、抗原抗体结合反应特点和影响因素的理解，也有助于了解抗原抗体结合反应在临床检验中的应用。

## 案例 2-1

患者，女，28 岁，因上腹部不适 1 个月余就诊我院，医师建议胃镜检查。胃镜检查前需检测术前四项，结果如下：

### *** 医院检验报告单

| 姓名：*** | 病历号：*** | 标本条码：************ | 标本号：*** |
|---|---|---|---|
| 性别：女 | 科别：*** | 检测仪器：****** | 样本：血清 |
| 年龄：28 岁 | 床号：*** | 执行科室：检验科 | 样本状态：合格 |
| 送检项目：术前四项 | | 申请时间：****** | 送检医生：*** |

| 项目名称 | 结果 | 单位 | 参考区间 |
|---|---|---|---|
| 乙型肝炎表面抗原（电化学发光法） | 0.01（－） | IU/ml | 0.00～0.05 |
| 艾滋病病毒抗体（ELISA 法） | 阴性（－） | | 阴性（－） |
| 丙型肝炎病毒抗体（电化学发光法） | 0.04（－） | COI | 0.00～1.00 |
| 梅毒螺旋体特异性抗体（电化学发光法） | 249.10（＋） | COI | 0.00～1.00 |

备注：

| 采集时间： | 送达时间： | 接收时间： | 检测时间： | 审核时间： |
|---|---|---|---|---|
| 采集者： | | 接收者： | 检验者： | 审核者： |

为进一步明确诊断，医师又为该患者补充了梅毒螺旋体颗粒凝集试验（TPPA）和梅毒甲苯胺红不加热血清实验（TRUST）检测，结果提示：

TPPA（＋）；

TRUST 1∶4（＋）

问题：

1. 术前四项检测的反应原理是什么？

2. 上述三种不同梅毒检测方法有什么区别？在进行检测结果分析时应考虑什么影响因素？

--- **问题导航一：** -------------------------------------

1. 抗原的基本特性是什么？

2. 梅毒螺旋体具备成为抗原物质的哪些特点？

# 第一节 抗　　原

抗原（antigen，Ag）是指所有能诱导机体免疫系统产生特异性免疫应答的物质，是启动免疫应答的始发因素。抗原进入机体后，被 T、B 细胞表面的抗原受体特异性识别，刺激 T、B 细胞产生特异性免疫效应产物（即抗体或效应淋巴细胞），并且能与相应产物在体内外发生特异性结合。

## 一、抗原的基本特性

自然界中存在的抗原种类很多，进入机体的病毒、细菌、花粉甚至人体内突变的细胞等等都可以成为抗原。大多数抗原是蛋白质、多糖、脂类，甚至核酸和一些小分子简单化合物也可以成为抗原。所有抗原具备的基本特征是免疫原性和免疫反应性。

### （一）免疫原性（immunogenicity）

免疫原性指抗原能够被 T、B 细胞表面抗原受体特异性识别并结合，使 T、B 细胞增殖、分化，产生特异性抗体或效应淋巴细胞的特性。免疫原性是判断一种物质是否为抗原的关键，主要取决于物质本身的性质如抗原的异物性、分子大小和稳定性、结构上的复杂性等。

**1. 异物性**　机体免疫系统的基本功能是识别自身排除异己，抗原就是免疫系统区分"己"和"非己"的特征性物质。抗原在化学结构上与机体自身成分不同，这种不同被称为异物性。在免疫学中异物则定义为在胚胎时期未与免疫活性细胞充分接触过的物质。具有异物性的物质包括：

（1）非己物质：包括异种物质和同种异体物质。异种物质指来自于不同物种的物质，如来自其他物种的成分或细菌、病毒等微生物，对于人体来说均为异种物质。从生物进化角度来看，异种动物间的亲缘关系越远，免疫原性越强。如马与人的进化亲缘关系远，其血清对于人体来说免疫原性强；而马与驴、骡的亲缘关系近，所以马血清对于驴或骡免疫原性相对较弱。而同种异体物质：由于遗传背景不同，相同物种不同个体间物质对于机体也被视为异物，如同种异体组织/器官移植会引发免疫反应而出现移植排斥现象。

（2）自身物质：自身物质一般不具有免疫原性，不会启动机体的免疫应答。但有一些机体成分在胚胎时期未与免疫活性细胞充分接触过，如脑组织，眼晶状体蛋白、精子及甲状腺球蛋白等。在正常情况下这些物质与免疫系统相隔绝，但在某些特殊情况下如隔绝屏障遭到破坏，即可入血而被免疫系统视为异物，成为自身抗原，诱导机体产生自身抗体。自身抗原与自身抗体发生反应，可引发自身免疫病，如甲状腺炎等。另外，当自身物质在感染、射线或药物等影响下，理化性质发生改变，或正常细胞发生突变成为肿瘤细胞，也可成为具有免疫原性的抗原物质。

**2. 理化特性**　抗原在触发免疫应答之前大都需经巨噬细胞加工处理，因此必须具备一些基本条件。

（1）分子大小：抗原分子需要足够大才能被巨噬细胞识别，构成抗原的物质分子质量通常大于 10kDa，低于 4kDa 的分子很容易被巨噬细胞所忽视。一些可溶性小分子不能被巨噬细胞有效地吞噬，通常不能触发免疫应答，称为半抗原。

（2）化学结构的复杂性和稳定性：蛋白质由多条氨基酸肽链折叠组成，结构相对复杂稳定，含有大量抗原决定簇；且在体内不易降解，良好的稳定性可以保证抗原在机体内有较长的停留，保证有足够时间和免疫细胞接触。有些大分子物质虽然分子量大，但结构不够稳定，如直链氨基酸结构的明胶易在体内被降解为低分子物质，呈现弱免疫原性。

天然抗原一般是大分子，由多种、多个抗原决定簇组成。在有机物中，蛋白质具有较大的分子量和复杂稳定的结构，具有最强的免疫原性。一些复杂的多糖次之，而核酸和类脂免疫原性很弱。

### （二）免疫反应性（immunoreactivity）

免疫反应性也称抗原性，指抗原可以与相应的抗体或特异性淋巴细胞结合，进而发挥免疫应答的特性。免疫反应性的强弱主要取决于抗原分子上抗原决定簇的数量和易接近性。抗原分子中能被抗体及 T、B 细胞抗原受体特异性识别的部位称为抗原表位（epitope），也称为抗原决定簇（antigenic determinant）。淋巴细胞需要一定数量的抗原决定簇才能够活化，所以抗原分子量越大，表面的抗原决定簇越多，其抗原性就越强。如果一个抗原分子仅携带有几个抗原决定簇，淋巴细胞可能就无法对其产生应答，而出现对该抗原的免疫耐受作用。因此，大分子的复杂蛋白质通常具有最好的抗原性。

一般情况而言，具有免疫原性的物质均具有免疫反应性。同时具有免疫原性和免疫反应性的物质称为完全抗原，细菌、病毒、细菌外毒素以及异种蛋白质等都是完全抗原。只有免疫反应性而无免疫原性的物质称为半抗原或不完全抗原，不会引起机体免疫反应。一些多糖（如肺炎球菌的荚膜多糖）和所有的类脂和某些药物如青霉素、磺胺等都属于半抗原。当半抗原与大分子蛋白质结合以后，可获得免疫原性，能够刺激机体免疫系统产生抗体和效应细胞。

### （三）特异性（specificity）

抗原特异性是指抗原与其诱导产生的抗体或效应淋巴细胞间的相互吻合性、针对性和专一性，类似锁和钥匙的关系。这种特异性体现在两个方面：一是一种特定抗原仅能激活特异性识别该抗原的淋巴细胞克隆，产生针对该抗原的特异性抗体或效应淋巴细胞；二是由此产生的抗体或效应淋巴细胞仅可与该抗原发生特异结合。这一特点是由抗原分子表面的特定化学基团即抗原决定簇所决定的。淋巴细胞表面的抗原识别受体通过识别抗原决定簇而区分"己"与"非己"，抗原也以抗原决定簇与相应抗体特异性结合而发生反应。因此，抗原决定簇是免疫应答和免疫反应具有特异性的物质基础。抗原表位的性质、数目、位置和空间构象决定抗原表位的特异性，抗原表位的特异性进而决定了抗原特异性。

免疫原性和免疫反应性的特异性是一致的，是抗原抗体结合反应应用于体外诊断和使用疫苗预防感染性疾病的理论基础。如：接种破伤风类毒素疫苗后机体产生的抗体只结合破伤风毒素，不能结合白喉毒素，故可预防破伤风，但不能预防白喉等其他感染性疾病。

## 二、临床免疫学检验的常见抗原种类

**1. 病原微生物** 指可以侵犯人体并致病的各类微生物，包括细菌、真菌、病毒、寄生虫、支原体、衣原体、螺旋体等。病原微生物往往化学成分较为复杂，是包含多种抗原成分的复合体，进入机体后，免疫系统可针对病原体不同的抗原成分产生相应的特异性抗体。在临床检测中，可以根据抗原抗体特异性结合的特点开发各种免疫学试验，以帮助诊断疾病，也可以将病原体或其某些抗原成分制成疫苗进行预防接种，提高人体对相应病原体的抗感染能力。

**2. 同种异体抗原** 有两大类。一类为人类红细胞血型抗原，包括 A、B、O 血型抗原，Rh 血型抗原等。在为患者进行输血前必须进行血型测定和交叉配血试验，只有在 ABO 血型、Rh 血型均相同，且交叉配血无禁忌时，才可以进行输血。如血型不合输血后会出现补体介导的溶血反应，严重时危及生命。另一类是人类白细胞抗原（human leukocyte antigen，HLA），又称主要组织相容性抗原。HLA 是具有高度多态性的同种异体抗原，由遗传决定，除同卵双生者以外不同个体的 HLA 几乎无完全相同者，因此 HLA 可被视作个体的"身份证"。在同种异体进行器官移植时，必须进行移植配型检测，如供者移植物中存在受者所没有的抗原成分，则可刺激受者产生对移植物的免疫反应，导致移植排斥反应。

**3. 嗜异性抗原** 又称 Forssman 抗原，是一类无种属特异性的共同抗原，可存在于动物、植物、微生物及人类中，如溶血性链球菌与人心内膜或肾小球基膜所具有的共同抗原就是嗜异性抗原，可引起交叉反应。牛心肌中提取的心肌类脂也与梅毒螺旋体有共同抗原，根据这个特点在临床诊断中可利用牛心肌提取液检测患者体内是否存在抗梅毒抗体，作为梅毒的诊断依据。

**4. 肿瘤抗原** 泛指在肿瘤发生、发展过程中新出现或过度表达的抗原物质，包括肿瘤特异性抗原和肿瘤相关抗原两大类。肿瘤特异性抗原为只存在于某种肿瘤细胞而不存在于正常细胞的新抗原，一般由病毒或某些物理化学因素诱导转化的肿瘤细胞表达的肿瘤抗原属于此类。肿瘤相关抗原指无肿瘤特异性，不仅仅存在于肿瘤患者的癌变细胞或体液中，也存在于正常细胞和其他组织，但含量在细胞癌变时明显增高，可作为肿瘤标志物用于某些肿瘤的辅助诊断或预后指标。常见的肿瘤标志物为甲胎蛋白、癌胚抗原、前列腺特异性抗原等。

二维码2-2　知识聚焦一

**知识拓展2-1**

　什么是超抗原以及胸腺依赖性抗原（thymus dependent antigen，TD-Ag）和胸腺非依赖性抗原（thymus independent antigen，TI-Ag）？

**问题导航二：**

1. 简述抗体结构特征与抗体功能的相关性。
2. 梅毒螺旋体进入机体后，可产生何种类型的抗体？分别具有什么特点？

# 第二节　抗　　体

抗体（antibody，Ab）也称免疫球蛋白，是B细胞受到抗原刺激增殖分化为浆细胞后合成分泌的一类糖蛋白，仅存在于脊椎动物的血液、体液和B细胞的细胞膜表面，是介导体液免疫的重要效应分子。

## 一、抗体的结构特征

对抗体的研究可追溯到19世纪末，学者们在一些病原菌感染者的血清中发现可中和病菌毒素作用的物质，称之为抗毒素，为最早发现的抗体。但直到二十世纪六七十年代，生物学家Edelman和Porter才确定了精确的抗体分子结构——由四条多肽链组成，链内和链间分别借助数量不等的二硫键相连而成的Y形结构（图2-1）。

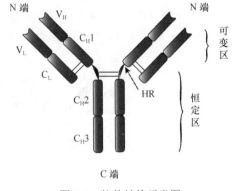
图2-1　抗体结构示意图

### （一）重链和轻链

抗体是一种高分子球状蛋白质，重量约为150kDa，其基本单位是一个免疫球蛋白单体，由两条相同的重链和两条相同的轻链构成。抗体的轻链和重链均由一系列结构相似的单元结构域重复链接组成，每一个单元结构域内大约含有110个氨基酸残基，称为抗体结构域。

抗体轻链包含有两个抗体结构域，分子质量约为24kDa，由211～217个氨基酸残基组成。L链有κ型和λ型两种类型，依L链类型相应的抗体也可分为两型，即κ型和λ型。一个抗体分子上两条L链的型别一定是相同的，但不同类型抗体既存在κ型，也存在λ型，所以同一个体内可同时存在κ型和λ型的抗体分子。不同种属生物体内两型L链的比例不同，正常人血清抗体的κ型:λ型约为2:1，而在小鼠则为20:1。抗体κ与λ的比例异常可以反映免疫系统的异常。

抗体重链质量约为L链的2倍，分子质量为50～75kDa，由450～550个氨基酸残基组成，包含4～5个抗体结构域。哺乳动物的免疫球蛋白H链有5种，分别为μ链、δ链、γ链、α链和ε链，相应组成不同型别的抗体即：IgM、IgD、IgG、IgA和IgE。不同H链的大小和组成各不相同，α和γ大约由450个氨基酸组成，而ε和μ大约有550个氨基酸组成。不同类型Ig链内和链间二硫键的数量和位置、结构域的数量及铰链区的长度等均不完全相同。即使是同一类Ig，其铰链区氨基酸组成和重链二硫键的数量、位置也不同，是抗体多样性的物质基础。

### （二）可变区、恒定区与铰链区

抗体分子 Y 形结构的两个分叉顶端，即抗体的 N 端，包含有特异性抗原结合位点，此区域氨基酸序列变化很大，被称为可变区（variable region，V），分别占重链和轻链的 1/4 和 1/2；而抗体靠近 C 端区域氨基酸序列相对稳定，称为恒定区（constant region，C），分别占重链和轻链的 3/4 和 1/2。

重链和轻链的 V 区包括靠近 N 端的约 110 个氨基酸，各含有 3 个氨基酸组成和排列顺序高度可变的区域，称为超变区（hypervariable region，HVR），又称为抗原互补决定区（complementarity determining region，CDR），共同组成抗体的抗原识别部位，决定抗体识别的特异性。一个抗体单体有两个抗原结合位点，可同时结合两个抗原分子。V 区中 HVR 之外区域的氨基酸组成和排列顺序相对保守，称为框架区（framework region，FR），又称骨架区，与 HVR 交替排列，便于稳定 HVR 的结构。

重链和轻链的 C 区分别称为 $C_H$ 和 $C_L$。$C_L$ 由一个抗体结构域构成，不同型（κ 或 λ）Ig 的 $C_L$ 长度基本一致；CH 则由 3～4 个串联的抗体结构域及一个铰链区构成，不同种型抗体 $C_H$ 长度不同。IgG、IgA 和 IgD 包括 $C_H1$、$C_H2$ 和 $C_H3$，而 IgM 和 IgE 则包括 $C_H1$、$C_H2$、$C_H3$ 和 $C_H4$。重链 C 区的主要功能是产生免疫应答，发挥抗体多种生物学功能。

铰链区（hinge region，HR）指位于重链 $C_H1$ 和 $C_H2$ 之间由约 30 个氨基酸组成的富含脯氨酸的区域，具有易伸展弯曲的特性。铰链区的主要功能是帮助调节抗体 V 区上抗体结合部位的空间位置，有利于抗体结合不同位置的抗原表位，促进抗原抗体结合。铰链区易被木瓜蛋白酶、胃蛋白酶等水解。不同种型的抗体分子铰链区不完全相同，而 IgM 和 IgE 无铰链区。

### （三）抗体的功能区

抗体的不同部分具有独特的功能，当抗体经木瓜蛋白酶（papain）消化后可被水解为 Fab 片段和 Fc 片段（图 2-2）。Fab 片段由一条完整的轻链与重链的 $V_H$ 和 $C_H1$ 结构域组成，由于包含了重链和轻链的可变区，即抗体结合位点，具有抗体结合功能，被称为抗原结合（fragment antigen

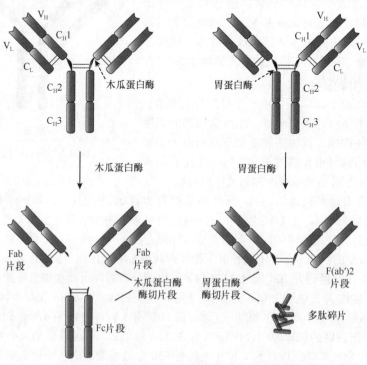

图 2-2　抗体被木瓜蛋白酶（左）和胃蛋白酶（右）水解后的片段

binding，Fab）片段；Fc 片段是 Y 形结构的基座部分，被称为可结晶（fragment crystallizable，Fc）片段，由抗体两条重链组成。依据不同抗体类型，Fc 片段由重链的 2 个或者 3 个恒定区组成。Fc 片段无抗原结合活性，是抗体与效应分子或细胞相互作用的部位。Fc 片段通过与特定类型的 Fc 受体或补体结合，介导多种免疫效应的产生。

另一种常用的抗体蛋白酶是胃蛋白酶（pepsin），胃蛋白酶与木瓜蛋白酶水解的部位略有不同。木瓜水解酶作用在铰链区 N 端，水解产生 2 个相同的 Fab 片段和 1 个 Fc 片段，一个 Fab 片段为单价，可与抗原结合但不产生凝集反应或沉淀反应；而胃蛋白酶作用于铰链区近 C 端，水解产生一个 F(ab')2 片段和一些小 Fc 片段（图 2-2）。F(ab')2 片段是由两个 Fab 片段及铰链区组成，两个 Fab 片段仍由二硫键连接，因此 F(ab')2 片段为双价，可同时结合两个抗原表位，与抗原结合可发生凝集反应和沉淀反应。产生的小 Fc 片段则会最终被降解为小碎片，无生物学功能。

## 二、抗体的功能和分类

### （一）抗体的主要功能

人类血清中的抗体种类很多，与各种不同的抗原分子发生特异性结合后，可以执行其一系列重要的生物学功能，引发机体免疫应答。抗体的功能与其结构密切相关，不同抗体在可变区和恒定区结构的相似和变化，使其在功能上既存在共性又有明显的差别。

**1. 中和作用** 是抗体最基本的功能。抗体可通过 CDR 识别特异性抗原并与之结合，使抗原失去原有功能。如乙型肝炎病毒进入机体后，通过其表面抗原吸附于人类肝细胞表面，并随后进入肝细胞完成复制，造成肝细胞损伤。血清中的乙型肝炎表面抗体可在乙型肝炎病毒尚未吸附到肝细胞表面时与表面抗原相结合，改变其结构，使乙型肝炎病毒不能再吸附到肝细胞，从而不能完成肝细胞感染和病毒复制的过程。这种中和作用是抗体自身的功能，由抗体的分子结构决定，而无须免疫系统其他成分的参与。抗体还可以通过中和作用使细菌毒素和破坏机体组织的酶失去功能。

**2. 抗体介导的调理、吞噬、杀伤和补体激活等作用** 抗体本身不能直接溶解或杀伤带有特异抗原的病原微生物或靶细胞，通常需要吞噬细胞或补体等共同发挥效应。

（1）调理作用：是指抗体与抗原结合后，通过 Fc 段与其他免疫细胞表面 Fc 受体结合，介导发生的生物学（调理吞噬和杀伤）效应。如当病原菌进入机体后，刺激机体产生的特异性抗体通过 Fab 段与细菌相应抗原结合，Fc 段则与中性粒细胞或吞噬细胞表面相应 Fc 受体结合，抗体起到了"桥联"作用。这样经"调理"的病原菌易被吞噬细胞吞噬，并最终被细胞内溶酶体杀灭和消化。抗体的调理作用主要通过 IgG 抗体（特别是 IgG1 和 IgG3）的 Fc 段与中性粒细胞、巨噬细胞表面的 Fc 受体结合，增强其吞噬作用。

（2）抗体依赖细胞介导的细胞毒作用（antibody-dependent cell-mediated cytotoxicity，ADCC）：类似于调理作用，是指抗体与靶细胞上特异性的抗原结合后，通过其 Fc 片段与具有杀伤活性的细胞表面 Fc 受体结合，促进杀伤细胞对靶细胞的杀伤。NK 细胞是 ADCC 的主要执行细胞，其对靶细胞的杀伤作用是非特异的，但对靶细胞的识别依赖于抗体与靶细胞抗原的特异性结合。

（3）激活补体：抗体与特异性抗原结合后，可因构象改变而暴露抗体上的补体结合位点从而激活补体的经典途径，触发补体反应，发挥其调理吞噬、裂解细胞和清除免疫复合物等多种生物学效应。

### （二）抗体的分类

人体内抗体种类很多，根据不同的分类标准可进行如下分类：

**1. 根据组成抗体重链类型的不同分类** 抗体重链有五种类型，即 γ 链、μ 链、α 链、δ 链和 ε 链，相应的抗体可分为 IgG、IgM、IgA、IgD 和 IgE，不同类型 Ig 功能不尽相同。

（1）IgG：是血清和体液中含量最高的抗体，占血清总 Ig 的 75%～80%，在免疫应答中起着中和多种毒素、激活补体，并可与巨噬细胞、NK 细胞表面 Fc 受体结合，发挥调理作用、ADCC 等，是机体抗感染的"主力军"。IgG于出生后3个月才开始合成,3～5岁接近成人水平,但母体IgG可以穿过胎盘屏障,也可分泌入乳汁,在胎儿和新生儿抗感染免疫中起重要作用。

(2)IgM:占血清Ig总量的5%～10%,在体内有两种存在形式。血清中为分泌型,以五聚体形式存在,是分子量最大的Ig,称为巨球蛋白。巨球蛋白不能通过血管壁,主要存在于血液中。五聚体IgM由5个Ig单体连接而成,具有10个Fab段和5个Fc段,所以具有很强的抗原结合能力,并可以高效触发补体系统。血型抗体为IgM,所以一旦出现血型不匹配输血,会导致严重溶血反应。IgM的另一种存在形式是以膜结合型单体表达于B细胞表面,是B细胞表面识别抗原的主要受体。IgM是初次体液免疫应答中最早出现的抗体,血清中检出IgM提示新近发生感染,可用于感染的早期诊断。IgM也是机体发育过程中最早合成和分泌的抗体,在胎儿发育晚期即可合成IgM,故脐带血中如检出IgM升高提示胎儿有宫内感染的可能。

(3)IgA:在体内IgA有两种存在形式,一种是分布在血清中,大多以单体形式存在;另一种是分泌型,以二聚体形式存在,主要分布在肠道、呼吸道等管腔黏膜,是外分泌液中最主要的抗体类型。主要参与黏膜局部免疫,在局部抗感染中起重要作用。新生儿易患呼吸道、胃肠道感染可能与IgA合成不足有关。

(4)IgD:主要存在于成熟B细胞的表面,构成B细胞表面受体,与抗原识别有关,也是B细胞分化成熟的标志。正常人血清IgD浓度很低,功能尚未阐明。

(5)IgE:是一种分泌型免疫球蛋白,主要由黏膜下如鼻咽、扁桃体、胃肠黏膜等淋巴组织中的浆细胞产生。IgE是介导Ⅰ型超敏反应的主要抗体,是一种亲细胞抗体,其Fc段与肥大细胞和嗜碱性粒细胞表面的Fc受体结合。当抗原进入机体后,直接与细胞表面的特异性IgE结合,促使嗜碱细胞与肥大细胞合成和释放组胺类生物活性物质,促进炎症的发展,引发速发型超敏反应。正常人血清中IgE含量极低,过敏体质或超敏患者,血清中IgE明显高于正常人。故IgE在血清中含量过高,常提示遗传过敏体质,或存在Ⅰ型超敏反应。另外,IgE也与机体抗寄生虫免疫有关。

**2.根据存在形式分类**　抗体可分为分泌型免疫球蛋白和膜免疫球蛋白。分泌型Ig存在于血清、体液及分泌物中,是主要的抗体存在形式;膜Ig位于B细胞表面,称为膜表面免疫球蛋白,是B细胞的抗原识别受体,主要是IgM和IgD。未成熟B细胞仅表达mIgM,成熟B细胞可同时表达mIgM和mIgD。

**3.根据抗体来源分类**　可分为天然抗体和免疫抗体。天然抗体是指没有明显的特异性抗原刺激的情况下即存在于体液中的抗体,如A型血人的血清中自然存在的抗B抗体;免疫抗体即指经感染或人工免疫后产生的抗体,如感染梅毒螺旋体后患者体内会出现梅毒特异性抗体、接种乙型肝炎病毒疫苗后机体产生的乙型肝炎病毒表面抗体。

**4.根据抗原与机体的亲缘关系分类**　抗体可分为异种抗体、同种抗体、嗜异性抗体和自身抗体。异种抗体为外来异种抗原免疫产生的抗体,如人体感染某种病原菌后产生的特异性抗体;同种抗体则来自于同种异型抗原免疫所产生的抗体,如接受同种异体移植后产生的抗体;嗜异性抗体是针对嗜异性抗原产生的抗体;自身抗体则是针对自身抗原产生的抗体,如抗精子抗体,抗核抗体等。

**5.根据与抗原反应的性质分类**　可分为完全抗体和不完全抗体。完全抗体是指与其特异性抗原结合后可在特定条件下出现可见反应,为二价或多价抗体;不完全抗体虽然能与抗原结合,但无法形成可见反应,多为单价抗体。

## (三)抗体产生的规律

抗原进入机体后诱导B细胞活化并产生特异性抗体。某种抗原第一次进入机体所引发的免疫应答为初次应答,当机体再次接触同样的抗原后所产生的免疫应答称为再次应答(图2-3)。初次应答的特点是潜伏期较长,在这一阶段抗原被识别、加工和呈递,刺激免疫细胞出现增殖与分化,然后产生抗体。一般来说,初次应答产生抗体效价较低,维持时间较短,产生的抗体以IgM为主,潜伏期持续的时间与抗原的性质与进入机体的途径也有一定关系。再次应答潜伏期短，约为初次应答的 1/2，短时间内抗体水平迅速升高，较初次应答高出几倍甚至数十倍；在体内维持时间较长，产生的抗体以 IgG 为主。再次应答主要是由于初次应答时抗原刺激后产生的免疫记忆细胞在再次遇到相同抗原时引发的特异性回忆反应，故而只有 TD 抗原才可引发再次应答，而 TI 抗原引起的免疫应答不产生记忆细胞，因此只有初次应答，而没有再次应答。

二维码 2-3　　知识聚焦二

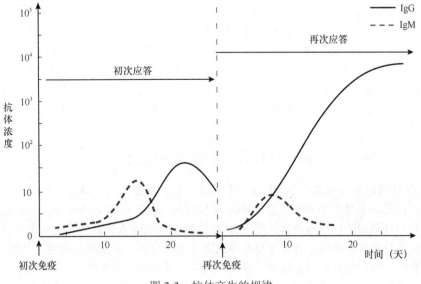

图 2-3　抗体产生的规律

**知识拓展 2-2**

1. 如果案例 2-1 中的患者受孕，新生儿体内是否会检测出梅毒螺旋体特异性抗体？
2. 初次免疫应答和再次免疫应答理论在临床实践中有什么指导意义？

**问题导航三：**

1. 梅毒螺旋体血清学试验的原理是什么？
2. 梅毒螺旋体颗粒凝集试验（TPPA）出现假阴性，与抗原-抗体反应有关的因素是什么？

# 第三节　抗原抗体结合反应的原理和特点

抗原-抗体反应是指抗原与相应抗体所发生的特异性结合反应，这种反应既可在体内进行，也可在体外进行，是免疫学检测方法建立的基础。抗原-抗体反应可用已知的抗原检测未知抗体，也可用已知抗体来检测未知抗原。如人 ABO 血型鉴定实验，用于诊断伤寒或副伤寒的肥达试验，梅毒特异性血清试验等。由于抗原-抗体反应多以血清为检测样本，故此类检测方法也被称为血清学实验。

## 一、抗原抗体结合反应的原理

抗原抗体结合反应的物质基础是抗原决定簇与抗体超变区之间的结构互补和空间上的紧密接触。抗原和抗体结构的互补性是由抗原和抗体的一级结构决定的，而抗原与抗体结合除了空间构象互补外，抗原表位与抗体超变区必须紧密接触，才可能有足够的结合力。

## 二、抗原抗体结合的亲和力和亲合力

抗原抗体的亲和力（affinity）是抗体分子上一个抗原结合位点与相应的抗原决定簇之间的结合强度，是抗原与抗体间固有的结合力，通常以平衡常数 $K$ 表示。平衡常数 $K=K_{结合}/K_{解离}=$ 抗原-抗体复合物浓度/（游离抗原浓度×游离抗体浓度），$K$ 值越大，则抗体的亲和力越高，与抗原结合越牢固。抗体分子的抗原结合部位与抗原决定簇结构匹配程度越高，则二者之间形成的非共价键越多，结合力越强；反之则结合力越弱。

抗原抗体的亲合力（avidity）是指整个抗体分子与抗原之间的结合强度。亲合力除与抗原抗体亲和力的强弱相关，还与抗体结合价直接相关。不同的抗体类型存在形式不完全相同，所以亲合力也有较大差异。如 IgG 多以单体形式存在，1 个 IgG 分子有两个抗原结合位点，即为 2 价；而血清中 IgM 常以五聚体的形式存在，有 10 个抗原结合位点，虽然由于空间位相的限制，往往不能一次结合 10 个抗原分子，常表现为 5～10 价，但其亲合力较单价大为增加，故 IgM 表现出强大的抗原结合能力。

## 三、抗原-抗体反应过程

抗原-抗体反应过程会产生一系列的化学和物理变化，包括抗原抗体特异性结合和非特异性凝聚两个阶段。抗原与抗体发生特异性结合的阶段反应快，仅需几秒至几分钟，但不出现肉眼可见反应。在非特异性凝聚阶段，形成的抗原-抗体复合物在环境因素的影响下进一步交联和聚集，表现为凝集、沉淀、溶解、补体结合介导反应等肉眼可见的现象。此阶段反应慢，往往需要几分钟、几十分钟甚至数小时，容易受到电解质、温度、酸碱度等多种因素影响。

抗体和大多数抗原均为蛋白质，易溶于水形成胶体溶液，不会发生自然沉淀。蛋白质中含有大量的氨基残基和羧基残基，在溶液中带有电荷。由于静电作用，在蛋白质分子周围会出现带有相反电荷的电子云，使蛋白质分子相互之间产生排斥而不发生自行聚合沉淀反应。当抗原抗体发生特异性结合后携带的电荷减少或消失，周围电子云也随之消失，蛋白质由亲水胶体转化为疏水胶体，形成了抗原-抗体复合物。

抗原抗体通过非共价键相结合，这些非共价键的相互作用包括静电引力、范德瓦耳斯力、氢键结合力和疏水作用。四种结合力的强弱为疏水作用＞氢键结合力＞静电引力＞范德瓦耳斯力。

## 四、抗原抗体结合反应的特点

**1. 特异性**　一种抗原分子通常只能与其刺激机体后产生的抗体结合，这种抗原与抗体结合反应的专一性称为特异性。特异性是由抗原决定簇和抗体分子超变区之间空间结构的互补性决定的，也是临床检测中使用已知的抗原或抗体来检测相应未知的抗体或抗原的理论基础。但是由于共同抗原或共同抗原表位的存在有可能产生交叉反应（cross reaction），即两种来源不同的抗原分子由于有着相同或相似的抗原决定簇，可以与彼此刺激机体免疫应答产生的抗体发生抗原抗体结合反应（图 2-4）。如溶血性链球菌表面的成分与人体肾小球基膜及心肌组织有共同抗原存在，当发生溶血性链球菌感染后，刺激机体产生的抗体也会与人体肾小球基膜及心肌组织上相应抗原相结合形成免疫复合物沉积，引发肾小球肾炎和心肌炎。交叉反应会在一定程度上影响血清学诊断的准确性，但同时，临床检验中也可利用交叉反应来进行诊断。如外斐反应即是利用变形杆菌与立克次体之间有相同的抗原表位，使用变形杆菌代替立克次体抗原来检测患者血清中是否含有抗立克次体抗体来协助诊断斑疹伤寒。

**2. 可逆性（reversibility）**　抗原抗体依靠分子表面的非共价键结合形成的复合物并不牢固，在一定条件下抗原-抗体复合物可以解离为游离抗原与抗体，这一特性称为抗原抗体结合的可逆性。抗原抗体的结合是一种动态平衡过程，抗原-抗体复合物的解离很大程度上取决于抗体对相应

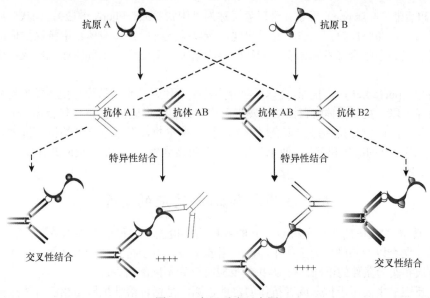

图 2-4 交叉反应示意图

抗原的亲和力，即特异性抗体超变区与相应抗原决定簇三维空间构型的互补程度。互补程度越高，分子间距越小，抗原与抗体结合得就越牢固，不易解离；相反则较易解离。反应条件（如离子强度、pH 等）也会对复合物的解离有影响，环境因素中凡是能够减弱或消除抗原抗体结合力的因素都会促使复合物的解离。解离后的抗原或抗体仍然保持其原有生物活性，免疫学技术中的亲和层析法即利用这个原理进行抗原或抗体的纯化。

**3. 比例性（proportionality）** 指抗原抗体发生特异性结合后，出现可见反应需抗原抗体遵循一定的量比关系。一般来说，抗原是多价的，抗体是双价的，因而一个抗体分子可结合两个抗原分子，而一个抗原分子可结合多个抗体。只有抗原抗体达到最适比例时，形成抗原-抗体复合物才能最多。所谓的带现象（zone phenomenon）就是指在凝集反应或沉淀反应中，由于抗体过剩或抗原过剩，抗原与抗体结合但不能形成大的复合物，从而不出现肉眼可见反应的现象。以沉淀试验为例，向含有固定量抗体的溶液中逐渐增加可溶性抗原的量，随着抗原量的加入，所形成的沉淀物出现从递增到最高然后递减的规律。图 2-5 所示曲线的最高峰为抗原抗体分子比例最适合的范围，称为等价带（equivalence zone）。此范围内，抗原-抗体复合物形成最快且量最多。在等价带前后由于抗体或抗原过量，形成的沉淀物少，上清液中存在较多游离抗体或抗原，分别称为前带

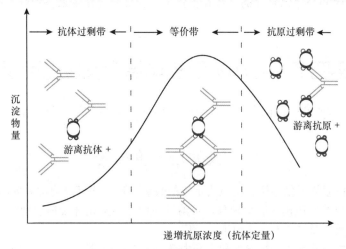

图 2-5 抗原抗体比例与带现象

（prozone）和后带（postzone）现象。带现象又称为"钩状效应"（hook 效应），钩状效应的概念包括了前后带现象，在临床检测工作中经常出现，所以检测时确定反应体系中抗原抗体的比例十分重要。同时，也必须结合患者临床表现和其他实验结果，避免这一现象造成抗原或抗体检测时出现假阴性。

**4. 阶段性（periodicity）**　抗原-抗体反应分为两个阶段，分别是抗原与抗体发生特异性结合阶段和反应可见阶段。抗原抗体特异性结合发生反应快，虽然形成抗原-抗体复合物，但一般不出现可见反应；第二阶段抗原抗体进一步交联形成网格状聚集物，在适宜比例的抗原抗体存在的情况下，可形成肉眼可见的凝集和沉淀。两个阶段并没有明显分界，且会受到反应条件如温度、酸碱度、离子强度等影响。

## 五、抗原抗体结合反应的类型

根据抗原-抗体反应的原理和特点建立的各种临床检测方法已成为疾病诊断、病原微生物鉴定、流行病学调查以及科学研究工作中广泛应用的手段。由于抗原的物理性状、抗体的特点、参与反应的介质和实验条件的不同，抗原-抗体反应可分为不同的类型：

**1. 沉淀反应**　主要用于抗原或者抗体的定性检测，是指可溶性抗原与相应抗体在有电解质存在的情况下，按适当比例所形成的可见沉淀物现象。

**2. 凝集反应**　颗粒型抗原或吸附在颗粒上的可溶性抗原或抗体与相应抗体或抗原在电解质的存在下出现凝集物的现象。人 ABO 血型鉴定和梅毒螺旋体颗粒凝集试验（TPPA）均属于凝集反应。

**3. 补体结合反应**　指抗原-抗体复合物激活补体所致的细胞溶解反应，细菌抗原表现为溶菌反应，红细胞抗原表现为溶血反应，以此判断待测样本中抗原抗体间有无特异性结合的实验方法。

**4. 中和反应**　细菌外毒素或病毒与相应抗体结合的测定反应。

二维码 2-4　知识聚焦三

**5. 标记免疫反应**　包括荧光免疫技术、酶标免疫技术、发光免疫技术、金标免疫技术、放射免疫技术等。免疫标记技术发展迅速，已广泛用于多种病原微生物的诊断等领域。

**知识拓展 2-3**

18 世纪末，英国医生为一个小男孩接种牛痘（一种感染牛的病毒），成功地预防了天花（一种感染人的病毒），这与抗原特异性相矛盾吗？

----- 问题导航四：------------------------------------------------

TRUST 和 TPPA 均为手工操作的抗原抗体试验，在进行临床样本检测时，哪些因素有可能对试验结果造成影响？

--------------------------------------------------------------

# 第四节　影响抗原抗体结合反应的因素

影响抗原-抗体反应的因素很多，主要有两个方面，一是反应物自身因素的影响，二是与反应条件相关。

## 一、反应物自身因素

**1. 抗原因素**　抗原的理化特征、抗原决定簇的数量和种类均可影响抗原抗体结合反应。例如：颗粒性抗原与相应抗体反应出现凝集现象，可溶性抗原与相应抗体反应出现沉淀现象，单价抗原或抗体与相应抗体或抗原结合不会出现可见反应。

**2. 抗体因素**　抗体的来源、特异性和亲和力都会影响抗原-抗体反应。根据抗体来源的动物种类不同可分为 R 型和 H 型抗体。R 型抗体是指以家兔为代表的小型动物免疫血清，这类抗血清的特点是亲和力较强，等价带宽，抗原抗体结合后易出现可见的抗原-抗体复合物而不易发生解离；H 型抗体是指以马为代表的大型动物的免疫血清，这类抗血清的亲和力弱，抗原抗体结合后极易解离，易形成可溶性免疫复合物。为提高试验的可靠性，应选择特异性强、效价高、亲和力强的 R 型抗体作诊断试剂。

## 二、反应条件因素

**1. 电解质**　抗原与抗体特异性结合后，由亲水胶体向疏水胶体转换，适当浓度的电解质存在会中和抗原抗体分子表面的部分电荷，使复合物间的排斥力下降而相互靠近，使第一阶段已形成的复合物进一步交联出现明显的凝集或沉淀现象。在抗原-抗体反应中，常用 0.85% 的 NaCl 溶液或各种缓冲液作为抗原、抗体的稀释液，以提供适当浓度的电解质。

**2. 温度**　抗原-抗体反应需要适宜的温度，一般为 15～40℃，通常最适为 37℃。在一定温度范围内，温度升高使分子运动速度加快，抗原抗体分子间的碰撞机会增多，抗原-抗体复合物形成迅速，但温度升高也容易引起复合物解离；温度低则反应速度慢，但抗原抗体结合牢固。当温度高于 56℃ 时，可导致已结合的抗原抗体再解离，甚至变性或破坏。需要注意的是某些特殊的抗原-抗体反应，对反应温度有特殊要求，如冷凝集素在 4℃ 左右与红细胞结合最好，20℃ 以上反而解离。

二维码 2-5　知识聚焦四

二维码 2-6　视频

精品课程：抗原抗体结合反应

**3. 酸碱度**　抗原-抗体反应的最适酸碱度为 pH 6～8，pH 过高或过低会直接影响抗原和抗体的理化性质进而影响抗原-抗体反应。当 pH 达到或接近颗粒性抗原的等电点时，即使没有相应抗体存在时，也会引起抗原非特异性凝集，造成试验的假阳性。

**4. 其他**　抗原抗体在液相中反应时，适当振摇或搅拌等方法也可促进抗原抗体分子的接触加速反应。

---

**案例分析 2-1**

1. 术前四项检测的反应原理是什么？

术前四项，又叫输血前四项检查，是在为患者进行侵入性检测或治疗以及输血等医疗行为前常规进行的实验室检查项目，包括乙型肝炎病毒抗原/抗体检测、人类免疫缺陷病毒抗原/抗体检测、丙型肝炎病毒抗体检测以及梅毒螺旋体抗体检测，目的是明确术前或输血前患者是否有以上四种病原体感染。以上四项检测的基本原理均为抗原抗体结合反应，即通过已知的抗原检测未知抗体，或用已知抗体来检测未知抗原。在本案例中，除艾滋病病毒抗体检测使用了酶联免疫吸附试验（ELISA），其余三种病原体检测均采用了电化学发光法。电化学发光法和 ELISA 法均为抗原抗体结合反应中的标记免疫反应，原理和应用将在本书后续章节中详细介绍。

2. 本案例中三种不同梅毒检测方法有什么区别？在进行检测结果分析时应考虑什么影响因素？

本案例的患者诊断过程中，应用了三种梅毒检测方法，即电化学发光法、TPPA 法和梅毒甲苯胺红不加热血清试验（TRUST）。TPPA 是梅毒螺旋体颗粒凝集试验；而电化学发光法为一种免疫标记技术，是由电场诱导的化学发光过程融合双抗原夹心法中抗原-抗体反应的特异性所建立的免疫分析方法；TRUST 则是使用心磷脂、卵磷脂及胆固醇作为抗原，与待测血清中的反应素来形成抗原-抗体反应。三种试验均是利用抗原抗体特异性结合原理而设计的梅毒螺旋体感染体外诊断试验，其中梅毒螺旋体特异性抗体（电化学发光法）和 TPPA 为特异性梅毒螺旋体抗原血清试验，均检测血清样本中抗螺旋体 IgM 和（或）IgG 抗体，敏感性特异性都较高。

在进行检测结果分析时，除应确保检测是在试剂质量合格、严格遵照试验条件和步骤等前提下完成的，还应考虑到各实验方法自身的特点，避免可能造成的漏诊误诊等。

（1）假阴性：梅毒血清学试验均为检测样本内是否存在相应待测抗体。梅毒感染后，机体最先出现的是梅毒特异性IgM抗体，一般2周左右，4周左右出现IgG抗体；而TRUST检测的非特异性抗心磷脂抗体一般在感染后4～10周出现。所以对于极早期梅毒，即感染后仍处于抗体尚未产生的窗口期，可出现假阴性；通常梅毒特异性抗原试验的窗口期短于梅毒非特异性抗原试验。另一个可能造成试验结果假阴性的重要原因即前带效应，尤其多见于二期梅毒患者，这一期患者血清中抗体浓度较高，造成抗原抗体比例不当，试验结果呈现弱阳性甚至阴性，当被测样本被稀释后可出现阳性结果。由于前带现象造成的假阴性结果更多见于TRUST，但TPPA、ELISA、CLIA也同样会出现。

（2）假阳性：TRUST是用牛心肌提取的心肌类脂为抗原检测样本中的反应素（抗心磷脂抗体），其缺点是特异性较差，凡能导致产生类脂类抗体的疾病均可能出现交叉反应而导致假阳性，在心血管疾病、类风湿疾病、系统性红斑狼疮等患者，老年人及孕妇等都有较高概率出现。因此单独TRUST阳性必须进一步做梅毒特异性抗原血清试验如TPPA进行确认。

（蔡　贞）

# 第三章  抗原与抗体制备及应用

　　临床免疫检验技术主要基于抗原-抗体反应，抗原和抗体是免疫技术中重要的原料。抗原是指可被 T、B 细胞识别，并启动免疫应答的物质，包括蛋白质、糖、脂类以及其他化合物。免疫原性是指抗原能够刺激机体产生抗体或致敏淋巴细胞的能力，具有免疫原性的物质称为免疫原（immunogen）。抗原性又称免疫反应性，是指抗原能够与相应的抗体或致敏淋巴细胞特异性结合的能力。同时具有免疫原性和免疫反应性的物质称为完全抗原（complete antigen），大多数的蛋白质抗原如细菌、病毒的外壳蛋白等属于完全抗原。具备免疫反应性而无免疫原性的物质称为半抗原（hapten），某些小分子化合物、多糖、类脂等抗原属半抗原。半抗原与载体结合后可以成为完全抗原。

二维码 3-1　知识导图

----- **问题导航一：** ·······································································
　　1. 可溶性抗原制备过程中，采用哪些方法进行样品的预处理？
　　2. 可溶性抗原制备过程中，采用哪些方法进行蛋白质的初级提取？
　　3. 可溶性抗原制备过程中，采用哪些方法进行蛋白质的层析纯化？
　　4. 什么是人工结合抗原？如何制备人工结合抗原？
　　5. 抗原有哪些应用？

## 第一节　抗原的制备及应用

　　免疫学检验技术主要基于抗原-抗体反应，抗原是免疫学检验技术中的核心原料，是免疫学研究的重要物质，通过分离纯化技术、基因工程手段以及多肽合成技术制备高纯度的抗原是疾病诊断、预防、治疗、抗体制备等研究的先决条件。抗原可以分为天然抗原和非天然抗原，天然抗原是指天然的生物、细胞及天然的生物产物。非天然抗原是指重组蛋白抗原、人工结合抗原、人工合成多肽抗原。

### 一、天然抗原的制备

　　天然抗原一般为大分子物质，广泛存在于自然界。天然抗原主要来自于动物、植物、微生物等。按照物理性质，天然抗原可以分为颗粒性抗原和可溶性抗原。

#### （一）颗粒性抗原的制备

　　颗粒性抗原指非均匀分散的抗原，如完整的细菌、细胞或寄生虫等。对比可溶性，颗粒性抗原分离制备比较容易。常用的颗粒性抗原为绵羊红细胞抗原和细菌抗原，其制备方法如下：

　　**1. 绵羊红细胞的制备**　其制备方法是采集健康绵羊的静脉血，立即注入无菌带有玻璃珠的三角烧瓶内，充分摇动 15～20 分钟，除去纤维蛋白，即得抗凝绵羊全血。取适量抗凝血放入离心管中，用无菌生理盐水洗细胞 3 次，配成 $10^6$/ml 浓度的细胞悬液。

　　**2. 细菌抗原的制备**　多采用固体或液体纯培养物。制备菌体抗原时，需将菌液 100℃水浴 2.0～2.5 小时，杀菌并破坏鞭毛抗原；制备鞭毛抗原时，需选用有鞭毛的菌株，菌液用 0.3%～0.5% 的甲醛处理；制备细菌毒素抗原时，需在杀菌后加入 0.5%～1% 氯化钙溶液。

#### （二）可溶性抗原的制备

　　可溶性抗原是指完全溶解于溶液中呈均匀分散状态的抗原，如蛋白质抗原、多糖抗原等。可溶性抗原大部分来源于组织、细胞或血液，成分复杂，需进行纯化。分离纯化蛋白质就是要在弃除非蛋白物质成分后，利用不同蛋白质之间的差异性将目的蛋白提纯出来。可溶性抗原的制备主要包括样品的预处理、蛋白的初级提取、蛋白的层析纯化等环节。

**1. 样品的预处理**　从细胞中提取天然蛋白质抗原，首先需要将细胞破碎，使胞内物质释放出来。

（1）机械破碎法：该法是利用机械力将细胞破碎的方法。常用的仪器设备有高速组织捣碎机、匀浆器、研钵等。高速组织捣碎机具有高速转动的锋利刀片，多用于破碎较韧的组织，如肌、心肌组织等；玻璃匀浆器是利用两个磨砂面相互摩擦将细胞破碎，多用于少量软嫩组织如脑、胰、肝等组织的破碎；研钵多用于小量样品的磨碎。

（2）超声破碎法：该法是利用振荡频率为15～25kHz的超声波在细胞液中产生的空化效应和机械效应将细胞破碎的方法，多用于细菌和细胞性抗原的处理。处理样品的浓度与超声波频率相关。该法简单、省时、破碎效果好。用该法处理一些超声波敏感的蛋白酶时，应控制超声时间和超声能量，一般采用超声5～10秒，停止5～10秒，多次反复进行的方法。另外在操作时避免溶液内存在气泡。

（3）反复冻融法：该法是将细胞置于−80℃或液氮条件下冷冻，冻固后取出，室温融解，反复冻融多次后，置显微镜下不能见完整细胞。该法多用于较脆弱的组织细胞破碎，对微生物的作用较差。该法简单方便，成本低，适用于大规模操作。

（4）酶处理法：该法是利用某些酶在一定条件下能分解细胞壁，使胞内物质释放出来。常用的酶有溶菌酶、纤维素酶、酯酶、蛋白酶、糖苷酶、蜗牛酶、胶原酶等。例如，对于大肠埃希菌等微生物，可以采用溶菌酶降解细菌的细胞壁。对于动物细胞可采用酶处理法将组织中细胞消化成单个细胞，如采用胰蛋白酶、胶原酶可将肿瘤组织中细胞消化成单细胞，用于肿瘤抗原的制备。用酶处理法时需要调节酶解的温度、时间和酸碱度等条件。此外，不同菌种往往需要不同的酶或多种酶混合使用，以达到较好的溶壁效果。

（5）表面活性剂处理法：该法是利用表面活性剂对疏水性物质具有很强的亲和力，破坏细胞膜的磷脂双层，使胞内物质释放出来。常用的表面活性剂有十二烷基硫酸钠（SDS）、氯化十二烷基吡啶、去氧胆酸钠、聚乙二醇辛基苯基醚（Triton X-100）、乙基苯基聚乙二醇（NP-40）、Tween 20等。该法作用温和，多用于细菌的破碎。

**2. 蛋白质的初级提取**

（1）高速离心法：包括差速离心法和密度梯度离心法。差速离心法是指低速和高速离心交替进行，用于分离分子大小差异较大的抗原；密度梯度离心法是一种区带离心法，是利用样品中各颗粒在一定的密度梯度介质［如蔗糖、甘油、氯化铯（CsCl）等］中沉降速度不同的特性，使具有不同沉降速度的颗粒处于不同密度梯度层内，从而达到彼此分离的目的。许多酶富集于某一细胞器内，匀浆后高速离心可得到某一亚细胞成分，使酶富集10～20倍，然后再用其他纯化手段对特定的酶进行纯化。该方法仅适用于少数大分子抗原及一些密度较小的抗原，而不适用于大多数中、小分子抗原。

（2）盐析沉淀法：蛋白质抗原一般在低盐浓度下的溶解度随着盐溶液浓度升高而增加，此现象称为盐溶。当盐浓度不断升高时，蛋白质的溶解度又以不同程度下降并先后析出沉淀，这种现象称为盐析。这一现象是由于高浓度的盐离子（如硫酸铵的$SO_4^{2-}$和$NH_4^+$）有很强的水化力，可夺取蛋白质分子的水化层，使之"失水"，同时蛋白质表面的电荷被中和，于是蛋白质就会聚集而沉淀析出。不同的蛋白质分子颗粒大小、亲水程度不同，盐析所需的盐浓度也不同，因此可通过缓慢改变混合蛋白质溶液中的盐浓度，使各种蛋白质组分分段沉淀，达到蛋白质分离的目的。盐析沉淀法的应用范围广，对设备和条件要求不高，操作较简便，成本较低，是经典的蛋白质分离技术，主要用于蛋白质抗原的粗提、浓缩等。在盐析沉淀法中，常用中性盐主要有硫酸铵、硫酸镁、硫酸钠、氯化钠、磷酸钠等。硫酸铵由于盐析能力强、溶解度受温度影响小而应用最广泛。蛋白质在用盐析沉淀分离后，需要将蛋白质中的盐除去才能获得较纯的蛋白质提取物，该过程称为脱盐。常用的脱盐方法是透析法。

（3）有机溶剂沉淀法：有机溶剂可降低溶液的电解常数，增加蛋白质分子间的静电引力，破坏蛋白质表面的水化层，使蛋白质分子易于聚集而沉淀。常用的有机溶剂有乙醇和丙酮。高浓度有机溶剂易引起蛋白变性，因此加入有机溶剂时，应注意搅拌均匀，避免局部浓度过高。蛋白质沉淀后，应尽快离心分离并用水或缓冲液溶解，以降低有机溶剂浓度。

（4）聚乙二醇沉淀法：聚乙二醇（polyethylene glycol，PEG）等水溶性聚合物在一定的pH、离子强度和温度条件下，可选择性沉淀溶液中不同分子量的蛋白质。一般情况下，蛋白质分子量越大，被沉淀时所需聚乙二醇浓度越低。

（5）聚乙烯亚胺沉淀法：聚乙烯亚胺（polyethylenimine，PEI）是一种在中性条件下带正电荷的多聚体，可与带负电的核酸和酸性蛋白质结合形成沉淀。在低盐浓度时，聚乙烯亚胺可与酸性蛋白质通过正负电荷的相互作用，结合并形成沉淀。沉淀分离后可加入高浓度的盐溶液，通过较高的离子强度将蛋白质从聚乙烯亚胺上解离洗脱出来，重新形成溶液。

（6）核酸沉淀剂法：组织细胞匀浆裂解制备的溶液中往往含有大量核酸，需用核酸沉淀剂去除核酸。常用的核酸沉淀剂有硫酸鱼精蛋白、氯化锰、链霉素等。此外，用核糖核酸酶降解法也可有效去除溶液中的核酸成分。

（7）热变性沉淀法：不同蛋白质的热稳定性不同，对于某些耐热性比较好的蛋白抗原，将溶液加热到一定的温度后，仍会保持可溶性状态，而许多杂蛋白会因为变性而沉淀。溶液的离子强度和pH对蛋白的热变性影响较大，因此可以通过调节这些因素使杂蛋白达到更好的热变性沉淀效果。

（8）超滤法：该法是利用一种特制的半透膜对溶液中各种溶质分子进行选择性过滤。当溶液在一定压力或离心力作用下，小分子物质透过膜而被滤去，而大分子物质则受阻保留于原溶液中。离心式超滤器或切线流动型超滤装置可以一次性处理几毫升到几升的蛋白质溶液。半透膜的材料有纤维素膜、聚醚砜膜。此法具有成本低、操作简便、条件温和、能较好地保持蛋白质活性、回收率高等优点，适用于生物大分子的分离纯化。

**3. 蛋白质的层析纯化** 层析技术（chromatography）是利用蛋白质在流动相和固定相中分配不同的原理进行蛋白分离纯化的方法。根据分离纯化原理的不同，层析技术分为凝胶过滤层析、离子交换层析和亲和层析等。

（1）凝胶过滤层析（gel filtration chromatography）：又称分子筛层析（molecular sieve chromatography）或凝胶排阻层析（gel exclusion chromatography），是利用具有多孔网状结构颗粒的分子筛作用，根据被分离样品中各组分分子量大小的差异进行洗脱分离的技术。凝胶过滤层析柱的固定相是多孔性凝胶颗粒。由于各种蛋白的分子大小不同，扩散进入特定大小孔径颗粒内的能力也各异。大分子蛋白不易进入颗粒的微孔内，只能分布于颗粒之间，所以在洗脱时向下移动的速度较快，先流出层析柱；相反，小分子蛋白除了可在凝胶颗粒间隙中扩散外，还可以进入凝胶颗粒的微孔中，所以在洗脱时向下移动的速度较慢，后流出层析柱。如此通过凝胶的分子筛作用，溶液中的蛋白质由大到小依次分离，通过分段收集，达到纯化目的。常用的凝胶介质有葡聚糖凝胶、琼脂糖凝胶、聚丙烯酰胺凝胶、聚苯乙烯凝胶。凝胶过滤层析的优点是设备简单、操作方便、样品回收率高、实验重复性好。特别是不改变样品生物学活性，因此广泛应用于蛋白质、核酸、多糖等生物分子的分离纯化。

（2）离子交换层析（ion exchange chromatography，IEC）：是基于流动相中不同蛋白质与离子交换树脂上电荷基团可逆结合力的差异进行分离的技术。离子交换树脂是一类不溶于水的、惰性的、带有某种电荷集团的高分子聚合物凝胶颗粒。葡聚糖离子交换树脂以塞法戴克斯（Sephadex）G25和G50为基质，琼脂糖离子交换树脂以Sepharose CL-6B为基质，聚苯乙烯离子交换树脂以苯乙烯和二乙烯苯合成的颗粒为基质。蛋白质由氨基酸组成，氨基酸在不同的pH环境中所带总电荷不同。大多数蛋白在 pH 6～8 条件下带负电荷，需用阴离子交换柱纯化。由于在某个特定的 pH 下不同的蛋白所带电荷数不同，与树脂的结合力也不同，随着缓冲液中盐浓度的增加或 pH 的变化，蛋白按结合力的强弱被依次洗脱。离子交换层析存在一个吸附富聚的过程，在分离纯化的同时，对目标蛋白具有较好的浓缩作用。离子交换层析具有同时分析多种离子化合物、灵敏度高、重复性好、分离速度快、交换容量大、相对成本低等优点，是目前最常用的蛋白质分离技术。

（3）亲和层析：生物分子间存在很多特异性的相互作用，它们之间都能够专一且可逆地结合，这种结合力称为亲和力。亲和层析（affinity chromatography）就是通过将具有亲和力的两个分子中一个固定在不溶性基质上，利用分子间亲和力的特异性和可逆性，对另一个分子进行分离纯化。被固定在基质上的分子称为配体，配体和基质是共价结合的，构成亲和层析的固定相，称为亲和吸附剂。亲和层析时，待分离的生物分子与固相化的配体高度特异性结合，留在固定相上。而其他杂质不能与配体结合，仍在流动相中，并随洗脱液流出。这样层析柱中就只有待分离的生物分子，通过适当的洗脱液可将其从配体上洗脱下来，就可得到纯化的待分离物质。

常用的亲和层析组合有抗原与抗体、酶与底物或抑制剂、激素与其受体、凝集素与糖基。抗原和抗体的作用具有高度的专一性，并且它们的亲和力极强。因此用适当的方法将抗体结合到层析基质上，便可有效地分离和纯化互补的抗原。这种抗原抗体中的一方作为配基亲和吸附另一方的分离系统成为免疫亲和层析（immuno affinity chromatography）。免疫亲和层析一般分为 3 个步骤：①抗体亲和层析柱的制备；②将抗原结合到抗体-基质上；③从层析柱上洗脱抗原。

（4）疏水层析（hydrophobic chromatography）：是基于蛋白质表面疏水区与介质的疏水性配基之间可逆性相互作用的差异分离蛋白质的技术。蛋白质由疏水性和亲水性氨基酸组成。亲水性氨基酸残基位于蛋白表面，疏水性氨基酸大多位于蛋白空间结构的中心部位。通常情况下，蛋白分子被水分子包围，疏水性氨基酸不会暴露在外。在高盐浓度的环境中，蛋白的疏水性区会暴露并与介质表面的疏水性配基结合。不同的蛋白疏水性不同，与疏水性配基之间的疏水作用力大小也不同，通过逐渐降低洗脱缓冲液中的盐浓度，不同疏水性的蛋白质可在不同盐浓度的洗脱液中洗脱下来，从而达到分离纯化的目的。疏水层析介质通过偶联不同疏水性配基，可以实现不同的疏水相互作用能力，常用的配基为烷基和芳基。在纯化蛋白时应根据蛋白的吸附能力和洗脱的难易程度选择合适的疏水层析介质。

尽管疏水层析方法分辨率不高，但其特性很适合作为离子交换层析的下一步纯化方法，用于难以分离纯化的蛋白质。这是因为疏水层析在高盐浓度环境中上样，从离子交换层析得到的产物无须更换缓冲液即可应用疏水层析。而且蛋白又在低盐缓冲液中洗脱，这样又省去了下一步纯化前的更换缓冲液的步骤，既节约了时间，又减少了蛋白的丢失。

## （三）天然抗原的鉴定

天然抗原的鉴定主要包括蛋白质含量、分子量、纯度和活性鉴定等。

**1. 含量测定**　可以采用紫外吸收法、BCA 法等测定蛋白质的浓度。

（1）紫外吸收法：蛋白质分子中，酪氨酸、苯丙氨酸和色氨酸残基的苯环含有共轭双键，使蛋白质具有吸收紫外光的性质，吸收高峰在 280nm 处，其吸光度与蛋白质含量成正比。此外，蛋白质溶液在 238nm 的光吸收值与肽键含量成正比。利用一定波长下，蛋白质溶液的光吸收值与蛋白质浓度的正比关系，可以进行蛋白质含量的测定。紫外吸收法简便、灵敏、快速，不消耗样品，测定后仍能回收使用。

（2）BCA 法：BCA（bicinchonininc acid）与二价铜离子的硫酸铜等其他试剂组成的试剂，混合在一起成为苹果绿，即 BCA 工作试剂。在碱性条件下，BCA 试剂与蛋白质结合时，蛋白质将 $Cu^{2+}$ 还原为 $Cu^+$，一个 $Cu^+$ 螯合二个 BCA 分子，工作试剂由原来的苹果绿形成紫色复合物，最大光吸收强度与蛋白质浓度成正比。

（3）双缩脲法：在强碱性溶液中，双缩脲（$H_2N-CO-NH-CO-NH_2$）与二价铜离子形成紫色络合物，称为双缩脲反应。只要分子中具有两个酰胺基或两个直接连接的肽键，或能够以一个中间碳原子相连的肽键，这类化合物都有双缩脲反应。蛋白质分子含有众多肽键（—CO—NH—），可发生双缩脲反应，且呈色强度在一定浓度范围内与肽键数量即与蛋白质含量成正比，可用比色法测定蛋白含量。此法的优点是操作简便、快速，蛋白质浓度与吸光度的线性关系好，缺点是灵敏度差，不适合微量蛋白的测定。

**2. 分子量测定** 可以采用十二烷基硫酸钠-聚丙烯酰胺凝胶电泳（sodium dodecyl sulfate-polyacrylamide gel electrophoresis，SDS-PAGE）法、分析性凝胶过滤层析法、质谱法（mass spectrometry，MS）测定蛋白质的分子量。

（1）SDS-PAGE法：可以测定蛋白质的分子量，该方法是在聚丙烯酰胺凝胶系统中引进十二烷基硫酸钠（SDS），SDS是一种阴离子表面活性剂，能打开蛋白质的氢键和疏水键，与蛋白质结合形成SDS-蛋白质复合物。不同分子量的蛋白质形成的复合物长度不同，其长度与蛋白质分子量呈正相关。由于SDS带有负电荷，使蛋白质带负电荷的量远远超过其本身原有的电荷量，掩盖了各种蛋白分子间原有电荷差异。因此，各种SDS-蛋白质复合物在凝胶电泳时的迁移率不再受蛋白质原有电荷和分子形状的影响，而只与蛋白质的分子量有关。电泳结束后将凝胶进行染色和脱色，将目的蛋白所在位置与分子量标记进行比较，得出目的蛋白的分子量大小，同时计算在同一泳道内目的蛋白条带占泳道内总蛋白的比例得出目的蛋白浓度。

（2）分析性凝胶过滤层析法：可以测定蛋白质分子量，该方法是按照蛋白质的分子大小和形状分离不同的蛋白质，可以以分子量标准品为参照，测定蛋白质的分子量。

（3）质谱法：可以测定蛋白质精确分子量。该方法是使蛋白质和基质分子在离子源中发生电离，将基质的质子转移到蛋白质，生成不同荷质比的带正电荷离子，经加速电场的作用，形成离子束，进入质量分析器。在质量分析器的电场和磁场中，离子束发生相反的速度色散-离子束中速度较慢的离子通过电场后偏转大，速度快的偏转小；在磁场中离子发生角速度矢量相反的偏转，即速度慢的离子依然偏转大，速度快的偏转小；当两个场的偏转作用彼此补偿时，它们的轨道便相交于一点。与此同时，在磁场中还能发生质量的分离，这样就使具有同一质荷比而速度不同的离子聚焦在同一点上，不同质荷比的离子聚焦在不同的点上，将它们分别聚焦而得到质谱图，从而确定蛋白质分子的质量。

**3. 纯度测定** 常用SDS-PAGE、毛细管电泳、等电聚焦、沉降速率法、高效液相色谱法等测定蛋白质纯度。

SDS-PAGE测定的原理是根据不同蛋白质分子所带电荷的差异及分子大小的不同产生的不同迁移率，将蛋白质分离成若干条区带。如果分离纯化的样品中只含有同一种蛋白质，蛋白质样品电泳后，就应只分离出一条区带。

毛细管电泳法测定纯度的原理是微量样品从毛细管的一端通过压力或电迁移进入毛细管。电泳时，与高压电源连接的两个电极分别浸入毛细管两端小瓶的缓冲液中。样品朝与自身所带电荷极性相反的电极方向泳动。各组分因其分子大小、所带电荷数、等电点等性质的不同而迁移速率不同。

**4. 免疫活性鉴定** 常用酶联免疫吸附试验（enzyme linked immunosorbent assay，ELISA）、免疫印迹法（immunoblotting）鉴定抗原的免疫活性。

（1）ELISA：通常采用双抗体夹心ELISA法鉴定抗原活性。即将针对目的蛋白的特异性抗体包被于酶标板中进行固相化后，加入待检样品，再加入针对目的蛋白的酶标特异性抗体，最后加入酶的相应底物进行显色。通过颜色深浅定量目的蛋白。

（2）免疫印迹法：蛋白质混合物经SDS-PAGE按分子量大小进行分离后，被转移到膜载体上，以非共价键吸附于膜上，各个蛋白质条带的相对位置保持不变。以固相载体上的蛋白质作为抗原，与相应的抗体发生免疫反应，再与酶或同位素标记的第二抗体起反应，形成抗原-抗体-标记第二抗体的复合物，经过底物显色或放射自显影以检测特异性蛋白。免疫印迹法一般分为电泳、转印、免疫测定 3 个步骤，其优点是能够从生物组织的粗提物或部分纯化的粗提物中检测和识别几种特异的蛋白质。

# 二、重组蛋白抗原的制备

从组织或细胞中获取天然抗原遇到的最大问题是：难以获取足量和高纯度的天然目的抗原。现代基因工程技术（genetic engineering technology）的发展为很好地解决这一瓶颈问题提供了有效方案。与天然抗原相比，重组蛋白抗原制备相对容易，蛋白纯度高，批次间差异较小，是目前临床免疫检验技术中应用最广泛的抗原类型。重组蛋白抗原的制备包括目的基因的获取、表达载体的选择、标签蛋白的融合表达、重组表达载体的构建、重组表达载体导入受体细胞、目的蛋白的表达、纯化及鉴定等环节。

## （一）目的基因的获取

目前获取抗原目的基因的方法大致可分为 5 类。

**1. 人工化学合成法**　对于已知氨基酸序列的蛋白质抗原，可以直接从相关的生物信息数据库如 NCBI 中检索获得其编码基因的核酸序列，通过化学合成方法直接合成目的 DNA 分子。

**2. 直接分离法**　对于多拷贝的抗原基因，首先以机械的方法或限制性内切酶切断基因组 DNA，再直接分离特定位点上的 DNA 分子。

**3. 聚合酶链反应法（PCR 扩增法）**　对含极微量 mRNA 的细胞大多采用设计特异性引物通过 PCR 方法从基因组或 cDNA 文库中扩增出抗原基因片段，从而能有效地获取目的基因。对于部分氨基酸序列已知的蛋白质抗原，可根据三联密码子原则设计简并引物，从相应的基因组或 cDNA 文库中扩增出目的基因片段。

**4. 逆转录法**　互补 DNA（cDNA）法，或称为反转录合成法。以 mRNA 为模板，通过逆转录酶的作用逆转录成 cDNA，此法适合于从含特征性 mRNA 非常丰富的器官中提取抗原 mRNA；对含量少又广泛分布的 mRNA，则可用双抗体法从多核糖中分离 mRNA。

**5. 鸟枪法**　鸟枪法又称散弹枪法，是将目的 DNA 随机处理成大小不同的片段，再将这些片段的序列连接起来的测序方法。鸟枪法是直接从生物细胞基因组中获取目的基因最常用的方法，其优点是可快速和高纯度地从单或多拷贝基因中筛选获得天然抗原的基因，构建基因文库进行筛选。

## （二）表达载体的选择

表达载体是一种具有特定功能元件的环状或线性 DNA 链，既可接受外源编码序列的插入，也能在导入受体（宿主）细胞后主动表达或被诱导后表达目标蛋白质抗原。根据进入宿主细胞的方式，表达载体可分为质粒（plasmid）载体和病毒载体两类。大肠埃希菌表达体系主要使用表达质粒，如采用 T7 启动子的 pET 系列质粒。酵母表达系统一般采用穿梭质粒作为表达载体，既可在大肠埃希菌中构建、复制和扩增，又可在酵母细胞中驱动外源基因的表达。昆虫细胞表达系统主要采用杆状病毒载体，哺乳动物细胞一般采用慢病毒、腺病毒、单纯疱疹病毒和逆转录病毒等病毒载体。哺乳动物细胞也可以直接转导真核表达质粒进行瞬时表达。

## （三）表达标签的融合

当重组蛋白质抗原在宿主细胞中表达量低、不溶或后续纯化困难时，需要在其 N 端或 C 端融合合适的蛋白标签（tag），如谷胱甘肽-S-转移酶（glutathione-S-transferase，GST）、麦芽糖结合蛋白（maltose-binding protein，MBP）和硫氧还蛋白（thioredoxin，Trx）标签等，以提升重组蛋白抗原的可溶性、表达量或提供亲和层析的纯化标签。

## （四）重组表达载体的构建

在获得目的基因序列和确定使用的表达载体后，需要将目的基因克隆到表达载体中，构建重组表达载体。将目的基因克隆到表达载体的经典方法为内切酶-连接酶技术，其原理是通过 II 型限制性内切酶（restriction endonuclease）在目的基因和线性化表达载体的两端产生互补的黏性末端或平端，分别回收后再通过连接酶将目的基因与线性化表达载体的互补末端或平端连接成完整的环状载体。近年来一些新的克隆技术如 Gateway 克隆技术、Gibson 组装技术、Golden Gate 克隆技术、TOPO 克隆技术也得到了越来越广泛的应用。

### （五）重组表达载体导入受体细胞

目的基因的重组表达载体构建成功后，需要将其导入相应的受体细胞，经筛选鉴定后获得能够表达重组蛋白质抗原的工程细胞株或菌株。当表达载体为质粒载体时，一般采用转化感受态细胞的方式导入大肠埃希菌，采用磷酸钙沉淀法、脂质体转染法或电穿孔法导入哺乳动物细胞。

### （六）目的蛋白的表达

筛选出的携带有重组蛋白抗原基因的细胞株或菌株，在合适的生长环境或诱导剂存在条件下，宿主细胞的基因转录和翻译系统能够有效启动该重组蛋白抗原的表达。常用的表达系统分为大肠埃希菌表达系统、酿酒/毕赤酵母表达系统、昆虫细胞表达系统和哺乳动物表达系统等。大肠埃希菌表达系统具有设备要求较低、操作简单、表达量大等优点，是制备重组蛋白抗原最常用的表达系统。酵母表达系统、昆虫表达系统和哺乳动物表达系统为常用的真核表达宿主细胞。

### （七）目的蛋白的纯化和鉴定

重组蛋白的设计上通常含有特定的纯化标签，针对不同的标签可以选择具有特定配体的亲和层析柱进行纯化，极大地提高效率并简化纯化流程。

在利用大肠埃希菌表达重组蛋白时，经常得到包涵体。包涵体需要变性形成可溶性的形式后进行纯化。纯化后的变性蛋白质通常需要重新复性，才能具有正确的天然构象和生物活性。

重组蛋白抗原与天然蛋白抗原一样，纯化后也需进行蛋白质纯度、浓度和免疫活性的鉴定。

## 三、人工结合抗原的制备

半抗原结构单一，单独存在时不具备免疫原性。将半抗原与载体偶联，形成半抗原-载体复合物，这种方法称为人工结合抗原。如一些小分子多肽、某些药物等仅能与相应的抗体发生结合反应，但不能刺激机体产生相应抗体。将这些半抗原与大分子载体结合后，则可以刺激机体产生相应的抗体。

### （一）载体

人工结合抗原的制备中采用的载体包括蛋白质载体、多肽类聚合物、大分子聚合物和某些颗粒等。蛋白质载体是目前应用较多的人工抗原结合载体。常用的蛋白质载体有牛血清白蛋白、人血清白蛋白、牛甲状腺球蛋白、血蓝蛋白等。这些蛋白质载体免疫原性较强，以牛血清白蛋白最常用；多肽类聚合物常用的有多聚赖氨酸、多聚谷氨酸、多聚混合氨基酸等。这些多聚物与半抗原结合后可诱发动物产生高亲和力、高特异性及高效价的抗血清；聚乙烯吡咯烷酮、活性炭等都可以与半抗原结合，加入弗氏佐剂可诱导动物产生高效价的抗体。

### （二）半抗原-载体连接方法

半抗原与载体的连接通常可用物理方法和化学方法。物理吸附的载体有羧甲基纤维素、聚乙烯吡咯烷酮等，它们借助电荷和微孔吸附半抗原；化学方法是利用某些功能基团将半抗原与载体连接。含有羧基或可羧化的半抗原，可采用混合酸酐法、碳二亚胺法；含有氨基或可还原硝基的半抗原，可采用戊二醛法、重氮化法；含有羟基的半抗原，可采用琥珀酸酐法、羰基二咪唑法。

## 四、人工合成多肽抗原的制备

合成多肽抗原是根据蛋白质抗原分子的某一抗原表位的氨基酸序列人工合成的多肽片段。抗原表位是决定抗原特异性的基本单位，是指抗原分子上能刺激机体产生抗体或致敏淋巴细胞并能够被其识别的一个免疫活性区。抗原表位分为线性表位和构象表位，前者由相邻氨基酸序列组成，与构象无关；后者由不相邻的氨基酸序列组成，与构象相关。抗原表位又分为 T 细胞表位和 B 细胞表位。T 细胞只能识别线性表位，而 B 细胞可同时识别线性表位和构象表位。

通常情况下，抗原由半抗原和载体组成。在体液免疫过程中，Th 细胞识别载体部分的表位，而 B 细胞识别半抗原表位部分，同时决定抗体特异性。B 细胞线性表位的预测方法有亲水性方案、可及性方案、抗原性方案、可塑性方案、电荷分布方案和二级结构预测方案等。近年来，随着生物信息学和分子生物学技术的飞速发展，可以通过计算机预测和实验相结合的方法进行 B 细胞构象性表位分析和定位，也可以应用噬菌体展示肽库技术结合计算机建模进行 B 细胞构象性表位预测。

## 五、抗原的应用

在免疫学检验技术中，抗原主要有三方面用途：一是作为免疫原，用于制备抗体；二是作为抗原原料，用于制备校准品；三是作为已知抗原，用于检测未知抗体。

**1. 制备抗体**　将抗原与佐剂混合，可免疫家兔、山羊、豚鼠等动物制备多克隆抗体，或免疫小鼠制备单克隆抗体；将抗原包被于固相载体，可用于测定免疫血清中抗体的效价，也可用于单克隆抗体制备过程中筛选阳性克隆；将抗原偶联于层析介质上，可用于亲和层析方法纯化多克隆抗体或单克隆抗体。

**2. 制备标准品**　将抗原稀释成特定浓度的标准品，通过制作标准曲线，定量待检标本中的抗原（系列标准品），或在抗原定性检测中作为阳性对照（单个标准品）。

二维码 3-2　知识聚焦一

**3. 检测抗体**　将抗原包被于固相载体后，可通过间接法、双抗原夹心法或竞争法检测抗体；将抗原标记示踪物，可通过捕获法或双抗原夹心法检测抗体；将抗原偶联于胶乳颗粒，可通过免疫比浊法检测抗体。

----- 问题导航二：

1. 临床上常用的抗毒素血清其实质是一种多克隆抗体，多克隆抗体用于治疗疾病的原理是什么？

2. 制备多克隆抗体时免疫宿主该如何选择？

3. 用抗原免疫动物制备抗血清时，为什么要对动物进行多次免疫接种？

4. 制备抗血清的动物取血时有哪些注意事项？

5. 从案例中我们得知白喉抗毒素血清疗效显著，贝林也因此获得了第一届诺贝尔生理学或医学奖，那么多克隆抗体究竟有何特点？又有哪些应用？

# 第二节　多克隆抗体的制备及应用

抗体是一类能特异性识别并结合抗原的免疫球蛋白，也是机体体液免疫的主要成分。随着科学技术的发展及对抗体研究的深入，抗体的应用领域不断扩展，可作为亲和配体或探针用于蛋白质互相作用、蛋白质与核酸相互作用、生物大分子定位与分布等研究，也可作为免疫抑制剂或治疗药物用于免疫性疾病、肿瘤、感染等疾病的治疗，还可结合各种标记技术用于疾病诊断、食品安全检测和环境监测。

多克隆抗体主要通过以特异性抗原免疫动物，经过一定时间后，采集动物血液，再分离含有抗体的血清并加以提纯的方法获得，也可以通过采集恢复期感染患者或免疫接种人群的血清而获得。

# 一、多克隆抗体的制备原理

　　抗体主要由活化的 B 细胞合成。每个 B 细胞表面均表达一种特异性的 BCR，当抗原初次进入动物机体后，抗原分子上不同的表位（epitope）可选择性地激活带有相应 BCR 的 B 细胞克隆，其中，一部分 B 细胞直接转化为产生不同类型抗体的 B 细胞，另一部分 B 细胞经历抗体亲和力成熟及类别转换后，最终分化为记忆 B 细胞。当同一抗原再次进入机体后，由记忆 B 细胞迅速启动次级应答，产生高亲和力的 IgG 型抗体。因此，将抗原按一定的程序免疫动物后，所获得的抗体实际上是不同的 B 细胞克隆被激活后产生的针对同一抗原多个表位的混合抗体，故称为多克隆抗体。由于这些多克隆抗体存在于免疫动物血清中，故又称为免疫血清（immune serum）或抗血清（antiserum）。

# 二、多克隆抗体的制备过程

　　多克隆抗体的制备是将抗原按一定的程序免疫动物后，所获得的抗体。因此，多克隆抗体的质量除了与抗原的纯度有关外，还与免疫动物的种类、免疫方案、动物的采血方式有关，故制备时需综合考虑（图 3-1）。

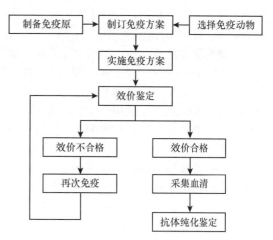

图 3-1　多克隆抗体制备技术路线

## （一）免疫动物的选择

　　用于多克隆抗体制备的动物常用的有家兔、绵羊、大/小鼠、鸡等。选择动物时应考虑如下因素：

　　**1. 抗原与免疫动物的种属关系**　一般认为，抗原的来源与免疫动物种属差异越远，免疫原性越强，免疫效果也越好。反之，亲缘关系越近，免疫效果越差，甚至不产生抗体（如鸡与鸭、小鼠与大鼠）。

　　**2. 动物的个体情况**　用于制备多克隆抗体的动物必须适龄、健康、体重合适，年龄太小容易产生免疫耐受，年龄太大免疫应答能力低下，不易产生高效价的抗体。

　　**3. 抗原的性质**　不同的免疫动物所适应的抗原也有所不同。通常酶类宜选用豚鼠，甾体激素宜选用家兔作为免疫动物，蛋白质抗原适用于大部分动物，但某些动物体内因为有类似的物质或因其他原因，对某些蛋白质反应极差，如绵羊对 IgE、家兔对胰岛素、山羊对多种酶类（如胃蛋白酶原等）等均不易产生抗体，因此，要根据免疫原的性质选择合适的动物。

　　**4. 多克隆抗体的用途**　多克隆抗体可分为两型，R 型和 H 型。R 型是以家兔为代表的动物免疫后产生的抗体，具有较宽的抗原-抗体反应等价带，适用于作为诊断试剂；H 型是以马为代表的动物免疫后产生的抗体，抗原-抗体反应等价带较窄，一般用于免疫治疗，如制备大量的抗毒素血清。此外，还应结合免疫血清的需求量。需求量大，可选用马、驴和绵羊等大动物；需求量少则选用家兔、豚鼠和鸡等小动物。

### （二）免疫方法

应根据抗原的性质综合考虑抗原的接种剂量、免疫途径、免疫次数及免疫间隔时间等因素。

**1. 抗原的接种剂量** 抗原的接种剂量应根据抗原本身免疫原性的强弱、动物的种类和个体状态及免疫周期来确定。剂量过低或过高都有可能引起免疫耐受。在一定的范围内，抗体的效价随抗原注射剂量和免疫次数的增加而增高。

**2. 免疫途径** 免疫途径的选择取决于抗原特性和免疫动物的种类，主要途径有皮下、皮内、肌内、腹腔、静脉、淋巴结等，颗粒性抗原通常采用不加佐剂直接静脉注射的途径；可溶性抗原通常采用与佐剂混合后皮下、皮内注射的途径。免疫家兔较常用的注射途径是背部皮下或皮内多点注射，多点注射可减轻佐剂的副作用。免疫小鼠常使用腹腔注射途径。当抗原难以获得或免疫原性较弱时，可考虑先注射佐剂引起淋巴结肿大，然后将抗原注射至肿大的淋巴结内。一般没有一个适用于所有抗原和动物的通用免疫途径，在一种免疫方案中不同途径可穿插使用。

**3. 免疫间隔时间** 免疫间隔时间是影响抗体产生的重要因素，尤其是首次与第二次免疫接种的间隔时间尤为重要。初次免疫后，因动物机体正处于识别抗原和 B 细胞活化增殖阶段，若很快进行第二次免疫，易造成免疫耐受，所以应间隔 2 周再进行第二次免疫。两次以后每次免疫的间隔一般为 7～10 天，不能过长，以防刺激变弱，影响抗体效价。整个免疫过程一般接种 5～8 次。

### （三）动物采血方式

动物免疫 3～5 次后，应采血测试抗血清的效价。若效价未达要求，可追加免疫 1～2 次直到效价合格。效价合格后，应在末次免疫后一周内及时采血，以防抗体效价下降。常用的动物采血方法有以下几种：

**1. 动脉采血法** 包括：①颈动脉放血，适用于家兔、绵羊、山羊等动物。通常在动物颈部外侧做皮肤切口，分离颈总动脉，插入动脉插管，将血液导入无菌的玻璃器皿。操作时应注意控制放血速度，以免动物中途死亡影响放血量。该法放血量较多，体重 2.5kg 的家兔一般可取血约 80ml。②耳动脉放血，适用于家兔。操作时剪去兔耳缘的毛，使用二甲苯涂抹耳廓，使耳缘血管充分扩张、充血，用肝素浸泡的 16 号无菌针头插入扩张的耳动脉，每次可收集 30～40ml，可反复多次采血。

**2. 静脉采血法** 静脉采血可采集较多血液，可隔日进行一次。例如，绵羊颈静脉采血一次可采 200～300ml，而后立即回输 10% 葡萄糖盐水，三天后可再次采血。动物休息一周后，再加强免疫一次，又可采血两次。小鼠通常用断尾或摘眼球法采血，每只小鼠可获全血 1～1.5ml。

**3. 心脏采血法** 适用于家兔、豚鼠、大鼠等小动物。但操作不当时，容易引起动物中途死亡。通常将动物仰卧固定，于胸壁心脏搏动最明显处进针，针头刺中心脏时有明显的搏动感。待针筒回血后，固定注射器位置取血。例如，2.5kg 的家兔心脏可采血约 50ml。

## 三、多克隆抗体的纯化

经过多克隆抗体的制备过程，我们收集到的免疫血清是成分复杂的混合物，除含有针对目标抗原的特异性抗体外，还含有非特异性抗体和其他血清成分。因此，免疫血清在应用前还需要进行纯化，尽量去除与目标抗体不相关的成分。

### （一）特异性抗体的纯化

为了得到特异性抗体，可采用亲和层析法和吸附法除去无关的抗体。

**1. 亲和层析法** 一种方法是将粗提的或纯化的抗原交联琼脂糖（sepharose）4B 制成亲和层析

柱，抗血清通过亲和层析柱时，待分离的 IgG 的 Fab 段与抗原发生特异性结合，其余成分不能与之结合。收集洗脱液，即可得到纯抗原特异性的 IgG。另一种方法是将相应的杂抗原交联到琼脂糖 4B 上，装入柱后，将欲纯化的免疫血清通过亲和层析柱，杂抗体吸附柱上，特异性抗体随过柱液流出，收集过柱液即获得特异性抗体。

**2. 吸附法**　固相化非特异性 IgG 的相应抗原，然后与抗血清共同孵育，非特异性 IgG 与相应抗原结合后，吸附于固相化介质表面而被去除。如血清、组织液或已知的某种杂抗原液，用双功能试剂（如戊二醛）将其交联，制备成颗粒状固相吸附剂。将此吸附剂直接加到免疫血清中（约1∶10），使杂抗体和相应抗原结合，上清液则为无杂抗体的特异性抗体。如果杂抗体较多，必须处理两次才能完全去除。

### （二）IgG 类抗体的纯化

免疫血清中含有大量的非抗体类血清蛋白，如白蛋白及其他球蛋白等，它们可能干扰特异性抗原-抗体反应，而且在标记免疫分析等免疫技术中，多采用 IgG 类抗体。因此免疫血清经特异性纯化后，还须提纯 IgG 类抗体。

**1. 盐析法**　多采用硫酸铵盐析法，通常先用 50% 饱和度的硫酸铵沉淀去除白蛋白，因其溶解度高、受温度影响小又不引起蛋白质变性。再经过两次 33% 饱和度的硫酸铵沉淀即可获取大部分 γ 球蛋白。该法因盐析能力强、溶解度高且受温度影响小、不易引起蛋白质变性、简便快捷等技术优点而最常用于免疫血清的第一步处理，但该法仅是一种粗提技术，产物仍需进一步纯化。

**2. 凝胶过滤法**　凝胶过滤法是应用分子筛作用来分离纯化不同分子量的物质。免疫血清中各种蛋白质成分的分子量不同，因此在通过凝胶介质时，洗脱速度也不同，从而达到分离的目的。凝胶过滤法条件温和，不影响 IgG 活性。

**3. 离子交换层析法**　离子交换层析多以纤维素衍生物作为离子交换剂，常用的有二乙胺基乙基纤维素（DEAE-纤维素，为阴离子交换剂）和羧甲基纤维素（CM-纤维素，为阳离子交换剂）。提取 IgG 常用的离子交换剂为 DEAE-纤维素或 QAE-葡聚糖凝胶，以 QAE-葡聚糖凝胶更为适用。在 pH 7.2～7.4 的环境中，QAE-葡聚糖凝胶带正电荷，能吸附血清中的多种蛋白质（均属酸性蛋白，带负电荷），而 IgG 此时带正电荷，不被吸附，可直接通过层析柱得以纯化。该法可获得纯度较高的 IgG，且不影响抗体活性，方法简便，既适合少量提取，也可大量制备。

**4. 亲和层析法**　采用亲和层析提取 IgG 时，可将葡萄球菌 A 蛋白（staphylococcal protein A，SPA）或纯化抗原交联于琼脂糖 4B 制成亲和层析柱。当抗血清过柱后将层析柱充分洗涤，洗去未结合的蛋白，然后改变洗脱液的 pH 或离子强度，可使 IgG 从亲和层析柱上解离，收集洗脱液，即可得到纯化的 IgG。

# 四、多克隆抗体的特点及应用

多克隆抗体的特点：单克隆抗体质地混杂、不均一，特异性不高，易引起交叉反应，其特异性和亲和力都有一定差异，且来源有限。但多克隆抗体的结合位点多，能与抗原多个表位结合，故亲和力高，而且制备方法相对简单，周期较短。

多克隆抗体的应用比较广泛：①用于某些疾病的紧急预防，例如 Rh 不合的新生儿溶血病和破伤风等；②用于移植排斥反应和某些感染性疾病的治疗；③建立各种抗原检测的免疫测定方法；④用于免疫印迹和免疫组化等。

二维码 3-3　知识聚焦二

二维码 3-4　视频

精品课程：抗体纯化技术

**案例分析 3-1**

　　1. 案例中所使用的白喉抗毒素血清疗效优异，请从免疫学角度对其成分进行简述。

　　案例中的白喉抗毒素血清其本质是一种多克隆抗体，是用传统方法将抗原免疫动物制备的血清制剂，主要用于治疗和紧急预防细菌外毒素所致疾病。

　　2. 案例中多克隆抗体用于治疗白喉病疗效优异，其在临床应用方面有哪些优点及局限性？

　　多克隆抗体是免疫动物体内多个 B 细胞克隆被激活，产生针对同一抗原不同表位的抗体，故抗体质地混杂、不均一，特异性不高，易引起交叉反应；同时免疫动物个体间由于存在遗传性差异，同一批次或不同批次制备的抗体，其特异性和亲和力都有一定差异，且来源有限。但多克隆抗体的结合位点多，能与抗原多个表位结合，故亲和力高，而且制备方法相对简单，周期较短，因此在临床和科研中应用比较广泛。所以，在深固定的样本中也会发挥效应，常用于石蜡包埋组织切片的染色中。根据实验的不同需要，多克隆抗体可应用于相应抗原的标记。此外，在农业生产中，多克隆抗体被用于农药残留现场监测；在临床应用中，多克隆抗体主要用于：①某些疾病的紧急预防，例如 Rh 不合的新生儿溶血病和破伤风等；②移植排斥反应和某些感染性疾病的治疗；③建立各种抗原检测的免疫测定方法；④蛋白质印迹法（Western blotting）和免疫组化等。

---

**问题导航三：**

　　1. 案例 3-2 中的替雷利珠单抗用于治疗疾病的原理是什么？

　　2. 如何用选择培养基筛选杂交瘤细胞？

　　3. 为什么得到杂交瘤细胞后，还要进行抗体检测和筛选？

　　4. 单克隆抗体的制备过程为什么只需两个阶段的筛选？

　　5. 该案例中患者应用的是单克隆抗体而非多克隆抗体，那么单克隆抗体又有何特点？可以应用于哪些方面？

---

# 第三节　单克隆抗体的制备及应用

　　1975 年 Kohler 和 Milstein 首先报道运用杂交瘤技术，将经绵羊红细胞免疫的小鼠脾细胞与小鼠骨髓瘤细胞融合，建立了第一个 B 细胞杂交瘤细胞株，并成功制备了抗 SRBC 的单克隆抗体。自 1975 年杂交瘤单克隆抗体技术的出现，单克隆抗体迅速在生命科学研究和临床检测诊断中得到了广泛的应用，为许多领域的发展作出了不可估量的贡献。为此，两位学者于 1984 年荣获诺贝尔医学奖。

**案例 3-2**

　　患者，女，44 岁，主诉："肝细胞癌术后 3 年余，双肺转移 1 年余"入院。患者于 3 年前确诊原发性肝癌，行肝左叶肝癌切除术，术中证实肝癌破裂。术后病理：肝细胞肝癌；分期：pT3N0M0。术后患者自觉好转，未进行复查。患者于 1 年后复查病情，行 CT 示双肺多发转移。经患者充分知情同意并签署知情同意书后，予以新型程序性死亡蛋白-1（PD-1）单抗替雷利珠单抗治疗。用药后肺内病灶明显缩小，AFP 由治疗前的 165ng/ml 降至 59.69ng/ml，靶病灶由 1.6cm 降至 0.4cm，双肺门、纵隔淋巴结转移明显减少，最佳评价为 PR（部分缓解）。截至目前，患者病情始终稳定在 PR（部分缓解）。

　　问题：

　　1. 请阐述单克隆抗体具有哪些重要的应用价值？

　　2. 单克隆抗体技术对于促进检验医学发展具有哪些重要意义？

# 一、单克隆抗体的制备原理

杂交瘤技术，是在细胞融合技术的基础上，将能够产生抗体，但在体外不能进行无限繁殖的 B 细胞与能在体外进行无限繁殖，但不能产生抗体的骨髓瘤细胞融合，从而形成杂交瘤细胞的一项免疫学技术。这种杂交瘤细胞具有两种亲本细胞的特性：既能够分泌特异性的抗体，又能够在体外长期繁殖。

杂交瘤细胞经过筛选、克隆化培养后成为单个细胞克隆，分泌的抗体即为针对抗原分子上单一表位的单克隆抗体（图 3-2）。

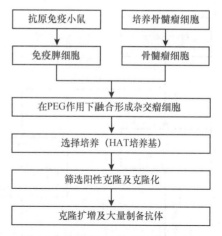

图 3-2 单克隆抗体制备流程示意图

# 二、单克隆抗体的制备过程

单克隆抗体制备过程是将致敏 B 细胞和骨髓瘤细胞融合成杂交瘤细胞，选择能产生特异性抗体的杂交瘤细胞，克隆化培养，批量生产单克隆抗体等。

## （一）亲本细胞的选择与制备

**1. 致敏 B 细胞** 亲本细胞的一方必须选择经过抗原免疫的 B 细胞，常取免疫动物的脾细胞，因为脾是 B 细胞聚集和进行免疫应答的主要场所，免疫后小鼠脾中含大量被激活的具有分泌抗体能力的 B 细胞。

**2. 骨髓瘤细胞** 另一方选择骨髓瘤细胞，骨髓瘤细胞为 B 细胞系恶性肿瘤，具有在体外长期增殖的特性，是最理想的脾细胞融合对象。用于杂交瘤技术的骨髓瘤细胞应该具备：①细胞株稳定，易于传代培养；②本身不分泌免疫球蛋白或细胞因子；③属次黄嘌呤鸟嘌呤磷酸核糖基转移酶（hypoxanthine-guanine phosphoribosyltransferase，HGPRT）缺陷的细胞株，此种骨髓瘤细胞不能在 HAT（hypoxanthine-aminopterin-thymidine）选择培养基中生长；④与 B 细胞融合率高。目前最常用的骨髓瘤细胞株为：BALB/c 小鼠骨髓瘤 NS-1 株、SP2/0 株和 Ag8 株。

## （二）细胞融合

细胞融合是杂交瘤技术中的关键环节。融合的方法包括物理方法（如电场诱导）、化学方法（如 PEG）或生物学方法（如仙台病毒）等。

最常用的融合方法为化学方法。通常采用分子质量为 1~2kDa、浓度为 30%~50% 的 PEG 作为融合剂。PEG 可能导致细胞膜上脂类物质的物理结构重排，使细胞膜容易打开而有助于细胞融合。基本方法是取适量的脾细胞和骨髓瘤细胞按一定比例混合，加入 PEG 诱导细胞融合，随即将细胞混合液分配在含 HAT 培养液的 96 孔细胞培养板中培养。

## （三）杂交瘤细胞的选择性培养

致敏 B 细胞与骨髓瘤细胞的融合过程是随机的，除了有我们需要的致敏 B 细胞与骨髓瘤细胞融合而成的杂交瘤细胞外，还可能出现以下几种形式的细胞：脾-脾融合细胞、瘤-瘤融合细胞、未融合的脾细胞、未融合的瘤细胞以及细胞的多聚体形式等。未融合脾细胞、脾-脾融合细胞及细胞的多聚体形式在培养基中存活几天即死去，不需要筛选。而未融合的瘤细胞及瘤-瘤融合细胞则通过 HAT 选择培养基去掉。最后只有骨髓瘤细胞与脾细胞相互融合形成的杂交瘤细胞在 HAT 培养基中存活下来并增殖。

**1. HAT 选择培养基** 是根据细胞内嘌呤核苷酸和嘧啶核苷酸的生物合成途径设计的用于杂交瘤细胞筛选的特殊培养基。HAT 培养基中含有三种关键成分：次黄嘌呤（hypoxanthine，H）、氨基蝶呤（aminopterin，A）、胸腺嘧啶（thymidine，T）。

**2. HAT 培养基的选择原理**　细胞的 DNA 合成通常有主要途径和替代途径两条途径：主要途径是指由糖、氨基酸及其小分子化合物合成核苷酸，进而合成 DNA 的合成途径。叶酸作为重要的辅酶参与这一合成过程，氨基蝶呤是叶酸的拮抗剂，能阻断该合成途径；当叶酸代谢被阻断时，细胞可以以次黄嘌呤和胸腺嘧啶为原料，在 HGPRT 或胸腺嘧啶核苷激酶（thymidine kinase，TK）的催化下合成 DNA（图 3-3），此合成途径称之为替代途径。由于 HAT 培养基中含有叶酸拮抗剂-氨基蝶呤，故所有细胞 DNA 合成的主要途径均被阻断，只能通过替代途径合成 DNA。而用来融合的骨髓瘤细胞是经含 8-AG 的培养基选择得到的 HGPRT 缺陷株，故不能利用次黄嘌呤，虽有 TK 存在可利用胸腺嘧啶核苷，但终因缺乏嘌呤而不能合成完整的 DNA，导致未融合的骨髓瘤细胞及骨髓瘤细胞与骨髓瘤细胞的融合体在 HAT 培养基中不能增殖而死亡。而杂交瘤细胞由于从脾细胞中获得 HGPRT，可以通过替代途径合成 DNA，同时又继承了骨髓瘤细胞在体外无限生长繁殖的特性。因此，只有杂交瘤细胞能够在 HAT 培养基中得以生存而被筛选出来。

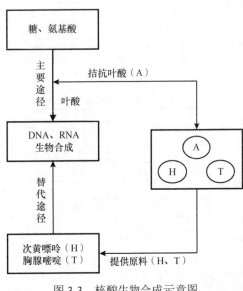

图 3-3　核酸生物合成示意图

### （四）阳性杂交瘤细胞的筛选和克隆化

**1. 阳性杂交瘤细胞的筛选**　免疫动物时，所用的抗原往往有多个抗原表位，即可刺激机体多个 B 细胞克隆分泌抗体，因此，经 HAT 培养液筛选出的杂交瘤细胞产生的抗体的特异性是不同的，必须对杂交瘤细胞进行再次筛选，选出能产生特定抗体的杂交瘤细胞。应及时采用 ELISA 等方法筛选培养孔上清液是否含有目标抗体，从而确定哪些孔中含阳性杂交瘤细胞，以便有针对性地进行单个杂交瘤细胞的培养即克隆化。阳性杂交瘤细胞的克隆化需反复多次（至少 3～5 次），才可以从细胞群体中淘汰遗传性不稳定的杂交瘤细胞，最终获得稳定分泌目标单克隆抗体的杂交瘤细胞株。筛选获得的抗体阳性杂交瘤细胞株应尽早液氮冻存，以防止杂交瘤细胞因污染、染色体缺失或细胞死亡等原因而丢失。在液氮中保存的细胞株或体外传代培养的细胞株，都需要定期检查染色体数和抗体产生能力，因有些杂交瘤细胞会逐渐丢失染色体，使产生抗体的能力丧失或减弱。

**2. 阳性杂交瘤细胞的克隆化**　培养之初，可加入饲养细胞（如小鼠腹腔巨噬细胞等）以辅助杂交瘤细胞生长，一段时间后饲养细胞会自然死亡。克隆化方法有以下几种：

（1）有限稀释（limiting dilution）法：将对数生长期的杂交瘤细胞用培养液做一定稀释，最终使 96 孔培养板每个孔内平均含 1 个细胞，培养 3～4 天后，选择仅有单个细胞群落生长并且目标抗体呈阳性的孔，再反复多次克隆，即可获得由单个细胞增殖而形成同源性的杂交瘤细胞克隆。

（2）显微操作（micromanipulation）法：在倒置显微镜下，用特制的弯头毛细滴管将单个细胞吸出，放入 96 孔板培养孔中，置 37℃，5% $CO_2$ 培养箱中培养。

（3）软琼脂培养法（soft agar method）：将杂交瘤细胞培养在软琼脂平板上，待单个细胞形成群落后，再加以分离培养。

（4）荧光激活细胞分选仪（fluorescence-activated cell sorter，FACS）：是目前分离细胞最先进的方法。

### （五）杂交瘤细胞的冻存与复苏

**1. 杂交瘤细胞的冻存**　杂交瘤细胞应及时冻存，因为细胞在培养过程中随时可能发生污染或细胞在传代过程中丢失染色体而丧失抗体分泌能力，目前均采用液氮保存细胞，原则上每支冻存

管的细胞应在 $1 \times 10^6$ 以上，将杂交瘤细胞悬液加入含小牛血清和二甲基亚砜的冻存液中，采取逐步降温的方法，先将冻存管置于 4℃ 冰箱 10 分钟，然后移至 -20℃ 冰箱 30 分钟，再移至 -80℃ 冰箱保存 16～18 个小时（或隔夜），最后才移至液氮罐中进行长期的储存。冻存细胞要定期复苏，以检查细胞的活性和分泌抗体的稳定性。

**2. 杂交瘤细胞的复苏**　复苏细胞时，从液氮罐中取出冻存管，立即浸入 37℃ 水浴，轻轻摇动，使之迅速融化，将细胞用完全培养液洗涤两次，然后移入培养瓶内培养，当细胞形成集落时，检测抗体活性。

### （六）单克隆抗体的生产

获得稳定的杂交瘤细胞株后，应立即扩大培养并大量制备单克隆抗体。制备方法主要有两种，一种是动物体内诱生法，另一种是体外培养法。

**1. 动物体内诱生法**　杂交瘤细胞具有从亲代骨髓瘤细胞中获得的肿瘤细胞遗传特性，故将其接种到具有组织相容性的同系小鼠或不能排斥杂交瘤的小鼠（无胸腺的裸鼠）体内，杂交瘤细胞就会大量增殖，同时分泌单克隆抗体。通常先给 BALB/c 小鼠腹腔注射降植烷或医用石蜡造成无菌性腹膜炎，7～10 天后将 0.5ml 含 $1 \times 10^6$ 个杂交瘤细胞的悬液注射入小鼠腹腔，待诱生出小鼠腹腔肿瘤并产生含单克隆抗体的腹水时，即可分次采集腹水。腹水中含有大量的杂交瘤细胞分泌的单克隆抗体，抗体效价往往高于培养细胞上清液的 100～1000 倍。

**2. 体外培养法**　将杂交瘤细胞置于培养瓶中进行培养。在培养过程中，杂交瘤细胞产生并分泌 McAb，收集培养上清液，离心去除细胞及其碎片，即可获得所需要的 McAb。这种方法产量低，生产成本较高，但获得的单克隆抗体纯度很高，无杂蛋白，主要用于实验室少量制备 McAb。近年来，各种新型培养技术和装置不断出现，大大提高了这种方法生产抗体的量。

---

**知识拓展 3-1**

1. 为什么免疫后没有效价或免疫后效价低？
2. 为什么融合后细胞不长或者融合后克隆很少？
3. 为什么融合后得不到阳性克隆？
4. 为什么冷冻的细胞很难复苏或者复苏不活？

---

## 三、单克隆抗体的纯化

从培养液或腹水中获得的单克隆抗体，无须纯化即可应用于日常诊断或定性研究。但由于其中含有大量来自培养基、宿主或克隆细胞本身的一些无关蛋白，如果用于免疫标记测定，则必须进一步分离和纯化。可先通过离心和微孔滤膜过滤等方法去除细胞碎片、脂质和纤维蛋白凝块等大颗粒物质，而后根据实际需要采用盐析和亲和层析等方法进一步纯化（同多克隆抗体）。

## 四、单克隆抗体的特点

单克隆抗体的特点主要包括以下五个方面：

**1. 高度特异性**　针对特定的单一抗原表位，它具有高度的特异性，抗肿瘤抗体药物的研究表明，其特异性主要表现为特异性结合、选择性杀伤靶细胞、体内靶向性分布以及具有更强的疗效。

**2. 高度均一性**　McAb 是由单个杂交瘤细胞株产生的均一性抗体。

**3. 弱凝集反应和不呈现沉淀反应**　McAb 与抗原反应不呈现沉淀反应，除非抗原上有较多的同一表位，这是因为抗单一抗原决定簇表位的单克隆抗体不易形成三维晶格结构所导致。

**4. 细胞毒作用较弱**　由于单克隆抗体对细胞的凝集作用较多克隆抗体弱，所以单克隆抗体的细胞毒作用也较弱。其细胞毒作用不仅取决于单克隆抗体的种类，而且取决于抗原表位在细胞表面的分布。两种或两种以上的单克隆抗体可使细胞表面的抗原表位集中，并使其细胞毒的作用加强。

**5. 对环境敏感性** 单克隆抗体易受环境的 pH、温度和盐类浓度的影响，使其活性降低，甚至丧失，但单克隆抗体遇热后的聚合作用很低。

# 五、单克隆抗体的应用

单克隆抗体问世以来，由于其特异性强、灵敏度高、能大量制备等特征，在生物学和医学研究领域中显示了极大的应用价值。单克隆抗体可以作为重要的配体应用于亲和层析中，也可以作为抗体组分在免疫组化、酶免疫技术等标记免疫学检验技术中发挥重要作用。单克隆抗体的特异性强，可将抗原-抗体反应的特异性大大提高，减少了可能的交叉反应，使试验结果可信度更大。单克隆抗体的均一性和生物活性单一性使抗原-抗体反应结果便于质量控制，利于标准化和规范化。目前已有许多检验试剂盒用单抗制成，其主要用途如下。

**1. 诊断各类病原体** 这是单克隆抗体应用最多的领域，已有大量的商品诊断试剂供选择。如用于诊断乙型肝炎病毒、疱疹病毒、巨细胞病毒、EB 病毒和各种微生物感染的试剂等。单克隆抗体具有灵敏度高、特异性好的特点。尤其在鉴别菌种型及亚型、病毒的变异株以及寄生虫不同生活周期的抗原性等方面更具独特优势。

**2. 肿瘤特异性抗原和肿瘤相关抗原的检测** 用于肿瘤的诊断、分型及定位。尽管目前尚未制备出肿瘤特异性抗原的单克隆抗体，但对肿瘤相关抗原（如甲胎蛋白和癌胚抗原）的单克隆抗体早已用于临床检验。

**3. 检测淋巴细胞的表面标志** 用于区分细胞亚群和细胞分化阶段。如检测 CD 系列标志，有助于了解细胞的分化和 T 细胞亚群的数量和质量变化，对多种疾病诊断具有参考意义。对细胞表面抗原的检查在白血病患者的疾病分期、治疗效果、预后判断等方面也有指导作用。组织相容性抗原是移植免疫学的重要内容，而应用单克隆抗体对 HLA 进行位点检查与配型可得到更可信的结果。

二维码 3-5 知识聚焦三

**4. 机体微量成分的测定** 应用单克隆抗体和免疫学技术，可对机体的多种微量成分进行测定，如诸多酶类、激素、维生素、药物等；对受检者健康状态判断、疾病检出、指导诊断和治疗均具有实际意义。

---

**案例分析 3-2**

1. 请阐述单克隆抗体具有哪些重要的应用价值？

长期以来人们为了获得抗体，传统的方法是向动物体内反复注射某种抗原，使动物产生抗体，然后从动物的血清中分离所需的抗体。这种方法不仅产量低，纯度低，而且制备的抗体特异性差。与之相比，单克隆抗体的优点主要表现在：①单克隆抗体由于纯度高、特异性强，可以提高各种血清学方法检测抗原的敏感性及特异性；②单克隆抗体多为双价抗体，与抗原结合不易交联为大分子基团，故不易出现沉淀反应；③单克隆抗体的应用极大促进了对各种传染病和恶性肿瘤诊断的准确性；④单克隆抗体亦可与核素、各种毒素（如白喉外毒素或蓖麻毒素）或药物通过化学偶联或基因重组制备成靶向药物（targeting drug）用于肿瘤的治疗，是一种新型免疫治疗方法，有可能提高对肿瘤的疗效；⑤单克隆抗体亦可用于对各种免疫细胞及其他组织细胞表面分子的检测，这对免疫细胞的分离、鉴定、分类及研究各种膜表面分子的结构与功能都具有重要意义。故案例中选择单克隆抗体治疗肝癌。

2. 单克隆抗体技术对于促进检验医学发展具有哪些重要意义？

单克隆抗体在检验医学领域中显示了极大的应用价值，它可以是亲和层析中重要的配体，也可以是免疫组化中的特异性抗体，还为个体化免疫治疗提供了导向武器。作为医学检验领域广泛使用的试剂成分，单克隆抗体可以充分发挥其优势。单克隆抗体的特异性强，可将抗原-抗体反应的特异性大大提高，减少了可能的交叉反应，使试验结果可信度更大。单克隆抗体的均一性和生物活性单一性使抗原-抗体反应结果便于质量控制，利于标准化和规范化。目前已有许多检验试剂盒用单抗制成，它的主要用途可以概述为如下几点：①诊断各类病原体；②肿瘤特异性抗原和肿瘤相关抗原的检测；③检测淋巴细胞的表面标志；④机体微量成分的测定。

**问题导航四：**

1. 基因工程抗体有哪些类型？其特性和制备方法有什么不同？
2. 基因工程抗体可应用于哪些方面？
3. 噬菌体技术的优点有哪些？

# 第四节　基因工程抗体技术及其应用

基因工程抗体，也称重组抗体，是通过基因工程和重组抗体技术获得的高质量第三代抗体，是从杂交瘤、免疫脾细胞、外周血淋巴细胞等中提取 mRNA，反转录成 cDNA，PCR 扩增出抗体基因，按一定方式连接到表达载体中，在适当的细胞中表达并折叠成有功能的抗体分子片段。相对于杂交瘤技术需要几个月以上时间才能生产抗体，基因工程抗体仅需几周就能在细菌、酵母或其他细胞中产生，并基本消除抗体的免疫原性。生产工艺简单，廉价易得，应用前景广阔。

传统的抗体制备技术在应用过程中仍存在一些缺陷，如完整抗体分子较大，大部分抗体是鼠源性抗体，若应用于人体会产生人抗鼠抗体（human anti-mouse antibody，HAMA），从而减弱或者失去疗效，并增加了超敏反应发生的可能等，这些缺点大大限制了其在临床上的应用。因此，在 80 年代早期人们开始利用基因工程制备抗体，以降低鼠源抗体的免疫原性及其功能。目前多采用人抗体的部分氨基酸序列代替某些鼠源性抗体的序列，经修饰制备基因工程抗体称为第三代抗体。

**案例 3-3**

1976 年，27 岁的风险投资人斯旺森（Swanson）与加利福尼亚大学的教授博耶（Boyer）共饮了几杯啤酒，讨论了基因工程技术的商业前景。讨论结束时，他们决定建立一个公司，并取名为基因工程技术公司（Genetic Engineering Technology，Genentech）。第一个基因工程公司在学术界和商业界的满腹怀疑中诞生了！

截至目前，据不完全统计，欧美诸国目前已经上市的基因工程药物近 100 种，还有约 300 种药物正在临床试验阶段，处于研究和开发中的品种约 2000 个。

问题：

1. 从案例中可知基因工程技术发展迅速，基因工程技术对于社会发展的哪些方面起到了重要的作用？
2. 基因工程极大地促进了现代医学技术的发展，那么伴随基因工程技术的应用，它可能给人类社会带来哪些挑战呢？

## 一、基因工程抗体的种类

目前基因工程抗体主要有两大类：一是应用 DNA 重组和蛋白质工程技术对已有的鼠单克隆抗体进行改造后获得的重组抗体，如人源化抗体、小分子抗体、抗体融合蛋白、双价特异性抗体；二是通过抗体库技术筛选获得的新抗体。

基因工程抗体具有如下特点：①与传统抗体相比，基因工程抗体在识别小分子方面的优势十分明显。虽然通过传统免疫方法已获得具有特异性的小分子单克隆抗体和多克隆抗体，但多抗的功能在不同免疫批次之间可能会有所不同，生产单抗的杂交瘤细胞系也可能不够稳定，其亲和力和特异性远不如基因工程抗体。②尽管抗体库技术还没有完全取代传统方法，但通过体外展示筛选出的基因工程抗体能快速获得抗体序列信息，更好地控制抗体的性质，有利于在基础研究和应用研究中的应用。③基因工程抗体还克服了免疫耐受性，可选择识别高度保守的靶标的亲和试剂，对化学或热变性有更高抗性。④在技术层面，基因工程抗体的体外展示相对简单、廉价、快速，易于自动化以提高筛选效率。

基因工程抗体的优点：①通过基因工程改造，可以大大降低抗体的鼠源性，从而降低甚至消除人体对鼠单抗的排斥反应；②基因工程抗体的分子量较小，更有利于穿透血管壁，进入病灶的核心部位；③可根据治疗的需要，制备新型抗体；④可以采用原核细胞、真核细胞和植物等多种表达形式，表达大量抗体分子，大大降低了生产成本。

## 二、基因工程抗体的制备过程

### （一）鼠单克隆抗体的改造技术的制备

**1. 人源化抗体（humanized antibody）**　是既降低了对人体的免疫原性又同时保留了对抗原的特异识别和抗体的完整结构的单克隆抗体。主要包括：①嵌合抗体（chimeric antibody），又称人-鼠嵌合抗体。制备过程是从杂交瘤细胞中分离出鼠源单抗功能性 V 区基因，经基因重组与人抗体的 C 区基因连接成嵌合基因后，插入质粒中，构建人-鼠嵌合的重链和轻链基因质粒表达载体，共同转染宿主细胞，表达出人-鼠嵌合抗体分子（图 3-4）。这样整个抗体分子中轻重链的 V 区是鼠源的，C 区是人源的，抗体分子的近 2/3 部分都是人源的。嵌合抗体保留了亲本抗体的特异性和亲和力，降低了鼠源单抗的免疫原性，同时因含有人抗体 C 区片段而改变了抗体的效应功能。②重构抗体（reshaped antibody，RAb），也称 CDR 植入抗体（CDR grafting antibody），是应用基因工程技术在嵌合抗体基础上用人抗体可变区的框架区（framework region，FR）序列取代鼠源单抗中互补决定区（complementarity determining region，CDR）以外的 FR 序列，重新组成既保持鼠源单抗的特异性和亲和力，又几乎对人体无免疫原性的人源化抗体，但这种鼠源 CDR 和人源 FR 相嵌的 V 区，可能改变了单抗原有的 CDR 空间构型，结合抗原的能力可能会下降甚至丢失。因此在改造时必须重视骨架区对抗原结合部位的影响。

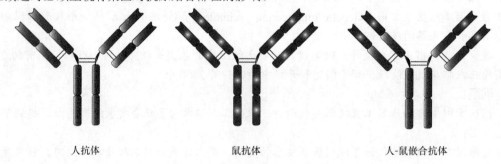

人抗体　　　　　　　　鼠抗体　　　　　　　　人-鼠嵌合抗体

图 3-4　人-鼠嵌合抗体示意图

**2. 小分子抗体**　小分子抗体指分子量较小但具有抗原结合功能的小分子片段。主要由单克隆抗体上的可变区组成，根据组合形式的不同可以分为：① Fab 片段：是抗体上与抗原结合的区域，包含轻链可变区（VL）、恒定区和重链可变区（VH）、CH1 区。与 Ig 相比，Fab 体积小，易于在细菌系统中表达，组织穿透能力强；与其他重组抗体相比，Fab 免疫原性低、亲和力高，近几年广泛应用于预防、诊断、治疗等领域。② Fv 片段：是抗体分子中保留抗原结合部位的最小功能性片段，由 VL 链和 VH 链 V 区组成的单价小分子，二者以非共价键结合，大小为完整抗体的 1/6。③单链可变区（single-chain Fv，ScFv），ScFv 是 VH 与 VL 的融合蛋白，连接肽通常富含甘氨酸以提高柔韧性，可将 VH 的 N 端（或 C 端）与 VL 的 C 端（或 N 端）相连。虽然去除了 C 区并加入连接肽，但 ScFv 仍然保留了原免疫球蛋白的特异性（图 3-5）。

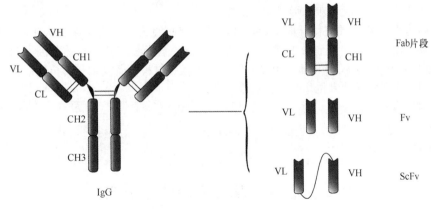

图 3-5　小分子抗体示意图

小分子抗体优点主要表现在以下几个方面：①免疫原性低且分子量小，易于穿透血管或组织到达靶细胞部位；②可在大肠埃希菌等原核细胞中表达，降低生产成本；③因不含 Fc 段，故不会与带有 Fc 受体的细胞结合，也因此细胞毒性大大降低；④半衰期短，有利于中和并及时清除靶抗原。

**3. 抗体融合蛋白（antibody fusion protein）**　是指利用基因工程技术将抗体的不同片段与其他生物活性蛋白融合后得到的重组蛋白。由于融合的抗体片段不同，抗体融合蛋白可具有不同的生物学功能。如将抗体的 Fv 或 Fab 片段与具有某些生物学活性的蛋白融合就可以利用 Fv 或 Fab 片段的特异性将这种特定的生物学活性导向靶部位；将抗体的 Fc 片段与某些药蛋白融合就可以不但改善其药代动力学特点，还可将其生物学活性与 Fc 片段特有的生物学效应功能联系起来。

**4. 双特异性抗体（bispecific antibody，BsAb）**　又称双功能抗体。它不同于天然抗体，其两个抗原结合部位具有不同的特异性，可以同时与两种不同的抗原发生结合，单独的 ScFv 链不具备结合抗原的活性，它们由大肠埃希菌共同分泌后形成的异二聚体，则可同时识别并结合两种特异性抗原。基因工程技术制备 BsAb 多采用抗体分子片段，如 Fab、Fv 或 ScFv 片段，经基因操作修饰后，或体外组装为 BsAb，或直接导入受体细胞表达分泌型的 BsAb。

（1）体外组装的 BsAb 分子：在抗体分子片段的羧基端引入半胱氨酸残基，如带有铰链区的 Fab 片段或带有半胱氨酸残基尾巴的 ScFv，在体外通过化学交联使其成为双特异性抗体分子。亮氨酸拉链亦可用来构建 BsAb，即两个不同抗体分子可通过肽链序列中亮氨酸残基间疏水作用形成的拉链样结构构成 BsAb。

（2）重组表达的 BsAb：通过对抗体分子基因片段的改造修饰，使细胞直接分泌表达双抗体分子。目前有以下几种方法：①设计促进双聚体形成的结构域，即在小分子抗体上设计半胱氨酸以及能促进双聚体形成的结构域，使其在大肠埃希菌的分泌型表达过程中形成双体；②在基因构建上直接将两个抗体分子片段融合，表达由柔性较强的肽段将两个 ScFv 首尾相连的双特异性抗体；③将两个 ScFv 的 VL 和 VH 基因片段相互配对，分泌表达产生双特异性的抗体分子。

### （二）噬菌体抗体库技术的制备

抗体库技术的主要步骤如下：①从经免疫或未经免疫的 B 细胞中提取 mRNA 并反转录为 cDNA；②用 PCR 方法克隆全套抗体的 VL 和 VH 基因，并将其随机克隆入相应的表达载体形成组合文库；③转化细菌，再从表达产物中通过与抗原特异性结合的方式筛选出所需抗体并大量生产。构建抗体库所用的载体包括噬菌体、逆转录病毒、酵母及多核糖体等，其中最成功的是用丝状噬菌体建立的表面表达抗体库。它是将抗体 V 区基因插入丝状噬菌体外壳蛋白基因组中，使得噬菌体表面可表达该抗体。此技术把结合抗原的特异性与噬菌体的可扩增性统一起来构成一种高效的筛选体系，从而将有高亲和力的特异性抗体从噬菌体库中筛选出来，而且使该特异性的噬菌

体得到 $1×10^7$ 以上的富集。同时由于抗体库构建时，重链可变区和轻链可变区是随机组合的，因此可能获得那些在体内环境下难以形成的新抗体。

抗体库技术为制备人源抗体开辟了新途径，其主要特点为：①方法简单快速，与单抗相比，既避免了动物免疫之局限，又省去细胞融合之烦琐；②选择范围广泛，抗体基因库的抗原特异性可高达 $1×10^8 \sim 1×10^{10}$；③可模拟体内免疫系统亲和力成熟过程制备高亲和力抗体；④无须人体免疫接种过程即可获得特异性人抗体；⑤大规模生产方便。

**知识拓展 3-2**

> 1. 什么是"化学抗体"的核酸适配体（aptamer）？
> 2. 什么是"定向突变"？

# 三、基因工程抗体的临床应用

**1. 用于肿瘤的治疗**　恶性肿瘤的靶向治疗，是通过重组技术将抗肿瘤相关抗原的抗体与多种功能分子融合，这些分子在抗体结合靶分子后可提供重要辅助功能。这些分子包括：放射性核素、细胞毒药物、毒素、小肽、酶和用于基因治疗的病毒。在肿瘤治疗上，双特异抗体可有效针对低表达的肿瘤相关抗原，并将细胞毒物质输送到肿瘤细胞。

**2. 肿瘤的影像分析**　以标记抗体注入人体内，显示肿瘤部位抗原与抗体结合的放射性浓集称为放射免疫显像。其效果取决于抗体的亲和力、特异性及标记抗体对肿瘤的穿透性。血中循环抗体的清除速率慢，显像分析所需时间长，抗体非特异性结合使本底升高，影响显像分析效果。由于基因工程抗体如 Fv 抗体、Fab 片段等分子量小、能很快清除、组织穿透力强，适用于放射免疫显像。

**3. 抗感染作用**　预防和治疗感染性疾病常用的药物是疫苗和抗生素，但对于一些尚无有效预防及治疗手段的感染性疾病如严重急性呼吸综合征（SARS）、获得性免疫缺陷综合征（AIDS）和埃博拉出血热等，抗体治疗可作为首选方案。例如，2014 年夏季在非洲流行的埃博拉出血热，因为无药可治，导致大范围的流行并且死亡人数众多，美国将处于研制阶段的埃博拉病毒的抗体药物"Zmapp"用在两例病毒感染者身上，病情立即获得缓解。在治疗 AIDS 方面，HIV 的单链抗体 ScAb2219，对 HIV 感染的早期和晚期具有有效的抑制作用，并有望成为 AIDS 基因治疗的有效手段。

**4. 细胞内抗体**　一般的抗体在细胞内合成后分泌到胞外，如果在抗体基因的 N 端或者 C 端加入引导序列就能使抗体表达定位在亚细胞区域，如胞核、胞质、内质网或线粒体等部位。这种在细胞内合成并作用于细胞内组分的抗体称为细胞内抗体（intrabody）或内抗体。细胞内抗体可以提供一种其他方法不能做到的研究细胞内分子功能的方法，它可阻断细胞质或细胞核内某些分子的生物学功能及蛋白分泌途径；也可在细胞内抑制病毒复制、抑制生长因子受体或癌蛋白的表达。可用于 AIDS 和肿瘤的基因治疗。

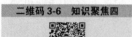
二维码 3-6　知识聚焦四

**5. 用于临床诊断**　将单链抗体基因同酶蛋白质的基因连接在一起，构建成复合功能抗体基因，通过成熟的表达和纯化技术直接分离出能用于临床诊断的具有抗体和酶活性的融合蛋白，用于 ELISA；抗体抗原双功能试剂可用于临床检测。

**案例分析 3-3**

> 1. 从案例中可知基因工程技术发展迅速，基因工程技术对于社会发展的哪些方面起到了重要的作用？
> （1）农牧业、食品工业方面：运用基因工程技术，不但可以培养优质、高产、抗性好的农作物及畜、禽新品种，还可以培养出具有特殊用途的动、植物。

（2）环境保护：基因工程做成的"DNA探针"能够十分灵敏地检测环境中的病毒、细菌等污染。利用基因工程培育的指示生物能十分灵敏地反映环境污染的情况，却不易因环境污染而大量死亡，甚至还可以吸收和转化污染物。

基因工程研制的"超级细菌"能吞食和分解多种污染环境的物质（通常一种细菌只能分解石油中的一种烃类，用基因工程培育成功的"超级细菌"却能分解石油中的多种烃类化合物。有的还能吞食转化汞、镉等重金属，分解DDT等毒害物质）。

（3）医学：基因作为机体内的遗传单位，不仅可以决定我们的个体样貌特点，而且它的异常会不可避免地导致各种疾病的出现。某些缺陷基因可能会遗传给后代，有些则不能。基因治疗的提出最初是针对单基因缺陷的遗传疾病，目的在于用一个正常的基因来代替缺陷基因或者来补救缺陷基因的致病因素。

用基因治病是把功能基因导入患者体内使之表达，并因表达产物-蛋白质发挥了功能使疾病得以治疗。基因治疗的结果就像给基因做了一次手术，治病治根，所以有人又把它形容为"分子外科"。

（4）医药卫生：①基因工程药品的生产，许多药品的生产是从生物组织中提取的。受材料来源限制产量有限，其价格往往十分昂贵。微生物生长迅速，容易控制，适于大规模工业化生产。若将生物合成相应药物成分的基因导入微生物细胞内，让它们产生相应的药物，不但能解决产量问题，还能大大降低生产成本；②基因诊断与基因治疗，运用基因工程设计制造的"DNA探针"检测肝炎病毒等病毒感染及遗传缺陷，不但准确而且迅速。通过基因工程给患有遗传病的人体内导入正常基因可"一次性"解除患者的疾苦。

2.基因工程极大地促进了现代医学技术的发展，那么伴随基因工程技术的应用，它可能给人类社会带来哪些挑战呢？

（1）大量的转基因生物会破坏生物多样性。我们通过基因工程来制造我们所需要的生物，来改变我们所不需要的生物，随着基因工程的普及，会在很大程度上干扰"自然选择"，破坏自然界的平衡。

（2）转基因植物有可能会危害人类的健康。一些科学家开始担心对生物进行的"任意修改"，创造出的新型基因和生物可能会危害到人类自身。

（3）基因工程改造出的新型基因可能会对生态环境造成新的污染，即形成"基因污染"，而这种新的污染源是很难被消除的。

（4）基因工程可能会严重挑战人类道德底线。克隆技术解决了人类世界的一些生存问题也带来了诸多隐患。克隆人可能会混乱人伦关系，损害家庭结构，可能会使人丧失人的尊严和权力，更有甚者，假如有丧心病狂者制造出"人兽胚胎"，那么违背的不仅仅是职业道德，更严重违背了人类的道德底线，给社会带来的危害更是不可估量的。

（曾常茜　段相国）

# 第四章  免疫凝集试验

免疫凝集试验（agglutination test）是指细菌和红细胞等颗粒性抗原或表面吸附可溶性抗原（或抗体）的颗粒性载体，与相应抗体（或抗原）相遇时，发生特异性反应，在适量蛋白质存在的条件下，出现肉眼可见的凝集现象。早在 1896 年，Widal 就利用伤寒患者与伤寒杆菌发生特异性凝集的现象，有效地诊断伤寒病。至 1900 年，兰斯坦纳（Landsteiner）在特异性血凝现象基础上，发现了人类 ABO 血型，并于 1930 年获得诺贝尔生理学或医学奖。目前，这些经典方法在临床仍被应用。根据凝集试验的原理、方法、使用材料及检测目的不同，凝集试验有直接凝集试验、间接凝集试验、抗球蛋白红细胞免疫凝集试验及自身红细胞凝集试验等类型。

二维码 4-1　知识导图

**案例 4-1**

1868 年 6 月 14 日，奥地利著名医学家、生理学家卡尔·兰斯坦纳（Karl Landsteiner）出生于奥地利维也纳。1891 年，兰斯坦纳从维也纳大学获得医学学士学位后，相继在瑞士苏黎世大学、德国维尔茨堡大学和德国慕尼黑大学实验室接受有机化学研究方面的培训。在维也纳大学病理解剖学系担任助教期间，兰斯坦纳在他发表的一篇论文的注解中，首次描述了人类红细胞的凝集作用，指出人类个体之间存在的差异。这篇论文被认为是发现 ABO 血型的最早文献。兰斯坦纳采集自己和实验室 5 名同事的血液，将血清和红细胞分离后做凝集试验。根据红细胞被血清凝集的反应，兰斯坦纳发现这 6 个人可分为 3 种类型，被命名为 A 型、B 型和 O 型。1901 年，兰斯坦纳发表了他的具有历史意义的论文"正常人血液的凝集作用"。这篇论文描述了人类血清中存在一些天然产生的凝集素，它们能够特异性地凝集某些其他人的红细胞。1902 年，在兰斯坦纳的指导下，他的两名学生采集了更多的血样，发现有的同时存在 A 和 B 两种抗原，即 AB 型。

兰斯坦纳使用红细胞凝集反应首次识别出人类红细胞 ABO 血型，这一划时代的发现，为输血疗法奠定了基础，因此兰斯坦纳获得了 1930 年诺贝尔生理学或医学奖，被誉为"血型之父"。从 2004 年开始，每年 6 月 14 日都是"世界献血者日"，因为这一天是兰斯坦纳的生日。

问题：

1. 人类 ABO 血型分为哪几种？根据是什么？
2. 采用什么免疫学方法对 ABO 血型进行定型？其原理是什么？

**问题导航一：**

1. 什么是直接凝集试验？什么是凝集原？什么是凝集素？
2. 直接凝集试验有哪些类型？
3. 直接凝集试验玻片法、试管法、微柱凝胶法有何不同？

## 第一节　直接凝集试验

直接凝集试验（direct agglutination test）是指颗粒性抗原（如细菌和红细胞等）与相应抗体相遇，在适量电解质存在的条件下，出现肉眼可见的凝集现象。通常，细菌和红细胞等颗粒抗原在悬液中带弱负电荷，周围吸引一层与之牢固结合的正离子，外面又排列一层松散的负离子层，构成一个双层离子云。在离子云之间存在电位差形成 Z 电位。溶液中的离子强度越大，Z 电位也就越大。Z 电位使颗粒抗原相互排斥。当特异抗体与相应抗原发生特异性结合的时候，抗体的桥联作用克服了颗粒表面的 Z 电位，而使颗粒抗原聚集在一起。直接凝集试验中的抗原称为凝集原（agglutinogen），抗体称为凝集素（agglutinin）。

根据反应介质的不同，直接凝集试验分为玻片法、试管法和微柱凝胶法三种。

## 一、玻片凝集试验

玻片凝集试验（slide agglutination test）为定性试验方法，一般用已知抗体作为诊断血清，将已知抗体与待检颗粒性抗原悬液直接滴加在玻片上，混匀后用肉眼或低倍镜观察凝集现象，出现颗粒凝集即为阳性反应（图 4-1）。

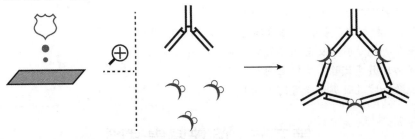

图 4-1　玻片凝集试验原理示意图

## 二、试管凝集试验

试管凝集试验（tube agglutination test）为半定量试验方法，常用已知的颗粒性抗原与一系列稀释的待检血清混合，保温后观察每管内抗原凝集程度，以产生明显凝集现象的血清最高稀释度作为抗体的效价，亦称为滴度（图 4-2）。

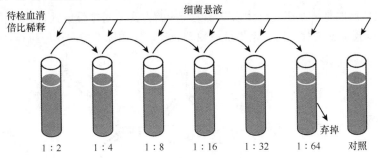

图 4-2　试管凝集试验原理示意图

## 三、微柱凝胶法

微柱凝胶法（micro column gel test）是凝胶分子筛技术、离心技术和红细胞凝集试验的结合。该方法用特制的微柱代替玻片，在微柱内注入葡聚糖凝胶，制成上为反应腔、下为凝胶柱的反应容器。当抗原-抗体反应时，凝集的红细胞在离心力作用下不能通过凝胶而留在凝胶上层或游离在凝胶中，呈阳性反应；而抗原抗体没有反应时，未凝集的红细胞在离心力的作用下可通过凝胶而沉积在微柱凝胶管的底部，呈现阴性反应（图 4-3）。

二维码 4-2　知识聚焦一

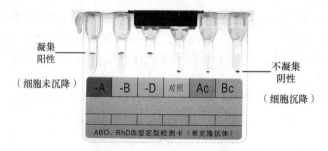

图 4-3　微柱凝胶法检测血型的原理示意图

---- 问题导航二：---------------------------------------------------------------

1. 什么是间接凝集试验？有哪些类型？
2. （正向）间接凝集试验和反向间接凝集试验有何不同？
3. 间接凝集抑制试验和反向间接凝集抑制试验有何不同？
4. 什么是协同凝集试验？有何应用？
5. 血凝试验和胶乳凝集试验有何不同？

-------------------------------------------------------------------------------

# 第二节　间接凝集试验

间接凝集试验（indirect agglutination test）又称被动凝集试验（passive agglutination test），是指可溶性抗原（或抗体）吸附于颗粒性载体表面，然后与相应抗体（或抗原）作用，在适宜电解质存在的条件下，出现特异性凝集现象。

## 一、间接凝集试验的类型

根据致敏载体用的是抗原还是抗体以及凝集反应的方式，间接凝集试验分为以下 4 类：

**1.（正向）间接凝集试验**　用可溶性抗原致敏载体，检测标本中的相应抗体（图 4-4）。

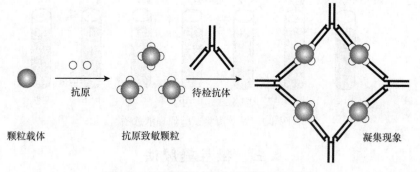

颗粒载体　　　抗原　　抗原致敏颗粒　　待检抗体　　　　　凝集现象

图 4-4　（正向）间接凝集试验原理示意图

**2. 反向间接凝集试验**　用特异性抗体致敏载体，检测标本中的相应抗原（图 4-5）。

**3. 间接凝集抑制试验**　用抗原致敏的载体及相应抗体作为诊断试剂，检测待检标本中的抗原。检测方法为将待检标本与相应抗体作用，然后再加入抗原致敏载体。若待检标本中不存在与抗体相对应的抗原，则抗体与后加入的抗原致敏载体结合而出现凝集；若待检标本中存在与抗体相对应的抗原，则凝集现象受抑制（图 4-6）。同理，用抗体致敏载体及相应的抗原作为诊断试剂，可检测待检标本中的抗体，此时称反向间接凝集抑制试验。

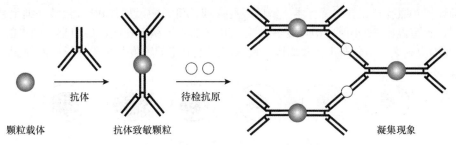

图 4-5　反向间接凝集试验原理示意图

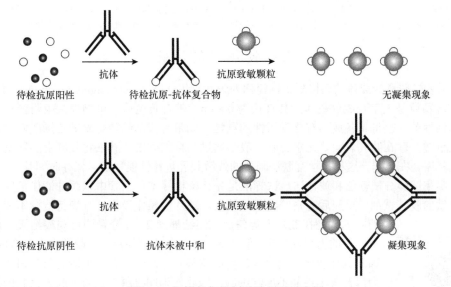

图 4-6　间接凝集抑制试验原理示意图

**4. 协同凝集试验**　协同凝集试验（co-agglutination test）与间接凝集试验的原理相类似，但所用载体是金黄色葡萄球菌。金黄色葡萄球菌细胞壁中含有的葡萄球菌 A 蛋白（staphylococcal protein A，SPA）能与 IgG Fc 段结合（除 IgG3），成为一种吸附特异性抗体的金黄色葡萄球菌载体。当与相应的抗原相遇时，通过金黄色葡萄球菌表面的抗体 IgG F(ab′)2 段与抗原特异性结合，从而出现金黄色葡萄球菌凝集现象。

## 二、间接血凝试验

以红细胞为载体的间接凝集试验称为间接血凝试验（indirect hemagglutination test）。红细胞是大小均一的载体颗粒，常用的是绵羊、家兔、鸡的红细胞及 O 型人红细胞。新鲜红细胞能吸附多糖类抗原，但吸附蛋白质抗原或抗体能力较差。致敏的新鲜红细胞保存时间短，且易变脆、溶血和污染。因此，在致敏前先将红细胞醛化，可长期保存而不溶血。常用的醛类有甲醛、戊二醛、丙酮醛等。醛化的红细胞具有较强的吸附蛋白质抗原或抗体的能力，血凝反应的效果与新鲜红细胞相似。如用两种不同醛类处理效果更佳。也可先用戊二醛，再用鞣酸处理。醛化红细胞能耐受60℃加热，并可反复冻融不破碎，在 4℃可保存 3～6 个月，在–20℃可保存一年以上。

致敏用的抗原或抗体要求纯度高，并保持良好的免疫活性。用蛋白质致敏红细胞的方法有直接法和间接法。直接法只需在低 pH、低离子浓度下，用醛化红细胞直接吸附抗原或抗体即可。间接法则需用偶联剂将蛋白质结合到红细胞上。常用的偶联剂有双偶氮联苯胺和氯化铬。前者通过共价键，后者通过金属阳离子静电作用使蛋白质与红细胞结合而达到致敏目的。

间接血凝试验可在微量滴定板或试管中进行，将标本倍比稀释，一般为 1∶64，同时设不含标本的稀释液对照孔。在含稀释标本 1 滴的板孔（或试管）中，加入 0.5% 致敏红细胞悬液 1 滴，充分混匀，置室温 1~2 小时，即可观察结果。凡红细胞沉积于孔底，集中呈一圆点的为不凝集（-）。如红细胞凝集，则分布于孔底周围。根据红细胞凝集的程度判断阳性反应的强弱（图 4-7），以++凝集的孔为滴度终点。

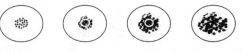

图 4-7　血凝反应强度示意图

-：红细胞沉积于孔底；+：红细胞沉积于孔底，周围有散在少量凝集；++：红细胞形成层凝集，面积较小，边缘较松散；+++：红细胞形成片层凝集，面积略多于++；++++：红细胞形成片层凝集，均匀布满孔底，或边缘皱缩如花边状

## 三、胶乳凝集试验

以聚苯乙烯胶乳为载体的间接凝集试验称为胶乳凝集试验（latex agglutination test，LAT）。聚苯乙烯胶乳颗粒是人工合成的载体，其直径为 0.8μm，带有负电荷，可物理性吸附蛋白质，但这种结合牢固性差。也可制备成具有化学活性的颗粒，如带有羧基的羧化聚苯乙烯胶乳等，抗原或抗体以共价键交联在胶乳表面。化学交联一般是通过缩合剂碳二亚胺法将胶乳上的羧基与抗原或抗体的氨基缩合在一起。这种化学交联法制备的致敏胶乳颗粒性能稳定，保存时间长。

胶乳凝集试验分试管法和玻片法。试管法是先将待检标本在试管中以缓冲液作倍比稀释，然后加入致敏的胶乳试剂，反应后观察胶乳凝集结果。玻片法操作简便，一滴待检标本和一滴致敏的胶乳试剂在玻片上混匀后，连续摇动 2~3 分钟即可观察结果。出现凝集大颗粒的为阳性反应，保持均匀乳液状为阴性反应。胶乳为人工合成的载体，因此其性能比生物来源的红细胞稳定，均一性好。但胶乳与蛋白质的结合能力以及凝集性能不如红细胞，因此作为间接凝集试验，胶乳试验的敏感度不及血凝试验。

二维码 4-3　知识聚焦二

----- 问题导航三： -------------------------------------------------------

1. 什么是 Coombs 试验？ Coombs 试验有哪些类型？

2. 直接 Coombs 试验和间接 Coombs 试验有何不同？

-------------------------------------------------------------------------

# 第三节　抗球蛋白红细胞免疫凝集试验

抗球蛋白参与的红细胞免疫凝集试验是指抗球蛋白参与的间接血凝试验，由库姆斯（Coombs）于 1945 年建立，因此又称为 Coombs 试验。Coombs 试验主要用于检测抗红细胞不完全抗体。不完全抗体多为 7S 的 IgG 类抗体，其体积和长度较小，只能结合一方红细胞抗原，不能同时结合双方红细胞的抗原表位，因此不能发生凝集反应。Coombs 利用抗球蛋白抗体作为第二抗体，连接与红细胞表面抗原结合的特异性抗体，使红细胞凝集。Coombs 试验可分为直接 Coombs 试验和间接 Coombs 试验。

## 一、直接 Coombs 试验

用于检测已吸附在红细胞上的不完全抗体。将待检红细胞直接与抗球蛋白抗体混合，如红细胞吸附有不完全抗体，即可出现细胞凝集现象（图 4-8）。此试验可用玻片法进行定性检测，也可采用试管法作半定量分析。

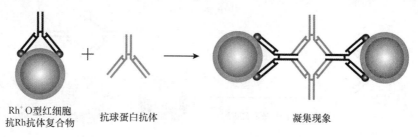

图 4-8　直接 Coombs 试验原理示意图

## 二、间接 Coombs 试验

用于检测游离在血清中的不完全抗体。将待检血清与正常人 O 型红细胞混合，如待检血清中有相应不完全抗体，即可吸附于红细胞表面，再加入抗球蛋白抗体，即可使红细胞凝集（图 4-9）。

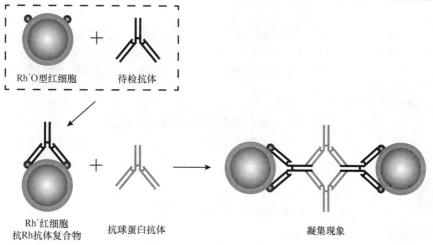

图 4-9　间接 Coombs 试验原理示意图

微柱凝胶法也可用于检测不完全抗体，即在微柱凝胶介质中，红细胞抗原与相应的不完全抗体在抗球蛋白的作用下发生凝集反应，形成红细胞免疫复合物，在一定离心力下，该复合物不能通过凝胶间隙而浮于胶表面或悬于胶中；如无相应的不完全抗体结合，则不能形成红细胞免疫复合物，在一定离心力下，分散的红细胞可以通过凝胶间隙沉于微柱底部。

二维码 4-4　知识聚焦三

-----**问题导航四：**---------------------------------------------

1. 什么是自身红细胞凝集试验？
2. 自身红细胞凝集试验有何应用？

------------------------------------------------------------

# 第四节　自身红细胞凝集试验

自身红细胞凝集试验（autologous red cell agglutination test）中，红细胞是未经致敏的待检者的新鲜红细胞。试验中的标本为待检者的全血。主要试剂为抗人 O 型红细胞的单克隆抗体，这种抗体能与各种血型的红细胞结合，但不引起凝集反应。标本中的红细胞和抗原（或抗体）分别与试剂中的抗红细胞单克隆抗体和特异性抗体（或抗原）反应，形成网络而导致红细胞凝集（图 4-10）。

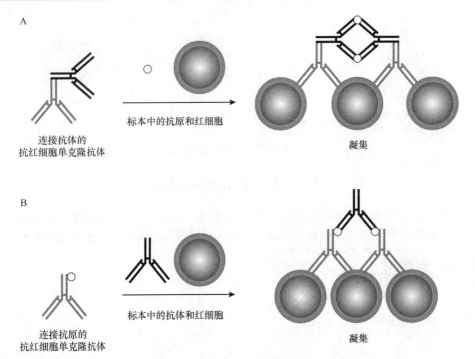

图 4-10　自身红细胞凝集试验原理示意图

A. 检测抗原；B. 检测抗体

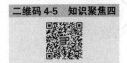
二维码 4-5　知识聚焦四

　　方法是采指血或耳垂血进行试验，待检者即刻可知检测结果。此试验用于人类免疫缺陷病毒（HIV）抗体的检测，也可用于乙型肝炎病毒表面抗原（HbsAg），其敏感度与间接血凝试验相近。

----- **问题导航五：** -----------------------------------------------------------------------------

1. 影响免疫凝集试验的环境因素有哪些？
2. 影响微柱凝胶法鉴定 ABO/RhD 血型的主要因素有哪些？

---------------------------------------------------------------------------------------------------

# 第五节　影响免疫凝集试验的主要因素

　　凝集现象的发生分为两个阶段：①抗原抗体特异性结合阶段。此阶段反应快，仅需数秒至数分钟，但不出现可见反应；②出现可见凝集现象阶段。抗原-抗体复合物在适当的电解质和离子强度条件下，进一步聚集和交联，出现可见的凝集现象。此阶段反应慢，需要数分钟至数小时。

　　免疫凝集试验受多种因素影响，实验中应严格控制，以保证实验结果的准确和稳定。

## 一、抗原抗体本身因素

　　免疫凝集试验中，抗原、抗体比例会影响凝集现象的出现，因此实验过程中有时需要根据实际情况适当稀释抗原或抗体，以避免假阴性反应。

　　免疫凝集试验中，抗原悬液不稳定易自凝，实验过程中应做阴性对照，以避免假阳性反应。微柱凝胶法对 ABO/RhD 血型定型或检测抗球蛋白抗体时，红细胞浓度过高或过低会影响检测结果。

## 二、反应基质因素

　　微柱凝胶法检测抗球蛋白抗体时，血清标本必须充分离心去纤维蛋白，否则纤维蛋白会在微柱凝胶中阻碍红细胞沉降，呈现假阳性反应；微柱凝胶法对 ABO/RhD 血型定型时，溶血性疾病、巨球蛋白血症、输注大分子血浆扩容剂如右旋糖酐等可能会影响实验结果。

## 三、试验环境因素

二维码 4-6　知识聚焦五

抗原抗体特异性结合后是否出现肉眼可见的凝集现象，受电解质、离子强度、酸碱度等因素影响。如果存在电解质浓度和 pH 不适当等原因，可引起非特异性凝集，出现假阳性，因此实验时必须设阴性对照。

----- 问题导航六：---------------------------------------------------------------
1. 直接凝集试验有哪些应用？
2. 间接凝集试验有哪些应用？
3. Coombs 试验有哪些应用？
-------------------------------------------------------------------------------

# 第六节　免疫凝集试验的临床应用

免疫凝集试验属于经典的免疫测定技术，该技术无须特殊的仪器设备，操作简单方便，在临床免疫学检验中仍有着广阔的应用空间，有其不可替代的一面。

## 一、直接凝集试验的临床应用

### （一）抗原的检测

玻片凝集试验简便、快速，常用于细菌的分型鉴定和检查人类红细胞 ABO 血型；试管凝集试验可用已知抗体鉴定未知的抗原，如用于钩端螺旋体血清型鉴定；微柱凝胶法灵敏度高，结果判定更直观，结果可保持数天，对于弱凝集结果直观、不需镜下观察，常用于 ABO 血型正定型、反定型以及 RhD 血型定型。

### （二）抗体的检测

试管凝集试验可测定待检血清中有无针对某种病原体的特异性抗体及其效价，辅助诊断疾病或进行流行病学调查。如利用肥达试验（Widal test）辅助诊断伤寒和副伤寒，利用外斐反应辅助诊断斑疹伤寒、恙虫病等立克次体病，利用瑞特试验（Wright test）辅助诊断布鲁菌病。

试管凝集试验也常用于输血前供受者的交叉配血试验；生殖医学中用精子凝集试验检测血清抗精子抗体。

## 二、间接凝集试验的临床应用

间接免疫凝集试验的灵敏度比直接凝集试验高 2～8 倍，适用于各种可溶性抗原和抗体的检测，而且具有快速、操作简便、无须特殊实验设备等特点，因此在临床检验中应用广泛。

### （一）抗原的检测

**1. 检测病原体的可溶性抗原**　如间接血凝试验用于检测乙型肝炎病毒表面抗原，协同凝集试验用于细菌、腺病毒和流感病毒的鉴定以及细菌外毒素检测。

**2. 检测各种蛋白质成分**　如胶乳凝集试验检测尿液人绒毛膜促性腺激素，间接血凝试验检测纤维蛋白原以诊断某些凝血系统疾病。

### （二）抗体的检测

**1. 检测病原体感染后产生的抗体**　如间接血凝试验用于检测脑膜炎球菌、沙门菌、乙型肝炎病毒感染后产生的相应抗体；胶乳凝集试验用于检测抗链球菌溶血素 O、梅毒螺旋体抗体。

**2. 检测自身免疫病自身抗体**　如胶乳凝集试验检测类风湿因子，间接血凝试验检测抗 DNA 抗体、抗甲状腺球蛋白抗体。

**3. 检测超敏反应性疾病相关抗体**　如检测青霉素抗体、某些花粉抗体，诊断青霉素过敏、花粉症。

## 三、Coombs 试验的临床应用

Coombs 试验简便快速、灵敏度高、结果稳定、容易判断、标本用量少、易标准化。

**1. 直接 Coombs 试验的临床应用**　常用于新生儿溶血病、自身免疫性溶血性贫血、特发性自身免疫性贫血和医源性溶血性疾病等的检测。也可采用专一特异性的抗球蛋白血清如抗 IgG 血清、抗 IgA 或抗 IgM 以及抗补体血清等，分析结合于红细胞上的不完全抗体的免疫球蛋白亚类。

二维码 4-7　知识聚焦六

**2. 间接 Coombs 试验的临床应用**　多用于母体 RhD 抗体的检测，以便及早发现和避免新生儿溶血病的发生。亦可对红细胞抗原不相容性输血所产生的血型抗体进行检测。

---
**问题导航七：**

1. 什么是全自动血库系统？
2. 全自动血库系统有何用途？
---

# 第七节　自动化免疫凝集分析

自动化免疫凝集分析系统可以解决传统红细胞凝集反应在结果判读上的主观性，可以快速、准确地为临床诊断和治疗提供有价值的数据。其中，全自动血库系统已广泛应用于临床医院输血科。

全自动血库系统主要由加样器（分配器）、传送装置（抓卡器）、打孔机构、孵育器、离心机、阅读站、条码扫描装置组成，并由电脑控制软件控制运行着的进行检验分析的自动化设备。

二维码 4-8　知识聚焦七

二维码 4-9　视频

精品课程：免疫凝集试验

全自动血库系统主要用于 ABO 系统血型定型、Rh 系统血型定型，不规则抗体筛选及交叉配血试验时进行样本分配、试剂分配、孵育、离心、结果识别。

全自动血库系统将最新的设计理念引入到全自动血库系统中，对加样、孵育、振荡、离心、判读等几大实验过程实现模块化组合，各个模块均可以独立工作，任何模块发生故障均不影响其他模块的正常工作，同时可根据需要增加或减少相应模块，为日常的维护提供了极大的方便。

**知识拓展 4-1**

1. ABO 血型不符合的输血引起急性输血反应的机制是什么？
2. 新生儿溶血病是由什么原因引起的？其发生机制是什么？

**案例分析 4-1**

1. 人类 ABO 血型分为哪几种？根据是什么？

根据红细胞上有或无 A 抗原或/和 B 抗原，将血型分为 A 型、B 型、AB 型及 O 型四种。红细胞上只有 A 抗原的为 A 型血，其血清中有抗 B 抗体；红细胞上只有 B 抗原的为 B 型血，其血清中有抗 A 抗体；红细胞上 A、B 两种抗原都有的为 AB 型血，其血清中无抗 A、抗 B 抗体；红细胞上 A、B 两种抗原皆无者为 O 型，其血清中抗 A、抗 B 抗体皆有。

2.采用什么免疫学方法对 ABO 血型进行定型？其原理是什么？

采用凝集试验对 ABO 血型进行定型，包括 ABO 血型正定型和反定型（表4-1）。

正定型（细胞定型），即用抗体特异性的试剂血清检查红细胞的抗原。抗 A、抗 B 试剂是分别针对 A 抗原和 B 抗原的特异性抗体。用已知的抗 A、抗 B 试剂与待检者的红细胞混合时，与抗 A 试剂发生凝集者即为 A 型，与抗 B 试剂发生凝集者即为 B 型，与抗 A、抗 B 试剂均发生凝集者即为 AB 型，与抗 A、抗 B 试剂均不凝集者即为 O 型。

反定型（血清定型），即用已知血型的试剂红细胞检查血清中的抗体。与 B 型红细胞凝集者的血清中有抗 B 抗体即为 A 型血，与 A 型红细胞凝集者的血清中有抗 A 抗体即为 B 型血，与 A 型红细胞和 B 型红细胞都凝集者的血清中含抗 A 抗体和抗 B 抗体即为 O 型，与 A 型红细胞和 B 型红细胞都不凝集者的血清中既不含抗 A 抗体也不含抗 B 抗体即为 AB 型。

表4-1　ABO 血型正定型和反定型结果表

| 正定型 | | 反定型 | | | 血型 |
|---|---|---|---|---|---|
| 抗 A 试剂 | 抗 B 试剂 | A 细胞 | B 细胞 | O 细胞 | |
| + | − | − | + | − | A |
| − | + | + | − | − | B |
| − | − | + | + | − | O |
| + | + | − | − | − | AB |

（秦　雪）

# 第五章　免疫沉淀试验

沉淀反应是指可溶性抗原与相应抗体特异性结合，在适当条件下形成肉眼可见沉淀物的现象。可溶性抗原多为蛋白质、糖蛋白、脂蛋白、核酸、毒素等。根据沉淀反应介质和检测方法的不同，可将其分为液相内沉淀试验、凝胶内沉淀试验和凝胶免疫电泳技术三大基本类型。

## 案例 5-1

患者，男，65 岁，因泡沫尿 2 年余入院。患者于 2 年前发现尿中出现泡沫，无尿色及尿量改变，无尿急、尿频、尿痛，未进行治疗。入院前 3 天患者外院尿常规示：尿蛋白+++，遂于我院肾内门诊就诊。生化检查：总蛋白 89.5g/L，球蛋白 36.8g/L，尿素氮 10.5mmol/L，肌酐 160.7μmol/L，尿酸 534.2μmol/L，钙 2.23mmol/L，磷 1.17mmol/L，甘油三酯 2.62mmol/L，胆固醇 6.15mmol/L；血常规：红细胞计数 $3.78×10^{12}$/L，血红蛋白含量 117g/L，红细胞压积 34.2%，血小板计数 $315×10^{9}$/L，余无异常；免疫检查：IgG 1600mg/dl，IgA 387mg/dl，补体 C 449.7mg/dl，余无异常；24 小时尿蛋白定量：1.5g/L，为进一步治疗收入院。患者自发病以来精神尚可，无恶心、呕吐，无呕血及黑便，体重无明显改变。查体：体温 36.0℃，脉搏 75 次/分，呼吸 18 次/分，血压 140/80mmHg，神志清，精神可，全身皮肤黏膜无黄染，无出血点及瘀斑，浅表淋巴结无肿大，双肺呼吸音清，未闻及干湿啰音，心前区无隆起，心尖冲动不明显，心率 75 次/分，腹平软，无压痛、反跳痛及肌紧张，肝脾未触及。

入院后血清免疫固定电泳结果示：κ 轻链型 IgG 阳性。

问题：

1. 案例 5-1 中患者可能的诊断是什么？

2. 该患者接受了哪些免疫学相关的检验项目？这些检验项目分别用了什么样的免疫学检验方法？

---

**问题导航一：**

1. 什么是沉淀反应？

2. 沉淀反应分为哪几个阶段？

3. 沉淀反应具有什么特点？

---

# 第一节　概　述

现代免疫学技术包括免疫标记技术，大多是在沉淀反应基础上建立起来的，因此沉淀反应是免疫学检测技术的基础技术。特别是近年来，免疫浊度测定技术的建立使沉淀反应适应了现代测定快速、简便和自动化的要求，开创了免疫化学定量检测的新纪元，并成为临床上常用的一种简便、可靠的免疫学检测技术。

沉淀反应分两个阶段：第一阶段为抗原抗体特异性结合，此阶段可以在几秒到几十秒内瞬间形成不可见的可溶性复合物，主要受抗原抗体特异性和结合力的影响。第二阶段为形成可见的免疫复合物，反应慢，需几十分钟到数小时完成，受抗原抗体比例、分子大小、亲和力、绝对浓度、电解质浓度和反应温度的影响，经典的沉淀反应根据此阶段形成的沉淀线或沉淀环来判断结果。

沉淀反应本质是抗原-抗体反应，具有特异性、可逆性、比例性和阶段性。

基于网络学说的沉淀反应原理，参与反应的大多数抗体为两价，天然抗原为多价，两者可相互交联成具有立体结构的巨大网格状聚集体，出现肉眼可见的沉淀物。多克隆抗体可与抗原表面不同表位结合，易形成网状结构而发生沉淀；单克隆抗体只能结合抗原的单一表位，不易形成交联，因此多克隆抗体适用于免疫沉淀反应，而单克隆抗体不适用。

二维码 5-2 知识聚焦一

**知识拓展 5-1**

沉淀反应中，抗原-抗体反应具有比例性，若抗原抗体比例不合适，会出现什么情况？

----- **问题导航二：**

1. 免疫比浊分析，形成浊度的关键是什么？
2. 免疫比浊分析的原理、分类及影响因素有哪些？

# 第二节　液相免疫沉淀试验

液相免疫沉淀试验包括环状沉淀试验、絮状沉淀试验和免疫比浊分析，由于环状沉淀试验和絮状沉淀试验样品需要量大，临床上应用较少。

## 一、环状沉淀试验

环状沉淀试验是阿斯科利（Ascoli）于 1902 年建立的，其方法是：先将抗血清加入内径 1.5～2mm 小玻璃管中，约装 1/3 高度，再用细长滴管沿管壁滴加抗原溶液。如有相对应的抗原或抗体，室温 10 分钟至数小时后，在两液交界处可出现白色环状沉淀。环状沉淀中抗原、抗体溶液须澄清。该试验主要用于鉴定微量抗原，如法医学中鉴定血迹、流行病学用于检查媒介昆虫体内的微量抗原等，亦可用于鉴定细菌多糖抗原。该法操作简单，但灵敏度低，只能定性，且不能做两种以上抗原的分析鉴别，现已少用。

## 二、絮状沉淀试验

絮状沉淀试验是抗原与相应抗体特异结合，在电解质存在的条件下，形成肉眼可见的絮状沉淀物。此方法受抗原抗体比例的影响非常明显，常用作测定抗原-抗体反应的最适比例。

### （一）抗原稀释法

抗原稀释法是将抗原作一系列稀释，与恒定浓度的抗血清等量混合，室温或 37℃反应后，形成的沉淀物的量随抗原量变化而不同。离心沉淀后，分别测定沉淀物总量和上清液中游离的抗体或抗原量。沉淀物产生量最多，上清液中无反应过剩的抗体/抗原比例，即为最适比例。表 5-1 为以牛血清白蛋白为例的实验结果。

表 5-1　抗原稀释法定量沉淀试验

| 管号 | 抗原 | 抗体 | 总沉淀量 | 反应过剩物 | 抗原沉淀量 | 抗体沉淀量 | 沉淀中抗体/抗原 |
|---|---|---|---|---|---|---|---|
| 1 | 0.003 | 0.68 | 0.093 | 抗体 | 0.003 | 0.090 | 30.0 |
| 2 | 0.005 | 0.68 | 0.145 | 抗体 | 0.005 | 0.140 | 28.0 |
| 3 | 0.011 | 0.68 | 0.249 | 抗体 | 0.011 | 0.238 | 21.7 |
| 4 | 0.021 | 0.68 | 0.422 | 抗体 | 0.021 | 0.401 | 19.1 |
| 5 | 0.032 | 0.68 | 0.571 | 抗体 | 0.032 | 0.539 | 16.8 |

续表

| 管号 | 抗原 | 抗体 | 总沉淀量 | 反应过剩物 | 抗原沉淀量 | 抗体沉淀量 | 沉淀中抗体/抗原 |
|---|---|---|---|---|---|---|---|
| 6 | 0.043 | 0.68 | 0.734 | — | 0.043 | 0.691 | 16.1 |
| 7 | 0.064 | 0.68 | 0.720 | 抗原 | — | — | — |
| 8 | 0.085 | 0.68 | 0.601 | 抗原 | — | — | — |
| 9 | 0.171 | 0.68 | 0.464 | 抗原 | — | — | — |
| 10 | 0.341 | 0.68 | 0.386 | 抗原 | — | — | — |

从表 5-1 可以看出，第 1～5 管抗体过剩，第 7～10 管抗原过剩，只有第 6 管沉淀物最多，两者之比为 16.1∶1，即为最适比例。

## （二）抗体稀释法

抗体稀释法是将恒定量的抗原与不同程度稀释的抗体反应。计算结果同上法，得出的是抗体结合价和抗体最适比例。

## （三）方阵滴定法

为了同时取得抗原与抗体的最佳比例，可将以上两种方法结合，即抗原和抗体同时稀释，称为棋盘格法（也称方阵法），找出最佳比例，见表 5-2。

表 5-2　方阵最适比测定

| 抗体稀释度 | 抗原稀释度 | | | | | | | | |
|---|---|---|---|---|---|---|---|---|---|
| | 1/10 | 1/20 | 1/40 | 1/80 | 1/160 | 1/320 | 1/640 | 1/12 | 对照 |
| 1∶5 | + | ++ | +++ | +++ | ++ | + | + | − | − |
| 1∶10 | ++ | ++ | ++ | ++ | +++ | ++ | + | − | − |
| 1∶20 | + | + | ++ | ++ | +++ | ++ | + | − | − |
| 1∶40 | − | − | + | ++ | ++ | +++ | ++ | + | − |
| 1∶80 | − | − | − | − | + | + | + | + | − |

从表 5-2 可以看出，方阵法可以较为正确地找出抗原与抗体的最适比例，如抗体用 1∶40 稀释，抗原则按 1∶320 稀释；如抗原是 1∶160 稀释，抗体用 1∶20 稀释最为适当。

# 三、免疫比浊分析

免疫比浊分析是将现代光学测量仪器与自动化分析检测系统相结合应用于沉淀反应，可对各种液相介质中的微量抗原、抗体和药物及其他小分子半抗原物质进行定量测定的检测技术。可溶性抗原与相应抗体特异结合，当两者比例合适时，在特殊的缓冲液中他们快速形成一定大小的免疫复合物，使反应液出现浊度变化，在抗体稍过量且固定的条件下，反应液浊度与待测抗原呈正相关，对浊度进行测定可以检测抗原含量。它的最大优点是稳定性好、敏感度高、精密度高、简便快速、易于自动化、无放射性核素污染。目前，根据检测器的位置和检测光信号性质的差异，临床上常用的免疫比浊分析方法有透射比浊法、散射比浊法和免疫胶乳比浊法三种。

## （一）透射比浊法

透射比浊法是可溶性抗原与抗体在一定缓冲液中形成免疫复合物，当一定波长的光线透过反应液时，由于溶液内免疫复合物微粒对光线的反射和吸收，引起透射光减少，在一定范围内，透射光减少的量（用吸光度表示）与免疫复合物呈正相关，当抗体量固定时，与待测抗原量成正比。用已知浓度的标准品进行比较，可测出标本中的抗原含量。

免疫透射比浊法灵敏度虽高于单向免疫扩散法 5～10 倍，但不及标记免疫分析技术高，本方法重复性较好，操作简便。应用于免疫沉淀反应分析时存在一些不足，例如，溶液中抗原-抗体复合物分子太小则阻挡不了光线的通过；抗原-抗体复合物的数量太少，溶液浊度变化太小，对光通量影响不大；灵敏度不高，微小的浊度变化不易影响透光率的改变；透射比浊法是依据透射光减弱的原理来定量的，因此只能测定抗原-抗体反应的第二阶段，检测仍需抗原-抗体温育反应时间，检测时间较长。所以免疫透射比浊法最常用于生化指标的测定。透射比浊法可用于测定免疫球蛋白、C反应蛋白和转铁蛋白等多种物质，但因其灵敏度不够高，目前有被散射比浊分析取代的趋势。

## （二）散射比浊法

散射比浊法是一定波长的光沿水平轴通过抗原-抗体反应混合液时，由于反应液中免疫复合物微粒对光线的衍射和折射而产生散射光，散射光强度与免疫复合物成正比，即待测的抗原越多，形成的复合物越多，散射光就越强。散射比浊法可分为速率散射比浊法和终点散射比浊法。

**1. 速率散射比浊法** 速率散射比浊法是在抗原抗体结合过程中，测定两者结合的最大反应速度，即测定单位时间内抗原-抗体复合物形成的最快时间段的散射光信号值。峰值大小与抗原浓度呈正相关。速率散射比浊法测定的是抗原-抗体反应的第一阶段，优点是快速、灵敏度高，可检测微量样本，由于该方法不受本底散射信号的干扰，检测的精密度大大提高。

**2. 终点散射比浊法** 终点散射比浊法是让抗原抗体作用一定时间，使其反应达到平衡后，测定其抗原-抗体复合物的量。取一定量经稀释后的待测抗原液和抗原标准品分别加入试管中，然后加入抗体充分混匀，孵育一定时间后，测定反应液的散射光强度。以抗原标准品的数量为横坐标，浊度为纵坐标，绘制标准曲线。根据待测抗原液的浊度，计算出抗原的含量。

散射比浊法具有速度快、灵敏度高、可自动化、精密度和稳定性好等特点。其中速率散射比浊法较终点散射比浊法灵敏度高，可达 ng/L 水平。

## （三）免疫胶乳比浊法

免疫胶乳比浊法是一种带载体的免疫比浊法。在传统的比浊方法中，少量的小分子免疫复合物不易形成浊度，为提高免疫浊度测定的灵敏度，建立了免疫胶乳比浊法。

免疫胶乳比浊法是将抗体致敏胶乳溶液分别和稀释后的待检抗原、不同浓度的抗原标准品反应一定时间后，测定吸光度。以抗原标准品的数量为横坐标，吸光度为纵坐标绘制标准曲线，计算出抗原的含量。其原理是致敏胶乳颗粒的抗体（一般直径为 0.2μm）与相应抗原相遇时，颗粒表面的抗体与抗原特异性结合，导致胶乳颗粒凝集。单个胶乳颗粒在入射光波长之内，光线可透过，当两个或两个以上胶乳颗粒凝集时，则使透过光减少，其减少的程度与胶乳颗粒凝集的程度成正比，即与待测抗原成正比，由此可计算出待测抗原的含量。

免疫胶乳比浊法操作简便、稳定性好、灵敏度及精密度均较高、试剂价格低廉，且所用仪器可以与自动生化分析仪等通用。

## （四）免疫浊度测定的影响因素

**1. 抗原抗体的比例** 抗原抗体比例是形成浊度的关键因素，当抗原和抗体的比例适当时，两者全部结合，无抗原抗体过剩，这时免疫复合物的形成和解离相等。

抗原过量可引起高剂量钩状效应，即抗原过量导致形成的免疫复合物小，发生再解离，浊度下降，光散射减少。当抗体过量时，免疫复合物的形成随着抗原递增，至抗原抗体比例最适处达最高峰，沉淀反应最明显，称为等价带；高峰区域左侧，抗体浓度过高，沉淀反应不明显，称为前带；高峰区域右侧，抗原浓度过高，沉淀反应也不明显，称为后带。因此，为保证免疫比浊法的准确性，要求在反应体系中保持抗体过量。

**2. 抗体的质量** 免疫比浊法对抗体要求：①特异性强，只针对某一种抗原，与其他无关抗原不发生交叉反应；②效价高，低效价（<1:20）抗体易产生非特异性浊度；③亲和力强，加快抗原-抗体反应速度的同时形成牢固的免疫复合物，这在速率比浊法中尤为重要；④使用 R 型抗体，指以家兔为代表的小型动物被注射抗原免疫后制备的抗血清，这类抗血清具有亲和力较强，抗原

抗体结合后不易发生解离等优点。

**3. 抗原-抗体反应的溶液** 抗原-抗体反应液的最适 pH 为 6.5～8.5，超过此限度则不易形成免疫复合物，甚至可引起免疫复合物解离。在一定范围内，离子强度大，免疫复合物形成快，离子的种类也可影响免疫复合物的形成。因此，一般常使用磷酸盐缓冲液作为免疫比浊法的反应液。

二维码 5-3 知识聚焦二

**4. 增浊剂** 某些非离子性亲水剂对促进免疫复合物的形成有显著的增强作用，如聚乙二醇（PEG）、Tween 20，其作用是消除蛋白质（抗原或抗体）分子周围的电子云和水化层，促进抗原、抗体分子靠近，结合形成大分子复合物。

**知识拓展 5-2**

1. 免疫沉淀法目前应用最广、定量比较准确的主要是哪种方法？
2. 环状沉淀试验为什么要先加抗体？
3. 在免疫浊度测定的反应体系中，为什么必须始终保持抗体过量？

**问题导航三：**

1. 凝胶内沉淀试验如何分类？
2. 单向免疫扩散试验出现双重沉淀环现象的原因是什么？
3. 双向免疫扩散试验中，若分析抗原性质，依据是什么？

# 第三节 凝胶内沉淀试验

凝胶内沉淀试验是以适宜浓度的琼脂凝胶作为介质，可溶性抗原和相应抗体在凝胶中扩散，形成浓度梯度，在抗原与抗体比例适当的位置出现可见的沉淀环或沉淀线。琼脂凝胶含水量在 98% 以上，凝胶形成网络，将水分固相化，可溶性抗原和抗体在凝胶内扩散如在液体中自由运动。但当抗原与抗体结合后，形成的大分子复合物则被网络固定于凝胶内。经过盐水浸泡能去除游离的抗原或抗体，可将琼脂凝胶干燥后进行染色分析，并可长期保存。根据抗原与抗体反应的方式和特性，凝胶内沉淀试验可分为单向免疫扩散试验和双向免疫扩散试验。

## 一、单向免疫扩散试验

单向免疫扩散试验是先将一定量的抗体混于琼脂凝胶中，使待测的抗原溶液在琼脂内由局部向周围自由扩散，在一定区域内形成可见的沉淀环，根据试验形式可分为试管法和平板法两种。

### （一）试管法

该方法由乌丹（Oudin）于 1946 年报道。将抗血清混入约 50℃的 0.7% 琼脂糖溶液中，注入小口径试管内，待凝固后，在其上面叠加抗原溶液，抗原可自由扩散入凝胶内，在抗原与抗体比例恰当的位置形成沉淀环。在黑色背景斜射光照射下，极易观察这种白色不透明沉淀带。

试管法沉淀环的数目和形态受抗原和抗体性质的影响较大，曾多用于排泄物和组织匀浆中的细菌、寄生虫、螺旋体等抗原的检测，现已少用。

### （二）平板法

此方法由曼西尼（Mancini）于 1965 年提出，是一种简便、易操作的抗原定量技术。先将抗体加入琼脂凝胶中混匀，制成含抗体的琼脂板，然后于琼脂板上打孔，孔中加入一定量的待测抗原。由于抗体已与琼脂凝胶混合，不会再扩散，仅抗原从小孔向四周扩散。结果在小孔周围出现肉眼可见的沉淀环，其大小与抗原量呈正相关。

在检测标本的同时，用已知含量的标准抗原作 5～7 个稀释度，同时测量沉淀环的大小，制作标准曲线。扩散后沉淀环直径或面积的大小与抗原量呈正相关，同时沉淀环的大小与分子质量和扩散时间有关。抗原含量与环径的关系有以下两种计算方法。

**1. Mancini 曲线**　适用于大分子抗原和长时间扩散（＞48 小时）的结果处理，沉淀环直径的平方与抗原浓度呈线性关系（图 5-1），即 $K=C/d^2$（$C$=抗原浓度，$d$=沉淀环直径，$K$=常数）。

**2. 费伊（Fahey）曲线**　适用于小分子抗原和较短时间（24 小时）扩散的结果处理。浓度的对数与沉淀环直径之间呈线性关系（图 5-2），即 $K=\log C/d$（$C$=抗原浓度，$d$=沉淀环直径，$K$=常数）。

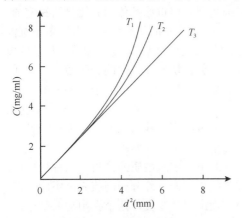

图 5-1　Mancini 曲线

$T_1$ 为 16～24 小时；$T_2$ 为 24～48 小时；$T_3$ 为 48 小时以上，可见 $T_3$ 为直线，$T_1$ 为反抛物线

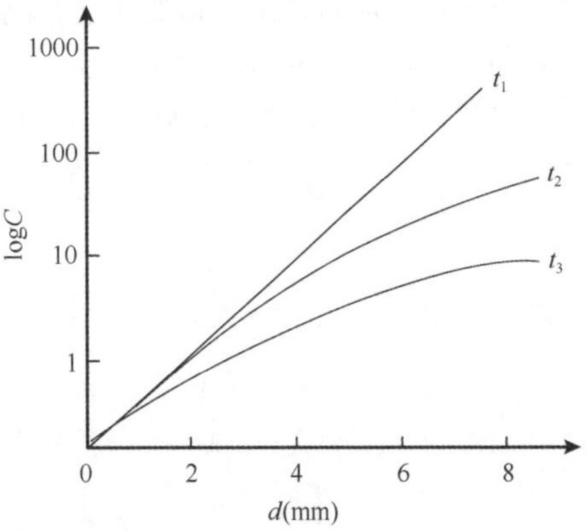

图 5-2　Fahey 曲线

$t_1$ 为 16～24 小时；$t_2$ 为 24～48 小时；$t_3$ 为 48 小时以上，可见 $t_1$ 为直线，$t_3$ 为反抛物线

### （三）影响因素

单向琼脂免疫扩散法作为抗原的定量方法，设备条件要求简单，试剂易得，方法稳定。常用于多种血浆蛋白的测定。若操作规范，其重复性和线性均较好，但灵敏度较差（不能测定 μg/ml 以下含量）。另外，应注意下列影响因素：

**1.** 抗血清要求亲和力强，特异性好且效价高。

**2.** 标准曲线应在每次测定时制作，不可一次制作而长期应用。每次测定还需加测质控血清，以保证定量的准确性。

**3.** 出现扩散呈两重沉淀环的双环现象，原因是出现了抗原性相同，但扩散率不同的两个组分。

**4.** 单克隆抗体的结合价单一，用此抗体测定正常人的多态性抗原，则抗体相对过剩，使沉淀圈的直径变小，测量值降低；反之，如用多克隆抗体测定单克隆病，则抗原相对过剩，致使沉淀圈呈不相关的扩大，从而造成某一成分的假性增多。

## 二、双向免疫扩散试验

将抗原与抗体分别加入琼脂板相对应的小孔中，两者互相扩散，在比例适当处形成可见的沉淀线。观察沉淀线的位置、数量、形状及对比关系，可对抗原或抗体进行定性分析，常用于抗原抗体的纯度鉴定。此法可用于免疫血清抗体效价测定。

### （一）试管法

试管法由奥克利（Oakley）首次报道。具体操作为先在试管中加入含抗体的琼脂，凝固后在中间加一层普通琼脂，冷却后将抗原叠加到上层。放置后，下层的抗体和上层的抗原向中间琼脂层内自由扩散，在抗原与抗体浓度比例恰当处形成沉淀线。试管法操作烦琐，且只能测定一个标本，因此在实际工作中很少应用。

### （二）平板法

平板法由 Ouchterlony 首先采用，是抗原抗体鉴定的基本方法之一。测定时将加热融化的琼脂或琼脂糖浇至平皿内或玻片上，待琼脂凝固后，在琼脂胶板上相距 3~5mm 或成对打孔，在相对的孔中分别加入抗原或抗体，置室温或 37℃ 18~24 小时后，凝胶中各自扩散的抗原和抗体可在浓度比例适当处形成可见的沉淀线。

根据沉淀线形态和位置等分析，双向免疫扩散试验可应用于以下几方面。

**1. 抗原或抗体的存在与否及其相对含量的估算** 出现沉淀线，表明存在相应的抗原和抗体，不出现沉淀线则表明抗原或抗体的缺乏。沉淀线的形成规律是由抗原抗体两者比例所决定的，沉淀线靠近抗原孔，提示抗体含量高；沉淀线靠近抗体孔，提示抗原含量较多。出现多条沉淀线，则说明抗原和抗体皆不是单一的成分。因此，双向免疫扩散试验可用于鉴定抗原或抗体的纯度。

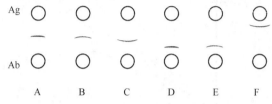

**2. 分析抗原或抗体的分子量** 抗原或抗体在琼脂内扩散的速度受分子量的影响。分子质量大、扩散慢、扩散圈小、局部浓度则较大，因此形成的沉淀线弯向分子量大的一方。如两者分子量相等，则形成直线（图 5-3）。

**3. 用于抗原性质的分析** 两种受检抗原的性质完全相同，部分相同或完全不同。在一块琼脂板上打三个孔，两个孔中加入抗原，一个孔中加入抗体，扩散后通过沉淀线的形态可鉴定两种抗原的性质。如图 5-4 所示，A 中两条沉淀线互相吻合相连，表明抗体与两个抗原

图 5-3 沉淀线形状、位置与抗原和抗体扩散速率及浓度的关系

A. Ag、Ab 浓度及分子量相近；B. Ag、Ab 浓度近似，分子量 Ag<Ab；C. Ag、Ab 浓度近似，分子量 Ag>Ab；D. 浓度 Ag>Ab，分子量近似；E. 浓度 Ag>Ab，分子量 Ag<Ab；F. 浓度 Ag<Ab，分子量 Ag>Ab

中的相同表位结合形成沉淀，但不能说明两个抗原完全相同；B 中两条沉淀线交叉，说明两个抗原完全不同；C 中两条沉淀线相切，提示两个抗原之间有部分相同。这种技术可用于抗原的分析，是免疫化学较常用的鉴定技术之一。

二维码 5-4 知识聚焦三

**4. 用于抗体效价的滴定** 双向扩散技术是血清抗体效价滴定的常规方法。固定抗原的浓度，稀释抗体；或者抗原、抗体双方皆作不同的稀释，经过自由扩散，形成沉淀线（图 5-5）。出现沉淀线的最高抗体稀释度为该抗体的效价。

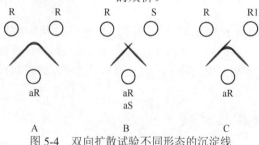

图 5-4 双向扩散试验不同形态的沉淀线

A. 吻合；B. 相交；C. 相切

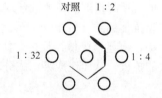

图 5-5 抗体效价检测结果示意图

中央孔为 Ag，周围为 Ab，效价为 1：16

**知识拓展 5-3**

1. 双向免疫扩散试验中，若分析抗原或抗体的分子量，依据是什么？
2. 双向免疫扩散试验中，若分析抗原或抗体的相对含量，依据是什么？

----- **问题导航四**： --------------------------------------------------------

1. 免疫电泳的基本原理是什么？
2. 免疫固定电泳技术有哪些临床应用？
3. M 蛋白鉴定的方法是什么？

# 第四节　免疫电泳技术

免疫电泳技术是电泳分析与沉淀反应的结合产物，是直流电场作用下的凝胶扩散试验，是将抗原-抗体反应的高度特异性与电泳技术的高分辨率及快速、微量等特性相结合的一种免疫化学技术。该技术的优点为：一是加快了沉淀反应的速度；二是电场规定了抗原抗体的扩散方向，提高了灵敏度；三是可将某些蛋白质组分根据其带电荷的不同而将其分开后再与抗体反应，使该技术更微量化、多样化。免疫电泳技术不断发展，现在已拥有免疫电泳、免疫固定电泳、对流免疫电泳、火箭免疫电泳等多项实验技术。

## 一、免疫电泳

免疫电泳是将区带电泳与双向免疫扩散相结合的一种免疫化学分析技术。其基本原理是将蛋白质抗原在琼脂糖凝胶上进行电泳，样品中不同的抗原成分因所带电荷、分子质量及构型不同、电泳迁移率各异，而被分离成肉眼不可见的若干区带。停止电泳后，在与电泳方向平行的琼脂槽内加入相应抗体进行双向免疫扩散。分离成区带的各种抗原成分与相应抗体在琼脂中扩散后相遇，在两者比例合适处形成肉眼可见的弧形沉淀线（图5-6）。根据沉淀线的数量，位置和形状，与已知的标准抗原、抗体形成的沉淀线比较，即可对样品中所含成分的种类及其性质进行分析、鉴定。

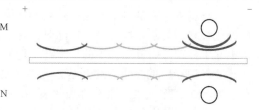

图 5-6　免疫电泳示意图

M 为骨髓瘤患者血清；N 为健康对照血清

免疫电泳沉淀线的数目和分辨率受多种因素影响。如抗原与抗体的比例、抗血清的抗体谱、电泳条件（如缓冲液、琼脂）等均可直接影响沉淀线的分辨率。免疫电泳为定性试验，目前主要应用于纯化抗原与抗体成分的分析及正常和异常体液蛋白的识别、鉴定等方面。

## 二、免疫固定电泳

免疫固定电泳是区带电泳与免疫沉淀反应相结合的技术。该技术原理是先将血清蛋白质在琼脂糖凝胶介质上经区带电泳分离，再将固定剂和各型免疫球蛋白及轻链抗血清加于凝胶表面的泳道上，经孵育、固定剂和抗血清在凝胶内渗透并扩散，抗原与相应抗体直接发生沉淀反应，使抗原在电泳位置上被免疫固定，再通过漂洗与染色，呈现浓而窄的着色区带，即可判别单克隆免疫球蛋白的轻链和重链的类别。

本法用于鉴定迁移率相近的蛋白和 M 蛋白、免疫球蛋白轻链、尿液（脑脊液等标本中的）微量蛋白、游离轻链、补体裂解产物等，临床最常用于 M 蛋白的鉴定。免疫固定电泳最大的优势是分辨率强、灵敏度高、操作周期短、结果易分析，目前已作为常规检测方法。

本法用于鉴定 M 蛋白的主要步骤为：①先将血清或血浆在琼脂糖凝胶上做区带电泳；②电泳后将抗血清加入蛋白质泳道上，或将浸泡过相应抗体的醋酸纤维薄膜贴附于载体上，通常选用抗人全血清、抗 IgG、抗 IgA、抗 IgM、抗 κ 轻链和抗 λ 轻链；③孵育30分钟后洗去游离蛋白质，染色后可见被固定的相应 M 蛋白成分。

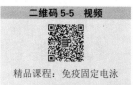

二维码 5-5　视频

精品课程：免疫固定电泳

## 三、对流免疫电泳

对流免疫电泳是双向免疫扩散与电泳相结合的定向加速的免疫扩散技术。大部分蛋白质抗原在碱性溶液中带负电荷，电泳时从负极向正极泳动，而 IgG 抗体分子质量大，暴露的极性基团较

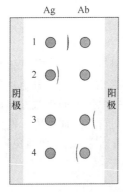

图 5-7    对流免疫电泳示意图

少，在缓冲液中解离的也少，向正极的泳动速度较慢，电泳时由电渗向负极的液流速度超过了 IgG 向正极的泳动，带动抗体向负极移动，这样就使抗原和抗体定向对流并发生反应，出现肉眼可见的沉淀线。由于电场的作用，限制了抗原、抗体的自由扩散，使其定向泳动，因此增加了试验的灵敏度，并缩短了反应时间。

实验时在琼脂板上打两排孔，左侧各孔加入待测抗原，右侧孔内放入相应抗体，抗原在阴极侧，抗体在阳极侧。通电后，带负电荷的抗原泳向阳极抗体侧，而抗体借电渗作用流向阴极抗原侧，在两者之间或抗体的另一侧（抗原过量时）形成沉淀线（图 5-7）。

# 四、火箭免疫电泳

火箭免疫电泳是将单向免疫扩散和电泳相结合的一种定量检测技术。其基本原理是：电泳时，含于琼脂凝胶中的抗体不发生移动，而样品孔中的抗原在电场的作用下向正极泳动，并与琼脂中的抗体发生反应，当两者达到适当比例时，即形成一个犹如火箭的不溶性免疫复合物沉淀峰（图 5-8）。峰的高度与样品中的抗原浓度呈正相关。用已知量标准抗原作对照，绘制标准曲线，根据样品的沉淀峰高度即可计算出待测抗原的含量。反之，固定琼脂中抗原浓度，即可测定待检抗体的含量（即反向火箭免疫电泳）。

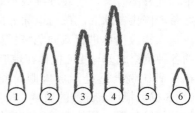

图 5-8    火箭免疫电泳图
①②③④为标准抗原；⑤⑥为标本

火箭免疫电泳操作时应注意以下几点：

**1.** 沉淀峰应呈圆锥状，如峰前端呈不清晰的云雾状或圆形，提示电泳未达终点；沉淀峰直达电泳板边缘，且未见峰尖，呈"烟囱"状，提示抗原含量过高，应稀释后重测。

**2.** 要选择无电渗或电渗很小的琼脂，否则火箭形状不规则。

**3.** 标本数量多时，电泳板应先置电泳槽上，搭桥并开启电源后再加样，因加样与开始电泳之间的间隔时间太长，可形成短的宽基底沉淀峰，使定量不准。作为抗原定量只能测定 µg/ml 以上的含量，将放射自显影技术与火箭电泳技术结合起来，可明显提高火箭电泳的灵敏度。火箭电泳时加入 $^{125}I$ 标记的标准抗原共同电泳，经洗涤干燥后，用 X 线胶片显影，可出现放射性显影，根据自显影火箭峰降低的程度可计算出抗原的浓度。

二维码 5-6    知识聚焦四

**知识拓展 5-4**

1. 可用于脑脊液寡克隆蛋白检测与分型的是哪种电泳技术？
2. 免疫固定电泳结果显示 IgG κ 轻链阳性，常提示哪种疾病？

---- **问题导航五：** -----------------------------------------

1. 影响免疫沉淀试验的因素有哪几方面？
2. 用于沉淀反应的抗体有哪些要求？
3. 影响免疫沉淀试验的环境因素有哪些？

# 第五节　影响免疫沉淀试验的主要因素

## 一、抗原抗体因素

### （一）抗原因素

**1.抗原的理化性状**　参与免疫沉淀试验的抗原必须为可溶性抗原，否则无法形成肉眼可见的沉淀现象。

**2.抗原的表位与种类**　天然抗原常为多价，参与免疫沉淀试验的抗原表面相同表位越多，越容易与相应抗体相互交联成立体网格状聚集体，出现肉眼可见的沉淀物。

### （二）抗体因素

**1.抗体的来源**　家兔等大多数动物的免疫血清较人和马的免疫血清具有更宽的等价带，与相应可溶性抗原结合更易出现肉眼可见的沉淀物。而单克隆抗体一般不适用于免疫沉淀试验，大多数情况下都是用多克隆抗体。

**2.抗体的质量**　用于免疫沉淀试验的抗体要求高纯度、高特异性、高效价及高亲和力。而当抗体纯度不高、特异性不好、效价过低或含有交叉反应性抗体时均会影响免疫沉淀试验的结果。

**3.抗体的初始浓度**　免疫浊度测定要求抗体在整个反应过程中都维持过量，因此，抗体的初始浓度对免疫浊度测定有很大影响，反应前必须预先设定一个合适的初始浓度。

### （三）抗原抗体的比例

抗原抗体比例是影响免疫沉淀试验的关键性因素。沉淀物的形成是在抗原抗体比例最适合处，只有抗原抗体比例适合时才能形成沉淀，否则不能形成沉淀物或产生可溶性免疫复合物而影响结果准确性。

## 二、反应环境因素

适宜的反应环境如电解质、酸碱度、温度等能促进抗原抗体分子的紧密接触，促进分子聚合。

### （一）电解质

常用 0.85% NaCl 溶液或各种缓冲液作为抗原抗体稀释液和反应液。

### （二）酸碱度

免疫沉淀试验必须在适宜的 pH 环境中进行，一般在 pH 6～9 条件下进行。

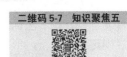

二维码 5-7　知识聚焦五

### （三）温度

免疫沉淀试验必须在适宜的温度环境中进行，最适温度为 37℃。

---

**知识拓展 5-5**

1.抗原-抗体反应中，当两者比例不合适而出现的带现象是什么？

2.前带和后带现象分别指什么？

---

**问题导航六：**

1.哪种基于免疫沉淀反应原理的分析技术最常用于蛋白质的测定？

2.免疫沉淀试验的主要临床应用有哪些？

# 第六节　免疫沉淀试验的临床应用

经典的沉淀反应均可用于抗原抗体性质、效价、纯度及分子量和浓度的分析，但因其有许多缺点无法克服，临床检测中此方法的应用已逐渐减少。但随着现代科学技术的不断发展、各种自动化分析仪的应运而生，基于沉淀反应的免疫浊度分析技术与免疫电泳技术在科研和临床检测中得到广泛应用。

免疫浊度分析技术目前主要用于蛋白质的测定，如血液中的免疫球蛋白 IgG、IgA、IgM、κ 轻链、λ 轻链、补体 C3、补体 C4、血浆蛋白、C 反应蛋白、类风湿因子等；尿液及脑脊液样本中的微量蛋白和半抗原（激素、毒物、治疗性药物等），还可用于血浆药物浓度的测定。

对流免疫电泳和火箭免疫电泳技术因存在电渗作用，目前已不推荐使用。免疫电泳可用于分析纯化抗原和抗体的成分及正常和异常免疫球蛋白的识别与鉴定，但其扩散时间长，影响因素多，

**二维码 5-8　知识聚焦六**

结果较难分析。免疫固定电泳技术因其分辨力强，敏感度高，结果易于分析，现常用于鉴定迁移率相近的蛋白和 M 蛋白、免疫球蛋白轻链、尿液/脑脊液等标本中的微量蛋白、游离轻链、补体裂解产物等，临床最常用于 M 蛋白的鉴定与分型，并已列入临床实验室的常规检测项目。

**知识拓展 5-6**

1. 血清蛋白电泳常用于哪些疾病的辅助诊断？
2. 哪种技术可用于尿液和脑脊液标本的微量蛋白检测？

---

**问题导航七：**

1. 什么是免疫检验自动化分析？
2. 速率散射比浊法的检测原理是什么？

---

# 第七节　自动化免疫浊度分析

免疫检验自动化分析是将免疫学反应检测过程中的取样、加试剂、混合、温育、固相载体分离、信号检测、数据处理、结果报告和检测后的仪器清洗等步骤由计算机控制，自动化进行。

免疫浊度分析的基本原理可概括为：抗原、抗体在特定的电解质溶液中反应，形成小分子免疫复合物，在增浊剂的作用下，迅速形成免疫复合物微粒，使反应液出现浊度。在抗体稍微过量且固定的情况下，形成的免疫复合物量随抗原量的增加而增加，反应液的浊度亦随之增大，即待测抗原量与反应溶液的浊度呈正相关。

## （一）免疫透射比浊法

**1. 原理**　一定波长的入射光线通过抗原-抗体反应后的溶液时，被其中的免疫复合物微粒吸收、反射和折射而减弱，在一定范围内，吸光度与免疫复合物量呈正相关，而形成的免疫复合物量与参与反应的抗原和抗体的量呈函数关系。与已知浓度的抗原标准品比较，可确定标本中抗原含量（图 5-9）。

**2. 工作过程**

（1）将待测标本和抗原参考品作适当稀释。

（2）将待测标本和标准抗原溶液（5 个浓度抗原标准品）与适当过量的抗血清混合，在一

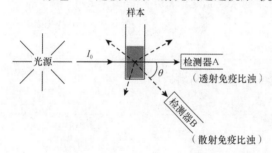

图 5-9　透射比浊法和散射比浊法的工作原理示意图
$\theta$ 为入射光与散射光的夹角；$I_0$ 为入射光强度

定条件下，抗原-抗体反应完成后，在 340nm 处测定各管吸光度。

（3）按 log-logit 转换或 $y=ax^3+bx^2+cx+d$ 方程进行曲线拟合，制备剂量-反应曲线，由计算机处理，计算出抗原浓度。

**3. 方法评价**　具有灵敏度高、稳定性好、操作简便和结果准确等优点。缺点在于抗体用量较大；透射比浊测定在抗原-抗体反应的第二阶段，检测需在抗原-抗体反应达到平衡后进行，耗时较长。

### （二）免疫散射比浊法

**1. 定时散射比浊法检测原理**　定时散射比浊法是在保证抗体过量的情况下，加入待测抗原，此时反应即开始，在反应的第一阶段，溶液中产生的散射光信号波动较大，所获取的信号计算出的结果会产生一定的误差。定时散射比浊法是避开抗原-抗体反应的不稳定阶段，即散射光信号在开始反应 7.5 秒至 2 分钟内的第一次读数，专门在抗原-抗体反应的最佳时段进行读数，将检测误差降到最低。

**2. 速率散射比浊法检测原理**　速率散射比浊法是抗原抗体结合反应的动力学测定法。所谓速率是指抗原-抗体反应在单位时间内形成免疫复合物的量（不是免疫复合物累计的量），连续测定各时间复合物形成的速率，与产生的散射光信号联系在一起，形成动态的速率散射比浊法，每项检测仅 1~2 分钟即可完成。

**3. 方法评价**　散射比浊法是目前临床应用较多的一种方法，本法自动化程度高，具有快速、灵敏、准确、精密等优点。采用抗体过量的检测方法，保证了结果的准确性。但仪器和所用试剂价格比较贵，对抗体的质量要求很高。

### （三）免疫胶乳比浊法

（1）检测原理：用抗体致敏的大小适中、均匀一致的胶乳颗粒（一般为 0.2μm），在遇到相应抗原时，胶乳颗粒上的抗体与抗原特异结合，引起胶乳颗粒聚集，使透射光和散射光出现显著变化。

（2）方法评价：本法敏感度大大高于普通比浊法，可达 ng/L 水平，操作简便，易自动化；血清中的类风湿因子（RF）可与 IgG Fc 段结合，使 IgG 致敏胶乳颗粒出现非特异性凝集，用 F(ab')₂ 片段代替 IgG 既可消除此干扰，又可克服 IgG 致敏胶乳的自凝现象，免疫胶乳轻度自凝或抗体活性降低会严重影响结果。

二维码 5-9　知识聚焦七

---

**知识拓展 5-7**

1. 免疫透射比浊法在临床上主要用于哪些项目的检测？

2. 速率散射比浊法在临床上主要用于哪些项目的检测？

---

**案例分析 5-1**

1. 案例 5-1 中患者可能的诊断是什么？

老年男性，2 年前发现尿中出现泡沫，尿常规示：尿蛋白+++，血清总蛋白 89.5g/L，球蛋白 36.8g/L，尿素氮 10.5mmol/L，肌酐 160.7μmol/L，免疫检查：IgG 1600mg/dl，患者蛋白尿两年，免疫球蛋白 IgG 明显升高，并且血清免疫固定电泳结果示：κ 轻链型 IgG 阳性，因此初步的诊断是 IgG κ 型多发性骨髓瘤。

2. 该患者接受了哪些免疫学相关的检验项目？这些检验项目分别用了什么样的免疫学检验方法？

为了明确诊断，该患者接受了免疫学相关的检验项目检测。其中免疫球蛋白检测（IgG、IgA）及补体检测主要用于评估患者的免疫系统的基本功能，临床上这些检验项目通常使用自动化免疫比浊分析进行检测。免疫比浊分析是将现代光学测量仪器与自动化分析检测系统相结合应用于沉淀反应，可对各种液相介质中的微量抗原、抗体和药物及其他小分子半抗原物质进行定量测定的检测技术。它具有稳定性好、敏感度高、易于自动化的显著优势，目前广泛应用于临床检验领域。除此之外，该患者还接受了免疫固定电泳检测，这是一种诊断多发性骨髓瘤常用的实验室检查，与仅常规电泳而未经免疫固定的标本比较，免疫固定电泳可判明蛋白为何种成分，以对样本成分及其性质进行分析、鉴定。因此，免疫固定电泳广泛用于单克隆蛋白的鉴定和分型。比如在本案例中患者罹患的多发性骨髓瘤，其经免疫固定电泳后，其临床诊断可进一步根据异常免疫球蛋白的具体分型再进行细致划分（如 IgG、IgA、IgM、IgD、IgE 等 5 种分型，每种型又可分为 κ 轻链或 λ 轻链阳性）。

（李士军）

# 第六章　放射免疫分析

放射免疫分析是将放射性核素高灵敏性的示踪特点和抗原-抗体反应的高特异性相结合的一种体外检测超微量物质的技术，是三大经典标记技术之一。根据方法学原理不同，放射免疫分析主要有两种类型：放射免疫分析（radioimmunoassay，RIA）和免疫放射分析（immunoradiometric assay，IRMA）。

二维码6-1　知识导图

---

**案例 6-1**

高血压是最常见的慢性病，也是心脑血管病最主要的危险因素。临床上高血压可分为原发性高血压和继发性高血压两种类型，在区分高血压类型基础上进行针对性治疗才能取得最佳的效果。肾素-血管紧张素Ⅱ-醛固酮系统（RAAS）是由一系列激素及相应的酶组成，对人体血压和水盐代谢平衡进行调节的循环内分泌系统，在高血压发病过程中起着重要作用。放射免疫分析（RIA）检测肾素活性，是临床检查血浆RAAS的主要方法，对原发性和继发性高血压分型诊断、治疗及研究有重要的参考价值。

RIA法检测血浆肾素活性（PRA）实际是测定单位时间内肾素催化产生血管紧张素Ⅰ（AⅠ）的含量来表示。取双份血浆，一份37℃温育1小时（待测管），另一份4℃温育1小时（对照管）。之后分别都加入AⅠ抗体和$^{125}$I-AⅠ，充分摇匀，28℃温育15小时以上。加入分离剂充分摇匀后在室温静置15分钟，离心机离心后弃上清液，在γ放射计数器上测各管放射性计数。根据标准曲线，仪器程序自动计算出各管血浆样品AⅠ的含量，进而计算出PRA，即PRA〔pg/(ml·h)〕=待测管AⅠ浓度-对照管AⅠ浓度。

问题：

1. 在案例6-1中，使用RIA法检测血浆肾素活性，对标记物$^{125}$I-AⅠ有何要求？

2. 在本案例所采用的试验中，γ放射计数器的工作原理是什么？

3. 在本案例所采用的试验中，为排除干扰还需设置哪些检测管？

---

**问题导航一：**

1. 案例6-1中肾素活性检测为何选择放射免疫分析？

2. 放射免疫分析常使用何种示踪物？各有怎样的优缺点？

---

# 第一节　概　述

放射免疫分析通过测定体外抗原-抗体反应体系中标志物的放射性强度来实现对待测抗原或抗体的定量分析。放射免疫分析的最小检出值可达到纳克至皮克级，远远超越了化学分析法的毫克至微克级，曾是定量分析技术一项划时代的进步。

## 一、放射免疫分析的创建

### （一）RIA 的创建与发展

1959年，核物理学家耶洛（Yalow）和医学家伯森（Berson）开创性地用放射性同位素$^{131}$I标记胰岛素来测定糖尿病患者血清中胰岛素含量，建立放射免疫分析（RIA）方法。

RIA是用放射性核素标记小分子抗原为特征，让待检抗原和标记抗原竞争性结合限量特异性抗体，通过测定标记抗原-抗体复合物的放射性强度来反映待检抗原的含量。RIA 具有灵敏度高、特异性强、操作简便等特点，广泛应用于生物医学研究和临床诊断领域中各种激素、微量蛋白、小分子药物和肿瘤标志物的定量分析，促进了之后 30 年内分泌学科的飞速发展。1977 年诺贝尔生理学和医学奖授予 Yalow 和其他两位生理学家，为表彰他们在内分泌学发展过程中所作出的巨大贡献。

### （二）IRMA 的创建与发展

免疫放射分析（IRMA）是在 RIA 基础上发展起来的。IRMA 是以放射性核素标记抗体为特征，让过量标记抗体与待测抗原非竞争性结合反应，通过测定固化待测抗原-标记抗体的放射性强度反映待检抗原的含量。

1968 年，迈尔斯（Miles）等创建了单位点 IRMA 法，随后又建立了双位点 IRMA 法，随着单克隆抗体制备技术和生物素-亲和素放大系统的应用以及固相吸附分离技术的进步，IRMA 方法的种类逐渐增多，并在免疫检验中曾得到广泛应用。

## 二、放射性核素种类及其特点

原子核分为两大类：一类原子核稳定存在，不会自发地发生核内成分或能级的变化，此类核素称为稳定性核素；另一类为不稳定的原子核，能够自发地转变成别的原子核或者发生核能态变化，在这个过程中伴有各种射线的发射，这类核素称为放射性核素（radioactive nuclide）。放射性核素自发地放出射线的过程称为放射性衰变，简称衰变。衰变是一种自发过程，与周围环境无关，也不是瞬间同时完成，当放射性核素数目因衰变减少至一半时所需的时间，称为半衰期。根据衰变放出射线的不同，分 α 衰变、β 衰变、γ 衰变三类。

放射免疫分析常用的是释放 γ 射线和 β 射线的放射性核素，前者主要有 $^{131}I$、$^{125}I$、$^{57}Cr$ 和 $^{60}Co$，以 $^{125}I$ 最为常用；后者有 $^{14}C$、$^{3}H$ 和 $^{32}P$，以 $^{3}H$ 最为常用。目前用于临床检验的体外检测试剂盒里，最常用的放射性核素是 $^{125}I$。

### （一）γ 射线的特点

γ 射线（以 $^{125}I$ 为例）具有以下优点：γ 射线穿透力强、射程远、丰度较高，便于测量且效率高；$^{125}I$ 的化学性质较活泼，制备标记物方法简便。

其缺点主要有：γ 射线的放射性强，对环境和操作人员的潜在辐射危害较大，也会影响标记物的生物学活性；$^{125}I$ 半衰期短（60 天左右），因此商品化试剂盒的有效期较短，一般为 1～2 个月。

### （二）β 射线的特点

β 射线（以 $^{14}C$ 为例）具有以下优点：放射能弱于 γ 射线，对环境和操作人员的辐射危害小；半衰期较长，所标记的抗原有效期长；由于大多数抗原都含有 C、H 等原子，$^{14}C$ 标记对抗原的结构及免疫学活性影响小于 $^{125}I$。

其缺点主要有：制备标志物较烦琐，难以获得高放射比活性的标记物。

## 三、放射标记物的制备

将放射性核素连接到抗原或抗体上制备成放射标记物，放射标记物是放射免疫分析的关键试剂之一。

**1.氯胺 T 碘化标记法** 此法是最常用的标记方法，氯胺 T 是一种氧化剂，可将带负电荷的 $Na^{125}I$ 氧化成 $^{125}I$，$^{125}I$ 直接结合于酪氨酸残基上的羟苯基制备成标记物。该方法操作简便，能使较多的 $^{125}I$ 结合在蛋白质上，单位质量标记物中放射活性强度较高。但此法只能用于标记含酪氨酸的化合物。

**2.间接碘化标记法** 缺乏酪氨酸的肽类及某些蛋白质，以及甾体类化合物、环核苷酸、前列腺素等非蛋白抗原，则需先将 $^{125}I$ 标记在配体上，再结合到上述物质的氨基、羧基和羟苯基上。

该方法操作较复杂，单位质量标记物中放射活性强度较低。但该法的标记反应较为温和，无须加入氧化剂和还原剂，可避免 $^{125}I$ 的直接加入而引起的标记物生物学活性损失。

两种标记方法根据实际工作应有所选择，如果希望标记物有更高的放射比活性，则首先考虑使用氯胺 T 碘化标记法。如果氯胺 T 碘化标记法引起蛋白质免疫及生物学活性有较大改变时，也可换用间接碘化标记法。

## 四、放射标记物的纯化与鉴定

标记反应之后，常采用凝胶层析分离纯化 $^{125}I$ 标记物。放射标记物的鉴定主要包括放射化学纯度、放射比活性和免疫活性三个参数。

**1.放射化学纯度**　是指标记物的放射性占总放射性的百分比，是衡量标记物质量的最重要指标之一，一般要大于 90%。

**2.放射比活性**　是指单位质量标记物中所含的放射性强度，放射比活性常用 Ci/g（或 Ci/mmol）表示。放射比活性直接影响竞争性分析的敏感度，标记物放射比活性越高，检测越敏感。但放射比活性也不能过高，过高的射线辐射会影响到标记物的免疫活性，且储存稳定性差。

**3.免疫活性**　是标记物与相应的抗体（或抗原）免疫反应的能力，反映标记物在标记前后免疫活性受损情况。测定方法是用过量特异性抗体与少量标记抗原反应之后，测定标记抗原-抗体复合物放射性（B），除以加入标记抗原总放射性（T）的百分比。一般情况下，这个比值应在 80% 以上。

## 五、射线检测仪器

1947 年由科尔特曼（Coltman）和卡尔曼（Kallmann）发明的闪烁计数器是一种利用射线引起闪烁体发光并进行记录的射线探测器，是最常用的射线检测仪器。其检测原理是：当射线作用于闪烁体，闪烁体吸收了射线的能量激发闪烁体中的原子或分子；当受激的原子或分子退激时，则发出光子进入光电倍增管阴极，由于光电效应转换为光电子；光电子在光电倍增管电场作用下到达阳极，形成电脉冲，再由电子学仪器放大、分析和记录。

闪烁体种类很多，包括晶体、液体、塑料或气体闪烁体等。根据闪烁体的不同，分为晶体闪烁计数器和液体闪烁计数器。

**1.晶体闪烁计数器**　主要用于检测如 $^{125}I$ 等放射性核素衰变产生的 γ 射线，又称 γ 放射计数器。其闪烁体常用碘化钠（NaI）、碘化铯（CsI）、硫化锌（ZnS）等无机盐晶体，以及蒽、对联三苯等有机晶体。最常用的无机盐晶体是 NaI，优点是低本底、高灵敏度、良好的温度稳定性、使用寿命长，对 γ 射线探测效率高。最常用的有机晶体是蒽晶体，是发光效率最高的有机闪烁体，通常作为检测其他闪烁体发光效率的对照标准。

**2.液体闪烁计数器**　主要用于检测如 $^{14}C$、$^3H$ 和 $^{32}P$ 等放射性核素衰变产生的 β 射线，为利用液体闪烁体（闪烁液）接受射线并转换成荧光光子的放射性计量仪。

## 六、放射免疫分析的发展

随着免疫标记技术不断进步，放射免疫分析衍生出多种非放射性核素标记的免疫分析技术，检测对象由激素、细胞因子向肽类、抗体及小分子物质拓展，扩大到几乎一切生物活性物质。

近年来，因放射污染等原因，放射免疫分析的发展和应用受到一定的限制，逐渐被化学发光免疫分析（chemiluminescence immunoassay，CLIA）、酶免疫测定（enzyme immunoassay，EIA）等所替代，但放射免疫分析的基本理论和分析模式奠定了现代标记免疫技术的基础，在科研工作中对新的活性物质超微量分析，放射免疫分析仍是最常用的检测手段之一。

二维码 6-2　知识聚焦一

**知识拓展 6-1**

$^{125}I$ 作为一种人工放射性核素，具有释放出的光子能量相对低、半衰期相对较短等优点，广泛地应用于生物医学方面，如骨密度测定、甲状腺肿瘤活组织检查、放射免疫分析、X射线荧光分析等。

甲状腺组织摄取碘后合成甲状腺激素，维持人体正常的生理活动。当人体摄入带有放射性的碘元素，如 $^{125}I$ 时，它们就会富集在甲状腺。利用放射自显影技术可以进行诸如甲状腺肿瘤活组织检查。

放射自显影技术是使用照相干板或乳剂来观察生物体内放射性物质的摄取，借以测量生物体内物质的分布、转移、代谢的细胞化学和组织化学的方法即可得到甲状腺的形状，从而可以推断肿瘤的有无。

----- **问题导航二：** .........

1. 案例 6-1 中的放射免疫分析主要原理是什么？

2. 放射免疫分析过程中应注意哪些实验条件的优化？

3. 对小分子抗原的检测，放射免疫分析具有哪些优势？

---

# 第二节　放射免疫分析方法

放射免疫分析（RIA）是以标记抗原与待测抗原竞争性结合限量特异性抗体，通过测定标记抗原-抗体复合物的放射性强度计算出待测抗原含量。

## 一、原　　理

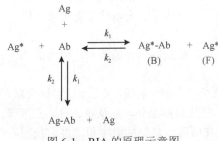

图 6-1　RIA 的原理示意图

Ag*，标记抗原；Ag，待测抗原；Ab，限量特异性抗体；Ag-Ab，待测抗原-抗体复合物；Ag*-Ab，标记抗原-抗体复合物

放射免疫分析基于竞争性结合反应原理，是竞争性免疫分析的典型代表。前提是标记抗原（Ag*）和待测抗原（Ag）与特异性抗体（Ab）具有相同亲和力。在特异性抗体（Ab）限量的情况下，标记抗原（Ag*）和待测抗原（Ag）竞争性地与特异性抗体（Ab）结合。其原理如下列反应式表示：

将标记抗原（Ag*）、待测抗原（Ag）与特异性抗体（Ab）同时存在于一个反应体系中，待测抗原（Ag）含量越高，结合特异性抗体（Ab）的竞争力就强，Ag-Ab 复合物的形成量就多，而 Ag*-Ab 复合物的形成量就少。因此，反应体系中 Ag*-Ab 复合物的形成量与 Ag 的含量成反比函数关系。待反应达到平衡后，测定沉淀于反应管底 Ag*-Ab 复合物的放射性强度。以放射性强度为纵坐标，标准品的系列浓度为横坐标绘成标准曲线，对照标准曲线可查得待测抗原（Ag）的浓度。

## 二、主要试剂

RIA 主要试剂包括：标记抗原溶液、待测抗原或系列标准品抗原、特异性抗体溶液、分离剂。其中标记抗原溶液、系列标准品抗原、特异性抗体溶液组成的反应体系用于绘制标准曲线或获得数学函数；标记抗原溶液、待测抗原、特异性抗体溶液组成的反应体系用于测定待测抗原含量。分离剂用于分离结合标记物（Ag*-Ab）和游离标记物（Ag*）。

通常使用含有特异性抗体的抗血清，抗血清质量的指标主要有亲和常数、交叉反应率和滴度。

**1. 亲和常数**　常用 $K$ 值表示,反映抗血清与相应抗原的结合能力。亲和力越大,越不易解离,测定结果就越稳定、敏感、重复性好。抗血清的 $K$ 值达到 $10^9 \sim 10^{12}$mol/L 才适用于 RIA。

**2. 交叉反应率**　待测物会受到反应体系中结构类似物质的干扰,如甲状腺素的 $T_3$ 与 $T_4$,雌激素中的雌二醇与雌三醇等。交叉反应率反映抗血清的特异性,交叉反应率过大将影响分析方法的准确性。

**3. 滴度**　指能与抗原发生反应的抗血清最高稀释度,反映抗血清中有效抗体的浓度。滴度越高,抗血清使用量就越少。

# 三、分 析 过 程

RIA 的分析过程包括抗原-抗体反应、B 相与 F 相分离、放射性强度测定和数据处理。

## (一)抗原-抗体反应

将未标记抗原(标准品或待测样品)、标记抗原和特异性抗体加入反应试管中,在一定条件下进行竞争性结合反应。竞争性结合反应有平衡法和非平衡法两种类型。

**1. 平衡法**　将标记抗原、待测抗原(或标准品抗原)、特异性抗体同时加入反应体系中,标记抗原和待测抗原(或标准品抗原)竞争性地与特异性抗体结合。

**2. 非平衡法**　先将待测抗原(或标准品抗原)和特异性抗体加入反应体系中,进行结合反应并达到平衡。然后再加入标记抗原,与特异性抗体竞争结合并达到平衡。

## (二)分离方法

在 RIA 反应体系中标记抗原、待测抗原与特异性抗体的含量极微,反应达到平衡后形成的抗原-抗体复合物很少且不发生沉淀,采用分离剂将结合标记物(bind,B)与游离标记物(free,F)分开,并测定其中一个组分(通常为 B)的放射性强度制成标准曲线,从而获得待测抗原的含量。

分离方法是放射免疫分析的关键环节。理想的分离方法应具有分离彻底、迅速,不影响反应平衡,分离效果不受反应介质的干扰,且操作简便、重复性好等特点。RIA 比较常用的分离方法有以下 5 种。

**1. 双抗体法**　为最常用的分离方法,以第二抗体(抗特异性抗体的抗体,Ab2)作为分离剂。当 RIA 反应达到平衡后,向反应体系中加入 Ab2 与 Ag*-Ab 和 Ag-Ab 结合,形成分子量更大的 Ag*-Ab-Ab2 和 Ag-Ab-Ab2 免疫复合物而沉淀下来,通过离心将沉淀标记复合物和游离标记抗原分离。

该方法的优点是分离特异性强、重复性好;缺点是第二抗体与特异性抗体反应需较长时间,且用量较大,增加检测成本。

**2. 聚乙二醇(PEG)沉淀法**　是 RIA 经典的分离方法,以聚乙二醇作为分离剂。分子量 6000 的聚乙二醇具有破坏蛋白质水化层,非特异性沉淀大分子蛋白质的性质,而小分子蛋白(游离标记抗原)则不会发生沉淀。当 RIA 反应达到平衡后,加入浓度 7%～9%、pH 6～9 的聚乙二醇溶液,沉淀抗原-特异性抗体复合物,通过离心分离。

该方法具有分离完全且经济方便的优点;缺点是非特异结合率较高,受温度、酸碱度、离子强度等影响较大。

**3. 双抗体-PEG 法(PR 试剂法)**　是广泛应用的 RIA 分离方法。分离剂包含聚乙二醇和第二抗体。此方法融合了第二抗体的特异性沉淀和 PEG 的快速沉淀的优势,减少了第二抗体的用量而降低检测成本,也减少了 PEG 的用量而减少非特异性沉淀。

**4. 微孔滤膜法**　多采用孔径为 0.25μm 的微孔滤膜。当 RIA 反应达到平衡后,将反应液加入微孔滤膜的滤器上,抗原-特异性抗体复合物被截留在滤膜上,小分子标记抗原则被滤除,从而达到分离目的。

**5. 活性炭吸附法**　活性炭可吸附小分子游离抗原或半抗原,大分子复合物则留在溶液中,离心后,上清液中抗原-特异性抗体复合物供检测。

此法适用于测定类固醇激素、强心苷和各种药物，此类物质分子量小于抗原-抗体复合物易被活性炭吸附。

## （三）放射性强度测定和数据处理

B 与 F 分离后，进行放射性强度测定。需检测的数据有：标记物总放射强度（T）、标准品 $B_1 \sim B_6$（含零标准管 $B_0$）各管的放射强度、待测标本（S）的放射强度、非特异性结合管（non-specific binding，NSB）的放射强度。各测定管的 RIA 反应体系举例如表 6-1。

表 6-1　RIA 反应体系

| | 非特异性结合管（NSB） | 零标准管（$B_0$） | 标准管（$B_0 \sim B_6$） | 待测标本管（S） | 总计数管（T） |
|---|---|---|---|---|---|
| 抗血清 | — | 100μl | 100μl | 100μl | — |
| 标准品 | — | — | 50μl | — | — |
| 标记抗原 | 50μl | 50μl | 50μl | 50μl | 50μl |
| 样品 | — | — | — | 500μl | — |
| 缓冲液 | 450μl | 350μl | 300μl | 300μl | 450μl |

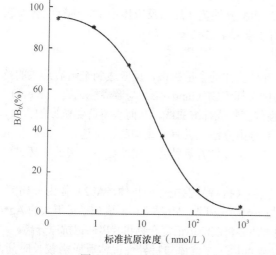

图 6-2　RIA 的标准曲线

以标准品抗原的浓度值为横坐标，以各标准管放射性强度测量的 $B/B_0$ 或 B/F 或 B/T 或 $B\text{-}NSB/B_0\text{-}NSB$ 为纵坐标，绘制标准曲线。每次测定均需做标准曲线。待测标本作双份测定，取平均值，通过标准曲线推算出待测抗原浓度。

同时标准曲线也是验证方法的灵敏度、检验抗血清（特异性抗体）的质量、鉴定标准品纯度的主要依据（图 6-2）。

## 四、评价与应用

RIA 为微量物质定量分析的经典方法，既能检测小分子量（包括半抗原）也能检测大分子量物质。RIA 灵敏度高，能精确测定各种具有免疫活性的超微量（$10^{-15}$g～$10^{-9}$g）物质。目前已可测 300 多种物质，包括激素、肽类、药物和体内的其他活性物质［如甲胎蛋白（AFP）、癌胚抗原（CEA）等］。多数待测物不须经提纯即可直接测定。标本用量少，一般仅需 0.1ml 即可。操作简便，价格便宜。

二维码 6-3　知识聚焦二

### 知识拓展 6-2

放射免疫分析的实验过程中，抗原-抗体反应的温度和时间可依据待检抗原的理化性质和所用抗体的亲和力等因素进行选择。若待检抗原性质稳定且含量高，抗体的亲和力较高，温育时间可较短（数小时），温度可选择 25℃或 37℃；若待检抗原的性质不稳定（如小分子肽）或含量甚微，或抗体的亲和力较低，则应选择低温（4℃）长时间（20～24 小时）反应条件。

- - - - 问题导航三：

1. 免疫放射分析主要原理是什么？
2. 免疫放射分析有哪些方法类型？
3. IRMA 与 RIA 的异同点有哪些？

# 第三节 免疫放射分析方法

免疫放射分析（IRMA）是在经典 RIA 的基础上发展起来的放射免疫分析，属固相免疫标记技术。与 RIA 不同的是，IRMA 是用放射性核素标记抗体，待测抗原与过量标记抗体发生非竞争性免疫结合反应，测定标记免疫复合物的放射性强度来计算出待测抗原含量。IRMA 是经典的非竞争性免疫分析方法，待测抗原浓度与标记复合物放射性强度成正比。

## 一、原 理

IRMA 基于非竞争性结合反应原理，即反应体系中过量的标记抗体（Ab*）与待测抗原（Ag）结合形成游离抗原-抗体复合物（Ag-Ab*），然后加入固相抗原吸附反应体系中的游离标记抗体（Ab*），达到分离 Ag-Ab* 与 Ab* 目的。Ag-Ab* 复合物的形成量与待测抗原 Ag 的含量成正比函数关系，通过测定上清中抗原-抗体复合物（Ag-Ab*）的放射性强度可得到待测抗原含量。其原理如图 6-3 反应式表示。

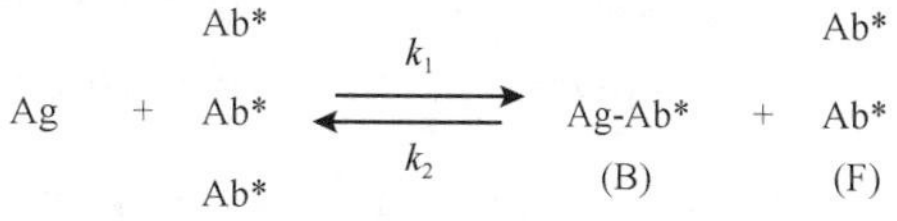

$$Ag + \begin{matrix} Ab^* \\ Ab^* \\ Ab^* \end{matrix} \underset{k_2}{\overset{k_1}{\rightleftharpoons}} Ag\text{-}Ab^* \underset{(B)}{} + \begin{matrix} Ab^* \\ Ab^* \\ \end{matrix} \underset{(F)}{}$$

图 6-3 IRMA 的原理示意图

Ag，待测抗原；Ab*，过量特异性抗体；
Ag-Ab*，标记抗原-抗体复合物

IRMA 常有单位点法和双位点法，又发展了间接 IRMA 法等。

**1.单位点法** 即直接 IRMA 法，是最早应用的 IRMA 方法。待测抗原分子上只需一个反应位点，一般用于测定小分子抗原（半抗原）。用过量标记抗体与待测抗原结合反应，再用固相抗原吸附游离标记抗体，然后再固液分离，测定游离的抗原-标记抗体复合物的放射性强度，推算出待测抗原的浓度（图 6-4）。

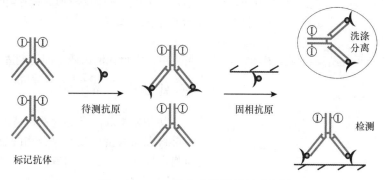

图 6-4 IRMA 单位点法的原理示意图

**2. 双位点法** 即双抗夹心 IRMA 法，待测抗原分子上需具有 2 种以上抗原表位，故用于测定大分子抗原。该方法采用两种特异性抗体，一种是与固相载体连接的固相抗体（Ab1），另一种是放射性核素标记（Ab2）。让固相抗体与标记抗体结合待测抗原的两个反应位点上，形成固相抗体-抗原-标记抗体的双抗体夹心复合物，去除未结合的标记抗体，测定固相双抗体夹心复合物的放射强度得出待测抗原的含量（图 6-5）。

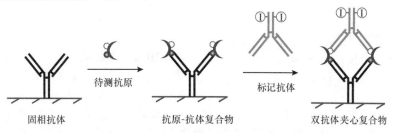

图 6-5 IRMA 双位点法的原理示意图

**3. 间接 IRMA 法**　在双抗夹心 IRMA 法的基础上进行改良，采用 $^{125}I$ 标记抗 Ab2 的抗体（Ab3*），反应形成固相抗体（Ab1）-待测抗原-Ab2-Ab3* 的四重免疫复合物，测定四重免疫复合物的放射性强度得出待测抗原浓度。本法的优点是标记抗体（Ab3*）是针对 Ab2（IgG 类）的抗体，可作为通用试剂（图 6-6）。

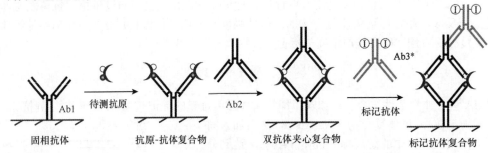

图 6-6　间接 IRMA 法的原理示意图

## 二、分析过程

双位点法和间接 IRMA 法采用固相吸附分离方法，最常用聚苯乙烯作为固相吸附材料，分析过程如下。

**1. 包被**　一般采用物理吸附法将抗体吸附（也称包被）在聚苯乙烯试管壁上。用 pH 9.6 碳酸盐缓冲液配制抗体溶液，加到试管中室温过夜；弃包被缓冲液并洗涤去掉结合不牢固抗体，再加入 1% 牛血清白蛋白溶液封闭未结合抗体的空白位点，经干燥后保存备用。

**2. 抗原-抗体反应**　上述包被管中加入待测抗原，与固相抗体反应形成抗原-抗体复合物也固化在试管壁上，再加入标记抗体，标记抗体与复合物中的待测抗原结合，形成固化的双抗夹心复合物。

**3. 分离**　结合反应结束后倾倒液体，只需洗涤数次，去掉上清杂质，即达到固液分离。

## 三、数据处理

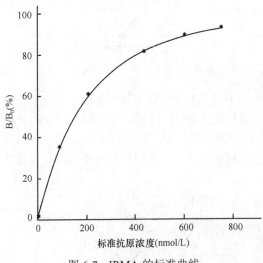

图 6-7　IRMA 的标准曲线

以 IRMA 双位点法为例，待测抗原含量与固相材料表面双抗体夹心复合物的总量成正比。分别测定标准品反应管的放射性强度，并以放射性计数为纵坐标（$Y$ 轴），以标准品抗原浓度为横坐标（$X$ 轴），可绘制标准曲线。在实际工作中，通过不同的数学模型经计算机处理，可获得不同的剂量-反应曲线。由于实验系统不同，各种数据处理方法的拟合程度不同；但不论何种方式，均应以获得较好相关系数（绝对值接近 1）为标准（图 6-7）。

## 四、评　价

**1. IRMA 的优点**　采用过量标记抗体进行免疫结合反应，缩短了达到平衡所需时间，反应效率高；形成双抗夹心复合物，稳定性好；非竞争结合不易产生严重的交叉反应，特异性更好；采用固相吸附分离方法，不需要离心，操作简便。

**2. IRMA 的缺点**　抗体用量较多；固相抗体静置于载体上，一般需震荡促进抗原抗体结合反应。

**3. IRMA 与 RIA 的异同点**　两者都属于放射性核素标记技术，检测对象都是抗原。两者不同之处见表 6-2。

二维码 6-4　知识聚焦三

表 6-2　IRMA 与 RIA 的比较

| 鉴别点 | RIA | IRMA |
| --- | --- | --- |
| 标记物 | 标记抗原 | 标记抗体 |
| 反应模式 | 竞争性结合反应，剂量-反应曲线呈负相关 | 非竞争性结合反应，剂量-反应曲线为正相关的直线关系 |
| 反应体系 | 液相免疫标记测定 | 固相免疫标记测定 |
| 抗体类型 | 多克隆抗体 | 多采用单克隆抗体 |
| 抗体用量 | 限量 | 过量 |
| 反应速率 | 慢 | 快 |
| 检测范围 | 标准曲线的工作浓度通常为 2～3 个数量级 | 标准曲线的工作浓度可达 3 个数量级以上 |
| 待测抗原 | 可检测大分子抗原，也可检测半抗原 | 只能检测具有 2 个以上抗原表位的大分子抗原 |

**知识拓展 6-3**

　　IRMA 除固相吸附分离方法外，还采用磁性分离技术，即以纳米或微粒级的磁性微粒为载体，将特异性抗体（通常是单克隆抗体）联结于磁性微粒上，与相应的抗原特异性结合。反应结束时，在磁场的作用下实现结合相与游离相分离完全。

　　磁性微粒具有粒径比较小，比表面积较大，具有较大的吸附容量，粒径均一，悬浮性好，能形成单分散体系，利于抗原与抗体结合反应等优点。磁性分离无须离心操作，适合自动化分析，也广泛应用于荧光免疫分析、化学发光免疫分析等。

----- **问题导航四：** -----

　　1. 放射免疫分析的检测试剂盒有怎样的使用要求？

　　2. 如何做到放射免疫分析过程中加样的精准性？

　　3. 放射免疫分析标准曲线的作用有哪些？

# 第四节　影响放射免疫分析的主要因素

　　影响放射免疫分析的主要因素主要来自两个方面：一是实验试剂、实验设计及仪器设备带来的系统误差；二是操作过程、数据处理及标准曲线绘制造成的随机误差。必须建立严格的质量控制，才能保证实验结果准确可靠。

　　放射免疫分析的主要影响因素与质量控制体现在检测前、检测中和检测后三个部分。

## 一、检测前因素

### （一）检测试剂

　　**1. 标记物**　无论是标记抗原还是标记抗体，标记物都应具备高放射比活性、高纯度和完整的免疫活性，是检测灵敏度的基础。特别是 RIA 中，标记抗原的放射比活性越高，所需标记抗原的分子数越少，灵敏度就越高。

　　（1）标记物纯度：标记物储存过程中，会出现脱碘的情况。采用三氯醋酸沉淀蛋白，分别测定沉淀物和上清液的每分钟计数（counts per minute，CPM）。如果游离 $^{125}I$ 超过总放射性碘的 5% 则应考虑重新纯化。

（2）放射比活性：标记抗原（或抗体）必须有足够的放射比活性，才能保证检测高灵敏度。

（3）免疫活性：放射性核素标记时总会引起部分抗原（或抗体）的活性损失。用少量的待测标记物加过量的抗体（或抗原），反应后分离结合相（B）和游离相（F），分别测定放射强度，算出 B/T 值。该值越高说明标记物的活性越好。

**2. 标准品**　首先要求标准品的生物活性和免疫反应性要与待测抗原保持一致。其次标准品稳定性好、易保存。再者标准品中不含交叉反应物质和干扰免疫反应的物质。另外，标准品配制时所使用的基质尽量与待测标本一致。

**3. 抗体**　需要评价抗体的特异性、滴度和亲和力。多克隆抗体（抗血清）的亲和力较好，但特异性不如单克隆抗体；单克隆抗体具有较好的特异性，但亲和力不及多克隆抗体。

**4. 分离剂**　应使结合相（B）和游离相（F）尽可能完全分离，尽可能不受温度、时间、反应体系的 pH 和离子强度等因素的影响。

**5. 质控血清**　用于检定实验室内部一系列试验的内质量控制，或分发到不同地区检定实验室之间的外质量控制所用的血清。

## （二）检测方法

抗原-抗体反应所用缓冲液性质、反应温度和时间、抗原和抗体的浓度和比例等直接影响测定结果。待测样品的采集、提取和纯化、储存也影响测定结果。根据不同的检测要求需对检测方法和条件进行优化。

## （三）检测仪器

选择计数效率高、稳定性好、可靠性强、本底计数低的放射性检测仪器，且需要定期维护和保养。

# 二、检测中因素

**1. 操作人员**　上岗前须经过专门放射免疫分析相关培训，严格按照试剂盒使用说明书或标准操作程序（SOP）进行操作。

**2. 操作过程**　对微量加样器要定期校准，操作者加样一致性需通过考核，加样误差要小于 2%。由于操作精度随检查管数增加而下降，每人每天操作以不超过 500 管为宜。各浓度标准品应设 2～3 支复管，标本设复管。放免计数仪应经常维护和保养。

**3. 内质控**　应用内质控人血清测定批内、批间的标准差和变异系数，绘制质控图系统地反映测定误差和漂移的大小，决定结果的取舍。

# 三、检测后因素

**1. 标准曲线**　采用标准管抗原浓度和对应的放射性强度绘制标准曲线。待测抗原的浓度是从标准曲线上查得的。同时标准曲线也是验证方法灵敏度、检验抗体质量、鉴定标准品纯度的主要依据。因此，标准曲线的绘制是很重要的环节。

**2. 曲线拟合**　对标准品检测数据经数据拟合模型软件处理获得理想函数关系，称之为曲线拟

二维码 6-5　知识聚焦四

合。计算机根据此函数计算出待测抗原含量。目前常用数据拟合模型有 7 种：3/2 次方程、逻辑斯谛（logistic）四参数拟合、线性样条函数插值、三次样条函数插值、线性方程、二次方程、四参数单位点质量作用模型。不管采用何种曲线拟合模型，不能改变标准曲线的函数本质，区间范围不能外展。

**知识拓展 6-4**

RAAS 检测除放射免疫分析之外，还有酶联免疫吸附试验（ELISA）、化学发光免疫分析（CLIA）、电化学发光免疫分析（ECLI）和质谱法等。

------- 问题导航五：
1. 目前临床上放射免疫分析法对内分泌疾病相关激素测定项目有哪些？
2. 放射免疫实验室管理要求和规定有哪些？

# 第五节 放射免疫分析的临床应用

放射免疫分析是现代免疫标记技术的基础，在 20 世纪 70～80 年代曾广泛用于各种激素、病毒抗原或抗体、小分子药物等各种分子量物质的检测。放射免疫分析是核医学的重要组成部分，推动核医学建设、提升核医学在医学诊断与治疗领域的综合实力。但近年来，由于化学发光等免疫标记技术的广泛应用使得放射免疫分析遭遇重大挑战，其市场呈逐渐萎缩趋势。

## 一、临床适用范围

**1. 甲状腺功能检测** 甲状腺疾病是临床常见内分泌疾病，正确诊疗有赖于甲状腺功能的实验室检查。例如，原发性甲状腺功能减退（甲减）仅通过临床表现很难诊断，甲状腺功能指标是临床医生对疑似甲减患者早期明确诊断的重要依据。

目前甲状腺功能系列包括四碘甲腺原氨酸（$T_4$）、游离四碘甲腺原氨酸（$FT_4$）、三碘甲腺原氨酸（$T_3$）、游离三碘甲腺原氨酸（$FT_3$）、3,3′,5′-三碘甲腺原氨酸，即反 $T_3$（$rT_3$）、促甲状腺激素（TSH）、甲状腺球蛋白（TGA）、甲状腺微粒体（TMA）等。

**2. 其他内分泌疾病相关激素检测** 主要包括：①性激素六项：如促黄体生成激素（LH）、促卵泡成熟激素（FSH）、泌乳素（PRL）、孕酮（P）、雌二醇（E2）、睾酮（T）；②骨代谢相关激素：甲状旁腺素（PTH）、降钙素（CT）、骨钙素（BGP）、25 羟维生素 D（25-OH $V_D$）等。

**3. 微量蛋白质检测** 尿液微量白蛋白、$\beta_2$ 微球蛋白（$\beta_2$-MG）、$\alpha_1$ 微球蛋白（$\alpha_1$-MG）、转铁蛋白（TRF）、视黄醇结合蛋白（RBP）等。

**4. 肿瘤标志物检测** 如甲胎蛋白（AFP）、癌胚抗原（CEA）、糖类抗原 125（CA125）、糖类抗原 19-9（CA19-9）、人绒毛膜促性腺激素（hCG）等。

**5. 自身免疫病相关物质检测** 甲状腺球蛋白（TG）、甲状腺球蛋白抗体（TGAb）、促甲状腺激素受体抗体（TRAb）等。

**6. 检测药物中毒和药物代谢** 如吗啡、苯巴比妥、氯丙嗪、苯妥英钠、庆大霉素、地高辛、茶碱等。

## 二、放射免疫实验室的安全管理

由于放射免疫实验室涉及放射性核素操作，为避免对工作人员和环境造成辐射损害，实验室建设与管理、试剂保存与使用、工作人员防护、放射性废物处置都有严格的要求。

### （一）实验室建设要求

实验室应该符合使用和储存核素的要求。环保部门对于操作大剂量放射性核素的实验室设计有特别的审查程序，实验室应按要求办理放射卫生许可登记或者向放射卫生防护部门申报注册。根据实际情况，原环境保护部 2013 年第 74 号公告对 $^{125}I$ 放免药盒的最大日使用量不超过 $10^6$Bq（贝可）的医院及专业体检机构实行豁免管理，不需办理辐射安全许可证和放射性同位素转让审批，也不再逐一向当地环境保护部门办理豁免备案手续。

### （二）实验室管理要求

制定放射安全相关管理制度、实验室准入制度等；使用、操作放射免疫试剂盒的人员应经过职业卫生培训，具备相应的技能和防护知识；实验室应该指定专人负责安全检查。操作室、污物间、试剂间的入口均须张贴电离辐射标志。

### （三）试剂保存与使用要求

国家卫生行业标准 WS181 规定了生产和使用放射免疫分析试剂（盒）的放射卫生防护要求。试剂盒保存于独立的房间或专门冰箱中，房间或冰箱门上应有电离辐射标志。

### （四）放射性废弃物处置要求

二维码 6-6 知识聚焦五

严禁把放射性废弃物混同一般废物处理。放射性液体废弃物应收集在能防破损、防泄露的容器内置于暂存间。放射性固体废弃物按要求收集在标有放射性垃圾的特殊标记的医用红色塑料袋内，存放在特制的铅柜中。经 10 个半衰期放射性检测达豁免要求后，再按一般医用废物深埋处理。暂存间应有电离辐射标识。

#### 知识拓展 6-5

白蛋白是血浆主要蛋白，由肝脏产生，正常情况下尿液中白蛋白的含量极低，仅为微克或毫微克水平，检测尿液微量白蛋白是早期肾病的黄金指标。正常情况下，尿液中 $\beta_2$-微球蛋白的排出是很微量的，呈微克水平，当尿液中 $\beta_2$ 微球蛋白增高，提示肾小管损害或滤过负荷增加；$\alpha_1$ 微球蛋白是反映肾小管受损的敏感指标，在肾脏疾病诊断中具有重要的临床应用价值。

检测尿液中微量蛋白的方法很多，早期多采用免疫电泳法和免疫扩散法，但由于其操作烦琐、灵敏度低、精密度差，现已被淘汰。RIA 特别适用于微量蛋白的定量测定，如尿液中微量白蛋白、$\beta_2$ 微球蛋白、$\alpha_1$ 微球蛋白、视黄醇结合蛋白（RBP）等。目前，尿微量蛋白的测定主要有 RIA、FIA、EIA、TRFIA 及免疫比浊等方法。

## 第六节 自动化放射免疫分析

国内放射免疫分析的临床应用起步于 1962 年，从建立胰岛素 RIA 检测方法开始，RIA 药盒的生产、测量仪器的研制及其在科研和临床应用方面都逐渐发展起来。到 20 世纪 80 年代，国内大、中医院及部分基层医院都建立了 RIA 实验室，可进行肽类、激素、病毒、抗体等近 300 项生物活性物质的检测，每年检测数量数千万人次。随后 20 年 RIA 产业进入了高速发展期，仅国内就有近 30 家放免药盒研发生产单位，生产供应近百种系列药盒。2000 年之后，RIA 产业增速减缓。截至目前，国内多数医院的检验科及临床实验室已经放弃了 RIA 技术。

二维码 6-7 补充案例

原发性醛固酮增多症（PA）筛查临床案例

二维码 6-8 视频

精品课程：放射免疫分析技术

放射免疫分析是一种优点和缺点并存的免疫标记技术，优点是灵敏度和特异度都很高。国产试剂盒价格普遍比进口的同类全自动化学发光试剂盒低，检测成本低，国产试剂盒超过一半的品种采用液相离心法分离，操作较烦琐，难以实现自动化，难以与其他非放射性方法竞争。

近几年来，全自动化放射免疫实验系统也有一些发展，检测容量可达到 1000 管/小时。但该系统价格大约是进口的全自动化学发光系统的 3~4 倍，与之配套的放射免疫诊断试剂种类有限，缺乏竞争力，推广难度大。

#### 案例分析 6-1

1. 在案例 6-1 中，使用 RIA 法检测血浆肾素活性，对标记物 $^{125}$I-AI 有何要求？

血管紧张素 I（AI）是由 10 个氨基酸残基组成的多肽，其一级结构为：天冬氨酸-精氨酸-缬氨酸-酪氨酸-异亮氨酸-组氨酸-脯氨酸-苯丙氨酸-组氨酸-亮氨酸。AI 由肾素催化血液中血管紧张素原转变而来，在酶作用下 AⅠ能进一步转化为具有维持机体血压和血容量平衡作用的血管紧张素Ⅱ（8 肽）。

AⅠ含有 1 个酪氨酸（Tyr），适合采用氯胺法将 $^{125}$I 直接标记在酪氨酸残基上制备成标记物。$^{125}$I 为单分子，是分子量最小的免疫标记示踪物之一，标记后对 AⅠ结构和生物学活性的影响都相对较小。$^{125}$I-AⅠ应有与 AⅠ相同的免疫活性，保持对特异性抗体同样的亲和力，还需有较高的放射比活性。

2. 在本案例所采用的试验中，γ 放射计数器的工作原理是什么？

放射性核素 $^{125}$I 衰变过程放出的 γ 射线，检测 γ 射线的仪器为晶体闪烁计数器，又称 γ 放射计数器。γ 放射计数器由进样、射线探测和数据处理与输出三大部分组成。射线探测部分由闪烁体、光电倍增管、放大器—分析器—定标器系统组成。当射线通过闪烁体时，闪烁体吸收了射线的能量而引起闪烁体中的原子或分子激发；当受激的原子或分子退激时发出一定波长的光；这些光子射到光电倍增管光阴极发生光电效应而释放出光电子；光电子在光电倍增管电场作用下到达阳极，形成电脉冲；再由电子学仪器放大，而后由定标器记录下来。

放射性同位素的量越多，在闪烁体上引起闪光次数就越多，光阴极产生的电子数量就越多，仪器记录的脉冲次数就越多。

3. 在本案例所采用的试验中，为排除干扰还需设置哪些检测管？

标记物 $^{125}$I-AⅠ和非标记 AⅠ在液相中与特异性抗体竞争性结合反应，再采用合适的分离剂分离，通过测定标记抗原抗体结合物的放射性强度来获得待测 AⅠ的含量。为克服系统干扰，需单设非特异性结合管（NSB 管）、标记物总放射强度管（T 管）、本底管、零标准管（$B_0$ 管）。以标准品浓度为横坐标，$B/B_0$ 为纵坐标获得标准曲线，依据标准曲线查得样品中 AⅠ的含量。其中 $B/B_0=$（标准管 CPM 值-NBS 管 CPM 值）/（$B_0$ 管 CPM 值-NBS 管 CPM 值）。

（杨　珺）

# 第七章 荧光免疫分析

二维码 7-1 知识导图

荧光免疫分析（fluoreimmunoassay）是抗原-抗体反应与荧光标记技术相结合而建立的一种免疫检测方法，可对待测物进行定位、定性和定量的分析，具有特异性高、敏感性好、可视直观性强等优点。目前，荧光免疫分析已在临床检验诊断、生命科学研究等方面得到广泛应用。

## 案例 7-1

抗核抗体（antinuclear antibody，ANA）是一组针对细胞核内的 DNA、RNA、蛋白或这些物质的分子复合物产生的自身抗体，血清中抗核抗体滴度增高可见于多种自身免疫病，如系统性红斑狼疮、类风湿关节炎与干燥综合征等。抗核抗体检查是自身免疫病的筛选试验，临床上常采用间接免疫荧光试验对抗核抗体进行定性或半定量检测，某定性检测的试剂盒检验方法如下：

将待测血清作 1:100 倍稀释，分别将稀释血清和阴阳对照血清加至加样板的每一反应孔内，将 HEp-2 细胞抗原片盖在加样板的凹槽内，室温孵育 30 分钟后，取出抗原片，用磷酸盐缓冲液充分洗涤，再向反应孔中加入异硫氰酸荧光素（FITC）标记的抗-人 IgG 抗体，经温育、洗涤及封片等处理后，在暗室荧光显微镜下观察结果。

**问题：**

1. 间接免疫荧光试验检测抗核抗体的原理是什么？有何优缺点？
2. 如何使用荧光显微镜观察待检标本？
3. 在免疫荧光试验结果观察中可能出现哪些异常试验结果？请解释其影响因素。

## 第一节 概　述

早在 16 世纪，人们在矿、植物提取液中发现荧光现象，但到 19 世纪中期人们才真正阐明荧光发射机制并初步应用。1941 年，美国科学家首次使用异硫氰酸荧光素（FITC）标记抗-肺炎球菌抗体，在荧光显微镜下检测到小鼠感染组织切片中的可溶性肺炎球菌荚膜多糖抗原。20 世纪 70 年代以来，荧光免疫技术不断发展，实现了从原来仅限于固体标本检测到后来活细胞分类以及多种细胞成分检测的突破。随后发展出以时间分辨荧光免疫分析为代表的荧光免疫分析技术，可以对液体中的抗原（或抗体）进行自动化定量检测，在医学检测、生物科学研究等领域得到广泛应用。

目前在荧光免疫分析中应用广泛的荧光物质有异硫氰酸荧光素、藻红蛋白、镧系稀土元素和酶作用后产生的荧光物质等，不同的荧光物质适用于不同的检测方法，可视实验情况进行选择。荧光素需要经一定波长的激发光激发才能释放荧光。荧光信号的检测可以通过荧光显微镜、激光共聚焦显微镜等仪器直接观察或通过流式细胞仪、时间分辨荧光分析仪等仪器的荧光信号采集器进行信号放大。

根据检测目的、原理及结果判断方法的不同，可以将荧光免疫分析分为免疫荧光显微技术和免疫荧光测定技术。免疫荧光显微技术是对细胞、组织切片等固体标本中的抗原或抗体进行定性或定位检测，常用方法有直接免疫荧光法、间接免疫荧光法，后者应用广泛。免疫荧光检测技术是对液体标本中抗原或抗体的定量检测，根据标记的荧光物质和检测原理的不同，可分为时间分辨荧光免疫分析、荧光偏振免疫分析、荧光酶免疫分析等。

荧光免疫分析在临床检验诊断中广泛应用，通常用于自身抗体的检测、病原体的快速检测和淋巴细胞分类计数，也可用于肿瘤标志物、药物浓度、激素等微量物质的检测。

---

**问题导航一：**

1. 荧光显微镜的工作原理是什么？
2. 使用荧光显微镜观察时需要注意哪些问题？

---

# 第二节  荧光显微镜

荧光抗体与待测标本中的抗原结合后，可通过荧光显微镜在黑色背景中观察是否存在明亮的特异性荧光，从而对组织细胞的结构或其组分进行定位、定性及半定量检测。荧光显微镜属于光学显微镜的一种，与普通光学显微镜的主要结构基本相似，同样具有光学放大作用。但荧光显微镜在光源、滤光片、光路、聚光器、镜头等方面有着独特的要求，使之可以用于荧光的检测观察（图7-1）。

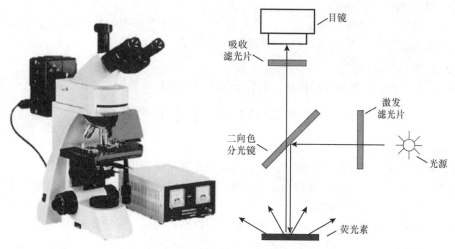

图 7-1  荧光显微镜结构图

## 一、荧光显微镜的基本结构

### （一）光源

大多数荧光物质的激发光谱位于紫外线——可见波长区域，且荧光物质的量子效率极低，因此需要一个富含紫外光的强大激发光源。高压汞灯、氙灯或卤素灯等光源的发射光谱富含紫外光，常作为荧光显微镜的光源。

### （二）滤光片

每种荧光物质都具有特定的激发光谱和发射光谱，因此选择合适的滤光片对荧光的观察效果极其重要。荧光显微镜的滤光片通常可分为隔热滤光片、激发滤光片和吸收滤光片三种，它们在不同的位置，发挥着不同的作用。

**1. 隔热滤光片**  能够阻断红外线的通过而发挥隔热作用，保护其他光学元件，位于灯室的聚光镜前面。

**2. 激发滤光片**  能选择性地透过紫外线——可见波长光域，以提供合适的激发光谱，位于光源和物镜之间。激发滤光片有两种，一种是紫外光滤片（UG），只允许波长范围在275～400nm的紫外光通过，最大透光度为365nm；另一种是蓝紫外光滤片（BG），只允许波长范围在325～500nm的蓝紫外光通过，最大透光度为410nm。

**3. 吸收滤光片** 具有一定的透光范围，通常可吸收短波谱线与红外线，透过较长波长的可视光，位于物镜与目镜之间。其具有滤除激发光、允许荧光通过的作用，使标本在暗背景上呈现的荧光易于观察，也使眼睛免受强激发光刺激。吸收滤光片的透光范围在410～650nm，有 OG（橙黄色）和 GG（淡绿黄色）两种。

在实际应用中，我们需要根据标记的荧光素选用合适的滤光片组合，例如：观察异硫氰酸荧光素（FITC）标记抗体，可选用激发滤光片 BG12，配以吸收滤光片 OG4 或 GG9。观察四乙基罗丹明（RB200）标记抗体时，可选用激发滤光片 BG12 与吸收滤光片 OG5。

## （三）光路

荧光显微镜光路通常可分为透射光和落射光两种形式。透射光的照明路线从标本下方经过聚光器后透过标本进入物镜，适合观察对光可通透的标本；落射光的照明路线从标本上方经过套在物镜外周的特殊垂直照明器，从物镜周围落射到标本上，经标本反射进入物镜，适用于观察透明度不好的标本以及各种活性组织等。目前，大部分的荧光显微镜采用落射光形式，其对标本的厚薄、透明度要求不高，且操作方便。

## （四）聚光器

聚光器有明视野、暗视野和相差荧光聚光器等。聚光器不应吸收紫外线，它与光源、光路、激发滤光片适宜组合，以利于在暗背景中获得满意的荧光。

## （五）镜头

目镜主要有三类，包括氟处理镜头、消色差镜头及复消色差镜头，常用的是消色差镜头。

# 二、荧光显微镜的使用注意事项

**1.** 光源应安装稳压器，以保持电压稳定。

**2.** 长时间激发光照射可使荧光衰减甚至消失，因此应尽量缩短观察时间。

**3.** 荧光显微镜应放置在水平操作台上，光源灯室注意不要碰撞、漏光，且灯室必须有良好的散热条件，工作环境温度不宜过高。

**4.** 荧光显微镜光源寿命有限，标本应集中检查，以节省时间，保护光源。

二维码 7-2 知识聚焦一

**5.** 高压汞灯等高压光源一次启动不成功或关灯后，至少要经半小时，待高压汞灯冷却后再启动使用，开启后至少要 15 分钟才可关闭，以免水银蒸发不完全而损坏电极。

**6.** 观察时根据不同的荧光素选择合适的激发滤光片与吸收滤光片。

## 知识拓展 7-1

激光扫描共聚焦显微镜（confocal scanning laser microscope，CLSM）是近十多年研制成的高光敏度、高分辨率的新型仪器。它以激光为光源，由共聚焦成像扫描系统、电子光学系统和微机图像分析系统组成。光束经聚焦后落在样品（组织厚片或细胞）不同深度的微小一点，并作移动扫描，通过电信号彩色显像，可使样品内任何一点的反射光形成的图像，都被准确地接收下来并产生信号，传递到彩色显示器上，再连接微机图像分析系统进行分析处理。

----- **问题导航二：** ---------------------------------------------

1. 常用的荧光物质有哪些？实验时应如何选择荧光物质？

2. 间接免疫荧光试验所用的第一抗体、第二抗体应如何选择？

3. 间接免疫荧光试验的原理是什么？

# 第三节 间接免疫荧光试验

以荧光显微镜作为结果观察手段的免疫荧光试验，是将荧光素标记抗体与待检组织或细胞抗原特异性结合，经洗涤、去除未结合抗体后，在荧光显微镜下观察呈现特异性荧光的抗原-抗体复合物，借此对组织或细胞抗原进行定位、定性和半定量检测。

免疫荧光试验可分为直接法、间接法、补体结合法、多色标记法，其中以间接免疫荧光试验最为常用。

## 一、荧光的基本知识

### （一）荧光

某些物质在吸收并储存外界能量（如光能、化学能）后跃迁至激发态，当其从激发态回复至基态时，以荧光形式释放剩余的能量。根据能量来源可以分为：光致荧光、化学荧光、阴极射线荧光。其中光致荧光是指受到一定波长的激发光照射后，在极短时间内发射出波长大于激发光波长的光。

### （二）发射光谱

发射光谱是指激发光的波长一定时，在不同检测波长下检测到的样品所发射的荧光强度。荧光分子吸收光能后，电子跃迁至激发态，不稳定的激发态电子回到的能级不同，发出的荧光波长就不同。停止供能后，荧光也随即消失。

### （三）激发光谱

激发光谱是指检测发射光的波长一定时，用不同波长的激发光激发样品所记录到的相应的荧光发射强度。

### （四）荧光效率

又称荧光量子效率。荧光分子所吸收的光能一部分会转变成荧光释放，还有部分会以其他形式释放。荧光效率是指单位时间内发射荧光的光量子数与吸收激发光的光量子数之比。发射荧光的光量子数即荧光强度，不仅与激发光的波长有关，还受激发光强度影响。每个荧光分子都有其特定的吸收光谱和发射光谱，即在特定波长处有最大吸收峰或最大发射峰。当激发光波长最接近荧光分子的最大吸收峰波长，且测定光波长最接近于最大发射光波长时，得到的荧光强度最大，荧光效率也最高。

$$荧光效率 = \frac{发射荧光的光量子数（荧光强度）}{吸收光的光量子数（激发光强度）}$$

### （五）荧光的淬灭

荧光物质在某些理化因素作用下（如紫外线、高温、化学物质等），荧光分子的辐射能力减弱甚至消失的现象称为荧光淬灭。这是由于处于激发态的电子无法回复到基态，或所吸收的能量以非辐射跃迁形式释放。一些化合物有天然的荧光淬灭作用而被作为淬灭剂使用，如卤素离子、重金属离子等，从而达到消除非特异性荧光的目的。因此荧光物质应注意避光保存（特别是紫外光）和避免与其他化合物接触。在荧光免疫分析中可用一些非荧光的色素物质对标本进行复染，以减弱非特异性荧光本底，使特异性荧光更突出。

### （六）荧光寿命

荧光寿命是指荧光物质被激发光照射后产生的荧光衰减到一定程度时所用的时间。激发光消失，荧光随之消失，但不同荧光物质的荧光寿命不同，利用延时测定的方法可消除某些短寿命荧光的干扰，这也是时间分辨荧光免疫分析的基础。

# 二、荧光物质

## （一）荧光素

荧光素（fluorescein）是指能产生明显荧光并能作为染料使用的有机化合物，很多物质都可产生荧光，但并非都可用作荧光素。目前常用的荧光素有异硫氰酸荧光素、四乙基罗丹明、四甲基异硫氰酸罗丹明、藻红蛋白等（表 7-1）。

表 7-1　常用荧光素

| 荧光素 | 最大激发波长（nm） | 最大发射波长（nm） | 颜色 |
|---|---|---|---|
| 异硫氰酸荧光素 | 490～495 | 520～530 | 黄绿色 |
| 四乙基罗丹明 | 570 | 595～600 | 橘红色 |
| 四甲基异硫氰酸罗丹明 | 550 | 620 | 橙红色 |
| 藻红蛋白 | 490～560 | 595 | 红色 |

用于标记的荧光素应符合以下条件。

**1.** 具有能与蛋白质分子形成共价键的化学基团，结合后不易解离，而未结合的荧光素与其降解产物易于清除。

**2.** 荧光效率高，与蛋白质结合后，仍能保持较高的荧光效率。

**3.** 荧光色泽与背景组织的色泽对比鲜明。

**4.** 与蛋白质结合后不影响蛋白质原有的生化与免疫性质。

**5.** 标记方法简单、安全无毒。

**6.** 与蛋白质的结合物稳定，易于保存。

## （二）其他荧光物质

**1. 镧系稀土元素**　某些镧系稀土元素如铕（$Eu^{3+}$）、钐（$Sm^{3+}$）、铽（$Tb^{3+}$）等的螯合物可发射特征性荧光，其中以 $Eu^{3+}$ 应用最广。$Eu^{3+}$ 螯合物具有激发光波长范围宽、发射光波长范围窄、荧光衰变时间长等特点，最适合用于时间分辨荧光免疫分析。

**2. 酶作用后产生荧光的物质（荧光底物）**　某些化合物本身无荧光效应，一旦经酶作用便形成具有强荧光的物质。例如，4-甲基伞形酮-β-D-半乳糖苷（MUG）在 β-半乳糖苷酶（β-gal）的作用下分解成 4-甲基伞形酮（MU），后者可发出荧光，激发光波长为 360nm，发射光波长为 450nm。其他如碱性磷酸酶（ALP）的底物 4-甲基伞形酮磷酸盐（MUP）和辣根过氧化物酶（HRP）的底物对羟基苯乙酸（HPA）等都具有荧光底物的性质，可以用于荧光酶免疫分析。

# 三、荧光抗体的制备

## （一）抗体选择

选择具有高特异性和高亲和力的抗体用于标记，目前通常选用单克隆抗体。若使用多克隆抗体，所用的抗血清应纯化去除与标本中正常组织结合的抗体，通常使用 IgG 和 IgM 型抗体。

## （二）荧光素标记抗体的方法（以 FITC 标记为例）

**1. 搅拌法**　先将待标记的蛋白质溶液用碳酸盐缓冲液平衡，随后在磁力搅拌下逐滴加入 FITC 溶液，室温条件下持续搅拌、离心，收获上清。此法适用于标记蛋白含量较高（＞40g/L）、体积较大的抗体溶液，优点是标记过程耗时短、所需荧光素用量少。但本方法受较多因素影响，操作不当时会引起较强的非特异性荧光染色。

**2. 透析法**　先将待标记的蛋白质溶液装入透析袋中，置于含有 FITC 的碳酸盐缓冲液中反应、过夜。透析法适用于标记样品量少、蛋白质含量低的抗体溶液。此法标记较为均匀，非特异性荧光染色也较低。

## （三）荧光素标记抗体的纯化

抗体标记完成后，还应对标记抗体作进一步纯化，以去除未结合的游离荧光素，纯化方法可采用透析法或层析分离法。

**1. 透析法**　将荧光素标记的抗体放入透析袋中，不断更换透析液，持续 1 周左右，至透析液在紫外灯下照射不发荧光为止，本法适用于蛋白含量较低的抗体溶液。

**2. 凝胶过滤法**　将荧光素标记的抗体过凝胶柱，常用的凝胶为 Sephadex G50，洗脱第一峰为荧光素标记抗体峰，第二峰为游离荧光素峰，收集第一峰。本法简便快速，可在数小时内完成。

## （四）荧光抗体的鉴定

**1. 荧光素与蛋白质的结合比率**　荧光素与抗体的结合并不是均一的，有的过量结合，有的未结合。过量结合是引起非特异荧光染色的因素之一，而未结合者有抑制特异性荧光抗体反应的作用。荧光素与蛋白质的结合比率（F/P）是指荧光素（F）结合到蛋白（P）上的量，其计算方法是：FITC 标记的荧光抗体稀释至 $A_{280nm}$ 约为 1.0，分别测定 $A_{495nm}$ 和 $A_{280nm}$ 值，按下列公式计算 F/P 比值。

$$F/P = \frac{2.87 \times A_{495nm}}{A_{280nm} - 0.35 \times A_{495nm}}$$

F/P 比值越大，表明抗体分子结合的荧光素越多，反之则结合越少。一般用于组织切片的荧光抗体染色以 F/P=1.5 为宜，用于活细胞染色以 F/P=2.4 为宜。

**2. 抗体效价**　荧光抗体制备完成后应对其活性加以鉴定。可以采用双向免疫扩散试验测定抗体效价，抗原含量为 1g/L 时，抗体效价＞1∶16 者较为理想。

**3. 抗体特异性**

（1）吸收试验：向荧光抗体中加入过量相应抗原反应后，再用于阳性标本染色，应不出现明显荧光。

（2）抑制试验：阳性标本先与相应未标记抗体反应，洗涤后，再加荧光抗体染色，应受到明显抑制。

## （五）荧光抗体的保存

荧光抗体的保存应注意防止抗体失活和荧光淬灭。最好小剂量分装，避免反复冻融影响抗体结合力以及多次吸取引起的污染；为防止抗体活性降低及蛋白质变性，–20℃条件下可保存 1～2 年，真空干燥后可长期保存。稀释后的抗体不宜长时间保存，在 4℃可保存 1～3 天。同时荧光抗体应注意避光保存，可用深色管或锡箔纸包好置于合适温度保存。

# 四、间接免疫荧光试验的基本原理

间接免疫荧光试验（indirect immunofluorescence assay）是用特异性抗体与标本中相应抗原反应，再用荧光素标记的第二抗体（抗-抗体）与抗原-抗体复合物中的第一抗体结合，洗涤、干燥后在荧光显微镜下观察特异性荧光，检测未知抗原或抗体（图 7-2）。

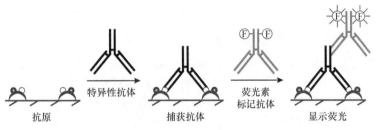

图 7-2　间接免疫荧光试验原理图

## 五、间接免疫荧光试验的主要步骤

间接免疫荧光试验主要分为两步：第一步，将稀释过的特异性抗体滴加在待检标本的标本片上，置湿盒中37℃温育30分钟，使抗原抗体充分结合。结合后，用磷酸盐缓冲液（PBS）充分洗涤，除去未结合的抗体；第二步，再滴加适当稀释的荧光标记的对应二抗，置湿盒中37℃温育30分钟，PBS充分洗涤后，干燥、镜检。

## 六、间接免疫荧光试验的结果判读

判读间接免疫荧光试验的结果时应认真、准确，且实验时应设置严谨的实验对照（空白对照、阴性对照、阳性对照），当对照实验结果符合逻辑时，才能进行试验结果判读，并注意区分特异性与非特异性荧光染色。

一般用"+""–"符号表示标本的特异性荧光强度。临床上常把特异性荧光强度达"+"以上判断为阳性，而对照组荧光强度应呈"–"。检测抗体时，根据呈"+"的血清最高稀释度可判断特异性抗体效价（表7-2）。

**表7-2 荧光强度表示方法**

| 符号 | 荧光强度 | 结果判读 |
| --- | --- | --- |
| – | 无特异性荧光 | 阴性 |
| ± | 仅见极微弱荧光 | 可疑 |
| + | 可疑 | 弱阳性 |
| ++ | 清晰明亮荧光 | 阳性 |
| +++ | 耀眼的强荧光 | 强阳性 |

## 七、间接免疫荧光试验的注意事项

**1.** 荧光染色完成后立即观察，若不能及时观察应置于2~8℃保存，否则时间过长，会使荧光减弱。

**2.** 未知抗原标本片需在操作的各个步骤中，始终保持湿润，避免干燥。

**3.** 标本片水平放置，避免因放置不平导致反应液相互融合、交叉污染，进而导致假阳性结果。

**4.** 抗体稀释以获得最佳染色效果、背景非特异性染色最小为标准，因此实验前需进行预实验，找到最佳稀释度。

## 八、间接免疫荧光试验的方法学评价

二维码7-3 知识聚焦二

间接免疫荧光试验灵敏度高，比直接法高5~10倍；一种荧光二抗可检测同一种属的多种抗原或抗体。其缺点是：干扰因素多，容易产生非特异性荧光；结果不易判读、操作烦琐；特异性不及直接免疫荧光试验。

**知识拓展 7-2**

异硫氰酸荧光素（fluorescein isothiocyanate, FITC）为黄色或橙黄色结晶粉末，易溶于水或乙醇等溶剂。FITC有两种同分异构体，其中异构体Ⅰ型在荧光效率、稳定性、与蛋白质的结合力等方面都具有优势，在冷暗干燥处可保存数年。FITC是目前应用最广泛的荧光素，其主要优点在于人眼对黄绿色较为敏感，并且标本中的绿色荧光比较少，荧光染色时背景干扰小。

量子点（quantum dots, QDs）即半导体纳米粒子，是指半径小于或接近于激子玻尔半径的半导体纳米晶粒（1~10nm）。量子点的荧光寿命长、荧光强度强、稳定性好、抗漂白能力强，具有良好的生物兼容性。基于其抗光漂白的高度光化学稳定性，可以通过量子点探针对所标记的物体进行长时间的观察。此外量子点具有"调色"功能，不同粒径的量子点具有不同的颜色，激发量子点的激发波长范围很宽，且连续分布，所以可以用同一波长的光激发不同大小的量子点而获得多种颜色标记。

----- **问题导航三：**

1. 其他常用的荧光免疫分析有哪些？各有何优点？
2. 免疫荧光试验间接法与直接法有何异同，如何选择？

# 第四节　其他常用荧光免疫分析

## 一、直接免疫荧光试验

直接免疫荧光试验是免疫荧光试验中最简单、最基本的方法。将荧光素标记的特异性抗体直接与相应抗原（待检标本）结合，洗涤干燥后，在荧光显微镜下观察特异性荧光，以检测未知抗原（图7-3）。

直接免疫荧光试验的优点是：操作简便、快速、特异性高。其缺点是：敏感性较差，一种标记抗体只能检测一种抗原，检查不同抗原需制备相应的特异性荧光抗

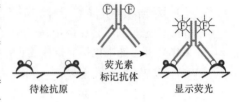

图 7-3　直接免疫荧光试验原理图

体。直接免疫荧光试验常用于细菌、病毒等的快速检测和淋巴细胞表面标志的鉴定。

## 二、补体结合法免疫荧光试验

用荧光素标记补体抗体，待检标本中的抗原与抗体反应后，加入补体，补体和抗原-抗体复合物结合，再加入荧光素标记的抗-补体抗体，形成抗原-抗体-补体-抗补体抗体复合物，从而鉴定未知抗原或抗体。此法常用于检测各种哺乳动物的抗原抗体系统。

优点：敏感性高，制备一种荧光标记抗-补体抗体即可用于多种抗原抗体系统的检测，由于补体的作用没有特异性，它可以与任何哺乳动物的抗原抗体系统反应。适用于各种不同种属来源的特异性抗体的标记显示。

缺点：特异度低，参与反应的成分较多，染色程序复杂。

## 三、多色标记法免疫荧光试验

多色标记法是指用不同荧光颜色的荧光染料分别标记不同的特异性抗体，从而对同一标本内的多种抗原进行检测。我们可以通过荧光显微镜、激光共聚焦显微镜对切片或者涂片中的多种成分进行示踪；也可通过流式细胞仪对标本悬液进行多通道检测分析。该方法的优点是可以更直观地反映不同抗原成分间的位置和功能关系，但该方法制备过程耗时长、标本易脱片、不同染料间存在交叉干扰。

二维码7-4　知识聚焦三

----- **问题导航四：**

1. 温度对荧光免疫分析有哪些影响？
2. 荧光抗体鉴定的指标有哪些？

# 第五节　影响荧光免疫分析的主要因素

荧光免疫分析有着广泛的临床应用，为获得满意的实验结果，需要严格把控操作中的各个步骤和环节。影响荧光免疫分析检测结果的因素包括多个方面，主要为荧光免疫分析中的荧光抗体制备、待检标本制备以及实验条件等。

## 一、荧光素-抗体复合物的影响

### （一）抗体纯度、特异性

用于标记的抗体应具有高特异性和高亲和力，通常采用单克隆抗体。而荧光素标记抗体完成后，也应对标记抗体进行纯化，以去除未结合的游离荧光素，纯化方法采用透析法或凝胶过滤法。抗体特异性可通过吸收实验与抑制实验验证。

### （二）抗体浓度

抗体浓度是相对抗原而言的，只有抗体浓度与抗原浓度合适时才能达到满意的染色效果。抗体过剩会引起非特异性凝集，造成假阳性反应，而抗体浓度过低则会导致检测敏感性下降。

### （三）荧光素-抗体结合物的结合比率

抗体和荧光素的结合比率应在一个合适的比例范围，过量结合者是非特异荧光产生的原因之一，而未结合者可能干扰抗原抗体的正常结合。

### （四）荧光抗体的保存

荧光抗体的保存既要防止抗体失活，又要防止荧光淬灭。最好小剂量分装，并注意低温避光保存。

## 二、待检标本的影响

间接免疫荧光试验主要依靠观察标本上荧光抗体的染色结果进行抗原的鉴定与定位，因此，标本制作的好坏直接影响检测结果。在标本制备过程中，应力求保持抗原的完整性，并在染色、洗涤和包埋过程中尽量保持抗原不发生溶解和变性，也不扩散到邻近细胞或组织间隙中。标本切片要求尽量薄，以利于抗原抗体接触和镜检。标本中干扰抗原-抗体反应的物质要充分洗去，有感染性的标本要注意生物安全防护。

### （一）标本的制备

常见的临床标本主要有组织、细胞和细菌三大类。按不同标本可以制作成组织切片、细胞涂片或印片。

**1. 组织标本的制备**　获取的组织可根据需求制备成石蜡切片、冷冻切片或印片等不同形式。石蜡切片有利于观察组织细胞的精细结构，并可长期保存用于回顾性研究分析，但是对抗原的保存量不如冰冻切片，且操作烦琐，结果不稳定，非特异性荧光反应强，很少在荧光显微技术中应用；冰冻切片可使大量抗原完整保存下来，操作简便，自发荧光较少，缺点是组织结构欠清晰；组织材料也可以制成印片，方法是用清洁的玻片轻压组织切面，使玻片黏附1~2层组织细胞。

**2. 细胞标本的制备**　细胞标本可制成涂片或爬片。对于培养的贴壁细胞，可以在玻片上直接培养形成单层细胞（爬片）；对于悬浮培养的细胞，可以制成涂片。要求涂片薄而均匀，制成后应迅速吹干、封装，置-10℃保存或立即使用。

**3. 细菌标本的制备**　细菌标本可制成涂片，制备和保存要求与细胞标本相同。

### （二）标本固定

除活细胞外，其他标本应在染色前做适当的固定。常用的固定剂有丙酮和乙醇，尤其是丙酮对冰冻切片的固定较好，而乙醇加冰醋酸对于涂片抗原的固定效果较好。固定时间一般为 5～15 分钟。制备好的标本应尽快染色检查，或置于–20℃冷冻保存。

### （三）自发荧光

自发荧光是荧光免疫分析过程中产生的与目的信号无关的背景荧光信号的统称。标本中的红细胞、胶原蛋白和一些色素等都可产生较强的自发荧光，同时在组织固定中使用的福尔马林、多聚甲醛等物质也能产生大量自发荧光。在操作过程中，我们可以通过标本前处理、选用合适的固定剂、光漂白和使用组织自发荧光淬灭剂等减少自发荧光的干扰。

## 三、实验条件的影响

### （一）温度

温度对荧光染色有明显的影响。温度升高可造成溶液的黏滞性增加，溶剂和荧光素分子的动力增大，荧光素分子和其他分子间的相互碰撞概率增加，导致荧光淬灭可能性增加。故染色温度多采用室温（20～25℃），高于 37℃可加强染色效果，但对不耐热的抗原（如流行性乙型脑炎病毒）可采用 2～8℃过夜。低温染色过夜较 37℃温育 30 分钟效果好。

### （二）反应时间

染色的时间需要根据各种不同的标本及抗原而异，染色时间可以从 10 分钟到数小时，一般 30 分钟已足够。

### （三）pH

溶液中的 pH 对荧光强度的影响较大。在合适的 pH 条件下，荧光素分子与溶剂处于平衡状态。pH 改变会影响溶液中分子的平衡，导致荧光素的荧光光谱改变，从而降低试验的荧光强度。

### （四）激发光的选择

不同的荧光物质具有不同的最大激发波长，试验过程中应根据需要选择最适激发波长，以达到较好观察效果。

### （五）玻片的选择

玻片必须光洁，厚度均匀，无明显自发荧光，在使用前必须彻底清洗，必要时还应作特殊处理。玻片过厚会导致吸光太多，且不能使激发光在标本上聚焦。

二维码 7-5　知识聚焦四

---

**知识拓展 7-3**

1. 溶血、脂血、黄疸等标本会对荧光免疫分析结果产生影响吗？
2. 若遇到上述几类标本应如何处理？

---

----- **问题导航五：** -------------------------------------------------------

1. 荧光免疫分析在微生物检验中的应用有哪些？
2. 目前实现了检测自动化的荧光免疫分析有哪些？主要用于检测哪些物质？

------------------------------------------------------------------------------

# 第六节　荧光免疫分析的临床应用

## 一、病原体的检测

### （一）细菌的检测

在细菌学检验中主要用于菌种鉴定，如脑膜炎奈瑟菌、痢疾志贺菌、霍乱弧菌、布鲁氏菌和炭疽杆菌等的鉴定。标本材料可以是培养物、感染组织、患者分泌排泄物等。本法较其他血清学方法具有速度快、操作简便、灵敏度高的优点。但是，在细菌实验诊断中，一般只能作为一种补充手段，不能代替常规方法。

### （二）真菌的检测

在真菌学检验中，通过检测真菌细胞壁特有成分——几丁质，从而检测标本中是否存在真菌有形成分。荧光素标记的重组几丁质酶可与细胞壁上的几丁质高亲和力特异性结合，在荧光显微镜下可清楚观察到真菌形态与结构。具体方法是将脓液、分泌物等待检标本涂于洁净玻片上，干燥后滴加荧光染液，加盖玻片后直接镜检观察。在荧光背景下，真菌菌丝、孢子等结构清晰可见，灵敏度高；本法还可弥补氢氧化钾（KOH）湿片染色特异性低的不足，大大提高真菌阳性率，避免漏诊；且能显著缩短真菌镜检时间。

### （三）螺旋体、衣原体与支原体的检测

免疫荧光试验检查血清中的抗体可用于流行病学研究和临床回顾性分析，用间接免疫荧光试验检测梅毒螺旋体抗体是梅毒特异性诊断的常用方法之一。直接免疫荧光试验检测沙眼衣原体抗原，是非培养法衣原体检查中应用最多的检测方法。荧光免疫分析也常用于呼吸道病原体（肺炎支原体）的检测。

### （四）病毒的检测

免疫荧光试验在病毒学检验中具有重要意义。普通光学显微镜无法观察到病毒，采用荧光抗体染色后借助荧光显微镜可以检测病毒抗原，或通过时间分辨荧光免疫分析等自动化检测手段检测病毒抗原（或抗体），为病毒感染性疾病的诊断和治疗提供了极大的帮助。如呼吸道病毒以及肠道病毒的检测等。

### （五）寄生虫的检测

间接免疫荧光试验是当前公认的最有效的检测疟疾抗体的方法，对肠外阿米巴尤其是阿米巴肝脓肿也具有很高的诊断价值。

## 二、自身抗体的检测

荧光免疫分析在自身抗体检测中应用广泛，主要用于检测抗核抗体、抗线粒体抗体、抗平滑肌抗体等，辅助诊断自身免疫病。其突出优点是能以简单方法同时检测抗体和与抗体发生特异反应的组织成分，并能在同一组织中同时检查抗不同组织成分的抗体，具有较高的检测效率。此方法不需要复杂、费时的化学制备程序。

## 三、淋巴细胞分类计数

荧光免疫分析的一种特殊应用是流式细胞分析（具体内容见第十三章）。此技术是将游离淋巴细胞通过荧光标记的特异性抗体染色后经流式细胞仪液流系统形成单细胞流，然后在光学系统与信号检测系统的作用下，检测细胞大小、折射率、浆内分子以及核内分子等，最后经数据分析系统实现淋巴细胞分类计数。随着单克隆抗体技术的临床应用，用于检测T细胞亚群等、鉴别T或B细胞、检测白血病、监测$CD4^+$细胞的变化、评估艾滋病的病情变化等。

## 四、肿瘤标志物的检测

肿瘤标志物可在肿瘤预防、早期诊断、治疗监测、预后评价等方面发挥重要的作用。时间分辨荧光免疫分析可以检测血清癌胚抗原、血清甲胎蛋白等肿瘤标志物，具有信号强、检测时间短、灵敏度高等优点。

## 五、药物浓度的检测

荧光偏振免疫分析是临床药物浓度检测的首选方法，特别适用于血清或体液中小分子物质的测定。目前可以使用荧光偏振免疫分析定性和定量检测多种药物、维生素、激素、毒品和常规生化检测项目，如环孢素、卡马西平、苯妥英钠、丙戊酸、地高辛、氨茶碱、苯巴比妥等。

## 六、微量物质的检测

时间分辨荧光免疫分析为目前超微量物质分析最有发展前途的一项技术，可用于内分泌激素、药物代谢以及各种体内外或外源性超微量物质的分析。

二维码7-6 知识聚焦五

### 知识拓展7-4

随着荧光免疫技术的不断发展、优化，体外成像技术及检测分析技术渐趋完善，目前活体成像技术也逐渐成为热点。在近红外区域，组织对近红外光的吸收、散射和自发荧光背景都比较低，表现出较高的灵敏度和特异性，且近红外光容易穿透较厚的生物组织样品。发光灵敏度高和组织穿透力强的近红外荧光活体成像技术现已在临床外科领域得到广泛应用，如肿瘤导航切除、前哨淋巴结的引导清除等。随着荧光探针研究的快速发展，近红外荧光活体成像技术在临床肿瘤诊疗方面展现出巨大的应用潜力。

---

**问题导航六：**

1. 镧系元素在时间分辨荧光免疫分析中发挥着什么作用？
2. 时间分辨荧光免疫分析的优势有哪些？
3. 时间分辨荧光的竞争法与双位点夹心法分别适用什么情况？

---

# 第七节 自动化荧光免疫分析

自动化荧光免疫分析主要是将抗原-抗体反应与荧光物质发光分析和计算机技术有机结合的一项自动化免疫分析技术，主要有时间分辨荧光免疫分析、荧光偏振免疫分析、荧光酶免疫分析和流式细胞技术（具体内容见第十三章）等。

## 一、时间分辨荧光免疫分析

时间分辨荧光免疫分析（time-resolved fluoroimmunoassay，TRFIA）是以镧系元素及其螯合物作为示踪物质标记抗原（或抗体），并与时间分辨测定技术相结合而建立起来的一种新型非放射性微量分析技术。

### （一）基本原理

**1. 时间分辨** 通常各种组织、蛋白或其他化合物，在激发光的照射下都能发出一定波长的自发荧光，如血清蛋白可发射出短波长荧光（激发光波长280nm，发射光波长320～350nm），胆红素发射出较长波长的荧光（激发光波长330～360nm，发射光波长430～470nm），这些荧光为非特异性荧光，干扰荧光免疫测定的特异性和灵敏度，但它们的荧光寿命通常较短（1～10ns），最长不超过20ns。而镧系元素螯合物的荧光寿命较长（10～1000μs）。因此，在检测时可在短寿命本底自发荧光完全衰变后，再测定镧系元素螯合物的特异性荧光信号，可有效降低本底荧光的干扰，故称为时间分辨，这也是时间分辨荧光免疫分析具有高灵敏度的原因之一（图7-4）。

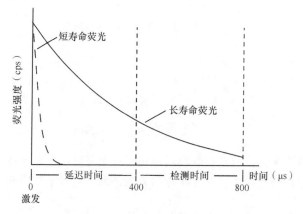

图 7-4　时间分辨检测原理示意图

**2. 斯托克斯（Stokes）位移**　是指荧光物质的激发光谱和发射光谱的波长差。在选择荧光物质作为标记物时，必须考虑荧光物质的 Stokes 位移，应尽量选用 Stokes 位移大的荧光物质。若 Stokes 位移小，激发光谱和发射光谱常有重叠，造成相互干扰，从而对检测结果的准确性有所影响。而镧系元素的荧光光谱 Stokes 位移较大，通常为 273nm，激发光谱和发射光谱通常不重叠，利用简单的滤光片很容易把激发光和发射光分开，消除激发光散射（由样品池、溶剂分子和溶液中胶体颗粒引起）的干扰（图 7-5）。

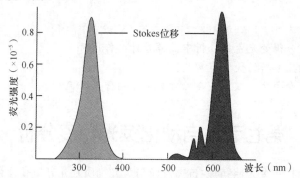

图 7-5　镧系元素的荧光光谱 Stokes 位移示意图

**3. 激发光谱和发射光谱**　镧系元素激发光谱带较宽，通常为 300～350nm，有利于增加激发能，提高检测灵敏度。同时镧系元素发射光谱带较窄，多在 613nm±10nm 范围内，利用 615nm±5nm 的滤光片只允许此波段的荧光通过，滤除其他波长的荧光后进行测量。通常生物样本的自发荧光波长在 350～600nm 之间，故在 615nm±5nm 波段内，来自生物样本的荧光干扰极少，有效降低了自发荧光的影响。

**4. 荧光标记物的相对比活性**　比活性是指单位时间内每个标记分子可被探测到的信号量。测定 $Eu^{3+}$ 螯合物发射荧光时采用的激发光源为脉冲氙灯，其工作频率为 1000 次/秒。为了给荧光检测提供一个稳定的激发光光源，光导纤维、积分器 PI 和闪光管触发器组成了闪光管的控制系统。闪光管的确切数目由积分器 PI 控制，可以保证闪光管的光子发射的积分强度不变。在测量过程中 $Eu^{3+}$ 标记物可被反复激发，每次激发后，它由激发态很快回到基态，同时以荧光形式释放能量，然后又可被重新激发，如此每秒可有 1000 次激发，这就相当于大大提高了荧光标记物的比活性。

**5. 信号增强（解离-增强技术）**　免疫反应完成后，形成的 $Eu^{3+}$ 标记抗原-抗体复合物在弱碱性溶液中被激发后的荧光信号较弱。此时加入一种酸性增强液使得 $Eu^{3+}$ 标记抗原-抗体复合物所处环境的 pH 降低至 2～3，$Eu^{3+}$ 从复合物上完全解离下来，游离的 $Eu^{3+}$ 被增强液中的另一种螯合剂所螯合，在协同剂等其他成分的作用下与增强液中的 β-二酮体生成一个 $Eu^{3+}$ 在其内部的保护性胶态分子团，这是一个新的具有高强度荧光的稳定螯合物，信号的增强效果可达上百万倍。

## （二）标记物和标记方法

**1. 标记物**　用于时间分辨荧光免疫分析的标记物是镧系元素，包括铕（$Eu^{3+}$）、钐（$Sm^{3+}$）、铽（$Tb^{3+}$）、钕（$Nd^{3+}$）和镝（$Dy^{3+}$）等，它们的荧光寿命较长，尤其是 $Eu^{3+}$ 和 $Tb^{3+}$ 的荧光寿命特别长且荧光强。因此，时间分辨荧光免疫分析中多用 $Eu^{3+}$ 和 $Tb^{3+}$ 为标记物，其中 $Eu^{3+}$ 最为常用。

镧系元素离子在游离状态下，荧光信号很弱，只有与适当螯合剂如 β-萘甲酰三氟丙酮（β-NTA）等形成螯合物后，可使荧光得到增强，而螯合物的荧光寿命与形成螯合物的配位体有关（表 7-3）。

表 7-3　常见荧光物质的荧光寿命

| 荧光物质 | 荧光寿命（ns） | 荧光物质 | 荧光寿命（ns） |
| --- | --- | --- | --- |
| 非特异性荧光 | 110 | $Sm^{3+}$-β-NTA | 65 000 |
| 人血清蛋白 | 4.1 | $Sm^{3+}$-PTA | 60 000 |
| 球蛋白 | 3.0 | $Eu^{3+}$-β-NTA | 714 000 |
| 细胞色素 c | 3.5 | $Eu^{3+}$-PTA | 925 000 |
| FITC | 4.5 | $Tb^{3+}$-PTA | 96 000 |
| 丹黄酰氯 | 14 | $Dy^{3+}$-PTA | 1 000 |
| 罗丹明 B | 3.0 | | |

注：β-NTA，β-萘甲酰三氟丙酮；PTA，三甲基乙酰三氟丙酮。

**2. 标记方法**　镧系元素离子不能直接与抗原或抗体结合，需应用具有双功能基团的螯合剂，其一端与镧系元素离子结合，另一端与抗原或抗体蛋白分子上的氨基结合，形成镧系元素离子-螯合剂-抗原（或抗体）复合物。常用的双功能螯合剂有 1-(对-苯偶氮)-乙二胺四乙酸（EDTA）、异硫氰酸苯基-EDTA、异硫氰酸苯甲基-EDTA 和二乙烯三胺五乙酸（DTPA）等，此法可允许每个蛋白分子上标记多个 $Eu^{3+}$，而不影响其生物活性和稳定性。

螯合剂可先螯合 $Eu^{3+}$，再连接蛋白质（一步法）；或先连接蛋白质，再螯合 $Eu^{3+}$（二步法）。对于小分子半抗原则需先与大分子载体蛋白（BSA、多聚赖氨酸等）连接，再标记 $Eu^{3+}$。

## （三）方法类型

**1. 双抗体夹心法**　待检抗原与固相抗体充分结合后，再与 $Eu^{3+}$ 标记抗体结合，形成固相抗体-待测抗原-$Eu^{3+}$ 标记抗体复合物，在酸性增强液作用下，$Eu^{3+}$ 从免疫复合物中解离出来与增强液中的螯合剂等成分形成新的微粒。用 340nm 的激发光照射，游离出的 $Eu^{3+}$ 螯合物可发射出 613nm 的荧光。经时间分辨荧光分析仪记录计算出待检抗原的含量（图 7-6）。

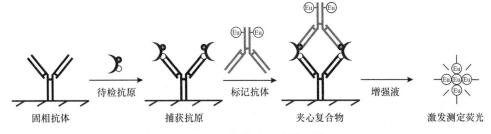

固相抗体　　待检抗原　　捕获抗原　　标记抗体　　夹心复合物　　增强液　　激发测定荧光

图 7-6　双抗体夹心法原理图

**2. 固相抗体竞争法**　待检抗原和 $Eu^{3+}$ 标记的抗原与固相抗体发生竞争结合，温育洗涤后在固相中加入荧光增强液，测定荧光强度，所测得的荧光强度与待检抗原含量成反比。

**3. 固相抗原竞争法**　待检抗原和固相抗原竞争结合定量的 $Eu^{3+}$ 标记抗体，温育洗涤后在固相中加入荧光增强液，测定荧光强度，所测得的荧光强度与待检抗原含量成反比。

### （四）方法评价

时间分辨免疫荧光测定分析范围宽，可达 4～5 个数量级；标记结合物稳定，有效使用期长；操作快捷，易自动化；无放射性污染；在灵敏度、稳定性和测量自动化程度等方面都与放射免疫分析具有可比性，最小检出量可达 $10^{-18}$ mol/L，为目前超微量物质分析最有发展前景的一项技术。存在的不足有：易受环境、试剂和容器中的镧系元素离子的污染，使本底增高。

## 二、荧光偏振免疫分析

荧光偏振免疫分析（fluorescence polarization immunoassay，FPIA）是利用抗原抗体竞争反应原理，根据荧光素标记抗原与荧光素抗原-抗体复合物之间荧光偏振程度的差异，测定体液中小分子抗原物质的含量。在反应液中，荧光素标记的小分子抗原（$Ag^F$），转动速度快，失去方向性；但与抗体结合后，形成荧光素抗原-抗体复合物（$Ag^F$-Ab），转动速度减慢，受偏振光激发后发射出的偏振荧光明显增强。当待检抗原含量越高时，由于竞争结合，形成 Ag-Ab 越多、$Ag^F$-Ab 越少，游离的 $Ag^F$ 就越多，受偏振光激发后，发射的偏振荧光就越弱，即待检抗原含量与偏振荧光强度成反比，根据标准曲线可换算出待检抗原含量（图 7-7）。

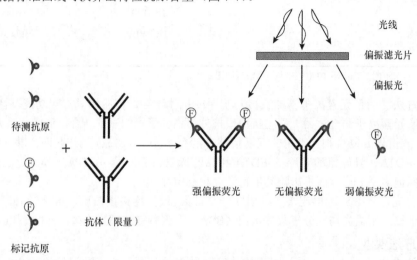

图 7-7　荧光偏振免疫测定原理图

荧光偏振免疫分析样品用量少；荧光素标记结合物稳定，使用寿命长；方法重复性好；快速，易自动化；试剂盒专属性强，适于检测小分子和中等分子物质，不适宜测定大分子物质；灵敏度较非均相荧光免疫测定法低。

## 三、荧光酶免疫分析

二维码 7-7　知识聚焦六

二维码 7-8　视频

精品课程：荧光免疫分析

荧光酶免疫分析（fluoroenzyme immunoassay）是利用酶标抗原（或抗体）与待检抗体（或抗原）反应，借助酶反应荧光底物，经酶促反应生成稳定而高效的荧光物质，通过测定荧光强度确定待检抗原或抗体的含量。其中最常用的酶是碱性磷酸酶，最常用的荧光底物是 4-甲基伞形酮磷酸盐。

荧光酶免疫分析使用酶和荧光底物的化学反应作为放大系统，故灵敏度大大提高。但血清和其他生物样品的背景荧光会干扰测定，因此用固相荧光酶免疫分析法效果好。

**知识拓展 7-5**

微流控免疫芯片技术是一种以微流控技术和高通量免疫芯片技术为基础的自动化荧光免疫分析技术。微流控技术是指使用微管道处理或操纵微小流体的系统，可实现自动化荧光免疫操作，如样品输送、混合和孵育。高通量免疫芯片技术是将抗原抗体结合反应的特异性与电子芯片高密度集成原理相结合的生物芯片检测技术。将微流控技术与免疫芯片技术相结合便形成了一个能够自动化完成免疫荧光反应的复合系统。与其他荧光免疫分析相比，该方法具有以下优点：①减少反应时间，提高工作效率；②降低样品和试剂的消耗；③在芯片上进行自动和高通量免疫荧光染色，减少人为因素引起的实验误差；④实现荧光信号检测自动化。目前，该技术已应用于高通量药物筛选、蛋白质组学以及感染性疾病、自身免疫病、肿瘤筛查等。

**案例分析 7-1**

1. 间接免疫荧光试验检测抗核抗体的原理是什么？有何优缺点？

原理是血清中的抗核抗体可与基质片上的抗原特异性结合，形成抗原-抗体复合物，吸附在基质片上，洗涤除去其他游离成分后，再加入荧光素标记的抗人 IgG 抗体，与抗核抗体特异性结合，形成基质抗原-抗核抗体-荧光抗体复合物。洗涤、封片后可在荧光显微镜下观察是否存在特异性荧光，从而检测抗核抗体。

优点：该方法简便、敏感，且可根据荧光形态学特征确定 ANA 核型。HEp-2 细胞核大、有丝分裂旺盛、具有人源性抗原的特征，有利于自身免疫病的实验诊断。缺点：标本不能永久保存，荧光有自然消退现象，需及时观察；有非特异性荧光的干扰。

2. 如何使用荧光显微镜观察待检标本？

开启高压汞灯电源，指示灯亮起表明电源已工作。但此时荧光汞灯尚未完全气化，需预热 10～15 分钟后才能稳定工作。

将涂片置于载物台上，先用明场找到视野，再荧光观察。根据标记的荧光素选择合适的滤光片，微调至视野清晰后，为防止荧光淬灭，可拍照后分析。

灯源开机后至少使用 30 分钟后再关闭，关机后距离下次开机时间须间隔至少 30 分钟。

3. 在免疫荧光试验结果观察中可能出现哪些异常试验结果？请解释其影响因素。

（1）非特异性荧光过强：①可能是样本稀释比例不够或荧光二抗浓度过高，洗涤不彻底，引起非特异性荧光；②标本的自发荧光干扰或者存在抗体不纯与交叉反应等。

（2）未观察到特异性荧光：①在洗涤过程中，标本与载玻片黏附效果差，或动作不温和，导致荧光抗体复合物洗脱；②在操作过程中未进行抗体孵育或孵育时间过短，抗体与抗原结合不充分；③或在二抗孵育时未避光保存，导致荧光淬灭，从而观察不到荧光。

（汪付兵）

# 第八章 酶免疫分析

20世纪70年代初，酶标抗体技术开始应用于免疫测定，其后得到迅速发展。酶免疫测定（enzyme immunoassay，EIA）是以酶标记的抗体（或抗原）作为主要试剂，将抗原-抗体反应的特异性与酶高效催化反应的专一性相结合的一种免疫检测技术。酶标抗体（或抗原）在保留抗体（或抗原）免疫学活性的同时，又保留了酶对其底物的催化活性。在酶标记的抗体（或抗原）与其相应的抗原（或抗体）进行了特异性反应后，加入酶的底物，酶与其底物呈现显色反应，从而对

**二维码 8-1 知识导图**

待检测抗原（或抗体）进行定位、定性或定量的分析检测。EIA与荧光免疫技术和放射免疫技术，合称为经典的"三大标记技术"。随着1975年杂交瘤技术的出现，高特异性的单克隆抗体得以推广应用，这一技术进一步促进了EIA的发展。

**案例 8-1**

患者，男，72岁，发现转氨酶升高3天。患者于2019年9月诊断为非霍奇金淋巴瘤（弥漫大B细胞淋巴瘤），于2019年10月1日接受化疗方案（顺铂、依托泊苷），10月22日、11月20日、12月20日以及2020年1月30日、3月14日接受利安昔单抗、环磷酰胺、羟基柔红霉素、硫酸长春新碱和泼尼松（R-CHOP）方案化疗。化疗初期肝功能检查未见异常。否认慢性乙型肝炎病史。2020年4月16日检查显示天冬氨酸转氨酶和丙氨酸转氨酶升高，为进一步诊治就诊于我院肝病门诊。查体：未见异常。以下为就诊期间的相关实验室检查报告：

1. 检验日期为2019年10月22日的检验报告：

## *** 医院检验报告单

| 姓名：*** | 病历号：*** | 标本条码：********* | 标本号：*** |
|---|---|---|---|
| 性别：男 | 科别：血液科 | 检测仪器：****** | 样本：血清 |
| 年龄：72岁 | 床号：*** | 执行科室：检验科 | 标本状态：正常 |
| 送检项目：乙型肝炎五项+ALT+AST | | 申请时间：****** | 送检医生：*** |

| 项目名称 | 定量结果 | 提示 | 单位 | 参考区间 |
|---|---|---|---|---|
| 乙型肝炎病毒表面抗原（HBsAg） | 0.01 | 阴性 | IU/ml | 0.00～0.05 |
| 乙型肝炎病毒表面抗体（抗-HBs） | 12.25 | 阳性 | mIU/ml | 0.00～10.00 |
| 乙型肝炎病毒e抗原（HBeAg） | 0.2 | 阴性 | S/CO[①] | 0.00～1.00 |
| 乙型肝炎病毒e抗体（抗-HBe） | 0.15 | 阳性 | S/CO | ＞1.00 |
| 乙型肝炎病毒核心抗体（抗-HBc） | 11.48 | 阳性 | S/CO | 0.00～1.00 |
| 天冬氨酸转氨酶（AST） | 26.0 | | U/L | 0.0～54.0 |
| 丙氨酸转氨酶（ALT） | 30.0 | | U/L | 0.0～40.0 |
| 乙型肝炎病毒脱氧核糖核酸 | ＜$1.00×10^2$ | | IU/ml | ＜$1.00×10^2$ |

| 采集时间： | 送达时间： | 接收时间： | 检测时间： | 审核时间： |
|---|---|---|---|---|
| 采集者： | | 接收者： | 检验者： | 审核者： |

---

① S/CO为样品吸光度/标准吸光度。

2.检验日期为 2020 年 4 月 16 日的检验报告：

### ***医院检验报告单

| 姓名：*** | 病历号：*** | 标本条码：********* | | 标本号：*** |

| 性别：男 | 科别：血液科 | 检测仪器：****** | | 样本：血清 |

| 年龄：72 岁 | 床号： | 执行科室：检验科 | | 标本状态：正常 |

| 送检项目： | | 申请时间：****** | | 送检医生：*** |

| 项目名称 | 定量结果 | 提示 | 单位 | 参考区间 |
|---|---|---|---|---|
| 乙型肝炎病毒表面抗原（HBsAg） | ＞250.00 | 阳性 | IU/ml | 0.00～0.05 |
| 乙型肝炎病毒表面抗体（抗-HBs） | 0.24 | 阴性 | mIU/ml | 0.00～10.00 |
| 乙型肝炎病毒 e 抗原（HBeAg） | 1273.00 | 阳性 | S/CO | 0.00～1.00 |
| 乙型肝炎病毒 e 抗体（抗-HBe） | 49.58 | 阴性 | S/CO | ＞1.00 |
| 乙型肝炎病毒核心抗体（抗-HBc） | 13.16 | 阳性 | S/CO | 0.00～1.00 |
| 天冬氨酸转氨酶（AST） | 147.0 | ↑ | U/L | 0.0～54.0 |
| 丙氨酸转氨酶（ALT） | 197.0 | ↑ | U/L | 0.0～40.0 |
| 乙型肝炎病毒脱氧核糖核酸 | $6.83×10^5$ | ↑ | IU/ml | $1.00×10^2$ |

| 采集时间： | 送达时间： | 接收时间： | 检测时间： | 审核时间： |
| 采集者： | | 接收者： | 检验者： | 审核者： |

**问题：**

1. 如何解读该患者的检验报告？

2. 检测乙型肝炎病毒血清学标志物（HBsAg、抗-HBs、HBeAg、抗-HBe 和抗-HBc）时需要注意哪些影响因素？

---

**问题导航一：**

1. 案例 8-1 中患者乙型肝炎五项（HBsAg、抗-HBs、HBeAg、抗-HBe 和抗-HBc）的检验常用酶免疫分析，酶免疫分析常用的固相载体、酶和底物有哪些？

2. 酶免疫分析中用于标记抗原或抗体的酶有哪些特性？

---

# 第一节 概 述

EIA 建立在抗原-抗体反应的基础上，具有高度的特异性。同时，由于利用了酶高效催化底物的专一性，因此 EIA 又具有高度的灵敏度。与放射免疫分析相比，EIA 的标志物是酶，酶标记试剂能够较长时间保持稳定，效期长并且对环境没有放射性污染，避免了应用放射性物质测定的种种不便。此外，由于 EIA 成本较低，操作简便易行所以一经问世便得到广泛应用。EIA 易与其他技术结合应用，促使新的 EIA 方法不断涌现。

## 一、酶及作用底物

### （一）标记用酶的特性

用于标记抗原或抗体的酶要求具有以下特性：

**1.** 纯度高、活性高、催化率高、专一性强。

**2.** 性质稳定、可溶性好，易结合抗体或抗原并且不影响标记抗体或抗原的免疫反应性，制备成的酶标抗体或抗原性质稳定。

**3.** 受检组织或体液中不存在与标记酶相同的内源酶或抑制物，标记酶的活性不受样品中其他成分的影响。

**4.** 酶的相应底物理化性质稳定，易于制备和保存，有色产物易于测定，吸光度高。

**5.** 来源丰富、成本低廉、安全无害无毒性。

## （二）常用的标记用酶

EIA 常用的酶有辣根过氧化物酶、碱性磷酸酶、葡萄糖氧化酶、β-D 半乳糖苷酶等。

**1. 辣根过氧化物酶（horseradish peroxidase，HRP）** 是从植物辣根中提取的一种过氧化物酶，是一种糖蛋白，由多个同工酶组成，糖含量 18%，其分子质量为 40kDa，等电点为 pH 5.5～9。HRP 是一种复合酶，由主酶（酶蛋白）和辅基（亚铁血红素）结合而成的一种卟啉蛋白质。主酶为无色糖蛋白，在 275nm 波长处有最高吸收峰；辅基是深棕色的含铁卟啉环，在 403nm 波长处有最高吸收峰。HRP 的纯度用二者的吸光度比值（$A_{403nm}/A_{275nm}$）衡量，Reinheit Zahl（RZ）表示。一般认为，标记酶的 RZ 值不应小于 3.0，RZ 值越大，酶的纯度越高。HRP 催化反应需要底物过氧化氢（$H_2O_2$）和供氢体（$DH_2$）。HRP 对受氢体的专一性高，除常用的 $H_2O_2$ 外，仅作用于小分子尿素的过氧化物和醇的过氧化物。供氢体多为无色的还原型染料，通过反应可生成有色的氧化型染料（D）。

**2. 碱性磷酸酶（alkaline phosphatase，ALP）** 是从牛肠黏膜或大肠埃希菌中提取。从大肠埃希菌提取的 ALP 分子质量为 80kDa，酶作用的最适 pH 为 8.0；用小牛肠黏膜提取的 ALP 分子质量为 100kDa，最适 pH 为 9.6。一般采用对硝基苯磷酸酯（pNPP）作为其底物，反应后的产物为黄色的对硝基酚，终止后最大吸收波长为 405nm。用 NaOH 终止酶反应后，黄色可稳定一段时间。ALP 活力高，空白值较低，因此在酶免疫测定中应用 ALP 系统，其敏感性一般高于应用 HRP 系统。但因其是从小牛肠黏膜中或大肠埃希菌中提取，不易获得，较难得到高纯度制剂，且价格比较昂贵，其稳定性也较 HRP 低，制备酶结合物时得率较 HRP 低，国内 ELISA 测定中一般多采用 HRP。

**3. 其他酶** 如 β-半乳糖苷酶（β-galactosidase，β-gal）、脲酶（urease）及葡萄糖氧化酶（glucose oxidase，GOX）等。β-半乳糖苷酶来源于大肠埃希菌，由四聚体构成，分子质量为 540kDa，其最适 pH 为 6～8，热稳定性较差。脲酶的特点是酶作用后反应液发生 pH 改变，可使指示剂变色，在人体内没有内源性酶。葡萄糖氧化酶能催化底物葡萄糖生成葡萄糖酸，并产生 $H_2O_2$，与供氢体发生显色反应。GOX 常用于酶免疫组织化学技术（enzyme immunohistochemistry technique，EIHCT）。常用标记酶及其特性见表 8-1。

表 8-1　常用标记酶及其特性

| 常用酶 | 来源 | 分子量 | 最适 pH | 敏感性 |
| --- | --- | --- | --- | --- |
| 辣根过氧化物酶（HRP） | 植物辣根 | 40kDa | 5.5～9 | 80% |
| 碱性磷酸酶（ALP） | 牛肠黏膜或大肠埃希菌 | 100kDa | 9.6 | 75% |
| β-半乳糖苷酶（β-gal） | 大肠埃希菌 | 540kDa | 6～8 | 30% |
| 脲酶（urease） | 大豆种子 | 483kDa | 7.4 | 28% |
| 葡萄糖氧化酶（GOX） | 特异青霉 | 186kDa | 5～7 | 34% |

## （三）常用的酶底物

常用的酶底物可分为显色底物和发光底物，显色底物又分为可溶性产物和不溶性产物。

**1. 辣根过氧化物酶的底物** HRP 的催化反应需要过氧化氢（$H_2O_2$）和供氢体（$DH_2$）作为底

物。供氢体多为无色的还原型染料，反应后可生成有色的氧化型染料。常用的有：

（1）邻苯二胺（ortho-phenylenediamine，OPD）：是 HRP 最敏感的色原底物之一，在 HRP 的作用下，OPD 氧化后生成 2,2'-二氨基偶氮苯，呈橙黄色，强酸（盐酸或硫酸）终止反应后显色变为棕黄色，其最大吸收波长的峰值在 492nm。OPD 的缺点一是性质不稳定，需要在使用前临时配制，配制后溶液稳定性也较差，需要在 1 小时内使用。强酸中止反应后，显色也不稳定，显色随着时间的延长而加深，是由于反应后剩余的 $H_2O_2$ 继续与 OPD 发生氧化反应产生非酶催化的二氨基联苯胺（DAB）的结果，因此反应结束后要及时进行比色，以保证检测的准确性。OPD 的另一缺点是可致机体突变，有致癌作用。

（2）四甲基联苯胺（tetramethyl benzidine，TMB）：TMB 在 HRP 催化下发生氧化，由无色变蓝色，加入强酸终止反应后变为黄色，在 450nm 波长有最大吸收峰。TMB 的不足之处是溶解度较低，但其性质稳定，检测敏感性高，无致突变性，目前已成为应用最广泛的 HRP 色原底物。在商品 ELISA 试剂盒中，TMB 色原底物常为配好的 A 和 B 两种液态试剂，其中一种是含一定浓度的过氧化氢的溶液，另一种是 TMB 溶液。鉴于过氧化氢和 TMB 在溶液中相对不稳定的特点，在使用时，如果发现底物 A 和 B 出现颜色，或两者各取 1 滴混合后显色，说明该试剂盒的底物溶液已经变质或已受污染，必须废弃。

（3）其他：HRP 的常用氧化还原底物还有 2,2'-联氮双 (3-乙基苯并噻唑啉-6-磺酸) 二铵盐［2,2'-azino-bis(3-ethylbenzothiazoline-6-sulfonic acid) ammonium salt，ABTS］、5-氨基水杨酸（5-aminosalicylic acid，5-ASA）以及二甲酰亚胺（dicarboxindine）等。ABTS 灵敏度不如 OPD 和 TMB，其优点是空白值很低。HRP 常用的供氢体底物及特点见表 8-2。

表 8-2　HRP 常用的供氢体底物及特点

| 供氢体（色原底物） | 显色特点 | 终止剂 | 测读波长（nm） | 可溶性 |
| --- | --- | --- | --- | --- |
| 四甲基联苯胺（TMB） | 灵敏，蓝（黄）色，稳定 | HCl 或 $H_2SO_4$ | 450 | 水溶性差 |
| 邻苯二胺（OPD） | 灵敏，黄色，不稳定 | HCl 或 $H_2SO_4$ | 492 | 可溶 |
| 二氨基联苯胺（DAB） | 灵敏，棕色，不稳定 | HCl 或 $H_2SO_4$ | 用于 Dot-ELISA 不测定 | 可溶 |
| 四甲基联苯胺硫酸盐（TMBS） | 灵敏，蓝绿色，稳定 | HCl 或 $H_2SO_4$ | 450 | 可溶 |
| 5-氨基水杨酸（5-ASA） | 敏感性稍差，棕色，不稳定 | NaOH | 550 | 微溶 |
| 2,2'-联氮双（3-乙基苯并噻唑啉-6-磺酸）二铵盐（ABTS） | 灵敏，绿色，不稳定 | SDS | 405 | 微溶 |

**2. 碱性磷酸酶的底物**　最常用的色原底物是对硝基苯磷酸酯（pNPP）。pNPP 在碱性磷酸酶的催化下生成对硝基酚（pNP），呈黄色，在 405nm 处有最大吸收峰。在碱性条件下 pNP 的光吸收增强，并可使碱性磷酸酶失活，因而可使用氢氧化钠作为终止剂。可制成片状试剂，使用方便。

**3. 其他酶的底物**　β-半乳糖苷酶底物常用 MUG 经酶水解后产生荧光物质 MU，可用荧光计检测，利用荧光的放大作用大大提高了方法的敏感度。葡萄糖氧化酶的常用底物是葡萄糖，供氢体是对硝基蓝四氮唑，反应产生不溶性蓝色沉淀。

## 二、酶标抗原或抗体

酶标记的抗原或抗体称为酶结合物（enzyme conjugate）。为获得高质量的酶标抗体，首先要有纯度高、活性强的酶和抗体，高质量的抗体可通过提取纯化获得。标记时不能影响酶和被标记抗体或抗原的生物学及免疫学活性。酶标抗体的制备方法很多，目前应用最广泛的有戊二醛交联法和改良过碘酸钠法。酶标抗原可根据抗原化学结构不同，用不同的方法与酶结合，如蛋白质抗原，也可使用酶标抗体的方法进行标记。

### （一）酶标抗体或抗原的制备方法

**1. 戊二醛交联法**　戊二醛是一种双功能基团试剂，有两个活性醛基，可以共价键分别偶联酶与蛋白质或其他抗原的氨基。戊二醛交联法根据试剂加入方法的不同，可分为一步法和二步法。

一步法是将标记酶、抗体（抗原）及戊二醛同时混合，直接制备完成标记。常用于 HRP 和 ALP 与抗体（抗原）的交联。一步法的优点是操作简便、快速有效，而且重复性好；缺点是酶标记物的产率低，交联后酶与抗体容易失活，酶标记物容易发生聚合，酶与抗体也易发生自身交联，从而影响酶标记物的质量。

二步法是先用过量的戊二醛与酶作用，使戊二醛上的一个活性醛基先与酶蛋白上的一个氨基结合后，使用葡聚糖凝胶 G-25 过柱法或透析法除去过量戊二醛，再加入抗体（抗原），使之与酶-戊二醛复合物反应，形成酶结合物。二步法是目前 HRP 标记抗体（抗原）最常用的方法。此法的效率较一步法高，酶标记物均一，抗体和酶的活性损失较少，所得酶结合物活性比一步法高。

**2. 改良过碘酸钠法**　本法常用于 HRP 标记抗原或抗体。HRP 分子中糖含量为 18%，过碘酸钠将其分子表面的多糖羟基氧化为醛基，HRP 酶上的醛基性质活泼，可与抗体蛋白的游离氨基结合，用硼氢化钠（$NaBH_4$）中和多余的过碘酸，即可形成性质稳定的酶标结合物。在标记前加入 2,4-二硝基氟苯（2,4-dinitro-fluoro-benzene，DNFB）事先封闭酶蛋白分子上的 α-氨基与 ε-氨基，可防止醛基与酶蛋白分子中的氨基发生自身偶联反应。

### （二）酶标记物的纯化、鉴定与储存

**1. 酶标记物的纯化**　各种方法制备的酶标记结合物中常可能混有未结合的游离酶、游离抗体或抗原、酶多聚体及抗体或抗原聚合物。游离酶和酶多聚体会增加非特异显色，游离的抗体则会与酶标抗体竞争相应的固相抗原，因而降低结合到固相抗原上的酶标抗体量而影响特异性显色的强度。因此制备完成后的酶标记结合物应予以纯化。纯化的方法较多，分离大分子混合物的方法均可应用，如葡聚糖凝胶 G-200/G-150 或 UltrogelAcA-44 过柱层析法、50% 饱和硫酸铵沉淀提纯法、SPA 柱亲和层析法等。葡聚糖凝胶 G-200 或 UltrogelAcA-44 过柱层析法可去除游离的 IgG；使用 SPA-Sepharose 柱可去除 IgG 酶结合物中的游离酶。

**2. 酶标记物的鉴定**　制备好的酶标记物要进行质量的鉴定，包括酶与抗体的活性测定、酶标记率的测定和酶标记物的储存。

（1）酶与抗体的活性检测：经典技术为琼脂扩散法或免疫电泳法，使结合物形成沉淀线，经磷酸盐缓冲溶液（PBS）反复漂洗，再以蒸馏水浸泡，将琼脂凝胶片浸于酶底物溶液中着色，如果出现应有的颜色反应，再用生理盐水浸泡，颜色仍然不褪，表示结合物既有酶的活性，也有抗体活性。良好的结合物在显色后，琼脂扩散滴度应在 1:16 以上。此方法用量大，结果差。酶与抗体的活性也可以用系列稀释的酶标抗体直接以 ELISA 方法进行方阵滴定，此方法不仅可以测定标记效果，还可以确定酶标抗体的使用浓度。

（2）酶标记率的测定：首先用分光光度法分别测定酶标记物中酶和抗体（抗原）蛋白的含量，再按公式计算酶标记率。结合物产率=结合物中酶总量/标记时加入的酶量×100%。

（3）酶标记物的储存：酶标记物为生物活性物质，适宜的储存条件对于保持结合物中抗体（或抗原）和酶稳定的生物活性十分重要。冰冻干燥后的高浓度结合物在 4~8℃ 中可稳定保存一年。但需注意冻干过程可降低其生物活性，反复冻融也会使其生物活性受到影响。酶结合物溶液中加入等体积的甘油可防止冰冻以避免使用时反复冻融，并且可在 -70℃ 或 0℃ 保存较长时间。一定的离子强度和缓冲液可使酶保持理想的活性，如加入 0.1%~0.5% 的牛血清白蛋白（bovine serum albumin，BSA）等，将适宜的缓冲液配制成工作液使用时不需再稀释且可在 4~8℃ 保存 6 个月。此外，储存时在结合物溶液中加入蛋白保护剂、抗生素及防腐剂等也有助于保持结合物的生物活性。

# 三、固相载体

　　EIA 的主要试剂为固相的抗原或抗体，可作固相载体的物质很多，最常用的是聚苯乙烯。聚苯乙烯具有较强的吸附蛋白质的性能，抗体或蛋白质抗原吸附其上后保留原有的免疫活性。聚苯乙烯可塑性强，可制成各种方便测试的形式，如小试管、小珠和微量反应板等。在测定过程中，它作为载体和容器，不参与反应，成本低廉，所以在制备固相载体时被普遍采用。除聚苯乙烯外，固相酶免疫测定的载体还有其他许多材料：如微孔滤膜（硝酸纤维素膜、尼龙膜等），含铁的磁性微粒，反应时含铁的磁性微粒悬浮在溶液中，具有液相反应的速率，反应结束后用磁铁吸引作为分离的手段，洗涤也十分方便，但须配备特殊的仪器。

　　聚苯乙烯载体的形式主要有三种：小试管、小珠和微量反应板。小试管作为固相载体特点是具有较大的吸附表面且还能兼作反应的容器，可直接放入分光光度计中进行比色。小珠一般为直径 0.6cm 的圆球，经磨砂处理其表面后吸附面积大幅度增加，小珠的表面弧度也有利于吸附的抗原决定簇或抗体结合位点的暴露面处于最佳反应状态。但二者均由于制作工艺等问题可能影响检测结果。最常用的载体为板条，拼凑为微孔板，专用于 ELISA 测定的微孔板也称为 ELISA 板，其规格常用的标准板型是 8×12 的 96 孔板。为方便样本数量少的检测，也有制成 4×12 的 48 孔板型。ELISA 板的特点是可以同时进行大批量样本的检测，并可在特定的比色计即酶标仪上迅速读出结果。现在已有多种自动化仪器用于微量反应板型的 ELISA 检测，包括加样、洗涤、保温、比色等步骤的自动化酶联免疫分析仪，有利于操作的规范化、标准化；自动化酶联免疫分析仪的应用使加样等操作步骤更为精准，使酶免疫分析更为快速、结果更为准确。

　　良好的固相载体应该是成本低、吸附性能好，并与抗原或抗体有较高的结合容量，结合稳定不易脱落，抗原或抗体固化后仍能保持其免疫活性，空白值低，同批板、孔之间性能相近。可用以下方法比较不同固相在某一 ELISA 测定中的优劣：用其他免疫学测定方法选出一个典型的阳性样本和一个典型的阴性样本。将它们分别进行一系列的稀释后，在不同的固相载体上进行 ELISA 测定，然后比较测定结果。在哪一种载体上阳性结果与阴性结果差别最大，这种载体就是这一 ELISA 测定的最合适的固相载体。

# 四、免疫吸附剂

　　固相的抗原或抗体称为免疫吸附剂。将抗原或抗体固相化的过程称为包被。由于载体的不同，包被的方法也不同，可分为被动吸附法、间接非共价吸附法、共价吸附法。目前国内聚苯乙烯 ELISA 板常用被动吸附法，基本工序是将抗原或抗体溶于缓冲液，然后加入 ELISA 板孔中，4℃过夜，清洗后即可使用。包被液中的蛋白质浓度一般较低，包被后固相载体表面有可能留有未被蛋白质完全覆盖的空隙，其后加入的血清样本和酶结合物中的蛋白质有可能会吸附于固相载体表面，最后产生非特异性显色而导致本底偏高。为避免这种情况，在包被后再用 1%～5% 牛血清白蛋白包被一次，可以消除这种干扰。这种在包被之后用高浓度的无关蛋白质溶液再包被的过程称为封闭（blocking）。包被好的免疫吸附剂可风干真空保存一年有效期而不失去其免疫活性。

二维码 8-2　知识聚焦一

----- 问题导航二： -----

1.酶免疫分析如何分类？

2.乙型肝炎五项应用 ELISA 方法检测，ELISA 属于分类中的哪一种？

# 第二节 EIA 的分类

EIA 根据应用的目的不同可分成酶免疫组织化学技术和酶免疫测定技术两大类。

酶免疫组化技术用于组织切片或其他样本中抗原或抗体的定性及定位检测，基本原理为酶标抗体与组织切片上的抗原发生反应，然后与酶底物作用，形成有色沉淀物，可以在普通光学显微镜下观察反应结果，确定有无待测抗原以及待测抗原所在的组织部位。

酶免疫测定技术用于液体样本中抗原或抗体的定性或定量测定。免疫复合物中的酶在遇到相应的底物时，可使底物基质水解而呈色，或使供氢体由无色的还原型转变为有色的氧化型。根据有色产物的有无及其浓度，即可间接推测被检抗原或抗体是否存在以及其数量多少，从而达到定性或定量检测的目的。如酶作用的产物电子密度发生一定的改变，则可用电子显微镜观察其反应结果，称为酶免疫电镜技术。酶免疫测定根据抗原-抗体反应后是否需要分离结合的与游离的酶标记物而分为均相（homogenous）和异相（heterogenous）两种类型。以酶标抗体检测抗原为例，Ag-AbE 代表结合抗原的酶标抗体，AbE 为游离的酶标抗体。如在抗原反应后，先把 Ag-AbE 与 AbE 分离，然后测定 Ag-AbE 或 AbE 中的酶标记物的量，从而推算出样本中的抗原量，这种方法称为异相法。如在抗原-抗体反应后 Ag-AbE 中的酶 E 失去其活力，则不需要进行 Ag-AbE 与 AbE 的分离，可以直接测定游离的 AbE 量，从而推算出样本中的 Ag 含量，这种方法称为均相法。

酶免疫测定的分类可简要概括如图 8-1。

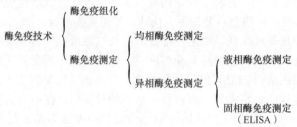

图 8-1　酶免疫测定分类

## 一、均相酶免疫测定

均相酶免疫测定的原理是抗原或抗体与酶标记物结合后，使酶的活性发生改变，从而在不需要分离结合状态与游离状态酶的情况下，直接测定酶活性的改变，由此判断待测抗体或抗原的含量。均相酶免疫测定不需将游离的和结合的酶标记物分离，也不需要载体，直接对反应溶液进行测定，便于进行自动化检测，主要用于激素、药物等小分子半抗原物质的检测。均相酶免疫测定的方法较多，但往往由于检测原理及试剂制备等方面的缺陷，难以推广应用。酶放大免疫测定技术是最早取得实际临床应用的均相酶免疫测定方法。克隆酶供体免疫测定分析是酶放大免疫测定技术之后又一成功应用于临床的均相酶免疫测定法，其灵敏度高于酶放大免疫测定技术。

### （一）酶放大免疫测定技术

酶放大免疫测定技术（enzyme multiplied immunoassay technique，EMIT）由美国 Syva 公司研究成功并命名。标记酶为葡糖-6-磷酸脱氢酶（G6PD）。EMIT 的基本原理是半抗原与酶结合成酶标半抗原，仍保留半抗原与酶的活性。酶标半抗原与抗体结合后，由于半抗原分子较小，标记的酶与抗体空间密切接触，使酶的活性中心功能受到影响，酶的活性被抑制。在测定体系中加入酶标记的特定半抗原、抗半抗原抗体、可能含有特定半抗原的待检样本、酶底物后，酶标记半抗原与待测半抗原竞争结合抗半抗原抗体，如果待测样本中特定半抗原含量较高，酶标记半抗原与相应抗体结合的机会就少，被抑制活性的标记酶量也少，酶作用底物后显色就深。由此可见待测半抗原的量与显色的深浅呈正相关（图 8-2）。

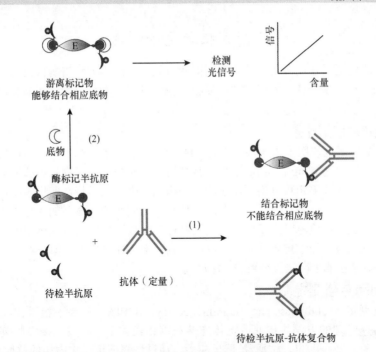

图 8-2　酶放大免疫测定原理示意图

## （二）克隆酶供体免疫测定

β-半乳糖苷酶的两个片段可以用重组 DNA 技术制备，大片段称为酶受体（enzyme acceptor，EA），小片段称为酶供体（enzyme donor，ED）。两个片段本身并不具有酶的活性，但在适当的条件下大小片段结合在一起就具有了酶的活性。利用 β-半乳糖苷酶大小片段的这一特性建立的均相酶免疫测定方法称为克隆酶供体免疫测定（cloned enzyme donor immunoassay，CEDIA）。其测定原理是：样本中的待测抗原和 ED 标记的抗原与特异性抗体竞争性结合，分别形成抗原-抗体复合物。由于小片段（ED）分子较小，其标记的抗原与抗体结合后产生空间位阻，使其不能再与 EA 相结合。反应达到平衡后，剩余的 ED 标记抗原与 EA 相结合，形成具有活性的酶。样本中的抗原越多，ED 标记抗原与特异性抗体结合的机会就越小，剩余的 ED 标记抗原与 EA 结合的概率越大，形成具有活性的酶越多，酶活力的大小与样本中待测抗原含量呈正相关（图 8-3）。此方法主要用于药物等小分子物质的测定。

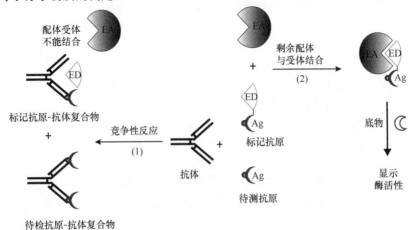

图 8-3　克隆酶供体免疫测定原理示意图

## 二、异相酶免疫测定

异相酶免疫测定通过使用分离剂或者利用固相包被、洗涤等方法将酶标抗体或抗原与其他反应组分分离开来，根据是否使用固相载体，异相酶免疫测定一般可分为液相酶免疫测定和固相酶免疫测定两大类。

### （一）液相酶免疫测定

液相酶免疫测定通过使用分离剂将游离的和结合的酶标记物分离开来，从而达到检测的目的。因其检测灵敏度高，可达到 ng 甚至 pg 水平，常被用来检测微量的药物、短肽激素等小分子半抗原物质。异相液相酶免疫测定可分为平衡法和非平衡法。平衡法是将待测样本抗原、酶标抗原和特异性抗体相继加入反应体系后，温育一定时间使反应达到平衡，然后加入分离剂。离心后，在沉淀物中加入酶的底物，检测吸光度值，通过绘制标准曲线即可确定待检抗原的含量。非平衡法是先将待测样本抗原与特异性抗体反应，待反应达到平衡后加入酶标抗原，温育一定时间后加入分离剂，离心、显色。非平衡法较平衡法灵敏度高。

### （二）固相酶免疫测定

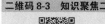

二维码 8-3　知识聚焦二

固相酶免疫测定（solid phase enzyme immunoassay，SPEIA）需要固相载体，先以化学或物理的方法将抗原或抗体连接在固相载体上，制成免疫吸附剂，随后进行酶免疫测定，抗原-抗体反应后，通过洗涤即可以将固相的抗原-抗体复合物与反应中产生的其他物质分离，操作简便。酶联免疫吸附试验（enzyme linked immunosorbent assay，ELISA）是固相酶免疫测定法中应用最广泛的一种。

----- **问题导航三：** -----------------------------------------------------

1. 案例 8-1 中的乙型肝炎表面抗体（抗-HBs）检测属于 ELISA 哪种测定方法？其原理是什么？
2. 案例 8-1 中的乙型肝炎核心抗体（抗-HBc）检测属于 ELISA 哪种测定方法？其原理是什么？

----------------------------------------------------------------------------

# 第三节　酶联免疫吸附试验

1971 年瑞典学者恩格瓦尔（Engvall）和帕尔曼（Perlmann）及荷兰学者 vanWeemen 和舒尔斯（Schuurs）分别建立了以抗原或抗体固相化为特征的酶联免疫吸附试验，并迅速发展成液体样本中微量物质测定最为简便易行的方法。酶联免疫吸附试验是酶免疫测定技术中应用最广的技术，此项技术结合了抗原-抗体反应的特异性和酶高效催化底物的敏感性。

## 一、基 本 原 理

ELISA 基本原理：将抗原或抗体结合到某种固相载体表面，并保持其免疫活性；用标记方法将相应的抗体或抗原与某种酶连接成酶标抗体或抗原，这种酶标抗体或抗原既保留了抗体或抗原的免疫活性，又保留了酶的催化活性。测定时，待检样本（含待测抗原或抗体）与固相载体表面的抗体或抗原以及酶标抗体或抗原起反应，形成固定于固相载体上的抗原-抗体-酶标记物的复合物，采用洗涤的方法使之与其他可能对试验有干扰的物质分开，最后结合在固相载体上的酶标抗体或酶标抗原量与样本中待检物质的量成一定的比例。加入酶反应的底物后，底物被酶催化变为有色产物，呈色程度可以用吸光度（$A$）值表示，测得的 $A$ 值与待检样本中抗原或抗体的量相关，可进行待检物质的定性或定量分析。由于酶的催化效率很高，可放大反应效应，从而使测定方法达到很高的敏感度。

# 二、分析模式

酶联免疫吸附试验根据其检测原理及检测目的不同又可分为以下几种测定方法。

## （一）双抗体夹心法

双抗体夹心法常用于检测抗原，其原理是先将特异性抗体包被于固相载体，然后加入含有待测抗原的样品，如待检样品中有相应抗原存在，即可与包被于固相载体上的特异性抗体结合，孵育（反应）足够时间后洗涤，加入酶标记的特异性抗体，在固相载体上形成固相抗体-抗原-酶标抗体夹心结构的免疫复合物（图8-4），孵育后再次洗涤去掉未结合的酶标抗体，加底物显色进行测定，色的深浅与待测抗原的有无及含量相关。

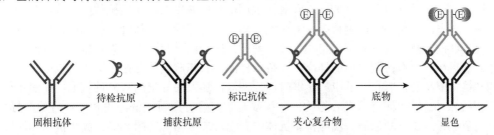

图 8-4  双抗体夹心法检测原理示意图

这种方法待测的抗原至少要有两个可以与抗体结合的位点，因为其一端要与包被于固相载体上的抗体结合，另一端则要与酶标记的特异性抗体结合。因此，此法不适用于分子质量小于5000Da的半抗原类的小分子抗原测定。常用于测定乙型肝炎病毒表面抗原、hCG等大分子物质。在应用双抗体夹心法的时候要注意类风湿因子（RF）对检测产生的干扰，RF是抗变性IgG的自身抗体，可以与多种变性IgG结构的Fc段结合，如果待检血清中含有RF时，即可以使固相抗体和酶标抗体发生桥接，从而产生假阳性反应。在应用此方法进行检测时，如果出现与临床不符的阳性结果时，需要对此种可能干扰测定的情况加以排除。

实际工作中，双抗体夹心法常可用"双位点一步法"检测抗原，其原理是应用针对抗原分子上两个不同抗原决定簇的单克隆抗体分别制备为固相抗体和酶标抗体，则在测定时可使样本的加入和酶标抗体的加入两步并作一步，经过温育和洗涤后，即可加入酶底物显色，色的深浅与待测抗原的有无及含量相关。这种方法的优点是简便快速，但需特别注意钩状效应对检测的影响。即当样本中待测抗原浓度过高时，过量抗原分别和固相抗体及酶标抗体结合，而不再形成抗原-固相抗体及酶标抗体复合物，所得结果将低于实际含量，钩状效应严重时甚至可出现假阴性结果。当检测出现可疑的阴性结果时，应将待检样本进行适当的稀释后再进行重复测定，以保证检测的准确性。

## （二）间接法

间接法常用于检测样本中的特异性抗体，其原理是首先将抗原包被于固相载体上，然后加入含有待测抗体的样本，孵育足够时间后洗涤，加入酶标抗抗体（如酶标抗人IgG抗体），再次孵育洗涤后，加入底物显色，底物显色的深浅与待测抗体的有无及含量相关（图8-5）。本法用不同种抗原包被固相载体后，只要用一种酶标抗球蛋白抗体，即可进行多种抗体的血清学检测。固相包被抗原最好是可溶性的，或是小分子颗粒。间接法常用于检测丙型肝炎病毒抗体及梅毒螺旋体抗体等IgG类抗体。机体在与外界长期接触时会受环境刺激产生大量的非特异性IgG类抗体，这些高浓度的非特异性IgG抗体有可能对固相产生吸附从而产生假阳性反应，所以在应用此方法进行测定时常需先将样本做一定比例的稀释来避免非特异性IgG抗体对检测的干扰。

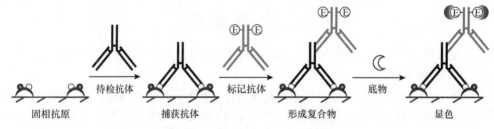

图 8-5　间接法检测原理示意图

## （三）双抗原夹心法

双抗原夹心法是利用固相包被抗原和酶标抗原检测样本中的特异性抗体的方法，包括一步法和两步法。该方法不仅可以检测特异性 IgG 类抗体，也能够检测其他种类的抗体，检测时较少受非特异性 IgG 的干扰。其灵敏度和特异性高于前述的间接法。其原理是先将特异性抗原包被于固相载体，然后加入含有待测抗体的样品，如待检样品中有相应抗体存在，即可与包被于固相载体上的特异性抗原结合，孵育（反应）足够时间后洗涤，加入酶标记的特异性抗原，在固相载体上形成固相抗原-抗体-酶标抗原夹心结构的免疫复合物，孵育后再次洗涤去掉未结合的酶标抗原，加底物显色进行测定，颜色的深浅与待测抗体的有无及含量相关（图 8-6）。固相抗原和酶标抗原需要选择，防止待检抗体只和固相抗原结合，或只和标记抗原结合，而不能形成夹心。乙型肝炎病毒表面抗体的检测常采用此方法。

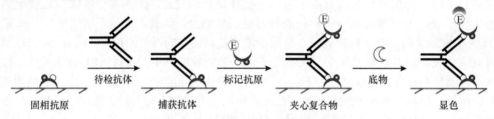

图 8-6　双抗原夹心法检测原理示意图

## （四）竞争法

竞争法可用于测定抗原或抗体。以测定抗原为例，其原理是先将特异抗体包被在固相载体上，同时加入待检样本与一定量酶标抗原，如待检样本中含有待测抗原，则待检样本中的抗原和酶标抗原竞争与固相抗体结合，待检样本中特异性抗原越多，酶标抗原与固相抗体结合的机会就越少，因此与固相抗体结合的酶标抗原量与受检抗原的量成反比，洗涤后显色，颜色的深浅与待测抗原的量呈负相关（图 8-7）。

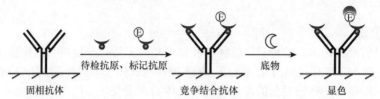

图 8-7　竞争法检测原理示意图

竞争法检测抗体技术常应用于检测乙型肝炎病毒 e 抗体（抗-HBe）和乙型肝炎病毒核心抗体（抗-HBc），二者都基于竞争法的基本原理，但是所用的检测模式有所不同。

抗-HBc 测定原理：先将 HBcAg 包被在固相载体上，洗涤除去未结合部分，然后用小牛血清等进行封闭，再次洗涤去除未结合成分及其他杂质。测定时同时加入待测样本和酶标特异性核心抗体，酶标特异性核心抗体与待测样本中的核心抗体竞争结合固相抗原，再次洗涤去除未结合部分与杂质，加入酶底物。显色的深浅与待测样本中的抗-HBc 浓度呈负相关。

抗-HBe 测定原理：先将抗-HBe 包被在固相载体上，洗涤除去未结合部分，然后用小牛血清等进行封闭，再次洗涤去除未结合成分及其他杂质。测定时同时加入待测样本和中和抗原 HBeAg，固相抗体与待测样本中的抗体竞争结合中和抗原，待测样本中的抗-HBe 浓度越高，则其与中和抗原的结合越多，固相抗体上结合的中和抗原就越少，温育后洗涤。再加入酶标特异性抗体，使其与固相载体上结合的中和抗原 HBeAg 结合，洗涤后加入酶底物，显色的深浅与待测样本中的抗-HBe 浓度呈负相关。检测抗-HBe 时固相包被的是抗-HBe 而不是 HBeAg，原因是 HBeAg 不稳定，容易转变为 HBcAg，影响检测的准确性。

## （五）捕获法

捕获法常用于检测样本中的特异性 IgM 抗体。人体在受到特异性抗原刺激后一定时间血清中针对此抗原的特异性 IgM 常和特异性 IgG 同时存在，当需要单独检测特异性 IgM 时，首先需要将特异性 IgM 和特异性 IgG 分离开来，此时多采用捕获法。其原理是先将抗人 IgM 抗体连接在固相载体上，然后加入待检血清，如果其中存在特异性 IgM，则血清中的 IgM（包括特异性 IgM 和非特异性 IgM）被捕获在固相上，洗涤去除血清中存在的 IgG 及其他免疫球蛋白和杂质成分，然后加入特异性抗原试剂，它只和结合于固相上的特异性 IgM 相结合而不与结合于固相上的非特异性 IgM 结合。再次洗涤，去除未结合的特异性抗原及其他杂质，加入针对特异性抗原的酶标抗体，使其与结合在固相上的特异性抗原结合，洗涤去除未结合酶标抗体及杂质，加入酶的底物，显色的深浅与被捕获的特异性 IgM 抗体的量相关（图 8-8）。

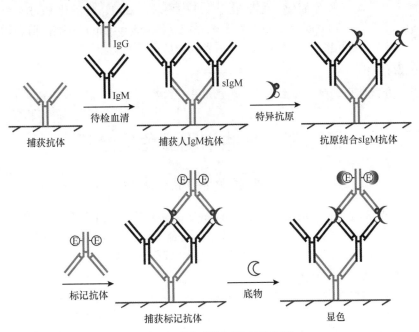

图 8-8 捕获法检测原理示意图

捕获法常用来检测抗 HAV IgM 和抗 HBc IgM。应用此方法检测 IgM 抗体时需要排除非特异性 IgM 的干扰，非特异性 IgM 可以和特异性 IgM 竞争与固相抗体的结合，从而影响到检测结果。如类风湿因子（IgM 类）能和固相抗人 μ 链抗体相结合，并且可以与随后加入的酶标抗体反应，从而产生假阳性检测结果。如果事先对待测样本进行适当的稀释后再进行检测可以降低非特异性 IgM 对检测的干扰，从而减少假阳性反应的产生。因为当被检测者处于相应病原体感染的急性期时，其血清中针对病原体的特异性抗体滴度很高，适当的稀释并不会影响到检测的准确性。相对于特异性抗体，非特异性抗体滴度较低，稀释后其对检测的干扰就会减低。

# 三、影响因素

ELISA 法由于本身所具备的优越性，是一项成熟的经典血清学诊断方法，而且应用的领域也越来越广泛。但酶免疫测定自身尚存在一定的局限性，如检测的生物学样本中有可能存在对检测产生干扰的物质。检测过程中，影响检测结果的因素较多；ELISA 所用的抗原一部分还是混合的可溶性抗原，另外内源性过氧化物酶的普遍存在也会影响到检测结果；应用 ELISA 检测抗体时，要求包被抗原包含特异性抗原决定簇，并且尽可能不含非特异性成分，但往往难以做到；由于原料及制备工艺不统一，固相载体的质量不稳定，使不同批号的固相载体有时本底值较高，有时吸附性能较差，从而影响到测试结果等。所以出现检测结果的假阳性或假阴性是不能完全避免的，在检测时既要考虑到这一点又要通过各种质量控制措施将这种可能性降到最低。对出现非特异性反应结果的时候，需要从不同方面具体分析处理。

因抗 HCV 或抗 HIV 抗体的检测使用的是病毒部分的基因工程抗原，机体感染其他病毒后，或身体里的一些自身抗体都可能会导致假阳性反应的发生。当 ELISA 法检测出抗 HCV 或抗 HIV 抗体阳性时，不能直接报告阳性结果，需要进一步使用确认试验进行检测，如采用重组免疫印迹试验、蛋白印迹试验或中和试验进行确认。HBsAg 检测出现弱阳性结果时，即检测结果位于测定的"灰区"时，也需要进行复检以确认检测。

随着抗体制备技术、基因工程技术、物理学、化学及材料科学的发展，利用各种测定原理的全自动免疫分析仪将不断应用于临床检验。最大限度满足结果准确、重复性好、操作简便、结果报告快速的要求。目前，自动化 ELISA 分析仪有开放系统（open system）和封闭系统（closed system）两类。前者适用于所有的 96 孔板的 ELISA 测定，后者只与特定试剂配套使用。

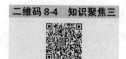

二维码 8-4　知识聚焦三

---

**问题导航四：**

其他酶免疫分析包括哪些？其主要的临床应用是什么？

---

# 第四节　其他常用酶免疫分析

## 一、酶联免疫斑点试验

酶联免疫斑点试验（enzyme-linked immunospot assay，ELISPOT 试验）是从单细胞水平检测分泌抗体细胞或细胞因子分泌细胞的检测技术，结合了细胞培养技术和 ELISA 技术，是定量 ELISA 技术的延伸和发展，目前主要用于细胞因子分泌细胞的定量测定。

### （一）基本原理

ELISPOT 试验原理即用抗体捕获培养细胞所分泌的细胞因子，并以 ELISPOT 显色方式将其表现出来。ELISPOT 试验操作是在 96 孔微孔板上进行的，板孔底部覆盖膜载体（如 PVDF 膜），膜上包被特异性单克隆抗体。在微孔内加入待检测细胞（如外周血单个核细胞/PBMC）及抗原刺激物进行培养。细胞受刺激后分泌细胞因子，此时局部（在紧靠分泌细胞的周围）分泌出的细胞因子被位于膜上的特异抗体所捕获。微孔板中的细胞被移除并清洗后，被捕获的细胞因子可进一步与生物素标记的抗体结合，然后用酶标链霉亲和素与生物素结合，形成膜特异抗体-细胞因子-生物素标记抗体-酶标链霉亲和素复合物。加入显色底物，酶催化底物产生不溶性的色素，就近沉淀在局部的膜上形成斑点。每一个斑点代表一个细胞因子分泌细胞，斑点的颜色深浅程度与细胞分泌的细胞因子量有关。

## （二）数据处理与结果报告

ELISPOT 试验检测的最终数据是细胞频率，即在细胞群体中，受某种特异性抗原刺激而分泌某种细胞因子的阳性细胞比例。细胞总数在实验开始已经确定，需要统计的是斑点形成细胞（spot forming cell，SFC）数目，SFC 计数可在显微镜下或采用酶联斑点分析仪自动化进行。统计膜上斑点数目，除以加入孔内的细胞总数，可计算出阳性细胞的频率。在双标记系统中，可同时检测两种细胞因子的阳性细胞频率。

# 二、斑点酶联免疫吸附试验

斑点酶联免疫吸附试验（dot enzyme linked immunosorbent assay，Dot-ELISA）是由 ELISA 技术衍生而来，不同之处在于 Dot-ELISA 所用载体为对蛋白质具有极强吸附能力（近 100%）的微孔膜［如硝酸纤维素（NC）膜］，此外酶作用底物后形成有色的沉淀物，使 NC 膜着色。斑点酶联免疫吸附试验的原理、方法及方法学评价详见本书第十章第五节。

二维码 8-5　知识聚焦四

-------- 问题导航五：----------------------------------------

影响酶免疫分析的主要因素有哪些？请简要说明。

---------------------------------------------------------

# 第五节　影响酶免疫分析的主要因素

## 一、试剂盒原材料因素

优质的试剂是保证检验质量的基础，虽然国家采用批检的形式对 EIA 试剂严格把关，但由于不同厂家试剂在原材料选择上不尽相同，使得 EIA 结果在灵敏度、特异性、稳定性和操作简便性有一定的差异。

### （一）抗原或抗体的选择

**1. 抗原的选择**　抗原的纯度决定了测定的特异性，而方法是否能完全检出存在的特异性抗体则取决于所用抗原（决定簇）的完整性。

**2. 抗体的选择**　抗体的特异性决定了整个测定方法的特异性，抗体的亲和力则制约着测定方法的灵敏度和测定下限。由于抗体的制备方式不同，抗体的特异性和亲和力均有着一定的差异，最终会影响到 EIA 的特异性和敏感性。

### （二）固相载体和酶结合物

固相载体的种类和质量对固相酶免疫分析的结果也可产生一定影响，例如良好的聚苯乙烯 ELISA 板应该是吸附性能好、空白值低、孔底透明度高、各板之间和同一板各孔之间性能相近。但由于原材料质量和制作工艺的差别，可能会出现 ELISA 测定时的孔间变异大、重复性差等问题，因此，每一批号的 ELISA 板在使用前均需检查其性能。

酶结合物的质量直接影响 EIA 的应用效果，酶免疫测定试剂盒的有效使用期限就是根据酶结合物的稳定性而定的，易受外环境影响。同样，酶底物的质量也会对结果判定具有一定的影响。

# 二、标本因素

患者标本中有可能会含有干扰 EIA 导致结果出现差错的干扰因素，导致假阳性或假阴性，干扰因素一般分为两类，为内源性和外源性干扰因素。内源性干扰因素一般包括类风湿因子、嗜异性抗体、医源性诱导的抗鼠 Ig 抗体、嗜靶抗原的自身抗体、补体、溶菌酶及交叉反应物质等。可采用稀释标本、使用 IgG-类风湿因子吸收剂、嗜异性抗体阻滞剂等方式减轻内源性干扰因素的影响。外源性干扰因素包括标本溶血、标本被细菌污染、标本储存时间过长及标本凝固等，例如：在标本溶血方面，血红蛋白中含铁血红素有类过氧化物酶活性，因此在以辣根过氧化物酶为标记的酶联免疫吸附试验测定中，如血清中血红蛋白浓度较高，很容易在温育过程中吸附于固相，从而与后面加入的辣根过氧化物酶反应显色，造成假阳性。而在标本储存方面，在冰箱中保存时间过长，可能造成污染或效价降低，可引起假阴性，因此应尽量用新鲜标本。由此可见，外源性干扰因素是 EIA 过程中可以避免也是必须避免的因素。

## 三、实验室环境因素

实验室环境包括室内设施、温度、湿度、电源质量、采光照明、电磁干扰、振动等多种因素，这些因素都可能影响 EIA 分析质量。其中有些因素变化会影响仪器的检测性能，有些则对 EIA 反应过程造成影响。室内温度对检测结果的影响非常大，特别是试剂的室温平衡，因此实验室应安装冷暖空调，使环境温度控制在 20～25℃。实验室温度过高、过低都可能使仪器性能变差。湿度对 EIA 结果也有影响。湿度过低时静电作用变得明显，仪器处理标本或储存标本的塑料器皿极易吸附带电微粒，引起标本的污染。湿度过高可造成仪器上有水汽凝结，甚至仪器部件生锈等情况出现。因此，实验室应维持适当的温度和湿度。

## 四、操 作 因 素

在试验中因操作不当造成的误差也是影响 EIA 结果的常见原因。

### （一）试剂准备

在酶联免疫吸附试验中，试剂准备最关键的是使试剂盒在使用前与室温平衡，以满足检测要求，一般检测前 30 分钟即应将试剂盒从 2～8℃冰箱中取出，检测时试剂盒可与室温平衡。当然，对于发光酶免疫分析试剂在未开启时需放置在 2～8℃冰箱中保存，不可冻存。其次，在商品试剂盒中的洗板液等是以浓缩液形式提供的，需要临用前稀释配制，因此稀释时所用的蒸馏水或去离子水应保证质量。

### （二）加标本及反应试剂

**1. 微量加样器**　微量加样器在使用中会因机械磨损等原因造成加样不准，必须定期维护和校准。使用加样器加样时不可太快，要避免加在孔壁上部，不可溅出和产生气泡，同时吸头不要接触微孔反应板底部，每次加不同的标本均需更换吸头，以免发生交叉污染。

**2. 滴加试剂**　ELISA 试剂盒手工操作时基本上采用滴加方式将试剂加入反应孔。除了要注意滴加的角度外，滴加的速度也很重要。加样速度不能太快，速度要均匀，角度要垂直，力度要一致，避免加在孔壁上部和两个孔之间，防止溅出或产生气泡，造成结果偏移。

### （三）温育

温育是最为关键、最容易出现问题的步骤，温育的时间、温度选择一般按照试剂盒说明进行，其中 37℃是常用的温育温度。在进行 ELISA 等操作时要保证在设定的温度下有足够的反应时间。一般来说，加完标本和（或）反应试剂后，将微孔板从室温拿至水浴箱或温箱中时，孔内温度从室温（23±2）℃升至 37℃需要一定时间。但工作中经常是将微孔板放入水浴箱或温箱后即开始计时，这样就很容易造成实际测定中温育时间不够，弱阳性标本测不出来的问题。因此，临床实验室应确定在不同季节（不同室温下）微孔板从室温达到 37℃需要多长时间，从而确定延长微孔板在水浴箱或温箱中放置时间。

### （四）洗涤

洗涤是 ELISA 不同于均相免疫学检测技术的一大特征，洗涤在整个 ELISA 反应过程中虽不是一个反应步骤，但却非常关键。其目的是将特异结合于固相的抗原或抗体与反应温育过程中吸附的非特异成分分离开来，以保证 ELISA 测定的特异性。

## （五）显色

从理论上说，在 ELISA 测定中 37℃ 30 分钟才可以使酶的底物催化反应完全，尽管在最初的 10 分钟内，绝大部分催化反应即可完成。因此，为使弱阳性标本孔能有充分的显色，建议在 37℃ 下反应 25～30 分钟后，终止反应比色测定。此外，在加入底物前需检查底物溶液的有效性，如配好后的 TMB 及 OPD 溶液使用前应为无色，若出现颜色等变化则停止使用。为了保证结果的稳定性，不可随意改变温度和时间。同样，在 ELISPOT 显色时也要注意上述问题，为保存颜色反应，风干的微孔板应保存在密封的塑料袋中，避免板孔暴露于空气和光线下。

## （六）比色

ELISA 比色结果必须通过酶标仪进行检测，不可用肉眼判断结果。因为不同个体色觉存在差异，难以保证检测结果。正确使用酶标仪应注意下面两点：

**1.比色测定**　一定要注意酶标仪的波长是否已调至合适或所用滤光片是否正确。在临床实验室进行 ELISA 测定时，以 TMB 为底物和以 OPD 为底物的试剂盒均有使用，由于所使用的波长不同，前者 450nm，后者 492nm，因此一定注意酶标仪的波长是否合适和使用滤光片是否正确。

**2.单波长或双波长比色的选择**　较先进的酶标仪同时具有单波长和双波长比色功能。所谓的单波长比色即是通常的以对显色具有最大吸收的波长（如 450nm 或 492nm）进行比色测定；而酶标仪最好使用双波长进行测定，一般不必设空白孔，在敏感波长（如 450nm）和非敏感波长（如 630mm）下各测 1 次，敏感波长下的吸光度测定值为标本测定酶反应特异显色的吸光度与板孔上指纹、划痕、灰尘等不透明物所致的吸光度之和；非敏感波长下测定即改变波长至一定值，使得标本测定酶反应特异显色的吸光度值为零，此时测得的吸光度即为脏物的吸光度值。最后酶标仪给出的数值为敏感波长下的吸光度值与非敏感波长下的吸光度值的差。因此，双波长比色测定具有排除由微孔板本身、板孔内标本的非特异吸收、指纹、划痕、灰尘等对特异显色测定吸光度的影响的优点，一般不必设空白孔。如在使用双波长比色时，仍设空白孔，就可能会造成测定吸光度为负数的现象。由于 ELISA 测定中单个空白孔的非特异吸收具有一定程度的不确定性，也就是说每次测定或同次测定空白孔位置的不同均有可能得到不同吸光度测定值，故在 ELISA 测定比色时，最好使用双波长比色。

## （七）结果判断

ELISA 测定按其表示结果的方式分为定性和定量测定，定性测定只是对标本是否含有待测抗原或抗体作出"有"或"无"的结论，分别用"阳性"或"阴性"来表示，结果的判定要严格依据试剂盒本身提供的临界值（cut-off 值）进行结果判断。当然也要注意处于 ELISA 检测"灰区"的标本，出现这种现象的原因就可能是由上述操作不当、温度不适宜、标本溶血、内源性干扰等引起的。在 EIA 定量检测时，严格按要求对标准曲线进行校准，保证标准曲线的有效性，避免发生曲线漂移。

二维码 8-6　知识聚焦五

---- **问题导航六：** --------------------------------

酶免疫检测技术在临床上常用于哪些方面？简要说明。

# 第六节　酶免疫分析的临床应用

酶免疫分析具有高度的敏感性和特异性，随着酶免疫测定的不断发展和完善，其应用范围日趋广泛，测定的灵敏度也在不断提高。几乎所有的可溶性抗原抗体系统均可用于检测，其测定灵敏度可达到 ng～pg/ml 水平。根据检测目的的不同，酶免疫测定的应用可分为以下几个方面。

**1.感染性疾病检测**　病毒感染如 HIV、肝炎病毒、风疹病毒、麻疹病毒、疱疹病毒、轮状病毒、EB 病毒等的感染；细菌感染如链球菌、结核分枝杆菌、幽门螺杆菌和布鲁氏菌等的感染；此外，肺炎支原体、梅毒螺旋体、寄生虫：如弓形体、阿米巴、疟原虫等的感染也都可用酶免疫测定的方法进行检测。

**2. 蛋白质类检测** 肿瘤标志物如甲胎蛋白（AFP）、癌胚抗原（CEA）、前列腺特异性抗原（PSA）等的检测；白细胞介素（IL）、肿瘤坏死因子（TNF）的检测；肌钙蛋白 I、肌酸激酶同工酶（CK-MB）、凝血因子Ⅷ、红细胞抗原等的检测。

二维码 8-7 知识聚焦六

**3. 药物监测** 如容易引起蓄积中毒的强心药物地高辛，有肾脏毒性或听神经损伤副作用的药物庆大霉素，易成瘾的阿片类生物碱——吗啡等的检测。

---

**问题导航七：**

1. 什么是自动化酶联免疫分析？
2. 自动化酶联免疫分析有何优势？

---

# 第七节　自动化酶联免疫分析

近年来，随着医学科学技术的不断发展，特别是计算机的广泛应用，大大促进了临床免疫学检验的自动化进程。为提高工作效率，满足大批量检测标本的需求，自 20 世纪 90 年代以来，一些自动化程度高、功能齐全的自动化酶联免疫分析仪相继出现，已广泛应用于临床免疫学检验、卫生防疫及血站等系统。

## 一、工作原理

自动化酶联免疫分析是基于 ELISA 原理，并结合计算机技术发展起来的一项自动化免疫分析技术。其功能强大，集标本和控制品加注、试剂加注、微孔板孵育和洗涤、条码读取、酶标仪比色、结果判断的功能于一体，使 ELISA 反应的手工操作过程让仪器自动完成，实现全程自动化。该仪器的使用大大提高了工作效率，减少了人为误差导致的漏检、错判，有效保证了生物安全，该系统在电脑软件系统控制下操作，界面简单，仪器性能稳定，结果准确，加样快速，样本处理能力强，特别适用于血站、大批量体检等需同时大规模处理样本的单位。

根据仪器处理模式不同主要有两大类：一类为分体机，另一类为连体机。前者由"前处理系统"即全自动样本处理工作站和"后处理系统"即全自动酶联免疫分析两部分组成；后者采用一套操作系统，将前处理和后处理整合在一起，由一台计算机控制整个反应过程。反应类型基于 ELISA 方法，主要有双抗体夹心法、间接法、竞争法等。

## 二、系统构成

**1. 识别系统** 可识别标本管、试剂管、标准管、对照管以及酶标板的条形码。

**2. 载架系统** 样本架、试剂架。

**3. 加样系统** 加样臂和加样针（或一次性移液器吸头）、钢针清洗工作站。

**4. 洗板系统** 带液面监测功能的洗板机和洗泵站。

**5. 孵育系统** 带室温或控温功能的微板孵育器。

**6. 装载传输系统** 机械臂和运行轨道的定位，样本架与试剂架的装载。

**7. 读数系统** 酶标仪。

**8. 信息处理系统** 计算机软件控制整个流程的正常运转，对读数结果进行分析、处理、判断；检测故障、提示故障原因并报警。

## 三、技术评价

自动化酶联免疫分析大大降低了实验室工作人员的劳动强度、缩短了试验时间、提高了工作效率，检测结果也更加准确。该实验项目的工作进度、完成整个实验所需要的时间依赖于工作计划表，因而如何优化组合、编好工作计划表显得尤为重要。自动化酶联免疫分析连体机自动化程度高、速度快，适合大批量样本的处理。而分体机加样速度快，适合检测项目多、标本批次不等的临床实验室。

## 四、仪器应用

酶免疫测定是继荧光免疫技术和放射免疫技术之后建立起来的非放射性免疫标记技术，属于三大经典标记技术之一。20 世纪 90 年代以来，随着酶联免疫自动化分析的进一步发展，使该技术在临床检验得到广泛应用。

全自动酶免前处理仪融合移液系统和自动化平台工艺，在平台大小、加样器、移板机械手、托架、运板及储板设备、功能模块、配套仪器、工作站之间的配合以及软件等各方面都有多种选项可供选择。其独特的"机械臂"设计赋予了该类仪器与多种自动化仪器整合的超强能力，轻松实现各种实验过程的自动化。该类仪器一般配备两类机械臂：液体处理机械臂和机器人操作机械臂。液体处理机械臂可选择配置固定加样针或一次性加样针，并可选择不同的通道数（1 通道、2 通道、4 通道和 8 通道等）；机器人操作机械臂可以直接对摆放在台面（如微孔板、试管等）、台面周边甚至台面下面的仪器设备进行操作，大大提高了其对立体空间的使用效率。机械臂间的协同工作极大地提高了工作效率，并能够完成各种复杂特殊的工作。

全自动酶免后处理仪是集自动加试剂、孵育、洗板、检测及结果输出于一身，全程采用电脑控制，实现了操作过程的自动化、标准化。该类仪器采用完全模块化设计、并行工作模式，多达24 个试剂位以及 20 个密闭式孵育位，双洗板单元。基本功能包括：酶标板识别、控温孵育、自动洗板、试剂分配、液面监测以及酶标仪测量等。整个仪器分为四大模块：一是进板模块，包括进板升降架、进板架、微板条码扫描头等；二是孵育模块，包括前、后孵育塔两个系统；三是洗板、分配模块，包括洗板头、清洗站、废液桶、分配器、试剂槽、试剂条码扫描头等；四是结果模块，包括酶标仪和试剂分配系统（图 8-9）。

二维码 8-8　知识聚焦七

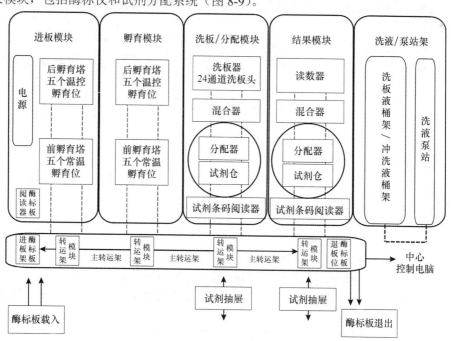

图 8-9　全自动酶免后处理系统检测原理示意图

**案例分析 8-1**

1. 如何解读该患者的检验报告?

（1）初次检验结果（2019.10.22）

1）HBsAg 检测阴性并不能排除 HBV 感染；隐匿性 HBV 感染通常为 HBsAg 阴性，抗-HBc 或抗-HBs 单阳性；除 HBsAg 以外的其他标志物阳性或全阴模式。但能检出肝组织 HBV 抗原或检出血清低水平的 HBV DNA，则在免疫抑制状态下容易发生 HBV 再激活。

2）大部分感染者体内 HBV 被控制，处于非活动性携带状态，HBsAg 逐年降低，HBV DNA 转阴（病毒不再复制，无须抗病毒治疗）。HBsAg 自然清除率为每年 1%～2%，变为"隐匿性 HBV"状态。

3）如果试剂灵敏度足够高，仍可检出低水平血清 HBsAg。

4）HBsAg 阴性阶段处于隐匿性感染，需要注意监测。

（2）复诊检验结果（2020.04.16）

1）HBsAg 阳性：HBV 感染的重要筛查标志物

2）HBeAg 阳性：病毒活跃复制

3）抗-HBc 阳性：非保护性抗体，现症或既往感染

以上三者均为阳性，即 HBeAg 阳性的慢性乙型肝炎，患者肝酶指标异常升高，肝功能受损，肝炎处于活动性状态。

综上所述：根据以上两次检验结果故可判断为慢性乙型肝炎活动期（免疫清除期）。

2. 检测乙型肝炎病毒血清学标志物（HBsAg、抗-HBs、HBeAg、抗-HBe 和抗-HBc）时需要注意哪些影响因素?

（1）样本采集与处理的影响

1）标本严重溶血及混有红细胞的血清易沉淀或附着在聚乙烯孔内不易洗净，残留在孔内的血红蛋白具有过氧化物酶样的活性，催化底物显色造成假阳性，严重溶血标本禁用。

2）标本凝固不全就强行离心分离血清，使血清中仍残留部分纤维蛋白原，在 ELISA 测定过程中可以形成肉眼可见的纤维蛋白块，易造成假阳性结果，血液标本采集后必须充分凝固后再分离血清。

（2）试剂的影响

1）乙型肝炎病毒血清学标志物试剂厂家较多，不同厂家出产的试剂灵敏度与特异性存在一定的差别。因此，选择高质量的试剂是保证结果准确的关键之一。

2）不同方法学的检测试剂，会使乙型肝炎五项结果出现差异。例如，在实际工作中常用 ELISA 检测 HBsAg 结果为阴性，而电化学发光检测为阳性。除方法学的灵敏度外，还存在单抗或多克隆抗体试剂导致结果的差异性。

（3）操作技术的影响

1）移液器吸头的洁净与否和吸量的准确性，直接影响检测结果。由于吸头构造特殊，导致清洗困难，加大了交叉污染的机会。因此，建议用一次性移液器吸头。

2）37℃是常用的温育温度，应注意温育温度的恒温控制，避免因为温度波动导致试验结果失控。

3）洗涤是 ELISA 操作的重要环节，如使用自动洗板机进行洗板操作，则仪器运行中要不时观察洗板机针孔内洗液的通畅状况，对于任何液路堵塞的情况都需要及时纠正。

4）肉眼判断结果时，显色浅不易观察，影响结果的准确性，必须使用酶标仪检测，以保结果一致性。

（张国军）

# 第九章　化学发光免疫分析

　　化学发光是利用化学反应提供能量从而使分子能级跃迁至激发态，处于激发态的分子再回到基态所致的发光过程。用化学发光物质标记抗原或抗体，作为标记结合物，联合抗原-抗体反应所建立的免疫分析方法称为化学发光免疫分析（chemiluminescence immunoassay，CLIA）。化学发光免疫分析具有三个重要特征：①检测光信号，具有较高分析敏感度；②纳米微粒为固相载体，比表面积大，容易分离洗涤；③全程自动化分析，标准化检测流程，具有较高分析精密度。本章主要介绍四种化学发光免疫分析，分别是直接化学发光免疫分析、化学发光酶免疫分析、电激发化学发光免疫分析和光激发化学发光免疫分析，前三种属于非均相免疫分析，最后一种属于均相免疫分析。

二维码9-1　知识导图

---

**问题导航一：**

1. 解释"光"现象，何为化学发光？
2. 化学发光包括几种基本类型？
3. 固相吸附分离技术的基本原理如何？

---

# 第一节　概　述

　　化学发光是化学发光免疫分析的基础。非均相免疫分析多采用固相吸附分离方式去除游离标记物。无论何种化学发光试验，免疫分析模式基本类似，只是标记物和信号检测不同。

## 一、化学发光的基础知识

　　处于基态的物质吸收能量发生能级跃迁至激发态，而处于激发态的物质缺乏稳定性，会自发回到基态并释放能量产生光子（发光现象）。化学发光是由化学物质的氧化反应提供能量，产生电子能级跃迁至激发状态，处于激发态的分子回到基态释放能量产生光子，从而导致的发光现象。与光致发光（荧光）不同，化学发光无须激发光源。化学发光可分为酶促化学发光和非酶促化学发光。酶促化学发光包括辣根过氧化物酶系统和碱性磷酸酶系统，二者均属于间接化学发光。非酶促化学发光包括吖啶酯发光和三联吡啶钌发光。吖啶酯发光是一种需要氧化剂（$H_2O_2$）并在碱性条件下的直接化学发光。三联吡啶钌发光则是在阳电极表面由电场启动的化学发光过程，需要三丙胺（TPA）作为电子供体。此外，本章还介绍了光激发化学发光，它是一种光诱导的级联化学发光系统，系统由感光物质（酞菁）和发光物质（Eu）组成，能量由活性氧传递，分为化学发光和光致发光两个环节。

　　从光信号特性角度，如果按照发光持续时间分类，化学发光分为闪光（flash）型和辉光（glow）型，前者发光时间在数秒内，如吖啶酯系统，后者发光时间在数分钟至数十分钟之间，如碱性磷酸酶-AMPPD系统。闪光型采用原位进样和时间积分法测量，即在检测器部位加装进样器，保证校正液加入和检测过程同步。辉光型无须原位进样，一般在发光信号相对稳定时（平台期）采用速率法检测。

## 二、固相吸附分离技术

　　依据是否需要分离结合标记物与游离标记物，标记免疫分析可分为均相免疫分析和非均相免疫分析。如果标记物发光特性未因抗原抗体结合而改变，游离标记物与结合标记物都会产生发光信号，此种情况必须分离结合标记物与游离标记物，再通过测量结合标记物的光信号强度，反映抗原-抗体的结合强度，此种方式属于非均相免疫分析。

固相吸附分离技术是一种重要的分离游离标记物的方法，包括固相包被和洗涤分离两个步骤。这里以"双抗体夹心"检测抗原为例，说明固相吸附分离方法的原理。选择一对匹配抗体，其中将标记化学发光剂的抗体，称为标记抗体（检测抗体），将需要偶联在固相载体表面并保留其生物活性的抗体，称为捕获抗体（固相抗体）。捕获抗体和固相材料偶联的过程称为包被。化学发光免疫分析采用顺磁性纳米微粒作为固相载体，通过物理吸附或化学键结合方式偶联抗原分子或抗体分子，并作为分析系统重要试剂。将包被抗体的顺磁性纳米微粒溶液和标记抗体溶液，与待检标本混合温育后，待检抗原同时与标记抗体和捕获抗体结合形成双抗体夹心复合物，此复合物位于磁性微球表面，而未结合抗原的游离标记物则分布于液相中。此时，通过磁场作用将磁性微球（结合标记物）吸附于反应杯一侧，经负压移走液体，即可带走游离标记物；离开磁场后加入洗涤缓冲液重悬，则完成单次分离洗涤过程。固相吸附分离技术原理如图 9-1 所示。洗涤过程一般需要3 至 5 次。

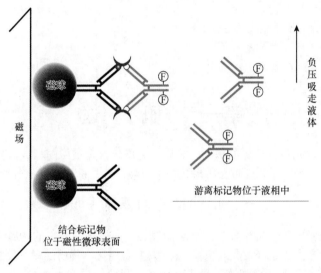

图 9-1　固相吸附分离原理示意图

# 三、免疫分析模式简介

无论何种化学发光分析，免疫分析模式基本类似。在检测小分子半抗原时，需采用双抗原竞争模式；在检测蛋白质抗原时，优选双抗体夹心模式；在检测抗体时，如需区分 IgG 和 IgM，前者选用间接模式，后者选用捕获模式。有时无须区分 IgG 和 IgM，则可采用双抗原夹心模式，也可采用双抗体竞争模式。在下文中不再单独叙述分析模式，而只以某一种分析模式为例介绍化学发光免疫分析的检测原理。

二维码 9-2　知识聚焦一

---

问题导航二：

1. 举例说明直接化学发光的发光原理。
2. 举实例说明直接化学发光免疫分析的检测原理。
3. 直接化学发光免疫分析有哪些技术优势？
4. 顺磁性颗粒作为固相载体，具有哪些技术优势？

# 第二节 直接化学发光免疫分析

直接化学发光免疫分析是采用吖啶酯作为发光剂标记抗原或抗体分子，联合抗原-抗体反应的特异性所建立的免疫分析技术。

**案例 9-1**

某品牌采用化学发光法定量检测血清雌二醇试剂。

试剂盒组分：

（1）微粒溶液：雌二醇单克隆抗体（兔源）包被的顺磁性微粒，于 Tris 缓冲液中；含蛋白稳定剂，浓度为 0.065%，防腐剂为 ProClin 300。

（2）发光标记物：吖啶酯标记的雌二醇（AE-E2），于柠檬酸缓冲液中；含表面活性剂和蛋白稳定剂（63.36ng/ml），防腐剂为 ProClin 300。

（3）检测缓冲液：含有表面活性剂的柠檬酸盐溶液，防腐剂为 ProClin 300。

（4）样本稀释液：含牛血清白蛋白的 Tris 缓冲液，防腐剂是叠氮化钠。

检测步骤：

（1）样品、标本稀释液、检测缓冲液、抗雌二醇（兔源，单克隆）包被顺磁微粒混合。

（2）孵育后，加入吖啶酯标记雌二醇标记抗原，混合继续温育。

（3）磁场分离，去除游离标记抗原。加入校正溶液，检测光信号。未知样本雌二醇浓度通过校准曲线获得。

**问题：**

请结合试剂盒组分阐述雌二醇的检测原理。

提示：体内雌二醇和性激素结合蛋白结合便于体内运输。在检测时，需要通过酸处理促使蛋白变性，释放雌二醇利于结合特异性抗体。此环境不适合抗原抗体结合，需通过检测缓冲液纠正酸性环境。

## 一、发 光 原 理

吖啶酯（acridinium ester，AE）是一类发光效率很高的发光剂，但吖啶酯本身不能直接偶联抗体，需引入活性基团（-NHS）使其成为活化吖啶酯。吖啶酯和活化吖啶酯的化学结构如图 9-2 所示。活化吖啶酯（AE-NHS）通过-NHS 基团偶联抗原或抗体的游离氨基形成酰胺键，成为吖啶酯标记抗原或标记抗体。游离吖啶酯分子经透析方式分离。

直接化学发光是指发光剂在氧化反应过程中，直接产生光信号，没有"中间体"，无须酶催化。在碱性过氧化氢（$H_2O_2$）溶液中，吖啶酯分子受到过氧化氢离子进攻时，吖啶环上的取代基能与吖啶环上的 C-9 和过氧化氢形成不稳定的二氧乙烷，此二氧乙烷分解为 $CO_2$ 和电子激发态的 N-甲基吖啶酮，当其回到基态时发出最大发射波长为 470nm 的光子。吖啶酯发光反应式如下：

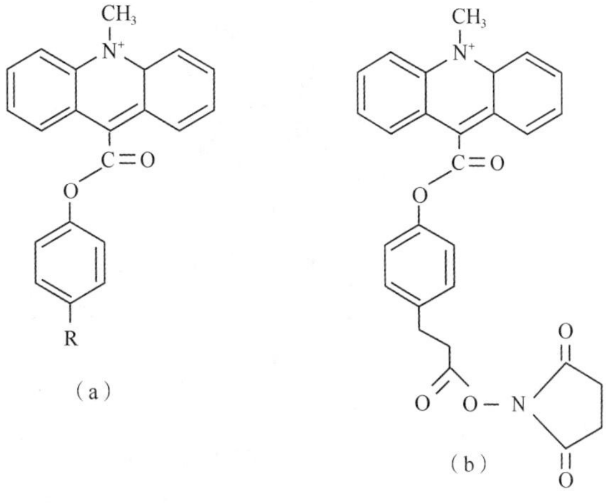

图 9-2 吖啶酯（a）和活化吖啶酯（b）分子结构

吖啶酯化学发光反应式

吖啶酯发光属于"闪光型",加入校正液（激发液）后需立即检测光信号，采用原位进样和时间积分法测量，即在检测器部位加装进样器，保证校正液加入和检测过程的同步。

## 二、检 测 原 理

本节介绍"双抗体夹心模式"检测抗原，说明直接化学发光免疫分析的检测原理。双抗体夹心模式，分为一步法和两步法，此处介绍的是两步法的检测方法。

本文介绍某商业品牌乙型肝炎表面抗原（HBsAg）定量检测试剂的检测程序和检测原理。本检测试剂盒组分包括：①抗体包被微粒溶液（用 anti-HBsAg 包被，鼠源单克隆抗体，MES 缓冲溶液，含蛋白稳定剂和防腐剂）；②吖啶酯标记抗体溶液（羊源多克隆抗体，AE-anti-HBsAg，MES 缓冲溶液，含蛋白稳定剂和防腐剂）；③样本稀释溶液（去除纤维蛋白原血浆，含防腐剂）。④校准品溶液（A，B，C，D，E，F）。此外，还包括洗液（wash buffer）。

第一步，将血清样本与抗体包被微粒溶液混合温育；如标本中存在 HBsAg 则被微粒表面的特异性抗体捕获形成免疫复合物；经磁场洗涤去除未结合蛋白组分。第二步，加入吖啶酯标记抗体溶液混合温育，标记抗体与待检抗原（HBsAg）结合，形成双抗体夹心复合物，此复合物分布于微粒表面；用磁场分离系统进行第二轮洗涤过程，去除未结合标记抗体。第三步，加入碱性校正溶液（碱性，$H_2O_2$），启动 AE 化学发光反应产生光信号，检测光信号强度（RLUs），信号强度与待检抗原含量表现为正比例函数关系。预先用已知浓度的校准品溶液，按照标准程序检测，建立校准曲线（数学函数），未知样本按照同样程序检测，获得光信号强度，再通过数学函数获得未知抗原（HBsAg）的浓度，报告检测结果。

两步双抗体夹心法检测原理如图 9-3 所示。

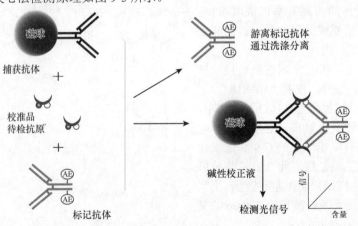

图 9-3　化学发光免疫分析（双抗体夹心法）测定原理示意图

## 三、技术特点

吖啶酯化学发光过程简单，无须酶催化，无须激发光源；干扰发光的因素少，背景发光低，信噪比高；光释放快速集中、发光效率高、光信号强度高。活性吖啶酯可直接标记抗原和抗体分子，标记化合物性质稳定，试剂盒具有较长货架期。此外，磁性微粒为 1 微米左右的磁性微球，表面具有羧基或醛基等功能基团，通过化学键偶联抗原和抗体。磁性微粒比表面积较大，单位体积可容纳数量较多微球，可包被足量抗原或抗体分子，防止"钩状效应"产生。此外，与微孔板相比，包被抗体或抗原的微粒悬浮于液相中，与待检抗原或抗体碰撞概率较高，具有较好的反应动力学特征。但吖啶酯发光为瞬间发光，光信号持续时间较短需要迅速检测。

二维码 9-3　知识聚焦二

----- **问题导航三：** -----

1. 碱性磷酸酶和辣根过氧化物酶常用的发光底物有哪些？
2. 与 ELISA 相比，化学发光酶免疫分析有哪些技术优势？

# 第三节　化学发光酶免疫分析

化学发光酶免疫分析（chemiuminescence enzyme immunoassay，CLEIA）用酶作为标记物标记抗原或抗体，使用化学发光底物，经抗原抗体结合反应，再经酶催化反应产生光信号，或中间产物具有荧光素特性，经光激发后产生荧光信号。本章重点介绍化学发光底物的酶免疫分析，而产生荧光信号的相关内容详见第七章。

### 案例 9-2

某品牌发光酶免疫分析（双抗体夹心法）定量检测血清 β-hCG 试剂检测原理：

将样本添加到含兔抗 β-hCG-碱性磷酸酶结合物和包被着山羊抗小鼠 IgG–小鼠单克隆抗 β-hCG 复合物的顺磁性微粒的反应管中。待检 β-hCG 和固相上包被的单克隆抗体结合。同时，兔抗 β-hCG-碱性磷酸酶结合物与 β-hCG 上另外的抗原位点结合。在反应管内温育完成后，结合在固相颗粒表面的夹心复合物将置于一个磁场内，固相微粒被吸引，而未结合的物质存于液相被冲洗去除。然后，将化学发光底物添加到反应管内，再由检测器对反应中所产生的光进行测量。光信号强度与样本内 β-hCG 的浓度成正比。未知样本 β-hCG 含量通过校准曲线获得。

**问题：**

依据检测原理推测试剂盒关键组分包括哪些？

## 一、发光原理

常用于标记免疫分析中的酶包括辣根过氧化物酶（HRP）和碱性磷酸酶（AP）。HRP 的发光底物包括鲁米诺及其衍生物和对-羟基苯乙酸；AP 发光底物包括金刚烷和 4-甲基伞形酮磷酸盐。此外，β-半乳糖苷酶也常用于酶标记免疫分析中，相应底物为 4-甲基伞形酮-β-D 半乳糖苷。

### （一）鲁米诺及其衍生物

鲁米诺（3-氨基苯二甲酰肼）、异鲁米诺（4-氨基苯二甲酰肼）及其衍生物都有化学发光特性，为辣根过氧化物酶最常用的发光底物。在碱性条件下，辣根过氧化物酶可催化鲁米诺与过氧化氢的氧化发光反应，通常以 0.1mol/L，pH 8.6 Tris 缓冲液作为底物稀释溶液，光信号测定波长为 425nm。酶促发光反应式为：

HRP 催化鲁米诺反应式

如体系中加入某些酚类物质（如 3-氯-4-羟基乙酰苯胺），可明显增加发光强度，延迟发光衰退时间，提高检测的敏感度和重复性。与显色底物不同，酶促化学发光无须加入终止溶液。加入底物、温育，致使催化反应达到平台期，用发光仪检测光信号。

## （二）螺旋金刚烷环氧化物苯磷酸酯

螺旋金刚烷环氧化物苯磷酸酯，简称金刚烷，化学名称为 3-(2′-螺旋金刚烷)-4-甲氧基-4-(3′-磷酰氧基) 苯-1,2-二氧杂环丁烷，通常用"AMPPD"表示。AMPPD 是碱性磷酸酶的常用发光底物。AMPPD 的分子结构包括两个重要部分，一个是连接苯环和金刚烷的二氧四节环，它可以断裂并发射光子；另一个是磷酸基团，它可维持整个分子结构的稳定性，并使整个分子失去发光特性。在碱性条件下（pH 9.0），碱性磷酸酶使 AMPPD 脱去磷酸根基团，形成不稳定的中间体 AMPD，此中间体自行分解（二氧四节环断裂），同时发出光信号（470nm），发光反应式为：

9-AP 催化金刚烷发光反应

此种发光的特点是光信号稳定且持续时间较长，发光强度一般在 15 分钟达到高峰，在 60 分钟内保持稳定，非常便于仪器检测，获得较好信号检测效率。

## （三）4-甲基伞形酮磷酸盐

4-甲基伞形酮磷酸盐（4-methylumbelliferyl phosphate，4-MUP），分子式为 $C_{10}H_9O_6P$，分子质量为 256.2Da。4-MUP 是碱性磷酸酶（ALP）的荧光底物。pH10，4-MUP 在碱性磷酸酶催化下（37℃恒温水浴 10 分钟），水解掉磷酸（$H_3PO_4$），生成的 4-甲基伞形酮（methylumbelliferone）为荧光物质，在 364nm 激发光的作用下，发出荧光（448nm），用荧光光度计进行测量。发光反应式为：

ALP 催化 4-MUP 反应式

### （四）4-甲基伞形酮-β-D 半乳糖苷

4-甲基伞形酮-β-D 半乳糖苷（4-methylumbelliferyl-β-D-galactopyranoside，MUG or MUGal）为白色粉末状，分子式 $C_{16}H_{18}O_8$，分子质量 338.3Da。MUGal 为 β-D 半乳糖苷酶（β-D-galactosidase）的荧光底物。MUGal 经 β-D 半乳糖苷酶催化作用，水解掉 β-D 半乳糖苷，产生的中间物质 4-甲基伞形酮（methylumbelliferone）为荧光物质，经激发光（364nm）激发后，产生荧光信号（448nm），用荧光光度计进行测量。发光反应式如下：

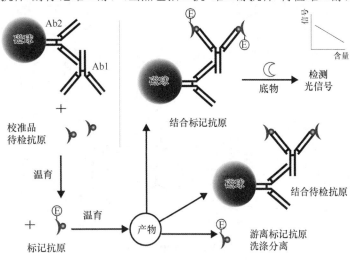

4-甲基伞形酮-β-D-半乳糖苷　　β-D-半乳糖苷酶　　$H_2O/H^-$　　365nm　　445nm　　4-甲基伞形酮

β-D 半乳糖苷催化反应式

## 二、检测原理

本节介绍一种竞争性发光酶免疫分析，以某商业品牌雌二醇（E2）检测试剂为例说明检测原理。

检测试剂包括：①山羊抗兔 IgG 二抗包被顺磁性微粒溶液（简称二抗包被磁微粒溶液），兔抗雌二醇特异性抗体（一抗），Tris 缓冲盐水，含蛋白稳定剂和防腐剂；② Tris-NaCl 溶液，含蛋白稳定剂和防腐剂；③雌二醇-碱性磷酸酶结合物（E2-AP）（标记抗原），含蛋白稳定剂和防腐剂；其他，包括 AMPPD 及其洗液等。同时，还包括校准品溶液，分别为：CAL0（0pg/ml），CAL1（100pg/ml），CAL2（100pg/ml），CAL3（500pg/ml），CAL4（1000pg/ml），CAL5（2000pg/ml），CAL6（4800pg/ml）。

采用非平衡竞争模式。首先，将血清标本添加到包被着山羊抗兔抗体、兔抗雌二醇的顺磁性微粒溶液和 Tris 缓冲蛋白质溶液的反应杯中，温育 20 分钟，待检雌二醇优先结合特异性抗体（一抗）。其次，添加雌二醇-碱性磷酸酶结合物（E2-ALP）溶液，继续温育 30 分钟，顺磁性微粒表面剩余的特异性抗体与酶标记雌二醇结合，游离的标记雌二醇分布于液相中。随后通过磁场分离获得结合状态标记物（二抗-雌二醇抗体-酶标记雌二醇）（当然包括二抗-雌二醇抗体-待检雌二醇，但不参与化学发光反应，不会产生光信号）。最后，加入碱性磷酸酶发光底物溶液，温育，检测光信号强度（无须终止酶活性）。预先用已知浓度的校准品溶液，按照标准程序检测，建立校准曲线（数学函数），未知样本按照同样程序检测，获得光信号强度，再通过数学函数获得未知样本雌二醇的浓度，报告检测结果。非平衡竞争检测雌二醇发光酶免疫分析检测原理如图 9-4 所示。

需要指出的是，竞争性免疫分析为反比例函数，光信号强度

图 9-4　化学发光酶免疫分析（竞争法）测定原理示意图

和待检雌二醇含量呈反比例关系。非平衡竞争让待检雌二醇优先标记雌二醇与特异性抗体结合，可提升分析敏感度。采用二抗-雌二醇抗体包被模式，让特异性抗体远离固相表面，减少空间位阻，有效保护雌二醇抗体活性。

# 三、技术特点

化学发光酶免疫分析是在酶联免疫吸附试验（ELISA）基础上发展起来的，主要区别包括两点。其一，用发光底物代替显色底物，用光学信号取代吸光度，具备更大的信号放大优势，分析敏感度更高；其二，用顺磁性微粒代替 96 微孔板，微粒具备更大比面积，可包被数量更多的抗体，

二维码 9-4　知识聚焦三

有效避免钩状效应；同时，顺磁性微粒具备良好的反应动力学，可显著增加抗原-抗体的碰撞机会，加速抗原抗体结合，缩短检测时间。但是，酶作为标记物，仍然存在干扰因素多、酶结合物不稳定、标记后对半抗原产生位阻而影响其免疫活性的不足。

----- **问题导航四：** -----------------------------------------------------------

1. 简述电化学发光原理。
2. 举例说明电化学发光免疫分析的检测原理。
3. 电化学发光免疫分析具备哪些技术特征？
4. 与其他化学发光免疫分析相比，电化学发光免疫分析的分离洗涤方法有何不同？

------------------------------------------------------------------------------

# 第四节　电化学发光免疫分析

电化学发光指由电场诱导的化学发光过程，以三联吡啶钌作为标记物，融合抗原-抗体反应的特异性，所建立的免疫分析方法称为电化学发光免疫分析（electrochemiluminescence immunoassay，ECLIA）。此外，电化学发光免疫分析引入亲和素-生物素系统，用亲和素包被磁性微粒作为分离试剂，分离结合标记物并通过独特方式洗涤微粒。电化学发光免疫分析具有较好的分析性能，得到广泛临床应用。

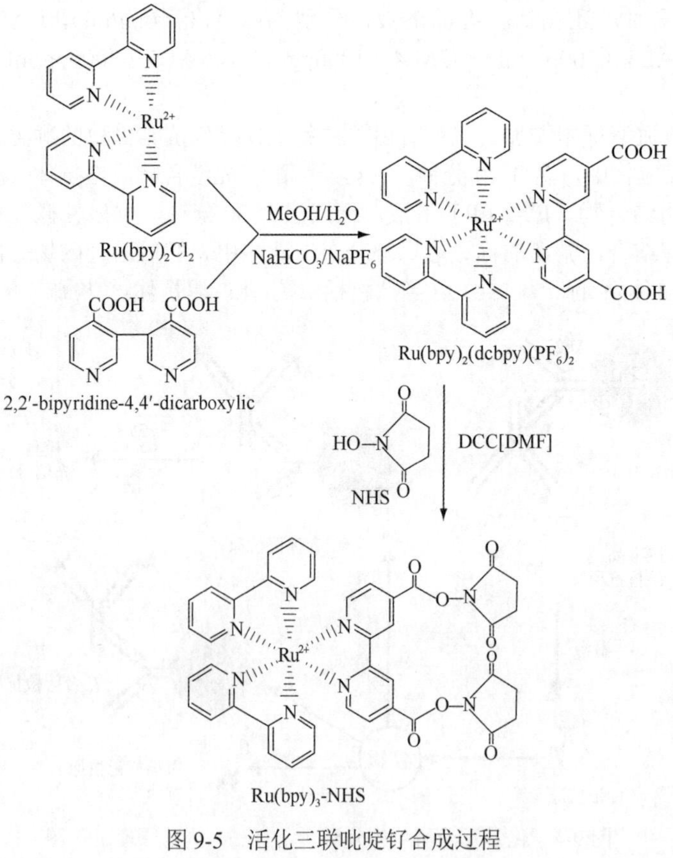

Ru(bpy)$_2$Cl$_2$

2,2'-bipyridine-4,4'-dicarboxylic

$\xrightarrow[\text{NaHCO}_3/\text{NaPF}_6]{\text{MeOH/H}_2\text{O}}$

Ru(bpy)$_2$(dcbpy)(PF$_6$)$_2$

HO—NHS　DCC[DMF]

Ru(bpy)$_3$-NHS

图 9-5　活化三联吡啶钌合成过程

## 一、发光原理

电化学发光免疫分析的发光物质为三联吡啶钌。两个吡啶（氮杂苯）形成联吡啶，三个联吡啶和钌（Ru）结合形成三联吡啶钌，分子式为 $[\text{Ru(bpy)}_3]^{2+}$。三联吡啶钌不能直接标记抗原或抗体，经过 N-羟基琥珀酰亚胺（NHS）修饰后形成三联吡啶钌的活化衍生物，活化三联吡啶钌合成过程如图 9-5 所示。经活化

修饰的三联吡啶钌衍生物含有两个 NHS 基团，在中性或碱性条件下偶联抗原或抗体分子中的氨基，形成酰胺键的化学连接，从而获得标记抗原或标记抗体。

电化学发光剂三联吡啶钌 $[Ru(bpy)_3]^{2+}$ 和电子供体三丙胺（TPA）在阳性电极表面可同时失去一个电子而发生氧化反应。二价的 $[Ru(bpy)_3]^{2+}$ 被氧化成三价，成为强氧化剂 $[Ru(bpy)_3]^{3+}$；TPA 失去电子后被氧化成阳离子自由基 TPA（TPA$^+$·）此物质很不稳定，可自发地失去一个质子（H$^+$），形成自由基 TPA（TPA·），成为强还原剂；强还原剂（TPA·）可将一个高能量的电子传递给强氧化剂 $[Ru(bpy)_3]^{3+}$，同时使其形成激发态的 $[Ru(bpy)_3]^{2+}$·。激发态的三联吡啶钌不稳定，很快发射出一个波长为 620nm 的光子，恢复到基态的三联吡啶钌。上述化学发光过程可在电极表面周而复始地进行，从而产生许多光子，使光信号增强（图 9-6）。

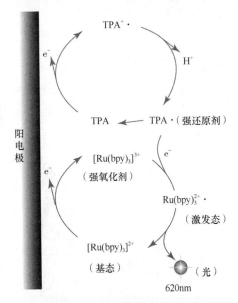

图 9-6　电化学发光过程暨光信号产生示意图

## 二、检测原理

本节介绍竞争性免疫分析，以某商业品牌孕酮（progesterone）检测试剂为例介绍电化学发光免疫分析的检测原理。

检测试剂包括：①链霉亲和素包被磁性微粒溶液；②生物素标记抗孕酮抗体，磷酸盐缓冲液，pH 7.0；③三联吡啶钌标记孕酮溶液，通过合成肽作为连接臂，磷酸盐缓冲液，pH 7.0。此外，还包括洗液，三丙胺激发液等。

检测过程：首先，血清样本与生物素标记特异性抗体混合、温育，让待检孕酮优先与特异性抗体结合，形成生物素标记抗体-待检孕酮复合物（非平衡竞争）。其次，再加入三联吡啶钌标记孕酮溶液，链霉亲和素包被的磁性微粒溶液，继续温育；此时，标记孕酮（半抗原）与剩余的特异性抗体结合，形成结合标记物（Ru-Ag-Ab-Bio），此复合物通过生物素结合微粒表面的链霉亲和素。当然，待检 Ag-Ab-Bio 复合物同样通过生物素结合微粒表面的链霉亲和素（此复合物不参与信号产生）。未结合的游离标记物（Ru-Ag）游离于液相中。最终，将上述反应溶液移至检测池中，通过磁场吸附磁性微粒，加入洗涤液冲洗微粒，游离标记物（Ru-Ag）被洗液带走达到分离的目的。此时，在电场激发条件下，三丙胺（TPA）协同作用，诱导化学发光反应产生光信号。测定原理如图 9-7 所示。

需要指出的是，竞争性免疫分析为反向函数，光信号强度和待检孕酮含量呈反比例关系。非平衡竞争让待检孕酮优先标记孕酮与特异性抗体结合，有利于提高分析敏感度。此外，本检测过程同样存在定标过程，采用"两点"定标，与主曲线吻合后计算检测结果。

## 三、技术特点

电化学发光免疫分析的技术特点包括：

（1）三联吡啶钌衍生物含有两个 N-羟基琥珀酰亚胺（NHS）基团，可与抗原或抗体分子中的游离氨基形成化学键连接，所形成的标记物性质稳定，有效期较长。

（2）阳电极表面的电化学反应是由电场控制的，氧化还原反应周而复始，光信号持续时间较长，信号容易测量且效率很高。

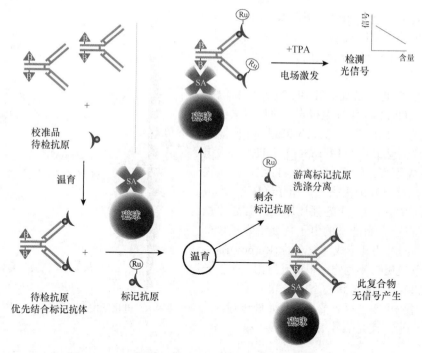

图 9-7　电化学发光免疫分析（竞争法）测定原理示意图

（3）引入生物素-亲和素系统，具有多级放大效应，分析敏感度更高；链霉亲和素预包被的磁性微粒具有通用性，可适用于不同检测指标，作为通用浓溶液试剂，利于工业化生产。

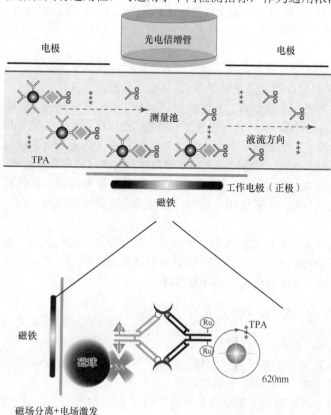

图 9-8　电化学发光免疫分析分离和测量过程示意图

（4）捕获抗体或捕获抗原并未直接包被磁性微粒，而是通过标记生物素，再结合微粒表面的链霉亲和素，且优先让生物标记的抗体/抗原和三联吡啶钌标记的抗体/抗原与待检物质结合，此阶段完全处于液相中，结合效率较高，可在短时间达到平衡。

（5）电化学发光免疫分析的分离洗涤过程在测量池内进行，在测量池中的洗液处于流动状态，唯有磁性微粒表面的复合物位于电极表面，游离标记物随液体被分离。洗涤方式不同于化学发光免疫分析，此种动态洗涤可获得高效分离效果。图 9-8 为分离洗涤示意图。

此外，在检测过程中，所有标本按顺序依次通过蠕动泵进入测量室，完成分离-测量过程。但测量池有一定使用寿命，需要定期更换测量池。同时，若洗涤不彻底，含量较高的标本会影响随后邻近标本的测定结果。此外，由于含有生物素-亲和素系统，如待检标本中含有高水平生物素（如采用生物素治疗时），可能会中和亲和素包被磁性微粒，建议采取措施（如停药）后进行检测。如果提高磁性微粒表面链霉亲和素包被比例，可提升分析系统的抗干扰能力。

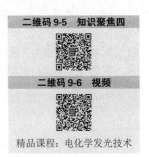

二维码9-5　知识聚焦四

二维码9-6　视频

精品课程：电化学发光技术

---- 问题导航五：----------------------------------

1. 光激发化学发光如何实现均相（免分离）的免疫检测？

2. 结合实例说明光激发化学发光免疫分析的检测原理。

3. 光激发化学发光免疫分析具备哪些技术特征？

# 第五节　光激化学发光免疫分析

光激化学发光试验（light initiated chemiluminescent assay，LICA）是基于光激化学发光和抗原抗体结合的原理而建立的微量物质定量分析技术，是一种均相发光免疫分析，重要特征是全程无分离洗涤过程、光诱导化学发光，简单快速，深受临床实验室欢迎。

## 一、发 光 原 理

光激化学发光免疫分析的化学发光系统含有发光物质和感光物质，分别涂布在称为发光微粒和感光微粒的纳米微粒表面，由激光诱导化学发光，故称为光激化学发光。

### （一）感光微粒

感光微粒（sensitive beads，SB）的粒径为200nm左右，是一种非磁性颗粒，图9-9为结构示意图。商品试剂说明书习惯用汉语拼音字头"GG"表示感光微粒。微粒表面涂有酞菁分子和功能基团（羧基或醛基）。酞菁（phthalocyanines）是一种光敏物质（photosensitizing substance），是一类大环化合物，环内有一个空腔，直径为$2.7 \times 10^{-10}$m，中心空腔内的两个氢原子可以被所有金属元素所取代。用激发光（680nm）激发酞菁发生化学反应，可瞬间产生高能单线态氧离子（$^1\Delta_g$ $O_2$）（含一个激发态电子的氧分子）。上述过程效率很高，单个感光微粒约产生60 000个单线态氧离子。此外，微粒表面含有醛基偶联链霉亲和素（SA），链霉亲和素用于结合生物素，捕获抗原-抗体复合物。在光激化学发光系统中，链霉亲和素包被的感光微粒是一种通用溶液，此方式与电化学发光分析类似（链霉亲和素包被磁性微粒）。

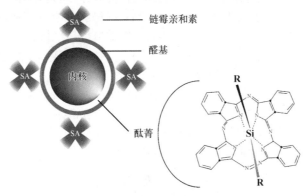

图9-9　感光微粒结构示意图

### （二）发光微粒

发光微粒（luminescence beads，LB）的粒径为200nm左右，非磁性颗粒，图9-10为结构示意图。商品试剂说明书习惯用汉语拼音字头"FG"表示发光微粒。微粒表面涂布二甲基噻吩衍生物和镧系元素铕（Eu），同时含有功能基团（羧基或醛基）。发光微粒涂层中的二甲基噻吩衍生物可以吸收单线态氧离子携带的能量，诱导化学反应并产生紫外光（340nm）；且此紫外光可以激发铕产生荧光信号（波长612nm）。发光微粒通过表面羧基或醛基偶联抗原或抗体。特异性抗体包被的发光微粒或抗原包被的发光微粒，作为项目的特定试剂。同时，发光微粒对紫外光照射较为敏感，在包被抗原或抗体过程中，需注意避光或在绿光条件下进行标记。

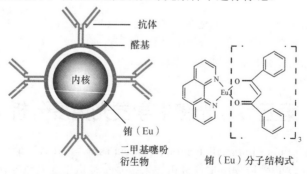

图 9-10　发光微粒结构示意图

## （三）光激化学发光

光激化学发光是一个连锁发光过程，由激光启动酞菁发生化学反应释放能量并促使周围氧分子变为单线态氧；单线态氧携带能量促使二甲基噻吩衍生物发生化学反应并发光（340nm）；相邻的铕（Eu）吸收光能导致能级跃迁至激发态，由激发态回到基态产生光信号（612nm）。但是，单线态氧分子的半衰期只有4微秒，其在液相中扩散距离小于200nm。因此，发光微粒和感光微粒的空间距离是否在200nm内，或发光微粒和感光微粒靠近的特性是实现均相免疫分析的关键，也是决定光激化学发光过程能否顺利完成的关键。如果发光微粒和感光微粒标记生物分子后，通过抗原-抗体反应、生物素-亲和素反应，使感光微粒和发光微粒靠近（小于200nm），在激光照射条件下，即可发生化学发光产生信号。相反，如果游离发光微粒远离感光微粒，单线态氧不能完成能量传递，则不能产生光信号。因此，在不分离游离标记物的情况下，光信号强度与抗原抗体结合强度呈现正相关，从而实现了均相发光免疫分析。

# 二、检测原理

本节以某商业品牌促甲状腺激素（TSH）试剂盒为例，阐述光激化学发光分析的检测原理。检测系统包括：TSH抗体包被的发光微粒溶液、生物素标记的TSH抗体溶液和链霉亲和素包被的感光微粒。此外，含有系列已知浓度的校准品溶液，即CAL1～CAL6。

检测过程：于微孔内分别加入TSH抗体包被的发光微粒溶液和生物素标记TSH抗体溶液，以及待检样本或校准品，启动第一阶段温育，在发光微粒表面形成双抗体夹心复合物。无须洗涤直接加入通用溶液（链霉亲和素包被感光微粒溶液），启动第二阶段温育，生物素结合链霉亲和素，两种微粒相互靠近。最后，激发测量。用激光束激发，诱导光激化学发光反应产生光信号。信号强度与抗原抗体结合强度相关，通过校准品获得数学函数模型，未知标本浓度通过数学函数获得。光激化学发光双抗体夹心检测TSH的原理如图9-11所示。

# 三、技术特点

光激化学发光分析以"均相免洗"、"纳米微粒"和"光激发光"为基本特征。显示出如下特点：

（1）整个测定过程免分离，可简化免疫分析过程、缩短测定时间；避免洗涤误差，提高分析精密度；检测过程简单，易于自动化，仪器故障率低。

（2）化学发光过程是三个相互偶联的光激发过程，具有较好信号放大效应，同时，光激化学

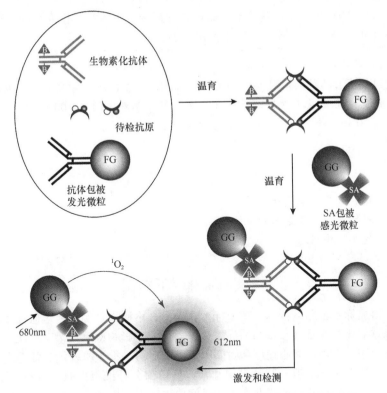

图 9-11　光激化学发光分析双抗体夹心检测抗原的原理示意图

发光具有较低信号背景，为光激化学发光免疫分析提供较高的分析敏感度。

（3）一般情况下，非均相免疫分析所用的磁性微粒的粒径为 800～1200nm，且微粒内含有四氧化三铁，在液相中悬浮性较差，需要振荡或搅拌保证微粒均匀。相反，感光微粒和发光微粒的粒径约为 200nm，比重接近水溶液，具有非常好的悬浮特性，为免疫反应创造良好反应动力学条件。

（4）无论是发光微粒，还是感光微粒，均以"微粒"为载体，标记发光物质或感光物质，再包被抗原分子、抗体分子或链霉亲和素。标记物未直接偶联生物活性分子，从而保护了生物分子的生物活性和标记物质的化学活性。

（5）试剂盒组分简单，一般包括两种试剂和校准品或质控品，不含有洗涤溶液和底物溶液等。

此外，与电化学发光免疫分析类似，由于使用生物素-亲和素系统，如待检标本中含有高水平生物素（采用生物素治疗时），可能会因中和亲和素（或链霉亲和素）影响检测结果。但是，如提高感光微粒表面链霉亲和素包被比例，即可显著提升分析系统的抗干扰能力。

二维码 9-7　知识聚焦五

----- 问题导航六：-----

1. 影响化学发光免疫分析结果的因素有哪些？
2. 化学发光免疫分析的干扰因素有哪些？

# 第六节　化学发光免疫分析的影响因素

化学发光免疫分析包括抗原-抗体反应和化学发光反应，故影响抗原抗体结合或影响化学发光过程的因素，均会对检测结果产生影响。但是，商品化的化学发光免疫诊断试剂在研制过程中，已充分考虑可能的干扰因素，通过一定措施消除系统性干扰，确保了检测结果的准确性，同时还对化学发光免疫分析的影响因素在说明书中做出详细解释。实验室工作人员须认真阅读说明书，尤其是对临床标本的要求，并严格遵守说明书相关规定。

---

**案例 9-3**

描述：使用某商业品牌丙型肝炎病毒抗体（抗-HCV 抗体）-化学发光法（双抗原夹心法）检测试剂，某例患者标本首次检测结果：S/CO 为 1.08（参考区间＜1.00），为弱阳性结果。检验人员将标本做 10 倍稀释，连同原倍标本进行复检，结果显示：

原倍 1.09

10 倍 17.9

问题：

1. 描述此现象的专业术语是什么。

2. 导致此种现象产生的理论基础是什么？

3. 如何避免发生此种问题？

---

## 一、临床标本

首先，严重溶血标本、脂血标本、黄疸标本属于不合格标本。例如，溶血标本，血红蛋白中血红素基团具有过氧化物酶活性，参与酶促发光化学反应，影响检测结果。其次，血液标本采集后必须使其充分凝固，按规定离心速度和时间分离血清后再进行上机检测。如遇到内源或外源凝血障碍，短时间未充分凝固，强行离心分离血清，残留部分纤维蛋白原，容易造成干扰。再次，血液标本需按规定程序运输和存放，并在规定时间内进行上机检测。有些待检物质离体后稳定性弱，需尽快检测；有些病原体抗体需避免反复冻融，以免造成抗体活性下降。

## 二、检测试剂

化学发光免疫检测试剂品牌众多，依托的技术平台各异，试剂的分析性能参差不齐，故选择高质量的试剂是保证结果准确的关键之一。临床实验室需按照质量保证文件的要求，对所选择试剂进行完整的分析性能验证。此外，检测试剂需按照说明书要求储存，不同批号试剂盒中的组分不能混用。分析性能验证需依据相关质量体系文件进行，根据此项指标的临床价值合理选择需验证的技术参数，并由临床实验室工作经验丰富的人员实施，不能由厂家技术人员代替实施。

此外，抗原抗体结合具有比例性，当比例不合适会导致钩状效应，影响检测结果的准确性。在一步法双抗体夹心检测抗原、一步法双抗原夹心检测抗体时，均有可能产生错误结果。

## 三、校准定标

定量分析的基础是剂量-反应曲线（可通俗理解为标准曲线），是由一组已知浓度的校准品和对应光信号强度经过一定方式拟合后的数学函数关系。未知标本按照规定程序上机检测，获得光信号强度后再通过上面的数学函数获得定量分析的结果，或根据临界值给出定性结果。在通常情况下，校准品先于样本检测建立定标函数并内置于软件系统储存。日常工作时临床标本和质控品一并检测，根据质控结果判断临床标本的结果是否正常，再发出未知标本报告。此外，还需注意以下几点：首先，需严格遵守定标周期，执行定标操作程序定标。其次，使用新的批号试剂，仪器维修、配件更换，关键辅助试剂更换时，需要重新定标。再次，室内质量控制异常疑似因校准曲线漂移所致时，需要重新定标。

## 四、干扰物质

干扰物质造成的干扰分为两部分：影响抗原抗体结合，包括交叉反应和非特异性结合；影响化学发光反应过程，导致光信号增强或光信号减弱。

　　抗原抗体结合是化学发光免疫分析的基础。抗原抗体结合为非共价结合，受酸碱度、离子强度、温度等因素影响。类风湿因子、抗核抗体、补体系统、嗜异性抗体会影响化学发光免疫分析。在双抗体夹心法中，嗜异性抗体（如人抗鼠免疫球蛋白抗体）结合鼠源性单克隆抗体，会造成假阳性结果。在竞争性免疫分析中，与蛋白结合的甾体类激素（雌二醇、孕酮、睾酮），血清蛋白水平会影响激素解离，最终影响检测结果。此外，生物素-亲和素系统广泛应用化学发光免疫分析，治疗剂量生物素同样会结合亲和素，影响结果的准确性。无论直接化学发光还是间接化学发光，多数发光反应属于氧化还原反应，采用均相免疫分析体系时，无分离洗涤过程，此时标本中若存在氧化剂或还原剂，同样会干扰光信号产生影响检测结果。

二维码 9-8　知识聚焦六

**知识拓展 9-1**

　　化学发光试验分为定量分析和定性分析，前者以"数值+单位"表示，后者以"阳性或阴性"表示，也可以用数值（S/CO）表示定性结果。同时，检测试剂分析性能验证是保证检测结果的基础。

　　1. 定性化学发光免疫分析产品在临床应用前，需进行哪些性能指标的验证？
　　2. 定量化学发光免疫分析产品在临床应用前，需进行哪些性能指标的验证？

**问题导航七：**

化学发光免疫分析主要应用于临床哪些领域？

# 第七节　化学发光免疫分析的临床应用

　　化学发光免疫分析有高特异性和高敏感性特点，同时，化学发光免疫分析便于自动化、标准化检测，具有较高的精密度和准确度，在临床实验室得到了非常广泛的应用，几乎覆盖了临床免疫学检验的众多领域及相关检测指标。

**案例 9-4**

　　检测甲状腺激素水平对甲状腺疾病的诊断和治疗具有重要临床价值。临床实验室常采用化学发光分析试验进行甲状腺激素的定量分析。一般情况下，评估甲状腺功能主要激素项目包括：

　　（1）促甲状腺激素（TSH）

　　（2）三碘甲腺原氨酸（$T_3$）和游离三碘甲腺原氨酸（$FT_3$）

　　（3）甲状腺素（$T_4$）和游离甲状腺素（$FT_4$）

　　问题：

　　1. 化学发光免疫分析的主要分析性能优势有哪些？

　　2. 肽类激素（如 TSH）属于完全抗原，需采用何种免疫分析模式？

　　3. 甾体类激素（$T_3$ 或 $T_4$）属于半抗原，需采用何种免疫分析模式？

## 一、感染免疫血清学检测

　　人体感染病原微生物将诱导免疫应答反应，产生特异性抗体（IgM 和 IgG），感染免疫血清学检测对病原体感染的诊断具有重要价值。肝炎病毒相关血清学标志物包括甲型肝炎病毒 IgM 抗体、乙型肝炎病毒五项、丙型肝炎病毒抗原和抗体、戊型肝炎病毒 IgM 抗体等（详见第十九章）。人类免疫缺陷病毒（HIV）血清标志物包括 HIV-P24 抗原和 HIV 抗体以及 HIV 抗体谱等（详见第二十章）。此外，其他病原体感染的免疫学检测，如梅毒螺旋体、呼吸道相关病原体、孕期相关

TORCH 检测等内容详见第十八章。此外,采用化学发光试验检测感染免疫血清学标志物时,需关注标本交叉污染,推荐使用一次性微量吸头取样。同时,特异性抗体检测需要关注检测敏感度,并采用相应血清阳转盘评估检测敏感度,防止发生漏检事件。

## 二、内分泌疾病免疫学检测

放射免疫分析开启了血清激素水平定量分析先河,促进了内分泌学及其相关疾病诊疗的快速发展。目前,国内血清激素水平定量分析,已基本采用化学发光免疫分析技术。主要包括:①下丘脑-垂体-甲状腺轴相关激素,如 TSH、$T_3$、$T_4$、$FT_3$、$FT_4$ 等;②下丘脑-垂体-性腺轴相关激素,如催乳素(PRL)、促卵泡激素(FSH)、促黄体生成素(LH)、睾酮、$E_2$、孕酮(PROG)、hCG、抗缪勒管激素(AMH)等;③下丘脑-垂体-肾上腺轴相关激素,如促肾上腺皮质激素、醛固酮等。针对激素检测项目,一般需要动态监测激素水平,指导临床调整治疗方案,故对检测方法的精密度或稳定性要求较高。同时,竞争性免疫分析需同时关注检测试剂分析灵敏度和线性区间等关键性能指标。

## 三、肿瘤免疫学检测

检测血清肿瘤标志物可用于辅助诊断肿瘤、评估治疗效果、监测肿瘤复发(详见第二十四章)。化学发光免疫分析检测速度快,分析敏感度高,分析精密度高,用于血清肿瘤标志物检测具有显著优势,如今已几乎覆盖所有肿瘤标志物项目。常规项目包括:甲胎蛋白(AFP)、癌胚抗原(CEA),糖类抗原(CA50,CA125,CA19-9 等),前列腺特异性抗原(tPSA 和 fPSA)等。

## 四、药物浓度定量分析

多数药物为小分子半抗原,但与蛋白载体连接后具有免疫原性,可制备特异性抗体并建立免疫分析方法。药物与甾体类激素的免疫分析模式相同,采用竞争性免疫分析,需要获得高亲合力抗体,以及合适的竞争抗原分子。常规检测项目包括,茶碱、地高辛、环孢菌素、环磷酰胺等。此外,维生素 $B_{12}$、叶酸、维生素 D 等也采用化学发光试验来进行定量分析。

## 五、其　　他

二维码 9-9　知识聚焦七

此外,化学发光免疫分析还用于:超敏反应性疾病检测,如总 IgE(tIgE)、过敏原特异性 IgE(sIgE)抗体、过敏原特异性 IgG4(sIgG4)抗体;心肌细胞损伤标志物检测,如 CK-MB、肌红蛋白,肌钙蛋白 I 和肌钙蛋白 T。

---- 问题导航八: ----------------------------------------

1. 简述自动化发光酶免疫分析仪器的基本流程。
2. 简述自动化光激发化学发光免疫分析仪器的基本流程。

--------------------------------------------------------------

# 第八节　自动化化学发光免疫分析

自动化化学发光免疫分析过程采用全自动免疫分析系统。所谓全自动免疫分析系统是将标本处理(稀释)、反应杯装载、标记试剂和固相试剂加入、温育、洗涤分离去除游离标记物、底物/校正液加入或电激发和光激发发光反应启动,以及光信号检测并通过数学函数计算测定结果等复杂过程,通过机械操作和软件系统依次完成,全程无须人员操作。就非均相免疫分析而言,自动化化学发光试验包括:样本处理、试剂加入、温育控制、分离洗涤、信号检测等重要模块,所有模块均由计算机软件程序合理控制。就均相免疫分析而言,无须分离结合标记物和游离标记物,故没有分离洗涤过程,大幅度简化检测过程。

# 一、自动化非均相化学发光检测仪器

直接化学发光免疫分析、发光酶免疫分析、电化学发光免疫分析均属于非均相免疫分析,本文将以"发光酶免疫分析"为例说明自动化非均相化学发光检测仪器。

## (一)发光酶免疫分析检测基本流程

本文以"一步双抗体夹心"为例说明基本检测流程。基本包括:

**1.** 装杯。

**2.** 加入样本。

**3.** 加入试剂,包括固相试剂(顺磁微粒-特异性抗体)和标记试剂(酶-特异性抗体)等,混匀。

**4.** 首次温育。

**5.** 磁场洗涤分离(3~5次),去除未结合标记试剂。

**6.** 加入酶底物(通用试剂)。

**7.** 再次温育。

**8.** 检测光信号。

**9.** 计算输出结果。

## (二)发光酶免疫分析检测仪器布局

全自动化学发光免疫分析仪由分析部、操作部、结果输出部、气泵模块、附件及耗材组成。发光酶免疫分析检测仪器的简单布局如图9-12所示。分析部分包括样本处理系统、试剂处理系统、反应杯转运系统、样本、试剂分注系统、反应液混匀系统、磁分离系统、底物系统、光信号检测及反应系统。操作部分主要包括计算机、显示器、手持条码扫描仪以及分析仪软件。结果输出部

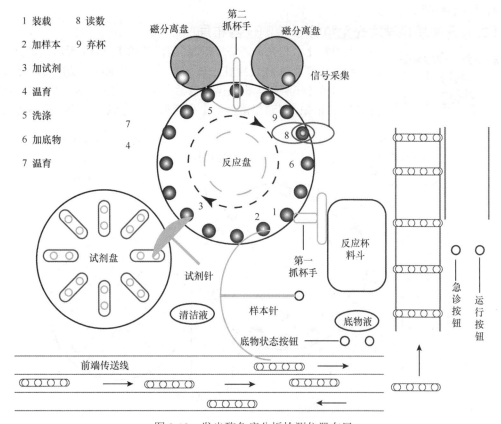

图9-12 发光酶免疫分析检测仪器布局

分为打印机。基本程序如下：①第一抓杯手将反应杯装载在反应盘的目的位置；②反应杯移动至相应位置，样本针负责加入样本；③反应杯移动至相应位置，试剂针负责加入相关试剂；④温育一定时间；⑤反应杯移动至分离洗涤系统，第二抓杯手负责将反应杯移动至磁分离系统相应位置，完成洗涤分离过程后，再重新放回反应盘内；⑥借助底物系统加注底物溶液，继续温育一定时间；⑦移动至检测区采集光信号；⑧计算结果并输出；⑨在结束检测后，负压吸出反应杯液体至废液池中，反应杯由第一抓手扔进反应杯回收区，实现废液和反应杯固液分离，利于环保。

## 二、自动化均相化学发光检测仪器

均相化学发光免疫分析，无须分离去除未参加反应的游离标记物，自动化分析过程中无分离洗涤过程，易于自动化，同时避免因洗涤环节带来的误差或仪器故障。本文将以"光激发化学发光免疫分析"为例说明自动化均相化学发光检测仪器。

### （一）光激发化学发光免疫分析的基本流程

本文以"竞争免疫分析"为例说明基本检测流程。基本包括：

**1.** 装载反应杯。

**2.** 加入样本。

**3.** 加入试剂，包括特异性抗体包被的发光微粒（FG-McAb），延时或直接加入生物素标记的半抗原分子（Bio-Ag）等，混匀。

**4.** 首次温育。

**5.** 继续加入链霉亲和素包被的感光微粒（SA-GG），混匀。

**6.** 再次温育。

**7.** 检测光信号。

**8.** 计算输出结果。

### （二）光激发化学发光免疫分析检测仪器布局

二维码 9-10　知识聚焦八

光激发化学发光免疫分析检测仪器布局如图 9-13 所示，包括：样本区；理杯装置和加载反应杯、试剂盘（含通用液）、温育盘、通用液加注针、信号收集装置。机械操作包括：加样，由加样针完成；加入试剂，由试剂针完成；加通用溶液，由相应加注针完成；反应结束抛弃反应杯

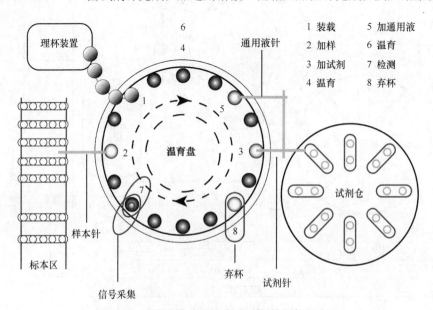

图 9-13　光激发化学发光免疫分析检测仪器布局

至收集容器。温育通过反应盘转动来控制。同时，上杯、加样本、加试剂、读信号、弃杯均匀布局在反应盘的周边。光激发化学发光免疫分析检测仪器无须分离洗涤环节，便于维护和保养。

## 案例分析 9-1

请结合试剂盒组分阐述雌二醇的检测原理。

（1）案例属于竞争法免疫分析，标记雌二醇和待检雌二醇，共同竞争雌二醇抗体。

（2）雌二醇抗体包被固相微球表面，此抗体分子数是限量的，大于标记抗原或待检抗原所需抗体分子数，但小于二者所需分子数之和。

（3）本方法采用顺序竞争模式，待检雌二醇优先结合雌二醇抗体；随后加入标记雌二醇，再结合剩余的雌二醇抗体。

（4）经分离后，加入校正溶液，磁性微球表面特异性抗体捕获的标记雌二醇产生光信号，信号强度和待检雌二醇含量呈反比例函数关系。

（5）雌二醇和蛋白结合，样本稀释液呈酸性，将蛋白变性释放雌二醇，再与特异性抗体结合。

## 案例分析 9-2

依据检测原理推测试剂盒关键组分包括哪些？

本案例为双抗体夹心定量检测抗原试剂盒，主要组分包括：

（1）碱性磷酸酶标抗体（兔源），AP-anti-hCG。

（2）抗体包被磁性微粒，anti-hCG-Bead。

（3）已知浓度校准品溶液。

（4）金刚烷溶液（底物）。

（5）洗液。

## 案例分析 9-3

1. 描述此现象的专业术语是什么？

此现象称为"钩状效应"或"hook effect"。

2. 导致此种现象产生的理论基础是什么？

抗原抗体结合具有"比例性"特点，一定量抗体和变量抗原结合曲线显示，当抗原过量，不能形成有效复合物产生相应的信号强度。此案例采用双抗原夹心法检测丙型肝炎病毒抗体，当抗体过量时，不能形成有效夹心复合物。原倍 S/CO 1.09，并非真实结果；10 倍稀释后，结果 17.9，不降反升，说明存在"钩状效应"。本样本真实结果为 $17.9 \times 10$（稀释倍数）=179。

3. 如何避免发生此种问题？

出现"钩状效应"的主要原因是抗原不足，不能和待检抗体形成良好比例关系，需要增加已知抗原分子数量，特别是固相抗原的分子数。采用微球作为固相载体，可提高包被分子数量。同时，采用两步法，减少一步法。针对疑似结果需要认真核实，必要时需要稀释标本后再进行检测。

## 案例分析 9-4

1. 化学发光免疫分析的主要分析性能优势有哪些？

主要性能优势包括：①发光信号提供的高分析敏感性，适合微量物质定量分析；②抗原抗体结合具有特异性，赋予化学发光免疫分析很好的分析特异性；③化学发光免疫分析的操作已实现全程自动化，标准化操作程序确保很好的分析精密度。

2. 肽类激素（如 TSH）属于完全抗原，需采用何种免疫分析模式？

肽类激素属于完全抗原，具有多个抗体结合位点，优先采用双抗体夹心模式：选择两个单克隆抗体，分别标记化学发光剂和包被固相材料（微粒）；加入待检标本，待检抗原分别与标记抗体和固相抗体结合，形成双抗体夹心复合物。分离游离标记物，结合标记物信号强度，与待检抗原浓度呈正比例关系。

3.甾体类激素（$T_3$或$T_4$）属于半抗原，需采用何种免疫分析模式？

甾体类激素为小分子物质，隶属半抗原，只具有单一抗原表位，只能和一个抗体分子结合，无法形成"双抗体夹心复合物"。为此，检测半抗原物质必须采用"竞争性免疫分析模式"：标记已知半抗原分子，固相化特异性抗体分子；待检半抗原和标记半抗原竞争结合限量的抗体分子；分离去除游离标记半抗原，检测结合状态标记半抗原，检测信号和待检抗原含量呈现反向剂量曲线。

（李会强）

# 第十章 固相膜免疫技术

随着免疫学技术和相关生物化学技术的发展，在酶联免疫吸附试验、胶乳凝集试验、单克隆抗体技术等检测方法上派生出多种类型的固相膜免疫分析（solid phase membrane-based immunoassay）技术。该类技术的最大特点是简便、快速、不需要大型特殊设备，对检测人员简要培训即能掌握相应的操作技能和判定标准。目前主要用于患者病床旁、家庭检测等，在医学、动植物检疫、食品安全监督等各领域也有广泛的用途。

二维码 10-1 知识导图

## 案例 10-1

患儿，女，8个月，因"腹泻伴发热3天，尿少伴精神萎靡1天"入院，患儿3天前出现腹泻，大便为绿色稀便，量多，每日5次，无黏液脓血。伴呕吐2～4次/日，非喷射性呕吐，呕吐物为胃内容物，吃奶欠佳。发热T 37.8℃，无咳嗽、流涕，家长喂服布洛芬4ml，热一过性退后很快复升至39.5～40℃。1天前腹泻较前加重，为黄色稀水样便，每日8次，量较多，伴精神差，吃奶少，尿少，口渴喜饮水，收住院。主诊医师开具粪便常规检验，粪便隐血和轮状病毒胶体金免疫层析检测，检验结果如下：

### \*\*\* 医院检验报告单

| 姓名：*** | 病历号：*** | 标本条码：********* | | 标本号：*** |
|---|---|---|---|---|
| 性别：女 | 科别：***科 | 检测仪器：手工法 | | 样本：粪便 |
| 年龄：8个月 | 床号：*** | 执行科室：检验科 | | 标本状态：正常 |
| 送检项目：粪便常规，隐血及轮病毒检测 | | 申请时间：****** | | 送检医生：*** |
| 项目名称 | 结果 | 提示 | 单位 | 参考区间 |
| 颜色 | 黄 | | | |
| 硬度 | 水样便 | | | 软 |
| 血液 | 阴性 | | | 阴性 |
| 黏液 | 阴性 | | | 阴性 |
| 不消化食物 | 阴性 | | | 阴性 |
| 脓细胞 | 未见 | | /HP | 0～3 |
| 红细胞 | 未见 | | /HP | 未见 |
| 虫卵 | 未见 | | | 未见 |
| 吞噬细胞 | 未见 | | | 未见 |
| 大便隐血试验 | 阴性 | | | 阴性 |
| 轮状病毒检测 | 阳性 | | | 阴性 |
| 备注： | | | | |
| 采集时间： | 送达时间： | 接收时间： | 检验时间： | 审核时间： |
| 采集者： | 接收者： | 检验者： | 审核者： | |

> 问题:
> 1. 作为检验人员,如何正确读取轮状病毒检测的结果?
> 2. 检验人员在进行粪便轮状病毒检测(胶体金免疫层析法)的过程中,应注意哪些事项保证检验质量?

---- **问题导航一:** ---------------------------------------------------------

1. 案例 10-1 中轮状病毒检测技术和原理是什么?
2. 上述该技术的优缺点包括哪些?

-------------------------------------------------------------------------------

# 第一节 概 述

固相膜免疫分析技术是以微孔膜作为固相载体,利用液体流过微孔膜或通过毛细管作用在膜上向前移行的特性,以酶或者各种有色颗粒(如彩色胶乳、胶体金或胶体硒等)作为标记物标记抗原或抗体,通过抗原抗体特异性结合反应进行抗原或抗体检测的快速检验方法。

固相膜可被液体穿过流出,液体也可以通过毛细管作用在膜上向前移行。利用这种性能建立了两种不同类型的快速检验方法。在固相膜免疫测定中,穿流形式的,称为免疫渗滤试验。横流形式的,称为免疫层析试验。

## 一、常用的固相膜和标记物

固相膜免疫测定中常用的固相膜有玻璃纤维素(fiberglass)膜、尼龙(nylon)膜、聚偏氟乙烯(PVDF)膜和硝酸纤维素(NC)膜等。固相膜的特点在于其多孔性、非共价键高度吸附抗体或抗原和易于漂洗等,固相膜像滤纸一样,可被液体穿过流出,液体也可以通过毛细管作用在膜上面向前移动。常用的固相膜为硝酸纤维素膜或尼龙膜,其本身为疏水性,在膜的制作过程中加入了表面活性剂,成为亲水性,对蛋白质有很强的吸附能力。

固相膜免疫分析技术中常用的标记物有:酶和彩色胶乳、荧光素、胶体金和胶体硒等各种有色微粒子,其中以红色的胶体金和荧光素最为常用。常用的荧光素标记物包括有机小分子染料、量子点和稀土发光材料等。

## 二、固相膜的技术要求

作为固相膜免疫测定试剂的主要原材料,固相膜的孔径、流速、蛋白质结合力和均一性等会直接影响整个试验的质量。

**1. 孔径** 即能通过粒子的大小。用于穿流法的膜一般选择 0.4μm 左右,用于横流法的膜可选择 5~10μm。一般以微米(μm)表示孔径大小。

**2. 流速** 孔径大小和分布结构会影响膜的流动速率。孔径大,流速快,在横流法中选择合适的膜时,流速较孔径更有参考价值。一般以 ml/(cm²·min) 表示。

二维码 10-2 知识聚焦一

**3. 蛋白质结合力** 吸附力强,以 μg/cm² 表示。

**4. 均一性** 优质的膜应具有良好的均一性,这样才能保证试剂的均一性。

**知识拓展 10-1**

1. 固相膜免疫技术中应用最广的标记物是什么?为什么选用这种标记物?
2. 临床上固相膜免疫技术主要应用于哪些检测?为什么选用?
3. 在轮状病毒检测中是否存在其他检测技术?每种技术的方法学评价和应用策略分别是什么?

---- 问题导航二：

1. 免疫层析试验的基本原理是什么？
2. 常见的胶体金免疫层析试验的测定模式包括哪些？
3. 胶体金免疫层析试验和荧光免疫层析试验的区别是什么？分别应用于哪些检测？

# 第二节　免疫层析试验

免疫层析试验（immunochromatographic assay，ICA）是 20 世纪末发展起来的结合免疫技术和色谱层析技术的一种新型的免疫分析方法，该方法具有特异性强、操作简单、快速等特点，广泛应用于临床诊断、环境监测、食品安全等重要领域。根据标记物的不同，免疫层析试验可分为胶体金免疫层析试验（gold immunochromatography assay，GICA）和荧光免疫层析试验（fluorescence immunochromatography assay，FICA）等。

## 一、原　　理

免疫层析法的原理是将特异的抗体（或抗原）先固定于硝酸纤维素膜的某一区带，当该干燥的硝酸纤维素一端浸入样品（尿液或血清）后，由于毛细管作用，样品将沿着该膜向前移动，当移动至固定有抗体（或抗原）的区域时，样品中相应的抗原（或抗体）即与该抗体（或抗原）发生高特异性和高亲和性的反应。若用免疫胶体金或免疫酶染色可使该区域在 20 分钟以内聚集而得到直观的实验结果（显色），而游离标记物会越过检测带，与结合标记物自动分离，从而实现特异性的免疫诊断。

## 二、测　定　模　式

### （一）胶体金免疫层析试验

胶体金免疫层析试验（GICA）是将胶体金标记技术和蛋白质层析技术相结合的以硝酸纤维素膜为载体的固相膜免疫技术。与斑点金免疫渗滤试验的过滤性能不同，GICA 是滴加在膜端的标本溶液受载体膜的毛细管作用向另一端移动，犹如层析一般，在移动过程中被分析物与固定于载体上某一区域的抗体或抗原结合而被固相化，无关物则越过该区域而被分离，然后通过胶体金的呈色条带来判断实验结果。多用于检测抗原，但亦可用于检测抗体。常用的测定模式有双抗体夹心法和竞争法等。

**1. 双抗体夹心法检测大分子抗原**　G 处为金标特异性抗体，T 处为包被特异性抗体，C 处为包被抗免疫球蛋白抗体（注意：此处包被的抗体，由金标特异性抗体来源的种属决定，例如，特异性抗体来源于兔，则该处包被的抗体是抗兔免疫球蛋白抗体），B 处为吸水纸。测试时 A 端滴加待测标本，通过层析作用，待测标本向 B 端移动，流经 G 处时将金标抗体复溶，若待测标本中含待测抗原，即形成金标抗体-抗原复合物，移至 T 区时，形成金标抗体-抗原-抗体复合物，金标抗体被固定下来，在 T 区显示红色线条，呈阳性反应，多余的金标记抗体移至 C 区被抗金标抗体捕获，呈现红色质控线条（图 10-1）。

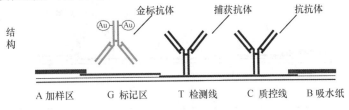

图中标注：金标抗体　捕获抗体　抗抗体

结构

A 加样区　　G 标记区　　T 检测线　　C 质控线　　B 吸水纸

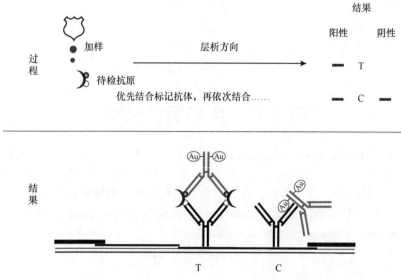

图 10-1　免疫层析试验双抗体夹心法原理示意图

**2. 竞争法测小分子抗原**　G 处为金标抗体，T 处包被标准抗原，C 处包被抗金标抗体，测试时待测标本加于 A 端，若待测标本中含有待测抗原，流经 G 处时结合金标抗体，当混合物移至 T 处时，因无足够游离的金标抗体与膜上标准抗原结合，T 处无红色线条出现，实验结果为阳性，游离金标抗体或金标抗体复合物流经 C 处，与该处的抗金标抗体结合出现红色的质控带，若标本中不含待测抗原，金标抗体则与 T 处膜上的标准抗原结合，在 T 处出现红色的线条，实验结果为阴性（图 10-2）。

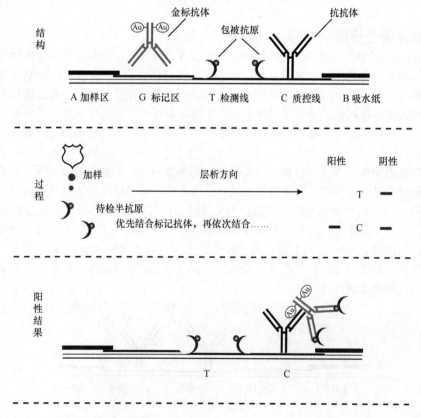

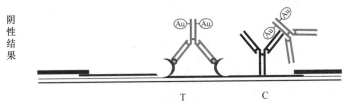

图 10-2 免疫层析试验竞争法原理示意图

**3. 间接法测抗体** 利用间接法检测抗体时，待测血清标本中大量的非特异性 IgG 会与特异性 IgG 竞争性结合胶体金标记的抗人 IgG，从而影响试验的敏感性，为了消除其影响，常采用反流免疫层析试验排除非特异性抗体对测试的干扰。

### （二）荧光免疫层析试验

荧光免疫层析试验是在免疫层析试验的基础上，采用荧光素标记相应的抗体或抗原，再利用荧光检测仪检测试剂条上富集的反应结合物激发产生的荧光强度，从而检测标记物浓度的一种新型膜检测技术。该方法继承了胶体金免疫层析试验操作便捷和可现场检测的优势，同时利用荧光持续稳定的特性，一定程度上提高了检测的敏感性。

常用的方法有夹心法和竞争法等。对于带有多个抗原决定簇的大分子抗原（如蛋白、病毒及致病菌等），通常采用"三明治"型双抗夹心免疫层析方法，即待测物在流动相作用下先与荧光标记抗体结合，当到达检测线时再与包被抗体结合形成双抗夹心的"三明治"型。对于只具有单一抗原表位的小分子抗原（如农兽药、违禁药物等），待测小分子抗原与荧光标记抗体结合后，由于空间位阻作用难以再与检测线上的包被抗体结合。所以，具有单一抗原表位的小分子待测物多采用竞争免疫层析法检测。

# 三、技术要点

### （一）胶体金免疫层析试验

**1. 加样** 将试剂条标记线一端浸入待测标本中 2～5 秒或在标本加样处加一定量的待检标本，平放在水平桌面上。在 5～15 分钟内观察结果。

**2. 结果判定** 夹心法在质控处出现一条棕红色条带为检测阴性，出现两条棕红色条带者为检测阳性，无棕红色质控条带出现则为试剂失效；竞争法出现两条棕红色线条带为检测阴性，出现一条棕红色条带为检测阳性，无棕红色质控条带出现为试剂失效。

### （二）荧光免疫层析试验

**1. 加样** 将试剂条标记线一端浸入待测标本中 2～5 秒或在标本加样处加一定量待检标本，平放在水平桌面上。

**2. 检测** 5～15 分钟后，将检测卡插入荧光检测仪，仪器自动读取并显示结果。标本的被检测物含量越高，检测线上积聚的复合物越多，相应的荧光染料就越多，荧光信号也越强，荧光信号的强弱与被检测物的浓度呈正相关。

**3. 注意事项** 不同的荧光标记物具有不同的检测波长，需根据试剂盒的荧光标记物的特性，选择合适的检测波长，或使用试剂盒提供的专用荧光检测仪器。

二维码 10-3 知识聚焦二

**知识拓展 10-2**

1. 为什么免疫层析试验要在 5～15 分钟内观察结果？

2. 加样量不准确对免疫层析试验实验结果有什么影响？

3. 免疫层析技术的不同检测模式的应用场景分别是什么？

---- 问题导航三：-----------------------------------------------

1. 免疫渗滤技术的基本原理是什么？
2. 免疫渗滤技术的结果如何判断？
3. 免疫渗滤技术和免疫层析技术的区别是什么？

# 第三节　免疫渗滤试验

免疫渗滤试验（immunofiltration assay，IFA）出现于 20 世纪 80 年代末，用于检测各种传染病的抗体和肿瘤标志物等。其中，斑点金免疫渗滤试验在临床中应用最为广泛。

## 一、原　　理

斑点金免疫渗滤试验（dot immunogold filtration assay，DIGFA）是将抗原或抗体点加在固相载体硝酸纤维素膜上，制成抗原或抗体包被的微孔滤膜并贴置于吸水材料上，依次在膜上滴加标本、免疫胶体金及洗涤液等试剂并与硝酸纤维素膜上的相应抗体或抗原发生反应，过量试剂很快渗入吸水材料中。抗原-抗体反应后，形成大分子胶体金复合物，从而使阳性结果在膜上呈现红色斑点。液体通过微孔滤膜时，渗滤液中的抗原或抗体与膜上的抗体或抗原相接触，起到亲和层析的浓缩，达到快速检测的目的，同时洗涤液的渗入在短时间内即可达到彻底洗涤的目的，简化了操作步骤，成为即时检验（POCT）的主要方法之一。

## 二、测定模式

### （一）双抗体夹心法测抗原

将抗体包被在 NC 膜上制成检测试纸，取待检样品滴加到膜上，依次滴加洗涤液和金标记抗体，最后用洗涤液洗涤。在膜中央有清晰的淡红色或红色斑点显示者判为阳性反应；反之，则为阴性反应。斑点呈色的深浅提示阳性强度。阳性者即在膜中央呈红色斑点（胶体金聚集），否则判为阴性反应。

### （二）间接法测特异性抗体

将标准抗原固定于 NC 膜上制成检测试纸，取待检样品滴加到膜上，依次滴加洗涤液和胶体金标记抗人 IgG 抗体，最后用洗涤液洗涤后，阳性者即在膜中央呈红色斑点（胶体金聚集）。该法由于人血清标本中非目的 IgG 的干扰，易导致假阳性结果，临床上较少用。

## 三、试剂盒组成和技术要点

### （一）试剂盒组成

目前市面上商品化的斑点金免疫渗滤试验试剂盒主要由渗滤装置、胶体金标记物、洗涤液和抗原参照品或抗体阳性对照品四部分组成。其中渗滤装置是 IFA 测定的主要组成部分之一，由塑料小盒、吸水垫料和已点加抗原或抗体的 NC 膜片三部分组成，塑料小盒的盒盖中央有一直径 0.4～0.8cm 的小圆孔，盒内垫放吸水垫料，NC 膜片安放在正对盒的圆孔下，紧密关闭盒盖，使 NC 膜片贴紧吸水垫料（图 10-3）。试剂盒一般都设有质控

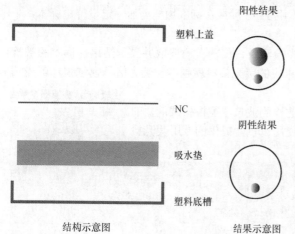

结构示意图　　　　　结果示意图

图 10-3　DIGFA 结构示意图

点，为了便于区分，质控点的大小或形状都不同于检测点，有的用大小点区分，有的用点横线区分，有的用横竖线区分。

## （二）技术要点

**1. 加样**　将渗滤装置平放于实验台面上，于小孔内滴加待测样品1～2滴，待完全渗入与膜上的抗体充分反应，于小孔内滴加胶体金标记物试剂1～2滴，待完全渗入，使胶体金标记抗体与结合在膜上的抗原反应；于小孔内滴加洗涤液2～3滴，待完全渗入，洗去未结合的胶体金标记抗体。

**二维码10-4　知识聚焦三**

**2. 结果判定**　在膜中央有清晰的淡红色或红色斑点者判为阳性反应，反之则为阴性反应。斑点呈色的深浅相应地提示阳性强度。

### 知识拓展 10-3

1. 免疫渗滤技术的加样顺序对检测结果有什么影响？

2. 间接法中为什么用胶体金标记抗人 IgG 抗体而不选用抗人 IgM 抗体？

3. 如何应用免疫渗滤技术同步检测多项疾病？

----- 问题导航四： -----

1. 免疫印迹试验的基本原理是什么？

2. Western blotting 操作步骤包括哪些？

3. Western blotting 和 DNA 印迹法（Southern blotting）有哪些不同点？

# 第四节　免疫印迹试验

免疫印迹试验（immunoblotting test，IBT）是一种将高分辨率凝胶电泳和免疫化学分析技术相结合的杂交技术。免疫印迹法具有分析容量大、敏感度高和特异性强等优点，是检测蛋白质特性、表达与分布的一种最常用的方法，如组织抗原的定性定量检测、多肽分子的质量测定及病毒的抗体或抗原检测等。免疫印迹试验（immunoblotting test，IBT）亦称酶联免疫电转移印斑法（enzyme linked immunoelectrotransfer blot，EITB），因与萨瑟恩（Southern）早先建立的检测核酸的印迹方法 DNA 印迹法（Southern blotting）相类似，亦被称为蛋白质印迹法（Western blotting）。

## 一、原　　理

### （一）蛋白免疫印迹试验

蛋白免疫印迹以蛋白质为检测对象，"探针"是抗体，"显色"用标记的二抗。其原理是采用聚丙烯酰胺凝胶电泳（PAGE）将混合抗原样品分离，然后取固定化基质膜与凝胶相贴，在印迹膜的自然吸附力、电场力或其他外力作用下，使凝胶中的抗原组分转移到固相载体上，如 NC 膜、尼龙膜等。固相载体以非共价键形式吸附蛋白质，且能保持电泳分离的多肽类型及其生物学活性不变。以固相载体上的蛋白质或多肽作为抗原，与对应的抗体（一抗）进行抗原和抗体反应，再与酶、荧光素、发光剂或放射性核素等标记的第二抗体进行反应，经过底物显色、荧光或发光检测或放射自显影对特异性目的靶蛋白进行检测和分析（图10-4）。用于病原体特异抗体如人类免疫缺陷病毒抗体的确认试验商品试剂，则是将病毒天然抗原以上述方式预先转印于膜上，实际应用时，直接进行后续的检测步骤。

### （二）重组免疫印迹试验

重组免疫印迹试验（recombinant immunoblot assay，RIBA）属于免疫印迹试验，在临床检测中将一种或多种诊断抗原包被在 NC 膜条上，用于病原体抗体的确认试验和自身抗体的检测等。

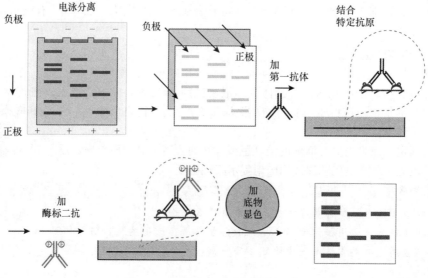

图 10-4　免疫印迹试验原理示意图

其原理不是直接应用病毒裂解的蛋白，而是利用基因重组的方法，将各种抗原利用大肠埃希菌或酵母等宿主菌表达、纯化后，应用重组蛋白或合成肽以条带形式吸附在硝酸纤维素膜条上，当条上加入被测血清标本温育后，如果标本中含有特异性抗体时，则和相应抗原带结合形成抗原-抗体复合物。临床检测时，直接将膜条放于特制的长条凹槽反应盘中与标本（一抗）和酶标二抗温育和洗涤，经过底物显色后，根据显色的区域即可判断抗体的有无以及类型，还可以根据条带的粗细和颜色的深浅，粗略估计抗体效价。

　　RIBA 检测特异性较 ELISA 高，但敏感性稍逊，因此临床上常用于病原体的确认试验和含复杂抗原成分的病原体抗体的分析，如血清抗-HCV 抗体的测定和分析，HCV 抗原成分复杂，包括有特异性的非结构区抗原、结构区抗原、核心抗原和非特异性的 G 抗原。在 ELISA 中一般使用混合抗原包被，检测到的血清抗体是综合性的，因此 ELISA 的方法进行大样本的初筛，对阳性或可疑标本进行确认和抗原成分分析时，经常用 RIBA 方法。除此之外，RIBA 在临床上还用于对不同自身免疫病的诊断与鉴别诊断，如对 ENA 自身抗体谱（包括抗 Sm、抗 U1RNP、抗 SSA、抗 SSB、抗 Jo-1 和抗 Scl-70 等）的检测，有助于多种系统性自身免疫病的诊断与鉴别诊断，同时也有助于对患者疾病的疗效判断和愈后进行客观的评价（图 10-4）。

## 二、技 术 要 点

### （一）抗原印迹与包被

　　Western blotting 常被用来检测抗原的表达水平或应用于抗原的鉴定等，抗原等蛋白样品经 SDS-聚丙烯酰胺凝胶电泳分离以后，利用电转移的方法，将凝胶中已经分离的条带转移至 NC 膜上（印迹），利用相应的抗体进行后续分析；同时，预先转印于膜上的病毒抗原，也可用于相应病原体抗体的确认试验。在 RIBA 中，将人工合成的多肽或基因工程重组纯化后的蛋白直接包被在 NC 膜上，并用牛血清白蛋白进行封闭干燥后直接利用膜条进行相应抗体检测，RIBA 可用于自身抗体或者病原体抗体的检测，如肝炎病毒、HIV、梅毒螺旋体等病原体的确认试验和抗核抗体的检测等。

### （二）抗原-抗体反应

　　在使用前，将检测膜条和所用试剂放置 18～25℃平衡约 30 分钟，取出检测膜条，放入温育槽中，加入缓冲液孵育 5 分钟后，吸出槽中的液体，加入稀释的血清样本，在室温孵育 30 分钟，吸出槽内液体，洗涤 3 次后，加入酶、荧光素、发光剂或放射性核素等标记的第二抗体进行反应，室温作用 30 分钟后，洗涤 3 次。

### （三）检测

检测的方法有放射自显影、底物化学发光法、底物荧光法和底物显色法等。

## 三、方法学评价

免疫印迹试验是一项分析抗原、抗体的技术，在临床的疾病诊断尤其是确认试验中具有很多优点。

### （一）特异性强

兼具凝胶电泳分辨率高、固相免疫特异性和敏感性高的优点，可以对蛋白质多肽抗原进行定性、定量分析和分子量的测定。可用作 HIV-1 抗体和梅毒抗体检测的确认试验。

### （二）吸附蛋白能力强

NC 膜对蛋白质抗原有较强的吸附能力，具有保存时间长等优势。但也存在不足，某些重要抗原的印迹量不足，导致检测结果不够明确；也可能有杂质污染，导致背景不够清晰。

### （三）可同时检测多种抗体

可以从多克隆抗体中检测出单克隆抗体，测定多克隆抗体的特异性；从混杂抗原中检测出特异性抗原，提供 ELISA 无法提供的信息。所包被的抗原性质明确，可同时制作多个拷贝，对复杂抗原成分进行多种分析和鉴定；或在一张膜条上包被多个抗原，同时检测多种抗体；临床检测只需进行免疫反应和显色过程，因此本方法操作简单、技术要求低，适合基层医疗单位开展，标本用量少、成本低，结果可长期保存。

### （四）膜条的重复检测应用

二维码 10-5　知识聚焦四

Western blotting 中，膜条上结合的抗体、免疫探针可通过降低 pH 和改变离子强度等方法，洗去结合的抗体后，再换用第二探针进行分析检测。

> **知识拓展 10-4**
>
> 1. 如何规范化操作 Western blotting？
> 2. Western blotting 结果中杂带较多的原因是什么？如何避免？
> 3. Western blotting 结果中无信号或显示信号弱，其可能的原因及建议是什么？

----- **问题导航五：** -----------------------------------------------------------

1. 斑点酶联免疫吸附试验的基本原理是什么？
2. 斑点酶联免疫吸附试验主要用于哪些检测项目？
3. 斑点酶联免疫吸附试验与常规 ELISA 的区别是什么？

# 第五节　斑点酶联免疫吸附试验

斑点酶联免疫吸附试验（dot enzyme-linked immunosorbent assay，Dot-ELISA）是以吸附蛋白质能力很强的硝酸纤维素膜为固相载体的酶免疫分析技术。

## 一、原　　理

Dot-ELISA 的基本原理与常规 ELISA 和免疫酶染色法基本相同，即将抗原或抗体首先吸附在硝酸纤维素膜表面，并保持其免疫活性，通过与相应的抗体或抗原和酶标记物的一系列免疫反应，形成酶标抗原-抗体复合物，在底物的参与下，结合物上的酶催化底物使其水解、氧化成另一种带色物质，沉着于抗原-抗体复合物吸附的部位，呈现出肉眼可见的颜色斑点。试验的结果可通过颜色斑点的出现与否和色泽深度进行判定。Dot-ELISA 常用的检测方法有直接法、间接法、双抗体夹心法和竞争法等（图 10-5）。

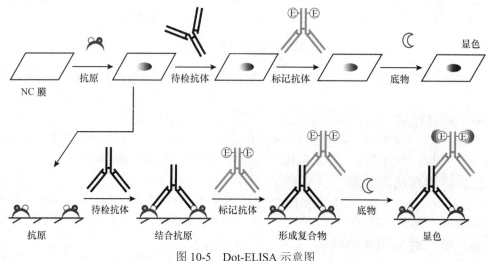

图 10-5　Dot-ELISA 示意图

# 二、技术要点

## （一）确定最佳包被浓度

包被时，需要对抗原的浓度进行优化，包被浓度过高或过低都会使显色减弱、灵敏度下降，同时因为 NC 膜的吸附能力强，包被后需要进行封闭。

## （二）抗原-抗体反应

滴加样品血清，其中的待检抗体与 NC 膜上抗原结合，洗涤后再滴加酶标二抗。

## （三）确定酶结合物最佳稀释度

一般以阴性样品不显色而阳性样品显色最强的酶结合物稀释度为最佳稀释度。

## （四）底物显色的最佳条件

在 Dot-ELISA 方法中，盐酸联苯胺和过氧化氢为底物时，无论以何种缓冲液配制，加底物后，溶液 pH 应在 5.8～6.0，此时反应最灵敏，强阳性出现蓝黑色斑点，弱阳性出现淡绿色斑点。当 pH 大于 6.5 时，斑点显色为棕黄色，灵敏度稍低。当 pH 过高时，因过氧化氢自动氧化而显色减弱。当 pH 过低时，底物生成可溶性沉淀，斑点褪色。

Dot-ELISA 在测定不同的样品时，要认真做好 Dot-ELISA 标准化预备试验，在确定每一步的最佳反应条件后，才能充分发挥本方法灵敏度高、特异性强的优点。

# 三、方法学评价

Dot-ELISA 除了有传统 ELISA 的优点外，还具有吸附蛋白能力强、可同时检测多种抗体等特点。

## （一）吸附蛋白能力强

在中性缓冲液条件下，一般蛋白质包括某些不易被酶标板吸附的大分子及核酸都能被膜吸附；微量抗原吸附完全，故检出灵敏度较普通 ELISA 高 6～8 倍，试剂用量较 ELISA 节约大概 10 倍。

## （二）可同时检测多种抗体（抗原）

把几种抗原或不同血清型的几种抗原包被在一条薄膜上，便可同时测定一份样品中的几种抗体。这是 ELISA 所不及的；如果检测多个样品中的同一抗原，则不如 ELISA 简便。

### （三）最适合做试剂盒

二维码 10-6　知识聚焦五

　　酶标板体积大，包被后，需 4℃保存，运送不便，不适于制试剂盒。而包被好的膜如同 pH 试纸，体积微小，携带方便，常温干燥可保存一个月，操作简便，目测判定结果比 ELISA 方便。故适于各种试剂盒，实验和结果判断不需特殊设备条件，结果可长期保存。

#### 知识拓展 10-5

　　1. Dot-ELISA 最新的研究进展包括哪些？
　　2. 案例 10-1 中的轮状病毒检测是否可以使用 Dot-ELISA 进行检测？与其他检测方法的区别是什么？

---

**问题导航六：**

　　1. 影响固相膜免疫分析测定结果的内源性影响因素包括哪些？如何避免？
　　2. 影响固相膜免疫分析测定结果的外源性影响因素包括哪些？如何避免？
　　3. 在案例 10-1 中，粪便标本的采集和送检过程对结果会产生影响吗？有哪些注意事项？

---

# 第六节　影响固相膜免疫分析的主要因素

　　固相膜免疫测定技术应用广泛，在具体操作中，由于试剂、标本、操作等因素可直接影响试验结果的准确度，操作中的各个环节均会导致异常结果的产生，进而影响临床对患者病情的判断。

## 一、试　剂　因　素

### （一）试剂的选择

　　试剂选择是保证临床检测质量的关键要素。不同厂家出产的试剂灵敏度与特异性存在一定的差别，选择试剂时，应注意试剂的注册号、批号、有效期和检验合格证等；不同批号的试剂不能混用；不能使用过期的试剂。

　　**1.** 胶体金质量对试验的质量至关重要。如果金颗粒直径的变异范围太大，胶体金结合物就不能快速而完整地从玻璃纤维上解离，从而影响试验的稳定性和重复性。

　　**2.** 硝酸纤维素膜是胶体金免疫层析反应的载体，其孔径的大小、质量的好坏和层析膜的化学处理优劣都会影响包被抗原或抗体的吸附量，从而影响检测结果。

### （二）试剂的准备

　　试剂在开封前应检查是否漏液、漏气；由于低温会降低抗原与抗体反应，试剂从冰箱中取出后，如果直接使用，会导致一些弱阳性标本的检测出现假阴性。因此，试剂盒从冰箱取出来后，要在室温（18～25℃）下平衡 20～30 分钟后，使反应微孔内的温度达到反应所需的温度，以满足后面的测定需求。

## 二、标　本　因　素

### （一）标本处理

　　临床检测的标本有痰液、尿液、粪便、棉拭子、血清和血浆等，因此，样品在检测时，需要对样品进行前处理。样品是痰液、粪便或棉拭子时，要用缓冲液或生理盐水稀释后，低速离心，取上清进行检测；尿样混浊时，需要先离心、过滤或待其沉淀后取上清检测。

　　溶血、脂血、黄疸是临床上经常碰到的 3 种现象，通过正确采血和正确保存标本，大部分的溶血现象是可以避免的，而脂血分自身高血脂和餐后采血，后者可通过空腹采血来避免，同时应注意溶血和脂血对弱阳性标本的影响,必要时应采用灵敏度高、稳定性好的方法进行复检,以提高检测的灵敏度和特异性,避免漏检。

## (二)标本保存

标本保存时间不能过长,否则会导致标本底色加深,造成假阳性结果。对于采集的标本如不能立即检测,应采取合理的保存方法。所有样品不能及时检测,需要保存在 2～8℃,不超过 24小时,超过 24 小时,需保存在–20℃以下,忌反复冻融。样品保存时不能污染细菌,有些细菌会分泌过氧化氢酶和碱性磷酸酶等,会促使底物显色,容易造成假阳性结果。

## 三、实 验 过 程

### (一)试剂条平衡

试剂条在检测前要平衡至室温(18～25℃)后再开袋使用,避免影响检测灵敏度和特异度。

### (二)温度及反应时间的影响

无特殊说明时,检测时的环境温度为室温(18～25℃)。一般在 30 分钟以内静置,等待反应线是否出现,判定检测结果的阴、阳性。在未到规定的时间若出现阳性的反应线,可以直接判定阳性结果,因为反应线一旦出现,不会消失。阴性结果需要到规定的时间才能判定。

### (三)结果判定

二维码 10-7　知识聚焦六

诊断试剂条都具有质控线,质控线位于检测线的上部,如果检测时没有质控线出现,不论检测线是否出现都视为无效。一些胶体金诊断试剂条只用于初步诊断,不能用于确诊,需采用免疫印迹试验进行确诊,如 HIV 的确诊。

实际操作的过程中,要加强质量管理,严格按试剂盒内说明书进行实验操作,避免或减少影响因素,力求结果准确,为疾病的诊断提供可靠的依据。

---

**知识拓展 10-6**

1. 如何规范检测固相膜免疫测定技术的操作过程?

2. 为什么试验要在室温条件下进行?温度过高对试验结果会产生什么影响?

3. 胶体金诊断试剂大多只用于初筛,若试验结果出现假阳性后该如何处理?

---

**问题导航七:**

固相膜免疫分析技术的临床应用包括哪些?

---

# 第七节　固相膜免疫分析技术的临床应用

二维码 10-8　知识聚焦七

作为简便快速的检验方法,固相膜免疫分析技术已在临床得到广泛应用。近年来由于制备技术的改进和试剂原料的品质提高,应用范围更加广阔,主要应用见下表,包括激素、自身免疫病、传染病病原的抗原和抗体、肿瘤标志物、心血管疾病、过敏原和毒品相关标志物的检测(表 10-1)。

表 10-1　固相膜免疫分析技术的临床应用

| 类别 | 检验项目 | 检测方法 |
| --- | --- | --- |
| 心肌标志物 | 乳酸脱氢酶(LAD)、肌酸激酶同工酶(CK-MB) | 免疫印迹试验、荧光免疫层析试验 |
| | N 端脑利钠肽前体、心肌肌钙蛋白 I、心钠肽(ANP)和脑钠肽(BNP)等 | 酶联免疫斑点法 |

续表

| 类别 | 检验项目 | 检测方法 |
|---|---|---|
| 感染性疾病 | 乙型肝炎病毒表面抗原（HBsAg） | 胶体金免疫层析试验 |
| | 丙型肝炎抗体（抗-HCV 抗体） | RIBA |
| | 人类免疫缺陷病毒（HIV）1/2 型抗体 | 胶体金免疫层析试验、免疫印迹试验 |
| 自身免疫病 | 抗 Sm 抗体、抗 U1RNP 抗体、抗 Rib 抗体、抗 SSA 抗体、抗 SSB 抗体、抗 Scl-70 抗体、抗 Jo-1 抗体、抗 Ro60 抗体等 | RIBA、酶联免疫斑点法、胶体金免疫层析试验 |
| | 抗丙酮酸脱氢酶复合物（AMA-M2）、肝肾微粒体（LKM-1）、细胞色素 P450、抗肝细胞溶液 I 型抗原抗体（LC-1）、可溶性肝抗原-肝胰抗原（SLA/LP）抗体 | RIBA |
| | 抗丝氨酸蛋白酶 3（PR3）、髓过氧化物酶（MPO）、肾小球基膜（GBM）抗体 | 斑点渗滤法 |
| 肿瘤标志物 | 抗前列腺特异性抗原（PSA）、甲胎蛋白（AFP）、癌胚抗原（CEA）、糖蛋白抗原（CA125、CA15-3、CA19-9） | 胶体金免疫层析试验 |
| 生殖相关 | 人绒毛膜促性腺激素（hCG） | 胶体金免疫层析试验 |
| 性相关疾病 | 淋病、尖锐湿疣、生殖器疱疹病毒（HSV）-IgG、梅毒螺旋体抗体 | 胶体金免疫层析试验、Western blotting、胶乳免疫层析法 |
| 过敏原 | 血清总 IgE、总 IgG、特异性 IgE | 胶体金免疫层析试验 |
| 毒品 | 大麻、吗啡、甲基安非他明、氯胺酮（K 粉）、美沙酮等 | 胶体金免疫层析试验 |

**知识拓展 10-7**

一般来说，固相膜免疫技术在哪些检测项目中作为初筛试验，在哪些检测项目中作为确认试验？

**问题导航八：**

1. 自动化固相膜免疫分析包括哪些？
2. 自动化固相膜免疫仪器的主要技术可分为哪几类？
3. 自动化固相膜免疫仪器与手工法相比有何优势与劣势？

# 第八节 自动化固相膜免疫分析

## 一、金标读卡仪

传统的金标诊断试剂，主要通过目测观察来判断检验结果，只能用于定性检测，而且受人为因素影响较大，检测结果无法进行数据保存，不便于追踪溯源和历史记录的查询，胶体金免疫层析读卡仪可以读取检测卡量化的结果值，取代了传统肉眼观察结果的方式，使得检测结果更加得精准、客观、稳定。

### （一）基本结构

免疫胶体金读数仪根据反射光谱测试法，胶体金对特定波长的光的吸收获取层析试纸 T 线和 C 线上光吸收峰信号，据此计算出两个峰面积之比（Dr），然后根据标准浓度和峰面积的比值制作标准曲线。在实际的测试过程中，通过多功能定量分析仪获取两个峰面积之比，就可以根据绘制的标准曲线求得待检项目的定量结果。金标读卡仪包括电源模块、触摸屏、读卡模块、智能处理芯片和输出模块。

**1. 电源模块** 12V 低压电源供电，支持使用车载电源，定制机型可内置充电电池。

**2. 触摸屏** 用户可以通过触摸屏便捷地设置参数，操作仪器。图像信息通过显示屏显示。

**3. 读卡模块** 包括图像传感器、指示灯和卡槽。读卡单元对点样之后的胶体金卡进行图像采集，智能处理芯片对采集到的图像进一步处理，然后通过比对 C 线与 T 线的颜色，定量计算待检测物的浓度。

**4. 输出模块** 包括以太网接口、存储设备和微型打印机。得到的检测结果可以进一步存储在仪器自带的存储设备中，也可以通过内置的微型打印机打印出来。

**5. 智能处理芯片** 内置强大的数据分析软件和强大的数据库，可在仪器上直接实现数据查询、浏览、分析、统计、打印和发布信息。还可以在仪器上直接选择样品名称、检测指标和送检单位等信息，也可在仪器上直接编辑录入样品名称、检测指标和送检单位等信息并保存进样品数据库。

## （二）性能特点

**1.** 样品处理简单省力，整体操作快速、安全、便捷。

**2.** 高灵敏度、高检测精度、高重复性精度，扫描式高精度光学传感器。

**3.** 内置大容量存储数据库，可随时分类查询已测项目。

**4.** 支持所有金标项目定性、定量及半定量检测。

**5.** 仪器功耗小，内置供电电池，可连续操作 4 小时以上。

# 二、全自动蛋白免疫印迹分析仪

全自动蛋白免疫印迹分析仪，是基于蛋白质印迹法的试验过程设计开发的一种自动化仪器。该仪器可以将蛋白印迹处理中所有关键步骤自动化，尤其是侵袭和孵育步骤，具有多路独立的、可编程控制的注液装置，多路一组的多路可编程控制的排液装置，可以摇动的样本反应池。该仪器极大程度减轻实验组劳动强度并提高试验的准确性和一致性。

## （一）基本结构

全自动蛋白免疫印迹分析仪包括液体注入部分、液体排出部分、孵育摇床、样本反应池、试剂瓶模块以及控制部分模块。用户可通过设定系统附带软件程序而自动吸取样品，依次进行电泳分离、蛋白捕获、免疫杂交和化学发光检测，而无须人工干预。运行结束后，通过软件对化学发光信号进行分析，并根据生物素化的分子量标准品给出靶蛋白的分子量。

**1. 液体注入部分** 由多个蠕动泵、水平运动机构和注液头组成，可编程设定进液管路。多个蠕动泵控制多个液体管路，根据程序设定的不同的入液口，控制不同的蠕动泵，使不同的试剂注入反应池。水平运动机构带动注液头，通过左右运动对不同的样本池进行注液。

**2. 多路液体排出部分** 由多路电磁泵、垂直运动机构和排液头组成，每个电磁泵负责一组样本池的排液，可以同时进行多路样本池的排液。排液泵根据样本的数量控制泵的开关。垂直运动机构带动排液头进行上下运动。

**3. 孵育摇床** 包括驱动电机、曲杆、连杆和摇动支架，用于蛋白印迹试验中的孵育。孵育摇床通过电机带动减速箱，通过曲杆、连杆和摇动支架带动摇床摇动。

**4. 样本反应池** 反应池是一次性的，分为多组，每组包括多路样本槽，实验者可根据样本数量放置样本反应池。样本反应池在孵育摇床上部，和孵育摇床一起摇动。

**5. 试剂瓶模块** 根据最大的试验样本量计算所用试剂容量，专门配备的试剂储存装置，其中包括有避光的试剂瓶。

**6. 控制部分模块** 包括主控制板，步进电机驱动板和直流无刷电机等。控制部分模块是仪器的核心控制单元，控制仪器的自动化运行。

## （二）性能特点

**1. 重复性好** 标准化的操作流程，减少人工操作（加样体积、孵育时间等）的随机误差，无人为误差，结果准确可靠。

**2.节约成本**　可设置一抗、封闭液等的自动回收，且试剂存储位置可实现制冷保温，实现重复利用，无试剂、样本损耗，节约试剂成本。

**3.安全性好**　全封闭式环境，系统自动检测功能，防止试剂、标本溢出，无交叉污染，分类收集有毒废液与生物危害废液，使废物处理成本最小化，最大限度保护操作人员的安全。

**4.高通量**　可进行多块胶同时操作，每个槽位可独立运行，可同时比较多个实验条件的结果，如：不同类型的封闭液、抗体浓度、孵育时间、洗涤次数等，大大提高工作效率。

**5.标准化设计**　易于维护保养。

## 三、基于免疫金标记技术的即时检验（POCT）免疫分析仪

### （一）基于免疫渗滤技术的POCT仪

**1.基本结构**　斑点金免疫渗滤试验的试剂盒由渗滤装置、胶体金标记抗体、封闭液和洗涤液组成。渗滤装置由塑料小盒、吸水垫料和加了抗原或抗体的硝酸纤维素膜片三部分组成（图10-6）。

**2.影响因素**　特异性抗体（一抗）或抗原、待检样本和金标抗体的用量事先都必须应用方阵法确定最适用量；盒底充填的垫料吸水性要强，否则影响结果。

### （二）基于免疫层析技术的POCT仪

**1.基本结构**　金标定量免疫分析仪通常包括：反射型光纤传感器、光探测器、单片微电脑、输入输出接口、模数转换器、扫描控制电路、光电转换电路、

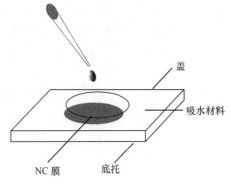

图10-6　免疫渗滤装置及示意图

背景补偿电路、显示器和内置打印机等。反射型光纤传感器由入射光纤盒接受光纤组成，由单片微电脑控制从背景向测试线方向扫描，反射光经光探测器转换成电信号输出，经模数转换器即可自动将吸光度值转换成浓度值并显示（图10-7）。

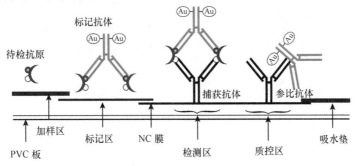

图10-7　免疫层析法试剂条检测结构

**2.影响因素**　测量环境的光照、温度和湿度等物理条件均会对检测结果产生干扰；由于操作导致测试区反应颜色不均匀，可使检测结果偏高。

二维码10-9　知识聚焦八

**知识拓展10-8**

1.目前，POCT免疫仪器在临床上应用时存在的问题包括哪些？如何改进？

2.在临床应用中，针对不同检测项目如何正确选择固相膜免疫检测的仪器？

**案例分析 10-1**

1. 作为检验人员，如何正确读取轮状病毒检测的结果？

阴性结果：质控区（C）出现粉红色沉淀线，T 区不出现沉淀线。

阳性结果：质控区（C）和 T 区均出现粉红色沉淀线。

2. 检验人员在进行粪便轮状病毒检测（胶体金免疫层析法）的过程中，应注意哪些事项保证检验质量？

（1）胶体金检测试纸仅供体外诊断一次性使用，不得重复使用。

（2）样本处理及操作时应采取必要防护，患者样本及使用后检测卡潜在生物危害应按医院和环保部门相关规定处置。

（3）严重的脂样大便及血便不宜采用。

（4）使用前需详细阅读说明书，不同批号的试剂不能混用，过期试剂不能使用，检测前已有任何颜色线条的检测卡不应使用，包装袋破损或密封失效的检测卡不应使用。

（5）试剂盒对湿度和热敏感，检测试纸从铝箔袋中取出后请立即进行检测。

（徐华国）

# 第十一章 免疫组织化学技术

免疫组织化学技术（immunohistochemistry technique，IHC）又被称为免疫细胞化学技术（immunocytochemistry technique，ICC），简称免疫组化技术，是指根据组织形态学和细胞形态学的理论，利用可视化的生物报告标签（酶、荧光基团、胶体金、亲和素和生物素等）标记特异性抗体，在组织细胞原位与特定的蛋白或配体发生特异性结合反应，通过观察报告标签所在的特定亚细胞区域（如细胞膜、细胞质、细胞核等）的显色反应，从而评估有关组织细胞中靶抗原相关信息的一种免疫诊断技术。

二维码 11-1 知识导图

### 案例 11-1

患者，男，55 岁，2 个月余前无明显诱因出现咳痰时痰中带血，当地抗感染治疗无明显效果。3 天前突发上腹部痉挛性疼痛，伴胸闷收住入院。无恶心、呕吐，无心悸、气促。自发病以来体重减轻、自感乏力，精神、食欲、睡眠欠佳。无吸烟史，无肺癌家族史。

辅助检查结果：WBC 10.5×10⁹/L↑，C 反应蛋白（CRP）10.5mg/L↑，CEA 35.0μg/L↑，CYFRA 21-1（细胞角蛋白 19 片段）25ng/ml↑。CT 增强示左肺上叶尖后段见斑片状磨玻璃影，形态不规则，大小约 10mm×15mm，边缘见毛刺，内部血管走行紊乱、纤细，邻近胸膜牵拉。

患者入院后行左上肺穿刺活检，工作人员对切片组织进行了甲醛固定、抗原修复、封闭、特异性一抗孵育、进而加入不同荧光基团标记的二抗孵育及复染等处理后在荧光显微镜下观察结果：TTF-1（+），NapsinA（+），SP-A（+），P40（−），EGFR（+）①。

问题：

1. 结合患者临床资料和辅助检查结果，最可能的诊断是什么？
2. 根据上述免疫组化步骤，该患者采用了哪种免疫组化技术？是直接法还是间接法？
3. 在该患者进行临床诊断与病情评估过程中，免疫组化技术发挥怎样的应用价值？

---

#### 问题导航一：

1. 免疫组织化学技术有哪些优势？主要应用于哪些领域？
2. 免疫组织化学技术有哪些分类？未来发展趋势如何？

---

## 第一节 概 述

免疫组织化学技术结合了免疫反应的特异性和化学显色技术的可视性等优点，并借助放大系统的信号增强作用，实现了在细胞、亚细胞水平对靶抗原的特异性检测。由于免疫组织化学技术具有高敏感性、高特异性、定位准确和结果易于观察等特点，并且可以反映组织细胞的形态结构、功能代谢等方面的变化及规律，因此这项技术已经广泛应用于肿瘤细胞的鉴定、受体活性或通路激活的检测、治疗靶点的检测、疾病诊断、疗效监控及预后指标的评估等生物学和临床医学研究的许多领域。

免疫组化技术根据标记在抗体上生物报告标签的不同可分为酶免疫组织化学技术、荧光免疫组织化学技术、免疫标记电镜技术及亲和组织化学技术等；根据染色步骤和标记抗体是一抗还是

---

① TTF-1：甲状腺转录因子-1，NapsinA：天冬氨酸蛋白酶 A，SP-A：肺表面活性蛋白 A，EGFR：表皮生长因子受体。

二抗，又可分为直接法（图 11-1A）和间接法（图 11-1B）。尽管不同免疫组化方法所使用的报告标签和放大系统不同，但其基本原理是相似的，都是通过报告标签标记的抗体与组织细胞原位的靶抗原发生特异性结合反应，并通过显微镜观察显色反应，从而实现对靶抗原的定性、定量和定位分析。

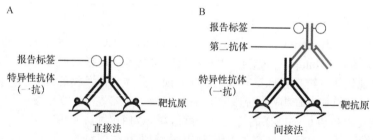

图 11-1　不同标记抗体的免疫组化技术

　　免疫组化检测步骤包括了抗体的制备与纯化、组织或细胞标本的制作和预处理、靶抗原-抗体复合物的形成和显色反应、结果判定与分析等过程。传统的纯手工免疫组化技术受诸多因素影响，如何保证检验结果的可控性、稳定性和一致性是该技术工作的重点和难点。近年来，随着数字技术、信息技术、人工智能技术等的飞速发展，免疫组化的自动化、标准化和信息化备受关注，联合数字化、高通量显微图像分析系统可以同时对同一组织细胞切片中 3 种以上的靶抗原进行半定量和定量分析，正逐步替代了存在诸多不足的传统手工技术，为精准诊断提供了更加可靠、稳定的检测条件，也是未来免疫组化技术发展的必然趋势。

二维码 11-2　知识聚焦一

----- 问题导航二： -----

1. 酶免疫组织化学技术的基本原理是什么？有哪些分类？
2. 非标记抗体酶免疫组织化学技术包括哪些常见类型？其原理是什么？

# 第二节　酶免疫组织化学技术

　　酶免疫组织化学技术是将酶标记在抗体（抗原）上形成酶标抗体（抗原），再与组织中的靶抗原（抗体）发生特异性免疫结合反应，借助酶对底物的催化作用产生显色反应，通过显微镜观察亚细胞区域的显色情况从而对靶抗原进行定性和定位分析（图 11-2）。酶免疫组化技术具有操作简

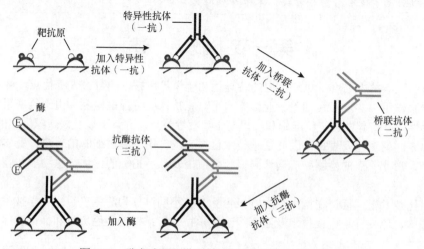

图 11-2　酶免疫组织化学技术原理示意图（酶桥法）

便、不需要特殊设备、信号定位准确且标本可长期保存等优点；缺点是敏感性和特异性相对较差，检测结果易受内源性酶、底物等物质的干扰。酶免疫组织化学技术根据有无采用酶直接标记特异性抗体，将其分为标记抗体酶免疫组织化学技术和非标记抗体酶免疫组织化学技术。

# 一、标记抗体酶免疫组织化学技术

按照酶标抗体的不同可分为直接法和间接法。

## （一）直接法

将酶标记在特异性抗体（第一抗体）上制备成特异性酶标抗体，该酶标抗体与待测标本中的靶抗原发生特异性结合，形成靶抗原-酶标抗体复合物，酶催化底物产生有色不溶性沉淀。该法的优点在于操作简便、省时，专一性强，非特异性染色较轻。缺点是敏感性稍差，一种酶标抗体只能检测一种靶抗原。

## （二）间接法

间接法与直接法的区别在于将酶标记在第二抗体上。首先向待测标本中加入特异性抗体（第一抗体），进而加入能够特异性结合第一抗体的酶标第二抗体，形成靶抗原-一抗-酶标二抗复合物，最后加入底物显色。该法较直接法敏感性高，且一种酶标二抗可用于多种相应动物制备的一抗，检测多种抗原。缺点是比较费时，特异性不如直接法。

# 二、非标记抗体酶免疫组织化学技术

非标记抗体酶免疫组织化学技术要点是用酶免疫动物获得效价高、特异性强的抗酶抗体，通过桥联抗体将抗酶抗体连接在靶抗原上，催化底物显色，实现对靶抗原的定性和定位检测。

## （一）酶桥法

使用酶免疫动物产生的抗酶抗体作为第三抗体，并向体系中引入一个桥联抗体（第二抗体），通过桥联抗体连接第三抗体和特异性识别靶抗原的第一抗体，形成靶抗原-第一抗体-桥联抗体-抗酶抗体-酶复合物，加底物显色。

酶桥法中的任何抗体都没有被标记，避免了共价连接对抗体和酶的损伤，这提高了检测的敏感性，并且节省了一抗的用量。酶桥法的缺点是如果抗酶抗体中存在低亲和力抗体，与酶的结合能力不强，在漂洗时易解离，大约70%的酶会损失掉，因此会降低方法的敏感性。

## （二）过氧化物酶抗过氧化物酶法

过氧化物酶抗过氧化物酶（peroxidase antiperoxidase，PAP）法是将三个过氧化物酶和两个抗酶抗体组成了一个稳定的五角形复合物，该复合物就相当于替代了酶桥法中的抗酶抗体，在桥联抗体的作用下，将来源于同一动物种属的第一抗体和抗酶抗体连接起来形成免疫复合物，催化底物显色。

相较于酶桥法来说，PAP复合物的结构比较稳定，在漂洗时不会导致酶的损失，非特异性染色较弱，且敏感性高于酶桥法。但是PAP复合物的分子量较大，在组织穿透力方面较弱。

## （三）双桥PAP法

该法是在PAP法的基础上加以改良的，通过使用两个桥联抗体连接更多的PAP复合物以增强其敏感性，重复使用的桥联抗体可以与PAP复合物中抗酶抗体和第一抗体的Fc段未饱和位点结合，从而实现对靶抗原的放大效应。双桥PAP法特别适用于标本中表达量较低抗原的检测，但PAP复合物制备较为复杂，染色步骤多，耗时较长。

## （四）碱性磷酸酶抗碱性磷酸酶法

在酶免疫组织化学中，某些组织和细胞中存在的内源性过氧化物酶也可以与底物发生反应而显色，干扰实验结果的判断，虽然使用过氧化氢甲醇可以去除内源性酶的干扰，但也会在一定程度上损伤抗原。在这种情况下可以选用碱性磷酸酶代替辣根过氧化物酶作为酶促标签建立碱性磷酸酶抗碱性磷酸酶（alkaline phosphatase antialkaline phosphatase technique，APAAP）法，其基本原理与 PAP 法一致。

## 三、常用的酶促标签及显色底物

目前，最常用于酶免疫组织化学技术的酶促标签是辣根过氧化物酶（horseradish peroxidase，HRP）和碱性磷酸酶（alkaline phosphatase，ALP）。

HRP 在二氨基联苯胺（3,3-diaminobenzidine，DAB）的作用下与过氧化氢反应生成水和氧气的同时氧化 DAB，氧化的 DAB 在反应部位生成棕色/黑色的不溶性沉淀。除此之外，HRP 还可与 3-氨基-9-乙基咔唑（3-amino-9-ethylcarbazole，AEC）反应形成红色沉淀，与四甲基联苯胺（tetramethyl benzidine，TMB）反应生成深蓝色沉淀。

ALP 是有机酯中萘酚磷酸基的水解酶，可以与萘酚 AS-MX 磷酸盐发生偶氮偶联反应生成红色/蓝色沉淀，还可与溴氯羟吲哚磷酸盐（5-bromo-4-chloro-3-indolyl phosphate，BCIP）发生靛蓝四唑反应形成紫蓝色沉淀。由于组织或细胞中的内源性 ALP 很容易被破坏和降解，因此很少产生非特异性染色，但是 ALP 的显色较为弥散，不如 HRP 显色清晰。

除了常用的 HRP 和 ALP 外，葡萄糖氧化酶（glucose oxidase，GOD）也可以作为酶促标签。向 GOD 标记抗体的反应体系中加入 β-D-葡萄糖，与 GOD 发生化学反应生成过氧化氢，过氧化氢又可与 HRP 反应生成水和氧气，氧化 DAB 显色。

二维码 11-3  知识聚焦二

在选择合适的酶促标签进行标记时，应考虑待测标本内源性酶对检测结果的影响，如红细胞中含有丰富的内源性过氧化物酶，可与 HRP 的底物发生反应从而产生假阳性信号，此时应选用 ALP 作为报告标签。同样，在大肠组织中含有丰富的内源性 ALP，此时应选择 HRP 作为报告标签。

---

**问题导航三：**

1. 荧光免疫组织化学技术的基本原理是什么？
2. 用于标记抗体的荧光基团需具备哪些条件？
3. 常用的荧光标签的特性是什么？
4. 间接法多重荧光免疫组织化学试验的基本原理是什么？

---

# 第三节  荧光免疫组织化学技术

免疫荧光方法是最早建立的免疫组织化学技术。1942 年，库恩斯 Coons 等首次使用荧光基团标记抗体，检查了小鼠组织切片中的肺炎球菌多糖抗原，标志着荧光免疫组织化学技术（fluorescence immunohistochemistry technique）的问世。随着荧光技术的不断发展和荧光显微镜的广泛应用，荧光免疫组织化学技术在细胞水平、分子水平的特异性和敏感性大大提高，故目前荧光免疫组织化学技术已经成为临床各学科的常用研究方法。

## 一、荧光免疫组织化学技术的原理

荧光免疫组织化学技术是利用免疫荧光技术检测组织或细胞中特定亚细胞区域的抗原或半抗原的方法。首先，将荧光基团通过共价键连接在抗体（或抗原）上制成荧光标记物，这种荧光标记物再与组织或细胞中的靶抗原（或抗体）发生特异性结合反应形成免疫复合物，免疫复合物上的荧光基团受到激发光照射后发射出不同波长的荧光，使用荧光显微镜观察标本的染色情况即可实现对组织或细胞中靶抗原（或抗体）的定性、定位和定量研究（图 11-3）。

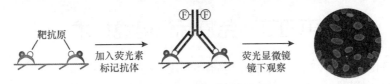

图 11-3　荧光免疫组织化学技术原理示意图

## 二、用于标记抗体的荧光基团需具备的条件

荧光免疫组织化学技术具有敏感性高、特异性强，通量高等优势，但易受荧光基团淬灭等影响，因此合适的标记抗体的荧光基团需具备如下条件：

**1.** 含有能与蛋白质分子形成共价键的化学基团，且与蛋白质结合牢固，不易解离，而未结合的荧光基团易降解或排除。

**2.** 与蛋白质结合不影响荧光基团的效率。

**3.** 标记抗体后对抗体的活性无明显影响。

**4.** 结合方法简便、快速，并且比较稳定。

**5.** 标记荧光基团的荧光颜色应该能与组织自发荧光颜色形成鲜明对比，能够清晰判断结果。

## 三、常用的荧光标签

目前常用的荧光标签有异硫氰酸荧光素（fluorescein isothiocyanate，FITC）、藻红蛋白（phycoerythrin，PE）等，可通过搅拌法或透析法，使得共价键与抗体连接制成荧光标记抗体。

其中 FITC 的性质比较稳定，常用于检测组织或细胞内的蛋白质，发绿色荧光，可用于免疫组化染色单染或多重染色；缺点是在光照下易发生猝灭，易受自发光影响。PE 发橙红色荧光，有很高的荧光效率，并易于抗体分子结合，值得一提的是，PE 作为天然染料，因来源不同可能造成荧光素结构的微小差异。需要注意的是，荧光标签的选择主要取决于荧光显微镜的滤光片和荧光复染剂，应避免荧光标签和荧光复染剂的激发光谱和吸收光谱重合（相关内容详见第七章），以便获得预期的实验效果。

## 四、多重荧光免疫组织化学试验

随着荧光技术的发展和荧光显微镜的广泛应用，已经可以实现在同一标本中同时检测多种靶抗原，即多重荧光免疫组织化学试验（multiplex fluorescence immunohistochemistry technique），按照标记方法的不同可分为直接法和间接法。

**1. 直接法**　将两种及以上不同的荧光基团分别标记在不同的特异性抗体（一抗）上，将不同荧光标记抗体以适当比例混合后滴加在标本上，荧光标记抗体则分别与相应靶抗原结合，然后洗去未结合的荧光基团，在荧光显微镜下选择相应的滤光片进行观察，即可对多种抗原进行分析。

**2. 间接法**　首先使用两种及以上未标记的特异性抗体（第一抗体）与标本中的靶抗原特异性结合，后加入不同荧光基团标记的第二抗体与第一抗体发生结合反应，使用不同的滤光片观察染色结果。需要特别注意的是，第一抗体必须来源于不同物种，且荧光基团标记的第二抗体必须和第一抗体来源于同一种属。

二维码 11-4　知识聚焦三

----- 问题导航四：

1. 免疫标记电镜技术的基本原理是什么？与光学显微镜免疫组化技术相比有哪些特点？

2. 常用的免疫标记电镜染色方式有哪些？各有什么优缺点？

3. 常用的免疫标记电镜技术有哪些？

# 第四节 免疫标记电镜技术

随着免疫组化技术的发展，其在临床疾病诊断中的应用越来越广泛，但由于光学显微镜分辨率的限制，无法在超微结构水平上观察和研究免疫反应。因此，在 1959 年由辛格（Singer）等首先提出使用高电子密度颗粒物铁蛋白标记抗体，从而为研究细胞超微结构水平上的免疫反应提供了可能。在此基础上，又相继发展出了免疫胶体金电镜技术、酶免疫电镜技术等。

## 一、免疫标记电镜技术的原理

该技术的原理是使用高电子密度的颗粒性标记物（胶体金、铁蛋白等）作为报告标签标记抗体（或抗原），在超微结构水平上与相应的抗原（或抗体）发生免疫结合反应，通过电子显微镜定位免疫复合物所在的位置。与免疫组化技术在光学显微镜下的定位相比，免疫标记电镜技术定位更为精确，可定位至细胞膜、细胞器，在探究病因、发病机制及组织发生等方面具有独特的优势。缺点是操作相对烦琐，需要专门的电子显微镜，且对标本制作的技术要求更高。

## 二、免疫标记电镜技术标本制作的技术要求

### （一）组织固定

免疫标记电镜技术对标本制作的技术要求相较于其他免疫组化技术更高、更精细，除了要保证组织细胞的超微结构不受破坏，还要避免对细胞抗原的损伤，因此不宜选用过强的固定剂。常用的免疫电镜固定剂有三种，包括多聚甲醛-戊二醛混合液、过碘酸-赖氨酸-多聚甲醛液（periodate-lysine-paraformaldehyde，PLP）和多聚甲醛液。其中，PLP 特别适用于含糖丰富组织标本的固定，因为组织抗原通常由蛋白和糖类组成，而抗原表位通常位于蛋白部分，PLP 中的过碘酸能氧化糖类生成醛基，在赖氨酸的作用下，醛基之间相互连接固定糖类却不会影响位于蛋白部分的抗原表位。虽然 PLP 对于含糖丰富的组织能取得较好的固定效果，但 PLP 成本较高，且操作较为复杂。

### （二）组织包埋

**1. 树脂包埋** 目前常用的是环氧树脂包埋法。即在制备电镜观察所用的超薄组织切片标本时，将化学固定和有机溶剂脱水处理过的组织标本使用环氧树脂等树脂浸透，再通过高温和紫外线照射使其聚合成固态，再使用切片机制成超薄切片。经树脂包埋法处理的组织样品中细胞的超微结构保存较好，在制备超薄切片时有着优越的切割性能，且使用电镜观察时图像具有高度的反差，易于判断结果。

**2. 低温包埋** 虽然树脂包埋法有着出色的包埋效果，但环氧树脂都需要经过高温聚合这一步骤，会对组织抗原造成部分损伤。为了克服这一缺点，冰冻切片技术和低温包埋技术开始应用于免疫电镜领域，常用的低温包埋剂有乙二醇甲基丙烯酸酯、Lowicryls、LR White 和 LR Gold 等，其中 Lowicryls 是丙烯酸盐和甲基丙烯酸盐化学物质，包括了 K4M、K11M、HM20 和 HM23 等系列产品，它们能够在低温下（$-30\sim-80\,^{\circ}C$）保持低黏度，可以很快的渗透进组织并且在 360nm 的紫外光照射下发生聚合，其聚合作用与温度无关。其中 K4M 和 K11M 具有亲水性，特别适用于免疫组织化学应用，能够较好地保存细胞的超微结构和抗原性质；而 HM20 和 HM23 具有疏水性，适合暗视野观察切片的制作，能够产生高反差图像。

### （三）免疫标记电镜染色

**1. 包埋前染色** 是指在未经包埋处理的预切厚片上先进行染色，然后再进行后续的脱水、包埋和切片。首先使用切片机将固定处理后的组织切成大约 50μm 的厚切片然后进行免疫染色，通过解剖显微镜将阳性反应部位取出，修整成 $2\sim4mm^3$ 大小的组织块，再进行锇酸（$OsO_4$）固定、

脱水、包埋和切片。如果阳性反应部位太小，还可以进行二次包埋。包埋前染色的组织标本，选用中层组织作超薄切片获得的实验效果最好，因为表层组织在机械修整后会导致部分结构的损伤，而深层组织不易与抗体结合，免疫反应较弱。包埋前染色的优点主要有：①染色前未经过脱水、包埋等处理，抗原保存较好；②可在阳性反应部位作超薄切片，阳性检出率高，适用于抗原含量较少的组织。不足之处在于：①经过一系列的免疫染色，常出现一定的超微结构破损；②受抗体穿透性制约，深层组织细胞的内抗原难以标记。

**2. 包埋后染色**　是指组织标本经 $OsO_4$ 固定、脱水、包埋等一系列处理后再使用切片机制成超薄切片，后进行免疫染色。由于是对贴在金属网上的超薄切片进行免疫染色，故又被称为载网染色（on grid staining）。包埋后染色标本的超微结构保存较好，操作方法简单，由于是切片后染色，抗原可以直接与抗体结合，不存在抗体穿透障碍，阳性结果的可重复性高，并且可以在同一组织切片上进行双重或多重免疫染色。需要注意的是，使用锇酸固定时可能会影响抗原活性，不利于弱抗原的检出，因此可以在免疫染色前使用过氧化氢处理标本数分钟，去除锇酸的影响。

**3. 冰冻切片**　将新鲜的组织标本置于适当的缓冲液（2.3mol/L 蔗糖溶液）中，使用液氮速冻，用切片机制成超薄冰冻切片，切片的厚度可以略微厚于常规树脂包埋切片。制作冰冻切片不需要使用 $OsO_4$ 固定和树脂包埋等过程，因此抗原性质保存较好，且超微结构不受损伤。但是制作冰冻切片的技术要求较高，难以普及推广。

# 三、常用的免疫标记电镜技术

## （一）免疫胶体金电镜技术

免疫胶体金电镜技术是以胶体金作为生物报告标签标记抗体（或抗原）用于检测标本中靶抗原（或抗体）的新型免疫标记检测技术。胶体金是由氯金酸（$HAuCl_4$）在柠檬酸三钠、鞣酸-柠檬酸钠等还原作用下，聚合成的特定大小的金颗粒，并通过静电作用所形成的一种疏水胶体溶液。金颗粒的大小与柠檬酸三钠的用量有关，且金颗粒的大小决定着胶体金溶液的颜色，使用不同大小的胶体金颗粒标记不同的特异性抗体，即可实现在同一切片上检测多种靶抗原。

在电子显微镜下，抗原-抗体复合物的电子密度与背景的电子密度相差不大，有时很难分辨，而胶体金是一种电子密度很大的颗粒，使用胶体金标记抗体与待测标本中的靶抗原结合形成的抗原-抗体复合物能显著增强与背景的差异，并且对超微结构的遮盖较少，在使用电镜观察时能准确地定位抗原分布。同时使用胶体金标记抗体时不会影响抗体活性，因为在碱性溶液中胶体金颗粒带有负电荷，可以与蛋白质表面的正电荷结合，这种通过静电力标记的方法不会影响抗体的活性，从而为组织细胞抗原定位研究提供了有利的工具。

## （二）免疫胶体铁电镜技术

铁蛋白是一种含铁的蛋白质，含铁量约为23%，分子质量460kDa，直径约为 $10 \sim 12\mu m$，铁蛋白中含有致密的铁离子核心，在直径 $55 \sim 60nm$ 的铁胶粒中约含有 $2000 \sim 3000$ 个铁原子，主要分布于四个圆形的致密区内，具有很高的电子密度，适合用于免疫电镜技术的标记。胶体铁可以在低分子量双功能试剂的作用下连接在抗体上形成一种双分子复合物，标记抗体在切片中与靶抗原发生结合反应后通过普鲁士蓝反应显色，使其可以在电镜下观察靶抗原在细胞超微结构中的分布。

目前主要通过双功能试剂连接特异性抗体和胶体铁颗粒，常用的双功能试剂有苯二甲基二异氰酸盐、甲苯-2,4-二异氰酸盐、林茴香胺和戊二醛等，其中戊二醛的效果最好，对抗体活性影响小，标记抗体的产量高。

胶体铁标记技术适用于细胞膜表面抗原的研究，因其分子量较大，不易透过细胞膜，定位细胞内的抗原较为困难。此外，铁蛋白对于电镜包埋剂的非特异性吸附较强，因此胶体铁标记一般采用包埋前染色。

### （三）酶免疫电镜技术

酶免疫电镜技术是利用酶标抗体（或抗原）与标本中的靶抗原（或抗体）发生结合反应，经酶对底物的催化产生高电子密度的产物。酶免疫电镜技术中常用的酶是 HRP，HRP 标记的抗体与靶抗原结合后，催化底物 DAB 生成不溶性的棕色吩嗪衍生物，再经锇酸处理后生成黑色高电子密度的锇黑，十分适合在电镜下观察。相较于铁蛋白，HRP 的分子量较小，使用 HRP 标记的抗体可以轻易穿透经适当处理后的细胞膜与细胞内抗原发生反应，适用于细胞内抗原的研究。但酶催化底物的产物较为弥散，分辨率不如铁蛋白和胶体金。

二维码 11-5　知识聚焦四

----- **问题导航五：**

1. 亲和免疫组织化学技术的基本原理是什么？目前亲和免疫组织化学技术中常见的亲和物质有哪些？

2. 常用的生物素-亲和素免疫组织化学技术有哪些？各有何优缺点？

# 第五节　亲和组织化学技术

自 1976 年拜耳（Bayer）等提出亲和组织化学技术（affinity histochemistry technique）以来，其在免疫学中的应用越来越广泛。亲和组织化学技术不同于一般的免疫组织化学，它是利用两种物质之间的具有高度亲和力而建立的一种新型生物反应放大系统。目前亲和免疫组化技术中常见的亲和物质包括生物素-亲和素、植物凝集素-糖蛋白、葡萄球菌 A 蛋白-免疫球蛋白 G 等，这些物质一般都具有双价或多价结合能力，能够在偶联抗体的同时连接一些生物报告标签（酶、荧光基团、胶体金及放射性核素等），然后通过显微镜即可观察靶抗原在细胞和亚细胞水平的分布。这种标记方法操作简便、省时，尤其可以大幅提升免疫组化技术的敏感性，从而更加适用于微量抗原的检测，扩大了免疫组化技术的应用范畴。

## 一、生物素-亲和素免疫组织化学技术

生物素（biotin）也被称为维生素 H，是科格尔（Kogl）等在 1936 年首先于鸡蛋黄中分离出来的，它还广泛地分布于动物、植物组织当中，生物素是一种小分子量的维生素。亲和素（avidin）也被称为卵白素，是一种分子质量约为 60kDa 的碱性蛋白质，它具有 4 个由 128 个氨基酸组成的相同亚单位，这 4 个相同的亚单位与生物素的亲和力极高，即一个单位的亲和素可以同时结合 4 个单位的生物素，并且亲和素和生物素还具有与其他示踪剂（如酶、荧光素、胶体金等）相结合的能力。生物素和亲和素系统的主要特点、应用价值将在第十二章中详细介绍，本节仅就目前常用的生物素-亲和素免疫组织技术类型进行介绍。

### （一）亲和素-生物素-过氧化物酶复合物技术

亲和素-生物素-过氧化物酶复合物（avidin-biotin-peroxidase complex，ABC）技术的基本原理是把亲和素作为桥联剂，连接生物素化抗体和生物素结合的 HRP，实现对靶抗原的检测。首先制备生物素化抗体（直接法，图 11-4）或生物素化第二抗体（间接法），与待测标本中的靶抗原或第一抗体发生结合，其次将一定比例的亲和素和酶标生物素混合，形成亲和素-生物素-过氧化物酶复合物，将该复合物加入到待测标本的反应体系中，亲和素上未饱和的生物素结合位点即可与生物素化抗体结合，使得抗原-抗体复合物与 ABC 复合物连接成一整体，实现对靶抗原的检测。ABC 法的主要特点详见第十二章第三节的相关内容。

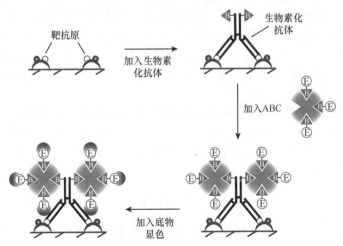

图 11-4 亲和组织化学技术（ABC 直接法）原理示意图

## （二）链霉亲和素-生物素-过氧化物酶复合物技术

链霉亲和素（streptavidin，SA）与亲和素有着相似的生物学特性，是使用 2-亚氨基生物素亲和层析法在阿维丁链霉菌培养物中提取的蛋白质，分子质量约为 66kDa，与亲和素一样，链霉亲和素同样含有四个能与生物素特异性结合的亚基，两者之间具有极强的亲和力。

链霉亲和素-生物素-过氧化物酶复合物（streptavidin-biotin-peroxidase complex，SABC）技术的原理与 ABC 法一致，但与 ABC 法相比，链霉亲和素的分子量更小，对组织的渗透能力更强，反应更加快速、敏感，且链霉亲和素不含任何糖基，不与待测标本中的含糖基的物质起反应，非特异性反应少。

## （三）桥联亲和素-生物素技术

桥联亲和素-生物素（bridged avidin-biotin，BAB）技术，可分为直接 BAB 法与间接 BAB 法。直接 BAB 法是先加入生物素化抗体与靶抗原结合，再先后加入亲和素与酶标生物素，以游离的亲和素作为"桥"连接生物素化抗体与酶标生物素，最终形成抗原-生物素化抗体-亲和素-酶标生物素复合物，从而起到多层放大效果。间接 BAB 法则是在抗原与特异性抗体结合后，再用生物素化的二抗与抗原-抗体复合物结合，从而进一步提高检测敏感性。

## （四）标记亲和素-生物素技术

在标记亲和素-生物素（labelled avidin-biotin，LAB）技术中，首先加入生物素化抗体与待测标本中的靶抗原发生免疫结合反应，再加入生物报告标签标记的亲和素与抗体上的生物素结合，通过级联放大作用实现对抗原的检测。

## （五）链霉亲和素-过氧化物酶技术

链霉亲和素-过氧化物酶（streptavidin peroxidase，SP）技术的本质就是 LAB 技术的间接法，它首先加入特异性抗体（第一抗体）与靶抗原结合，再加入生物素化的第二抗体与第一抗体结合，使用 HRP 标记链霉亲和素形成 SP 复合物，SP 复合物中的链霉亲和素与第二抗体上的生物素结合形成二抗-生物素-亲和素-HRP 复合物，通过这种放大系统实现对靶抗原的检测。该法使用的 SP 复合物比 ABC 法和 SABC 法的复合物都要小，因此反应速度更加迅速，且染色背景低、非特异性反应少，但缺点是不适合用于内源性生物素含量丰富组织的检测。

# 二、葡萄球菌 A 蛋白法

葡萄球菌 A 蛋白（staphylococcal protein A，SPA）是从金黄色葡萄球菌细胞壁中分离出来的一种蛋白质，SPA 可以和人类或多种哺乳动物的 IgG Fc 段发生结合，并且 SPA 的结合力是双价的，一个 SPA 分子可以同时结合两个 IgG 的 Fc 段或者分别结合一个 IgG Fc 段和一个生物报告标签（酶、荧光基团、胶体金等），通过检测生物报告标签的信号即可实现对靶抗原的检测。SPA 可用于替代间接法中的二抗，由于 SPA 与抗体结合的位置在 Fc 段，因此不会影响抗体的生物学活性，并且与抗体结合时不受种属特异性的限制。SPA 与酶标抗体相比，SPA 的分子量小，易于穿透组织，提高了敏感性。

目前 SPA 常用的两种方法为 SPA-HRP 间接法和 SPA-PAP 法。其中 SPA-HRP 间接法是使用 HRP 标记的 SPA 代替间接法中的酶标二抗与一抗结合，加入底物后显色。SPA-PAP 法是利用了一分子 SPA 可以结合两个抗体 Fc 段的原理，使用 SPA 代替了桥联抗体分别连接特异性抗体和 PAP 复合物，从而实现信号放大的作用。

# 三、凝集素法

凝集素（lectin）是一种从各种动物、植物中提纯出来的糖蛋白或能够结合糖的蛋白，因其能使红细胞凝集，故称为凝集素。目前常用的凝集素有伴刀豆球蛋白（concanavalin，ConA）、大豆凝集素（soybean agglutinin，SBA）、花生凝集素（peanut agglutinin，PNA）和植物血凝素（phytohemagglutinin，PHA）等，凝集素是它们的总称。凝集素最大的特点是能够专一识别特定的糖蛋白，如 ConA 识别 D-甘露糖、PNA 识别 D-半乳糖等，并且凝集素具有多价结合能力，除了能结合糖蛋白外还可以与生物报告标签结合组成信号报告系统。在细胞膜中存在一定量的含糖物质，主要以糖蛋白和糖脂的形式存在，因此可以将报告标签标记的凝集素作为一种探针来检测细胞膜上特定的糖基结构。

目前凝集素在免疫组化中的应用主要有 3 种方法：

**1. 直接法** 将报告标签（如 HRP、荧光素等）直接标记在凝集素上，凝集素与细胞膜上的糖蛋白或糖脂发生结合，进而加入底物后显色。该法操作简便，但敏感性不高。

**2. 间接法** 首先使凝集素与细胞膜上的糖蛋白结合，再加入 HRP 标记的抗凝集素抗体与凝集素结合形成免疫复合物，最后加入底物显色。该法较直接法的敏感性提高 5～10 倍，但是需要专门制备抗凝集素抗体，操作相对烦琐。

**3. 糖基-凝集素-糖基夹层法** 首先加入 ConA 使其与细胞膜上的糖基结合，其后将 HRP 与 ConA 能够特异识别的糖基结合起来制成 HRP-糖基复合物，使其与 ConA 上另一个结合位点结合，糖基-ConA-酶标糖基免疫复合物，加入底物显色。该法的优点是特异性强、敏感性高，不需要专门制备抗凝集素抗体。但是该法目前的应用仅限于 ConA，其他凝集素的应用有困难，因为需要特殊的糖基化标记物。

# 四、多聚螯合物酶法

多聚螯合物酶法，即 EnVision 法，又被称为 ELPS（enhance labeled polymer system）法。EnVision 法是利用一个多聚化合物（葡聚糖）作为载体，将多个二抗和 HRP 结合在高分子葡聚糖上形成一个酶标多聚体，在特异性抗体（一抗）与靶抗原结合后，酶标多聚体上的二抗与一抗结合从而定位靶抗原的位置。EnVision 复合物上结合了多个二抗和 HRP，具有极强的信号放大作用，并且在人体内不存在这种多聚化合物，避免了非特异性信号的产生。但 EnVision 复合物分子量大，难以穿透核膜，因此 EnVision 法常用于细胞膜和细胞质抗原的检测，不能用于细胞核内抗原的研究。

二维码 11-6　知识聚焦五

----- 问题导航六：

1. 影响免疫组织化学技术的主要因素有哪些？

2. 免疫组化技术中的抗原修复方法有哪些？各有哪些优劣？

3. 如何做好免疫组化技术的结果判断？

4. 如何做好免疫组化的质量控制？

# 第六节　影响免疫组织化学技术的主要因素

在免疫组化实验中，主要技术流程包括了抗体的选择与优化、标本的制备与处理、结果观察与分析和质量控制等。在整个实验过程中，任何一个步骤出现偏差都会影响实验结果的解读。因此，在日常实验操作过程中，为了取得可靠的实验结果，要根据不同的实验目的而调整和优化实验方法。

## 一、抗体的选择与优化

目前常用于免疫组织化学技术的抗体有单克隆抗体、多克隆抗体和混合型单克隆抗体等。单克隆抗体（monoclonal antibody）简称单抗，多源于鼠和兔，只针对单一抗原表位，具有极高的特异性，在免疫组化中使用单抗具有非特异性背景信号低的优点，但敏感性较差，免疫组化染色信号强度较低。多克隆抗体（polyclonal antibody）简称多抗，多源于兔和山羊，能够识别多个抗原表位，免疫组化染色信号强度高，假阴性概率低，但特异性较单抗低，容易产生非特异性信号。混合型单克隆抗体（mixed monoclonal antibody）是指能够识别同一抗原表位的不同单克隆抗体的混合物，其结合了单抗和多抗的优点，在提高了特异性的同时也提高了染色信号强度。在实验过程中，应该根据不同抗体的特点和适用范围选择最佳的抗体。

在选择最佳抗体后，还需要对反应体系进行一系列的优化，如抗体浓度，在抗原-抗体反应中，过高或过低的抗体浓度均可能导致实验结果不理想。因此在正式实验之前需要进行预实验，通过梯度稀释纯化抗体来确定最佳抗体稀释比例，以便达到最弱背景信号下的最佳特异性染色结果。

## 二、标本的制备与处理

在进行免疫组化实验过程中，造成染色结果不理想乃至实验失败的主要原因是组织细胞标本没有得到良好的处理。因此，标本的处理是保证免疫组化技术质量的关键。在整个制备过程中，既要保证组织细胞的形态不发生改变，也要保证组织细胞的抗原不被破坏，因此选择合适的制片方式和处理方法对免疫组化技术至关重要。

### （一）标本类型

**1. 石蜡组织切片**　新鲜组织从大体标本中取出后，应立即进行固定处理以保持其形态结构和抗原性完整，然后置于石蜡中制成石蜡组织块，并使用切片机制成约 4μm 的切片。石蜡组织切片是进行形态学研究的首选方法，石蜡组织切片的组织形态保存好，且能作连续切片，有利于各种染色对照观察；还可以长期存档，以供回顾性研究。但是对于抗原的保存不如冰冻切片。

**2. 冰冻切片**　对于不能使用石蜡加工处理的标本，可以使用冰冻切片。由于没有经过石蜡加工的高温和化学处理，标本的抗原得到了最大程度的保存，但冰冻切片的组织形态和图像分辨率往往不如石蜡组织切片。

**3. 细胞制片**　对于贴壁生长的细胞来说，可以使用细胞爬片生长的方式进行制片，将制好的细胞爬片固定处理后即可进行下游实验。而对于悬浮生长的细胞来说，细胞经离心沉淀后制成传统的细胞学涂片即可。细胞制片同样可以使抗原得到最大程度的保存，但需要特别注意的是，天然抗原的表达在活体组织细胞和体外培养的细胞中可能存在较大差异。

### （二）标本固定

为了保证组织或细胞标本在脱离个体后仍然保持原有的形态结构和抗原性质，对标本进行良好的固定是获得可靠的免疫组化结果的保证。若没能得到及时的固定处理，随着时间的推迟、缺氧、pH 的改变和细菌生长等均会对组织细胞标本的抗原造成不可逆的损害。因此，对所有的组织细胞标本进行标准化的固定是必要的。

**1. 固定剂的类型**　固定剂按照原理的不同主要分为凝固性固定剂（甲醇、乙醇、乙酸等）、非凝固性固定剂（多聚甲醛、戊二醛、乙二醛等）和其他类型固定剂。

（1）凝固性固定剂：甲醇和乙醇都可以通过蛋白质变性而沉淀蛋白，经处理的蛋白质其三级结构被破坏而保留二级结构，从而起到固定的作用，并且经过凝固性固定剂固定的标本无须在染色前进行抗原修复。由于这种固定剂的穿透性较差，因此一般用于冰冻组织切片的固定。

（2）非凝固性固定剂：甲醛溶液也被称为"福尔马林"，通常情况下免疫组化技术用到的甲醛工作液浓度为 4%～10%，甲醛的醛基可以在相邻蛋白质之间形成亚甲基桥联，从而使细胞质转化为蛋白质凝胶网状结构，尽可能地保留组织细胞在个体内的状态。但需要注意的是，在使用甲醛进行固定时，相邻蛋白质之间的亚甲基桥联会封闭某些抗原表位，因此，在进行免疫组化染色前需要进行抗原修复。

（3）其他类型固定剂：除了最常用的醛类固定剂、凝固性固定剂外，在免疫组化实验中还可以根据不同的标本类型和实验目的选择其他类型的固定剂。例如微生物抗原可以使用丙酮或三氯化碳进行固定；多糖类抗原可用 10% 甲醛固定或用微火加热固定；类脂丰富的组织在进行蛋白、多糖抗原检测时，需用乙醚或丙酮去除类脂。

**2. 固定剂的浓度**　一般情况下，用于组织块和细胞片的甲醛工作液浓度为 4%～10%；常用于冰冻切片的乙醇和甲醇固定液的浓度为 95%～100%，高浓度的醇类固定剂可使细胞内蛋白、糖类发生沉淀，能较好地保存抗原性质；固定冰冻切片和细胞片时使用的丙酮浓度通常为 100%，丙酮的脱水能力很强，因此较少用于组织标本。

**3. 固定的时间与温度**　为了最大程度保存组织和细胞的形态结构，尽可能减少对组织细胞标本的抗原和核酸分子的破坏，除了选择最佳的固定剂和固定剂浓度外，还需要选择最适的固定时间和温度。一般 1.0cm×1.0cm×0.4cm 大小的组织块在使用甲醛固定时至少需要固定 3.5 小时，且不能超过 24 小时。如果固定时间过短则可能导致细胞形态和抗原保存不良，而固定时间过长则会导致大量的亚甲基桥联使抗原表位封闭从而影响实验结果。此外，甲醛固定还受温度的影响，温度越高，亚甲基桥形成得越快，通常认为室温条件下甲醛固定细胞制片和石蜡组织块 18～24 小时可以获得最好的固定效果，对于冰冻组织切片室温下甲醛固定 10 分钟即可，固定 10 分钟已经可以产生足够程度的亚甲基桥联而不会导致过度固定。

## （三）标本保存

**1. 石蜡组织切片**　组织细胞标本经石蜡包埋后形成的石蜡包埋组织块可以在常温环境下长期保存，当石蜡包埋组织块制成石蜡切片后应尽快染色进行下一步试验，如果必须进行保存，建议在石蜡切片上再覆盖一层石蜡形成厌氧屏障后置于 4℃保存。

**2. 冰冻切片**　冰冻组织切片建议储存在-80℃，除非需要进行免疫组化染色，否则在任何阶段都不应该解冻。

**3. 细胞制片**　在进行细胞制片时建议使用含有商业化细胞固定剂的载玻片，这种细胞固定剂可以在细胞表面形成一层保护层，防止细胞形态和抗原损伤，将处理好的细胞片置于 4℃保存。

## （四）抗原修复

在免疫组织化学技术中，目前使用最广泛的甲醛固定剂会使相邻蛋白质分子间形成亚甲基桥联从而遮蔽某些抗原表位，致使特异性抗体无法与之结合。因此，需要通过一些方法打开亚甲基桥联从而重新暴露出抗原，这个过程称为抗原修复。常用的抗原暴露、修复方法如下。

**1. 酶消化法**　是使用不同种类和浓度的蛋白酶处理组织和细胞切片，消化因组织固定而存在于抗原表位表面的杂蛋白，重新暴露抗原表位的一种抗原修复方法。常用的酶主要有胰蛋白酶、糜蛋白酶、胃蛋白酶和蛋白酶 K 等，实际工作中应根据所检测的抗原成分来选择何种消化酶及其合适的处理条件。例如,常用的胰蛋白酶消化能力适中,工作浓度为 0.05%~0.1%,在 37℃条件下作用 20~30 分钟最佳;胃蛋白酶的消化能力较强,一般浓度为 0.4%,多用于细胞间质抗原的检测,通常在酸性环境下需要作用 20~60 分钟。但是,由于酶消化法操作烦琐,影响因素较多,且处理后酶多有残留,需充分洗涤,也给后续处理带来了不便,因此随着抗原修复技术的发展,新的修复技术已经逐步取代了酶消化法。

**2.微波修复法** 将石蜡切片置于适当的抗原修复液(修复液的主要成分是柠檬酸盐、三羟甲基氨基甲烷、去垢剂和螯合剂,最常见的修复液为 pH 6~10 之间的柠檬酸盐和 EDTA 溶液)中,借助微波辐射产生的高热效应和高速分子运动促进亚甲基桥联的解开,重新暴露抗原表位。但是受限于修复液的类型、浓度以及微波设备的功率和型号的差异,可能造成被处理切片受热不均匀的现象,从而导致同一组织切片不同部位的修复效果不同。禁止使用家用微波炉进行修复处理,美国临床实验标准化协会(Clinical Laboratory Standard Institute,CLSI)推荐使用专业的医用微波炉或组织学实验室专用的微波炉。

**3.高压锅抗原修复法** 利用高温使置于抗原修复液中切片的抗原表位重新暴露,这种修复方法的效果较好,重复性高,受环境影响较小,缺点是容易导致处理不佳的组织细胞与载玻片分离。

**4.抗原煮沸修复法** 煮沸修复法同样是利用高热效应促进抗原的重新暴露,该修复方法的效果比较稳定,特别适用于高 pH 抗原修复液[如螯合剂 EDTA、乙二醇双(2-氨基乙醚)四乙酸(EGTA)等]的修复。

**5.水浴修复法** 向容器中加入合适的抗原修复液,并置于水浴锅中加热至 100℃,将脱蜡后的切片放入容器中隔水加热 20~30 分钟,降温后使用 PBS 清洗即可进行后续实验。水浴修复法较为温和,不易导致脱片。但是,经该法处理过后的实验效果不稳定,重复性较差。

抗原修复的影响因素很多,实际操作中,不同的方法适用于不同类别抗原的修复,需通过预实验探索适用的抗原修复方法及实验条件,如修复液 pH、温度、酶种类及浓度、修复时间等。抗原修复效果是有限的,在可能的情况下最好采用冰冻切片。

## (五)封闭

封闭是在免疫组化检测中处理非特异性干扰的常用方法,指利用各种前处理手段灭活或消除可能出现的非特异性着色而导致假阳性结果。目前封闭主要是针对非特异性结合引起的背景着色和内源性物质的干扰,处理方法如下。

**1.封闭非特异性着色** 造成非特异性背景染色的主要原因是一抗由于疏水性和静电的作用与组织切片上的一定成分非免疫性地结合。这种背景染色一般是均匀的,可通过滴加与二抗种属同源的被稀释后的非免疫性血清(即封闭血清),达到降低背景着色干扰的目的。一些实验室也可通过稀释酪蛋白、在抗体稀释液中添加血清或酪蛋白、缓冲液中添加温和的洗涤剂等举措,以减少背景非特异性染色。

**2.封闭内源性酶活性** 在进行酶促免疫组织化学染色时,通常使用 HRP 和 ALP 作为酶促报告标签(相关内容详见本章第二节),但是在肝、肾、肌肉、肠组织中存在大量内源性酶,可与 HRP 或 ALP 的底物发生反应导致假阳性的结果。为了降低或避免内源性酶对免疫组化结果的影响,一般使用 0.3%~3% 的过氧化氢-甲醇溶液处理 5~20 分钟以抑制内源性酶的活性,但是在使用过氧化氢-甲醇抑制内源性酶的同时也会对抗原造成损伤,因此要严格把握过氧化氢-甲醇溶液的使用浓度和使用时间。

**3.封闭内源性生物素** 生物素存在各种组织中,尤其在肠、脑、肾、脾、肝和脂肪组织中含量较高。在亲和组织化学技术中(相关内容详见本章第二节),标记的亲和素会与内源性生物素结合,产生背景染色和假阳性结果。石蜡包埋可以减弱内源性生物素的活性,但抗原修复又可恢复和暴露一些内源性生物素。冷冻组织往往内源性生物素含量更高。可以在染色前预先使用未标记的亲和素结合内源性生物素进行处理。

### （六）免疫组化的复染

在进行免疫组化实验时，除了使用报告标签标记标抗体对靶抗原进行染色外，还可以根据实验体系的不同选择苏木精或4′,6-二脒基-2-苯基吲哚（4′,6-diamidino-2-phenylindole，DAPI）等进行复染，复染主要是针对细胞核进行染色，以便后续结果的分析。例如，使用苏木精对细胞核进行复染后，更加容易判断靶抗原相对于细胞核的位置，还可以根据不同的颜色计算阳性率。但是，有相关研究表明，复染会影响免疫组化实验结果的定量分析，甚至会与实际结果相反。因此，在进行复染时，要注意染色强度，细胞核适度染色即可，如果染色较深，有可能会掩盖靶抗原的着色。

## 三、免疫组化的结果判断

免疫组化结果的观察及判读均需一定的背景知识和专业经验。技术人员必须遵循基本判读原则、设置合适的对照组、掌握常见项目阳性部位及阳性表达等，以利于免疫组化质控工作的进行。

### （一）对照组设立

在日常的免疫组化实验中，应对每种第一抗体设立阳性和阴性对照，根据对照组的结果来判断当次实验试剂的有效性、实验结果的真实性和诊断结果的准确性。

**1. 阳性对照**　可以分为内对照和外对照两种，这两种对照的原理是基本一致的，都是使用已经证实过含有靶抗原的标本与待测标本同时进行相同的免疫组化实验，根据对照组的实验结果判断是否存在待测标本假阴性的可能。区别在于内对照是使用同一待检患者已经确证含有目的抗原的组织或细胞作为阳性对照，如细胞角蛋白（cytokeratin，CK）染色，观察肿瘤中残余的正常上皮细胞是否阳性；乳腺癌细胞雌激素受体（estrogen receptor，ER）染色，观察正常乳腺上皮细胞核是否阳性表达等（表11-1）。内对照被认为是最佳的对照类型，可以最大程度地保证对照组和实验组检测条件的一致。外对照是指使用与待检患者无关的含有靶抗原的组织或细胞作为阳性对照，最大的优点是可以提供包括最低检测限在内的较为全面的信息。

表 11-1　病理诊断常见抗体对照组织

| 抗体名称 | 阳性对照 | 阴性对照 | 观察重点 |
| --- | --- | --- | --- |
| CKpan | 阑尾/肝脏/扁桃体 | | 绝大多数肝细胞弱至中胞质染色并伴膜深染 |
| CK8/18 | 阑尾/肝脏/扁桃体 | | 阑尾柱状上皮细胞中至强胞质染色（可见膜深染）<br>绝大多数肝细胞弱至中胞质染色并伴膜深染 |
| CK5/14 | 扁桃体/胰腺 | 肝脏 | 扁桃体全层鳞状上皮细胞中至强胞质染色 |
| CK20 | 阑尾 | 肝脏/扁桃体 | 阑尾表面上皮细胞中至强胞质染色，绝大多数基底隐窝上皮细胞胞质弱染色 |
| CK7 | 肝脏/胰腺 | 阑尾 | 胆管上皮细胞中至强胞质染色，胰腺闰管上皮细胞弱至中胞质染色 |
| 波形蛋白（vimentin） | 阑尾/肝脏/胰腺 | | 肝窦内皮细胞和库普弗（Kuffer）细胞弱至中胞质染色，胰腺绝大多数外分泌腺泡上皮细胞弱至中胞质染色 |
| TTF-1 | 肺/甲状腺 | 扁桃体 | 肺泡细胞和终末支气管基底细胞中至强胞核染色，终末支气管柱状上皮细胞至少弱胞核染色 |
| 尾侧型同源盒转录因子2（CDX-2） | 阑尾/胰腺 | 扁桃体 | 阑尾上皮细胞强胞核染色，常可见弱胞质染色 |
| CEA | 阑尾/扁桃体 | 肝脏 | 阑尾上皮细胞弱至中胞质染色，如在腺癌中过表达，黏膜表层染色是染色成功的基本要求 |
| CD31 | 扁桃体/肝脏/胰腺 | | 扁桃体绝大多数区B细胞弱至中胞膜染色，肝脏所有肝内皮细胞弱至中胞膜染色 |
| 平滑肌肌动蛋白（SMA） | 阑尾/扁桃体/肝脏 | | 阑尾所有血管、黏膜肌层及固有肌层的平滑肌细胞中至强胞质染色，肝脏大多窦周弱至中胞质染色 |

续表

| 抗体名称 | 阳性对照 | 阴性对照 | 观察重点 |
|---|---|---|---|
| 结蛋白（desmin） | 阑尾/肝脏 | 扁桃体（上皮和淋巴细胞） | 阑尾黏膜肌层及固有肌层的平滑肌细胞中至强胞质染色，大多数血管平滑肌细胞弱至中胞质染色 |
| CD3 | 扁桃体/阑尾/肝脏 | | 扁桃体T区所有T细胞和生发中心内散在细胞中至强胞膜染色，肝脏散在T细胞弱至中胞膜染色 |
| CD20 | 扁桃体/阑尾/肝脏 | | 扁桃体生发中心B细胞和套区B细胞中至强胞膜染色，阑尾固有层散在浆细胞一定程度的弱胞膜染色 |
| Ki-67 | 扁桃体/阑尾 | 肝脏（正常肝细胞） | 扁桃体所有生发中心B细胞（包括明区和暗区）以及鳞状上皮基底旁细胞中至强核染色 |
| S-100 | 扁桃体/胰腺 | 肝脏（肝细胞及胆管上皮） | 扁桃体散在滤泡间区树突细胞中至强胞核/质染色，大多胰岛内分泌细胞弱至强胞核/质染色，脂肪细胞均染色 |
| 嗜铬粒蛋白A（CgA） | 胰腺/阑尾 | 肝脏（肝细胞及胆管上皮） | 阑尾大多数神经节细胞和轴突弱至中胞质染色，神经内分泌细胞强胞质染色 |
| 突触小泡蛋白（Syn） | 阑尾/胰腺 | 肝脏（肝细胞及胆管上皮） | 阑尾大多数神经细胞和轴突中至强胞质染色，大多数杯状细胞弱胞质染色 |

**2. 阴性对照**　主要是为了排除标本中可能存在的内源性酶、内源性生物素造成的非特异性染色，使用确定不含有靶抗原的组织或细胞作为对照。如果阴性对照的染色结果为阴性，则可以排除在实验过程中由于非特异性染色或交叉反应造成的假阳性。

### （二）阳性结果的观察与判断

理想的免疫组化实验结果应该是特异性染色强而非特异性染色弱或无，特异性的阳性染色结果应分布于特定的位置，如胞核、胞膜和胞质，但分布于切片边缘、刀痕或褶皱部位的无规律、无界线、定位不准确的均匀性染色常常是非特异性染色，镜下常为浅棕色的均匀细颗粒状。因此，每次免疫组化实验都需要设置阳性和阴性对照，根据阳性染色细胞的百分比和染色强度综合判断实验结果（表11-2）。

表 11-2　评价免疫组化实验结果标准

| 阳性对照 | 阴性对照 | 组织细胞 | 判定结果 |
|---|---|---|---|
| 阴性（−） | 阴性（−）或阳性（+） | 阴性（−）或阳性（+） | 无效* |
| 阴性（−）或阳性（+） | 阳性（+） | 阴性（−）或阳性（+） | 无效* |
| 阳性（+） | 阴性（−） | 阴性（−） | 阴性（−） |
| 阳性（+） | 阴性（−） | 阳性（+） | 阳性（+） |

* 不能向临床报告结果，必须寻找原因后重新染色。

**1. 定性报告**　在免疫组化鉴别诊断过程中，多数染色结果的判读为定性，即阳性（+）或阴性（−）。

**2. 半定量报告**　一般根据染色强度与阳性细胞比例相结合的形式进行判读，多用于与肿瘤治疗相关的一些蛋白指标的判读，如激素受体、人表皮生长因子受体2（human epidermal growth factor receptor 2，HER2）等。根据染色强度报告：阴性（−）、弱阳性（1+）、中等阳性（2+）、强阳性（3+）。根据阳性细胞比例：阳性细胞占待评估细胞群的百分比，一般计数500～1000个细胞。如ER表达结果：60% 3+，20% 2+，10% 1+。

**3. 异常表达报告**　少数情况下（如一些特殊类型的肿瘤），蛋白虽有表达，但表达部位出现异常，此时不仅要判读为阳性（+），还应在结果中明确指出阳性信号所处的部位。如乳腺小叶癌时，P120不表达在通常所见的细胞膜，而是表达在细胞质甚至细胞核中，此时结果应报告为"胞质及胞核阳性（+）"。

# 四、质量控制

随着免疫组织化学技术临床应用的日益广泛，免疫组化的质量控制问题也凸显出来，诸多因素影响着实验结果的准确性，包括实验人员的技术操作水平、试剂质量、抗体效价、标本状况等。因此，为了获得满意的免疫组化染色效果，需要对整个实验过程进行质量控制。

## （一）标本制备的质量控制

标本的取材与制片对于实验结果的影响非常大，常见的问题有选取的病变组织不适宜、切片厚薄不均、标本固定时间不足或过长等。因此在处理标本时应严格按照SOP规定进行操作，以排除由于标本制作所产生的实验误差。

## （二）试剂的质量控制

免疫组化实验中每一种试剂的质量都直接影响实验诊断结果的可靠性，尤其是抗体，在进行正式实验之前，应该通过预实验摸索最佳的抗体种类和抗体浓度。如采用商品化试剂，也应在到货时对抗体进行包含抗体效价、阳性组织、阴性组织和染色定位是否准确等指标进行详细的性能验证。除抗体外，固定液、抗原修复液、缓冲液等在开封一段时间后容易挥发，因此要根据实验室日常用量情况进行分装，以防反复冻融或过期影响试剂质量。

## （三）实验操作的质量控制

在常规应用前，应由实验室根据公认的、权威教科书、制造商或方法开发者、经同行评议的书刊、杂志中明确的方法及程序，制定标准化实验操作流程，其内容包含但不限于：实验原理、性能特征、标本类型、所需仪器和试剂、操作过程及注意事项等。实验室应定期对实验操作人员进行培训和考核，并评估、记录进行免疫组化染色的能力，关注日间和操作人员间的变化情况。

## （四）仪器设备的质量控制

对于免疫组化实验过程中需要使用的机器设备需要定期维护、校准。例如水浴箱、高压锅、染色机和移液器等，以尽可能地减少设备误差对实验结果的影响。目前许多医院开始应用全自动/半自动免疫组化仪进行抗体染色，虽然一定程度上减少了人为因素的干扰，但实验室也应将该设备纳入质控范畴。其质控内容包括：试剂更换、温度、缓冲液、修复液pH、DAB、双氧水、PBS的配制方法和pH及更换时间。此外，也应关注自动化免疫组化染色设备的清洗、维护、校准、维修等，并记录相关内容。

## （五）室间质量评价

二维码 11-7　知识聚焦六

定期参加实验室间质量评价是保证实验室检测结果准确性的必要手段之一。目前国内外相关的室间质评包括：美国病理学家协会（CAP）、北欧免疫组织化学质量控制中心（Nordi QC）、英国国家外部质量评估计划（UK NEQAS）、国内的国家病理质量控制中心（PQCC）、中国病理学工作者委员会（CCP）以及各地病理质控中心组织的相关室间质评等。实验室也可根据本单位实际情况定期参加不同的室间质评。

----- 问题导航七： -----

1. 免疫组织化学技术在临床上有哪些应用？
2. 免疫组织化学技术在肿瘤诊疗中的应用价值如何？

# 第七节　免疫组织化学技术的临床应用

近年来，随着抗体技术和标记技术的不断发展，免疫组织化学技术的特异性和敏感性也不断提高，其在临床诊断中的应用也越来越广泛。目前，免疫组织化学技术已经成为肿瘤性疾病、自身免疫病和各种传染病等的常用诊断方法。

# 一、在肿瘤性疾病诊治中的应用

## （一）在肿瘤鉴别诊断中的应用

在实际临床操作中，仅仅依靠石蜡组织切片苏木精-伊红（HE）染色的形态学数据有时会造成误诊，而免疫组化技术可以利用抗体对肿瘤特异性抗原进行准确地定性、定位分析，显著提高了诊断的准确性。

**1. 肺癌的免疫组化诊断**　目前常用于肺癌的免疫组化诊断标志物包括 TTF-1、天冬氨酶蛋白酶 A（Napsin A）、人肺表面活性蛋白 A（SP-A）、P40、CK5/6 和 CK7 等，这些标志物的检测有助于肺癌与其他癌症的鉴别诊断（表 11-3）。例如，TTF-1 在 75%～85% 的肺腺癌中表达，而在肺鳞状细胞癌中不表达，因此可以用于鉴别诊断肺腺癌和肺鳞状细胞癌；SP-A 在 50%～90% 的肺腺癌中是阳性，而鳞状和小细胞癌不表达，可用于鉴别肺腺癌与转移性腺癌、肺腺癌与肺鳞癌，且 SP-A 与 TTF-1 联合使用还可以鉴别肺腺癌与甲状腺癌。

表 11-3　常用的肺癌免疫组化标志物

| 标志物 | 意义 |
| --- | --- |
| TTF-1 | 75%～85% 肺腺癌、肺神经内分泌肿瘤 |
| NapsinA | 70%～90% 肺腺癌 |
| SP-A | 50%～90% 肺腺癌 |
| P40 | 90%～95% 肺鳞癌 |
| CK5/6 | 75%～100% 肺鳞癌，2%～20% 肺腺癌 |
| CK7 | 70%～90% 肺腺癌，30%～60% 肺鳞癌 |

**2. 乳腺癌的免疫组化诊断**　某些乳腺的良恶性病变通过传统的检查手段往往难以鉴别，如腺病与癌的区别、不典型增生与原位癌的区别、原位癌与浸润癌的区别等。一般来说，几乎所有的乳腺良性增生性疾病（除微腺性腺病外）都存在肌上皮细胞，而大多数的乳腺恶性上皮病变通常查不到肌上皮细胞，通过免疫组化技术检测肌上皮细胞的标志物（如 S-100 蛋白、CD10、P63 等）即可鉴别诊断乳腺的良恶性病变。除此之外，还可以检测 ER 和孕激素受体（progesterone receptor，PR）用以判断预后；检测 HER2 用以指导患者的靶向治疗；联合 Ki-67、HER2、ER、PR 等免疫组化标志物可用于乳腺癌的临床分子分型，评估患者的预后情况（表 11-4）。

表 11-4　常用的乳腺癌免疫组化标志物

| 标志物 | 意义 |
| --- | --- |
| HER2 | 靶向治疗，分子分型 |
| ER、PR | 激素治疗反应预测，分子分型 |
| S-100、CD10、P63 | 间质浸润判断 |
| Ki-67 | 分子分型，预后评估 |
| CK5/6 | 乳头状瘤阳性，乳头状癌阴性 |
| 上皮钙黏着蛋白（E-cad）、P120 | 鉴别小叶癌和非特殊型浸润性癌 |

**3. 结直肠癌的免疫组化诊断**　结直肠癌是最常见的消化道肿瘤之一。目前，结直肠癌在我国恶性肿瘤发病率中居第三位，死亡率居第五位。传统的影像学手段对于结直肠癌的诊断仍然存在一些不足，免疫组化标志物的出现一定程度上弥补了这些不足。DNA 错配修复系统（mismatch repair，MMR）是一个能够修复 DNA 错配碱基的安全保障体系，MMR 基因可以编码 MMR 蛋白

来识别 DNA 在复制过程中形成的错配碱基并将其修复，目前用于结直肠癌诊断的 MMR 蛋白包括 MutL 同源物（MLH）1、MutS 同源物（MSH）2、MLH6 和减数分裂后分离增加（PMS）2，该组蛋白可以用于判断结直肠癌是否是由微卫星不稳定（microsatellite instability，MSI）机制所引起的，而由 MSI 机制引起的结直肠癌的预后好于其他机制引起的结直肠癌，并且发生转移的风险较低，除此之外，MSI 机制引起的结直肠癌对 5-氟尿嘧啶和顺铂等化疗药物不敏感，而对伊利替康等化疗药物敏感，对放疗也比较敏感。因此，使用免疫组化技术检测组织细胞中的 MMR 蛋白可以评估肿瘤的预后和指导临床用药。此外 CDX-2 和绒毛蛋白（villin）主要表达于胃肠道，也可用于结直肠癌的辅助诊断。

**4. 其他肿瘤中的应用**　胃间质瘤（gastric stromal tumor，GST）在临床上的表现缺乏特异性，使用 CD117 抗体进行免疫组化实验即可实现神经鞘瘤、平滑肌瘤和 GST 的鉴别诊断。免疫组化技术在恶性肿瘤的分型中也有应用，如 Bcl-2 蛋白对应滤泡性淋巴瘤，周期蛋白 D1（cyclin D1）阳性对应套细胞淋巴瘤，CD30 和 CD15 阳性对应霍奇金病等。

## （二）判断来源不明的转移性肿瘤的原发灶

来源不明转移性肿瘤（metastasis of unknown primary，MUP）指的是经过详细的临床、组织学检查和影像学检查都未能发现原发部位的一组转移性实体肿瘤。MUP 占恶性肿瘤的 5%～15%，这部分肿瘤仅凭借 HE 染色切片的形态学特征很难鉴别其组织来源，免疫组化技术的发展为判断 MUP 的组织来源提供了新方向。例如 TTF-1 阳性提示肺癌或甲状腺癌转移可能；CA125 阳性提示卵巢癌转移可能；囊泡病液体蛋白 15（GCDFP-15）阳性提示乳腺癌转移可能；PSA 阳性则提示前列腺癌转移可能。

## （三）在肿瘤分期中的应用

使用免疫组织化学技术有助于判断肿瘤的分期情况，这对临床制定治疗方案和评估患者预后具有重要的指导意义。例如，使用 SABC 法检测膀胱组织中的 P16 蛋白表达情况可以对膀胱癌进行分期。

## （四）指导肿瘤的靶向治疗

随着进入精准医疗的时代，肿瘤的靶向治疗越来越受到临床的重视，目前已经可以通过免疫组化技术检测相应蛋白的表达来指导靶向药物的使用。例如使用酶免疫组织化学技术检测乳腺癌患者的 HER2 的表达情况，HER2 高表达的患者可以使用靶向药物曲妥珠单抗进行治疗。

# 二、在自身免疫病中的应用

自身免疫病是指机体对自身抗原发生免疫反应而导致自身组织损害所引起的疾病，目前临床常用的自身抗体检测方法有 ELISA 和免疫荧光法等。近年来，随着免疫组化技术的日益发展，其在自身免疫病中的应用越来越广泛，已经成为辅助诊断自身免疫病的新工具。

免疫组织化学技术在系统性红斑狼疮、大疱性类天疱疮和天疱疮中检测皮损组织的 C3d、C4d 具有重要的诊断价值，并且在某些情况下可以替代免疫荧光作为新的诊断工具。除此之外，免疫组化技术还可以辅助诊断自身免疫性甲状腺疾病和自身免疫性肝病。例如使用 EnVision 法检测原发性胆汁性胆管炎（primary biliary cholangitis，PBC）和自身免疫性肝炎（autoimmune hepatitis，AIH）的浆细胞内 IgG 和 IgM 的表达来辅助鉴别诊断 PBC 和 AIH。

# 三、在病毒学检验中的应用

病毒性疾病的病原学诊断通常依靠血清学实验或培养技术，当条件受限或无法培养时，可以通过观察组织病理学切片中的细胞病变实现对病毒的诊断。通常在病毒感染时组织细胞内会出现特征性的病毒包涵体，但是福尔马林固定处理会影响病毒包涵体的形态学特征，从而可能导致结果的误判。免疫组化技术中使用的特异性抗体和信号放大系统保证了病毒检测的特异性和敏感性。

因此，免疫组化技术为病毒诊断提供了一种可靠的选择。

目前，免疫组化技术已经应用于多种病毒的诊断，如乙型肝炎病毒、丙型肝炎病毒、巨细胞病毒、疱疹病毒、腺病毒、汉坦病毒的核蛋白（NP）及糖蛋白 G2 蛋白、新型冠状病毒刺突蛋白 S1 蛋白、呼吸道合胞病毒和狂犬病毒等。例如，巨细胞病毒的组织病理学诊断一般依靠特征性病毒包涵体的检出，但有时出现的不典型细胞病理学改变易与退行性改变相混淆，可以使用 EnVision 法检测巨细胞病毒的 CCH2 抗原/DDG9 抗原即可在亚细胞水平实现对巨细胞病毒的定性、定位分析。

## 四、在细菌鉴定中的应用

目前有很多细菌采用直接涂片法或直接从切片中检测是有困难的，而高特异性和高灵敏的免疫组化技术可以直接检出细菌，例如使用免疫组化方法检测致病性大肠埃希菌、霍乱、痢疾杆菌、结核分枝杆菌等。目前检查结核分枝杆菌常采用抗酸染色法，但是抗酸染色法的检出率低，使用 ABC 法并联合结核菌素多克隆抗体对结核分枝杆菌进行染色，从而提高了检出率。

## 五、在寄生虫检测中的应用

免疫组化技术主要是通过检测虫体抗原而对虫体进行定性和定位研究，常用于检测阿米巴原虫、疟原虫、纤毛虫、绦虫等。在寄生虫中使用免疫组织化学技术可以将寄生虫的形态、代谢和机制研究有机地结合起来，可以更好地了解寄生虫与宿主之间的免疫应答，为寄生虫的诊断和治疗提供新的方向。

## 六、在消化道疾病中的应用

胆道感染和溃疡性结肠炎是目前临床上较为常见的两种消化道疾病，使用免疫组化技术可以实现对这两种疾病的辅助诊断。胆道感染是形成胆红素结石的主要原因，细菌在胆道中释放出 β-葡萄糖醛酸酶，使用免疫胶体金电镜技术检测胆红素结石患者和健康对照人群中肝细胞溶酶体内的 β-葡萄糖醛酸酶，揭示了内源性 β-葡萄糖醛酸酶与胆红素结石形成之间存在密切关系。

二维码 11-8 知识聚焦七

**问题导航八：**

1. 自动免疫组织化学染色仪的分类及特点有哪些？
2. 自动免疫组织化学染色仪应做好哪些日常保养？
3. 自动免疫组织化学分析系统与手工操作相比有哪些优势？

# 第八节 自动化免疫组织化学分析

常规免疫组化技术在疾病的鉴别诊断、肿瘤预后评估以及靶向药物的使用等方面发挥着不可或缺的作用。随着对疾病机制的深入研究、抗体技术和标记技术的发展，免疫组化技术已经成为临床病理工作中的重要组成部分，工作量日益加大。传统的手工染色方法工作效率低，且易受到实验人员操作水平、温度、湿度和时间等因素的影响，不利于其标准化，质量控制也难以保证。近年来，自动化免疫组织化学染色技术逐步应用于临床，精确、稳定、高效的全自动免疫组化染色系统提供了可靠的染色结果，逐步替代了存在诸多不足的传统手工染色，为后期的临床诊断治疗提供了良好的先决条件。

# 一、自动免疫组织化学染色仪的分类及特点

目前的自动免疫组化染色仪主要分为两类：

## （一）半自动免疫组化染色仪

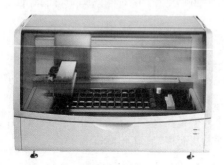

图 11-5 半自动免疫组化染色仪

半自动免疫组织化学染色仪可以对手工预处理后的标本滴加试剂进行染色，其中切片脱蜡和抗原修复等切片预处理步骤仍然是手工操作，染色孵育则是由机器完成。相较于完全手工操作，该法的抗体孵育时间和反应条件是一致的，易建立标准化的检测流程，减少了人工操作可能引起的误差。但是，由于切片脱蜡和抗原修复步骤仍然是手工操作，因此也会出现染色质量的波动。目前常用的半自动免疫组化染色仪有 Autostainer Link 48、i6000 等，大多数半自动免疫组化染色仪只有一个加样探针滴加试剂，并且多数机器无液面报警系统，这可能会因为加样探针清洁不彻底引起交叉污染、试剂量不足导致探针吸空而引起检测失败（图 11-5）。

## （二）全自动免疫组化染色仪

全自动免疫组织化学染色仪可以自动完成切片脱蜡、抗原修复和免疫染色的全过程，不再需要任何人工操作。全自动染色仪本身带有激光扫描功能，通过识别切片的条码，即可按照预先编好的程序完成标本的预处理和免疫染色的全过程，实现了对组织切片和试剂的全程跟踪，保证了结果的可重复性和溯源性，易于建立标准化检测流程。但全自动免疫组化仪通常需要使用厂家配套试剂，成本较高，并且对玻片的质量要求也较高。

全自动免疫组化染色仪可以根据所使用一抗的不同选择最佳的反应条件，每张切片的冲洗都很彻底，最大程度减少了非特异性背景着色。在染色过程中，机器内部恒定 37℃，且玻片表面始终平铺一层油膜，可防止温度和人为干扰效应对染色结果造成影响。与人工计时相比较，全自动免疫组化仪可以合理安排切片的反应时间，使每张切片的染色时间准确，整体反应时间合理高效，避免了操作人员间的个体差异（图 11-6）。

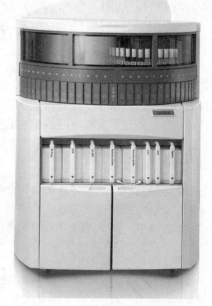

图 11-6 全自动免疫组化染色仪

一般情况下，全自动免疫组织化学染色仪所使用的配套试剂是低毒性的，且机器配有废液收集系统，可将染色过程中的废液集中回收后再统一处理，避免了在人工操作时有毒试剂对操作人员和环境造成影响，这有利于环保和健康。

# 二、自动免疫组织化学染色仪的日常保养和注意事项

为了保证实验的准确性和可重复性，需要定期对仪器进行保养：①定期使用探针清洁剂清洁加样探针，防止试剂交叉污染；②及时添加试剂，防止管道抽空；③定期关机，使机械臂自动复位；④定期清洁管道，必要时更换液路管道；⑤定期校准机械臂，防止加样位置出现偏差导致实验失败。

综上所述，自动免疫组织化学分析系统具有重复性好、自动化和标准化程度高、溯源性好、节省时间、操作简便等优点，为实现免疫组化实验的标准化和质量控制提供了可靠的工具。相信在不远的未来，将会出现从标本处理到结果分析的一体化全自动免疫分析仪，从而推动免疫组化实验在临床科研和诊断中的广泛应用。

二维码 11-9　知识聚焦八

**案例分析 11-1**

1. 结合患者临床资料和辅助检查结果，最可能的诊断是什么？

患者咳痰时痰中带血，当地抗感染治疗无明显效果，3 天前突发上腹部痉挛性疼痛，伴胸闷收住入院，自发病以来体重减轻、自感乏力，精神、食欲、睡眠欠佳，这些症状提示有肿瘤的可能性；辅助检查结果提示肺非小细胞肺癌肿瘤标志物 CEA 和 CYFRA 21-1 均升高，CT 增强示左肺上叶尖后段见斑片状磨玻璃影，边缘见毛刺，不除外早期周围型肺癌可能；最后病理组化检测肺腺癌特异性标志物 TTF-1、NapsinA 和 SP-A 均阳性，肺鳞癌特异性标志 P40 阴性。因此综合患者的临床资料和辅助检查结果，该患者可确诊为肺腺癌。

2. 根据上述免疫组化步骤，该患者采用了哪种免疫组化技术？是直接法还是间接法？

该免疫组化采用的是荧光基团标记的二抗，在荧光显微镜下观察结果，因此采用的荧光免疫组织化学技术。工作人员对切片组织进行了先采用特异性一抗孵育，进而加入不同荧光基团标记的二抗孵育，因此属于间接法多重荧光免疫组织化学技术。

3. 在该患者进行临床诊断与病情评估过程中，免疫组化技术发挥怎样的应用价值？

首先根据肺癌特异性的免疫组化诊断标志物 TTF-1、NapsinA 和 SP-A 可以确诊该患者肺癌及具体的分型，其次根据 EGFR 高表达，可以进一步选择针对 EGFR 为靶点的酪氨酸激酶抑制剂作为靶向治疗药物，达到精准治疗的效果。由此可见，免疫组化技术的靶标物质覆盖度广、特异性强，在该患者精准诊断与精准治疗中均发挥着重要的作用。

（刘　灿）

# 第十二章　生物素和亲和素系统

20 世纪 30 年代科学家首次从蛋黄中分离了生物素，并确认了生物素的分子式为 $C_{10}H_{16}N_2O_3S$，根据生物素的结构表征、绝对构型以及生物素与亲和素之间的高亲和力，生物素-亲和素系统（biotin-avidin system，BAS）在免疫学检验领域开始迅速推广、应用。BAS 是一种生物反应放大系统，使 BAS 免疫标记和示踪分析更加灵敏。大量研究已经证实，BAS 可与多种标记物结合，已成为目前广泛用于抗原抗体定性定量检测及定位观察研究的新技术。

二维码 12-1　知识导图

## 案例 12-1

患者，男，25 岁，1 小时前进食 3 只螃蟹后出现双上肢皮肤瘙痒，但是未在意，10 分钟后出现风疹团块，瘙痒加重，双手肿块。入院前半小时出现头昏、眼花、胸闷伴全身无力，瘫痪在地，急诊入院。曾多次因进食少量螃蟹出现荨麻疹，每次自服阿司咪唑可缓解。否认乙醇及药物过敏史，否认 1 周内应用抗生素等其他药物，否认外伤、心肺及消化性溃疡等病史。主诊医师开具特异性 IgE（SIgE）检测，检验结果如下：

### \*\*\* 医院检验报告单

| 姓名：\*\*\* | 病历号：\*\*\* | 标本条码：\*\*\*\*\*\*\*\* | | 标本号：\*\* |
|---|---|---|---|---|
| 性别：男 | 科别：\*\*\* | 检测仪器：手工法（酶联免疫斑点试验） | | 样本：血清 |
| 年龄：25 岁 | 床号：\*\*\* | 执行科室：检验科 | | 标本状态：正常 |
| 送检项目：食入过敏原检测 | | 申请时间：\*\*\*\*\*\* | | 送检医生：\*\*\* |
| 项目名称 | 结果 | 提示 | | 参考区间 |
| 鸡蛋白 | 阴性 | | | 阴性 |
| 牛奶 | 阴性 | | | 阴性 |
| 花生 | 阴性 | | | 阴性 |
| 黄豆 | 阴性 | | | 阴性 |
| 牛肉 | 阴性 | | | 阴性 |
| 羊肉 | 阴性 | | | 阴性 |
| 鳕鱼/龙虾/扇贝 | 阴性 | | | 阴性 |
| 蟹 | +++++ | 5 级 | | 阴性 |
| 质控 | 阳性 | | | 阳性 |
| 备注： | | | | |
| 采集时间： | 送达时间： | 接收时间： | 检测时间： | 审核时间： |
| 采集者： | | 接收者： | 检验者： | 审核者： |

**问题：**

生物素-链霉亲和素应用于血清特异性 IgE 检测的优点是什么？

---

**问题导航一：**

简述生物素标记的化学结构及其在免疫组织化学技术中的应用。

---

# 第一节 生物素和生物素标记物

## 一、生 物 素

### （一）生物素的定义

生物素（biotin，B）为 B 族维生素之一，又称维生素 H、维生素 $B_7$、辅酶 R 等。生物素是合成维生素 C 的必要物质，是脂肪和蛋白质代谢的必需物质，是维持人体生长发育和功能健康必要的营养素，在肝、肾、酵母、牛乳中生物素的含量较多。生物素在脂肪合成、糖原异生等生化反应途径中扮演重要角色。

### （二）生物素的一般性状

生物素为无色长针状结晶，具有尿素与噻吩相结合的骈环，并带有戊酸侧链；极微溶于水和乙醇，不溶于其他有机溶剂。在中等强度的酸性及中性溶液中较为稳定，在碱性溶液中稳定性较差，在普通温度下十分稳定，但高温和氧化剂可使其丧失活性。

### （三）生物素的化学结构及衍生物

生物素的分子质量为 244.31Da，有两个环状结构（如图 12-1），其中 I 环为咪唑酮环，是与亲和素色氨酸残基相结合的主要部位；II 环为噻吩环，C2 上有一戊酸侧链，其末端羧基是结合抗体和其他生物大分子（如酶、蛋白质、抗体、DNA）的唯一结构，经化学修饰后，生物素可成为带有多种活性基团的衍生物（如表 12-1），即活化生物素。因此，生物素被广泛应用于微量抗原抗体定性定量检测及定位观察等新技术。

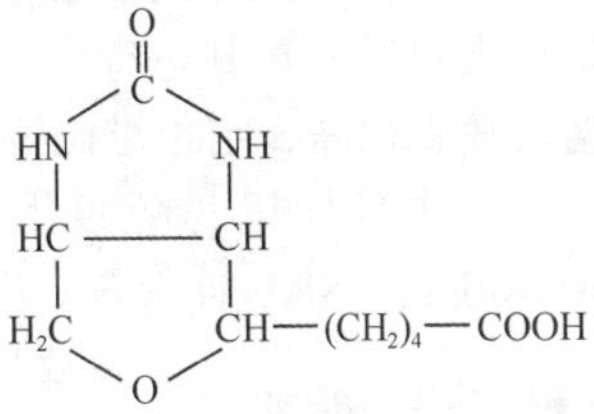

图 12-1 生物素的结构

表 12-1 生物素的衍生物

| 标记方法 | 常见生物素衍生物类型 | 标记特点 |
| --- | --- | --- |
| 标记蛋白质氨基 | 生物素羟基琥珀酰亚胺（BNHS） | 标记抗体和中性或偏碱性的蛋白质 |
| | 长臂活化生物素（BCNHS） | 添加两个 6-氨基己糖，形成连接臂 |
| 标记蛋白质醛基 | 生物素酰肼（BHZ） | 标记偏酸性糖蛋白 |
| | 肼化生物胞素（BCHZ） | 除醛基外，还可标记氨基 |
| 标记蛋白质巯基 | 马来酰亚胺-丙酰-生物素（MPB） | |
| 标记核酸 | 光生物素 | 侧链芳香基叠氮物，光照后变为芳香基硝基苯 |
| | 生物素脱氧核苷三磷酸（Bio-dUTP） | |
| | BNHS 和 BHZ 直接标记核酸 | 对碱基配对有影响 |

## 二、生 物 素 标 记 物

生物素连接蛋白和核酸后，通常并不改变它们的性质。例如，在酶联免疫检测中，生物素化的抗体可以结合到固定化抗原上。在核酸杂交中，生物素标记的探针可以被亲和素标记的酶或荧光物质所检测。多种生物素分子的衍生物可用于生物素标记蛋白、多肽以及其他分子。

### （一）蛋白质的生物素标记

N-羟基琥珀酰亚胺生物素酯是生物素标记蛋白质最常用的试剂，它可与位于蛋白 N 端和赖氨酸残基侧链上的初级氨基基团反应。由于高电荷的赖氨酸残基通常位于蛋白与溶液接触的外表面，所以标记的生物素残基修饰的是蛋白的外表面。因此，它们一般不会影响蛋白的结构和功能。

## （二）核酸的生物素标记

生物素化核苷酸是多种聚合酶的有效底物，包括大肠埃希菌 DNA 聚合酶、*Taq* 酶、T4 噬菌体聚合酶以及 T3 和 T7 噬菌体 RNA 聚合酶。因此，生物素标记的核酸几乎均可以用放射性标记探针的方法（如缺口平移、PCR 末端填补、随机引物标记和转录标记）来制备。另外，生物素加合物可通过化学方法引入核酸和寡核苷酸，包括 5' 氨基基团的连接。在常规氰乙基亚磷酸胺法合成寡核苷酸的最后一步接上氨基基团，带氨基的寡核苷酸可用 *N*-琥珀酰亚胺-生物素酯进行标记。如果标记核酸中生物素的量不超过一定的比例，则标记探针结合靶序列的速率与未标记探针大致相同。标记时引入过多的生物素残基并不能增加检测的敏感性，因为结合到单个生物素残基上的亲和素-报告分子（如亲和素-碱性磷酸酶）将覆盖 50～100 个核苷酸。如果生物素基团与核酸之间的连接序列足够长，能够消除空间位阻并使生物素基团有效地深入到亲和素的结合位点，那么用亲和素-报告分子系统检测生物素标记探针的效率将大大提高。

# 三、生物素标记与免疫组织化学

免疫组织化学（免疫组化）是基于抗原-抗体反应，即抗原与抗体特异性结合的原理，通过化学反应使标记抗体的显色剂（荧光素、酶、金属离子、同位素）显色来确定组织细胞内抗原（多肽和蛋白质）对其进行定位、定性及定量研究的方法。免疫组化具有形态与功能相结合、特异性强、敏感性高、定位准确等多种优点。

生物素标记与免疫组化结合应用最常用的方法是链霉亲和素-过氧化物酶（streptavidin-perosidase，SP）连接法，该方法采用生物素标记的第二抗体与链霉亲和素连接的碱性磷酸酶

二维码 12-2　知识聚焦一

及底物色素混合液来测定细胞或组织中的抗原。金黄色葡萄球菌 A 蛋白（staphylococcal protein A，SPA）是从金黄色葡萄球菌细胞壁上分离的蛋白质，它能与各种动物的 IgG 的 Fc 段结合，在免疫组化中作为桥抗体或标记抗体，不受种属特异性限制。该方法背景染色淡，具有超高的灵敏度和易穿透组织等优点。

### 知识拓展 12-1

生物素的主要功能是在脱羧、羧化反应和脱氢化反应中起辅酶作用，可以把 $CO_2$ 由一种化合物转移到另一种化合物上，从而使一种化合物转变为另一种化合物。药理剂量的生物素可降低 1 型糖尿病患者的血糖水平，改善实验大鼠的葡萄糖耐量，降低胰岛素抵抗性。生物素还能维护实验动物的各种免疫细胞的正常功能。

----- 问题导航二：

1. 亲和素在免疫检验中具有哪些优势和局限性？
2. 与其他亲和素相比，链霉亲和素有哪些不同之处？

# 第二节　亲和素和亲和素标记物

## 一、亲　和　素

### （一）亲和素的定义

亲和素（avidin，A）是从蛋清中提取的呈碱性、高度稳定的四聚体糖蛋白（分子质量 60kDa），包含末端 *N*-乙酰葡糖胺和甘露糖部分。亲和素的 4 个亚基各包含 128 个氨基酸，并可以高亲和力和高特异性与生物素相结合，结合常数（$K_a$）高达 $10^{-15}$mol/L。每个亚基由 8 条反平行的 β 链组成，形成一个 β 管，其宽端与生物素结合。亲和素-生物素的相互作用约是抗体-抗原相互

作用的 $10^3 \sim 10^6$ 倍。

## （二）亲和素的一般性状

亲和素是一种碱性糖蛋白，其等电点为 10，易溶于水和盐溶液，并且在广泛的 pH 和温度范围内稳定，可在 pH 为 5 至 7 的强盐溶液中结晶。相比之下，链霉亲和素不含碳水化合物，具有酸性等电点，不易溶于水，可由水或 50% 异丙醇结晶。研究表明，亲和素在 85℃ 的吸热转变中会丧失活性，而在达到 132℃ 温度之前，亲和素不会发生与亲和素-生物素复合物类似的转变。在氧化条件下，尤其是在强光下，亲和素是不稳定的。

## （三）亲和素的结构及其衍生物

**1. 亲和素的结构**　亲和素是由四个相同的氨基酸亚基组成的四聚体糖蛋白，亚基之间通过二硫键连接，富含色氨酸残基，它是与生物素结合的基团。每个亚基都可结合 1 个生物素分子，即 1 个亲和素分子可结合 4 个生物素分子，此反应虽不属免疫反应但特异性强，亲和力高，两者结合后极为稳定。且由于多种生物活性物质在生物素化后，其活性不会受到显著影响。因此，二者结合反应具有多级放大作用。

**2. 亲和素衍生物**　大多数亲和素类似物具有相似的四聚体结构，这有利于所需信号的高效放大。另一方面，由于精确的结合化学计量学和可能的交联不确定性，四聚体组装可能会影响结合定量的准确性。而有一些亲和素类似物具有二聚体排列，但它们的三级拓扑结构与亲和素保持相同。

（1）链霉亲和素：亲和素具有巨大的优势和广泛的适用性，但它有一些局限性，包括非特异性结合和可能的免疫原性。为了规避上述限制，可通过基因修饰获得具有优质变异的工程亲和素。使用最广泛的亲和素类似物是链霉亲和素（SA）。SA 来自阿维迪尼链霉菌，是一种非糖基化四聚体蛋白，其同源物已从真菌、细菌、鸡和青蛙等其他物种中发现。与亲和素相似，链霉亲和素也对变性剂、温度、pH 和蛋白酶具有抗性。尽管链霉亲和素具有与亲和素相似的三/四级结构和氨基酸排列，但序列同源性中等，序列同源性为 30%，与亲和素的相似性为 40%。此外，链霉亲和素是非糖基化的。由于其不同的物理化学性质，链霉亲和素的体内组织分布和清除谱与亲和素极为不同。此外，链霉亲和素保护生物素酯免受水解，而亲和素增强了这种水解。链霉亲和素在多个基因工程领域已经得到了广泛应用。

（2）中性亲和素：是亲和素的去糖基化衍生物，是另一种常用的亲和素类似物。在没有碳水化合物的情况下，中性亲和素的等电点（pI）为 6.3，这阻止了其与细胞表面蛋白质的非特异性结合。中性亲和素可以被涂在量子纳米棒的表面，以稳定它们并防止聚集。此外，中性亲和素已被用作生物素化组分和生物素化表面之间的桥梁，用作蛋白质检测抗体。

（3）慢生大豆根瘤菌亲和素（bradavidin Ⅱ）：是一种较新的亲和素类似物，是从大豆根瘤中发现的固氮细菌慢生根瘤菌中分离出来的。bradavidin Ⅱ 与亲和素（38%）和链霉亲和素（32%）的氨基酸相似性适中，但与亲和素具有相同的生物素结合亲和力。与链霉亲和素相比，由于 bradavidin Ⅱ 的免疫原性更低，使其具有更好的应用潜力。

# 二、亲和素标记物

在生物医学工程应用中，为了对亲和素进行观测，通常会对亲和素进行标记。常用的标记方法有酶标记亲和素、放射性标记亲和素、荧光标记亲和素、胶体金标记亲和素等。近年来，量子点也被用于亲和素的标记，包括辣根过氧化物酶标记链霉亲和素、DyLight 405 荧光标记链霉亲和素、碱性磷酸酶标记链霉亲和素（AP streptavidin）等。以下对常用的亲和素标记物的制备方法作简要介绍。

## （一）胶体金标记链霉亲和素

胶体金标记链霉亲和素法：将待检 NC 膜浸入含 2.5% 胶体金标记链霉亲和素和 0.5% 牛血清

白蛋白的 10mmol/L PBS（pH 7.4）中，室温下反应 3 小时，用 PBS 洗 3 遍，每遍 10 分钟，再用 PBS（pH 7.4）洗 5 分钟，然后浸入显色液中避光显色 5～10 分钟。显色液配法如下：对苯二酚 0.85g、柠檬酸 2.55g、柠檬酸钠 2.35g 溶于 50ml 双蒸水中为 A 液，93g $AgNO_3$ 溶于 50ml 双蒸水中为 B 液，临用前取 A 液与 B 液等量混合，显色后的 NC 膜用双蒸水漂洗，滤纸夹干。

### （二）时间分辨荧光铕（Eu）离子标记亲和素

Eu 标记链霉亲和素的制备：取链霉亲和素 1.0mg 溶于 0.2ml 0.25mol/L 的碳酸氢钠溶液，加入 DTPA 二酸酐 0.6mg（溶于二甲基亚砜中），即刻用稀 NaOH 调至 pH 8.5～9.0，室温搅拌反应 1 小时，然后向反应液中加入 0.1ml 溶液，0.01mol/L $EuCl_3$ 溶液，室温反应 2 小时。过色谱柱，用 0.1mol/L pH 6.0 的柠檬酸盐缓冲液洗脱，4 滴/分，紫外监测，收集第一蛋白峰，即为标记化合物链霉亲和素。链霉亲和素于 280nm 处有最大吸收峰，标记物中加入少许白蛋白即可长期保存。

### （三）CdTe 量子点标记亲和素

在磷酸盐缓冲液（PBS 0.1mol/L，pH 8.5）中，将水溶性的表面包覆巯基乙酸的 CdTe 米粒子 0.6mg 和 250μL 8.7g/L 1-乙基-(3-二甲基氨基丙基) 碳酰二亚胺盐酸盐（EDC）混合，并向其加入 0.12mg 的链霉亲和素（SA），室温下搅拌反应 3 小时后，上交联葡聚糖凝胶（Sephadex）G-100 层析柱，用 PBS（0.1mol/L，pH 7.4）洗脱，分离纯化得到量子点标记的链霉亲和素。

### （四）碱性磷酸酶标记链霉亲和素（AP-SA）

碱性磷酸酶标记链霉亲和素（AP-SA）是酶放大时间分辨荧光免疫分析（enzyme-amplified time-resolved fluoimmunoassay，EATR-FIA）通用的、最关键的试剂。EATR-FIA 将生物素-亲和

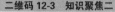

二维码 12-3 知识聚焦二

素系统的高亲和力和生物放大作用、镧系元素螯合物的固有优点，如斯托克斯（Stokes）位移大、荧光寿命长和发射峰窄等，以及时间分辨和波长分辨测量技术集于一体，成为一种灵敏、精密、快速的免疫分析方法。

**知识拓展 12-2**

链霉亲和素与亲和素有相似的生物学特性，其分子量及结合生物素的能力与鸡蛋清中的亲和素相似，非特异性结合远比亲和素低。每个亲和素和链霉亲和素都能同时结合 4 个分子的生物素，二者之间的亲和力极强。

用于标记亲和素或链霉亲和素的小分子示踪物有放射性同位素 [125]I、胶体金、荧光素和化学发光物，大分子物质如酶、抗原或抗体、铁蛋白和荧光蛋白等，其中最常用的是酶、异硫氰酸荧光素（FITC）和胶体金。亲和素或链霉亲和素与酶的标记结合物的制备可用普通酶直接标记，还可以通过与生物素化酶复合物中的生物素结合，间接与酶形成结合物。

----- 问题导航三：

1. 生物素-亲和素系统类型有哪些？
2. 生物素-亲和素的技术优势有哪些？

# 第三节　生物素-亲和素结合反应的特点

该技术能够提高免疫组化技术的敏感程度，从而帮助少数抗原在微观环境实现精确定位，扩大了其应用范围。伴随多类生物素衍生物的诞生，该系统迅速在医学、生物学、化学等多行业实现普及。近些年来经过反复研究分析证明，BAS 基本上能够与当今已有的多类标记产物融合。由于两者之间具有强大亲和力，使得其结合稳固并具备多重放大作用，帮助该系统的免疫标记和相关追踪调查的精确程度提高（图 12-2）。BAS 新技术现在逐渐成为微量抗原和定量检测的主流。

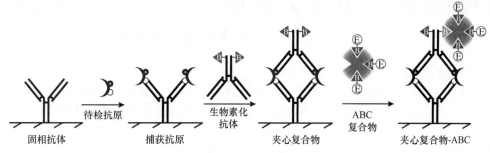

图 12-2　生物素-亲和素结合原理图

# 一、生物素-亲和素结合标记的主要方法

生物素和亲和素是理想的标记剂，二者均可与蛋白质、荧光素等分子结合而不影响后者的生物活性。一个抗体分子可偶联数十个生物素或亲和素分子，而亲和素或生物素分子又可与酶或荧光素结合，从而组成生物放大系统，而且检测的灵敏度显著提高。常用的标记方法有标记亲和素-生物素（labeled avidin-biotin，LAB）法、桥联亲和素-生物素（bridged avidin-biotin，BAB）法和亲和素-生物素-过氧化物酶复合物（avidin-biotin-peroxidase complex，ABC）法等。

## （一）桥联亲和素-生物素（BAB）法

桥联亲和素-生物素（bridged avidin-biotin，BAB）法分为直接法和间接法，前者是以游离的亲和素（或链霉亲和素）作为桥联剂。该方法利用亲和素的多价性，将生物素化抗体复合物与标记生物素（如酶标生物素）相结合，实现检测反应分子的目的。后者则是在抗原与特异性抗体结合反应后，再用生物素化的第二抗体与抗原-抗体复合物结合从而使灵敏度进一步提高。由于生物素化抗体分子上连有多个生物素，最终形成的抗原-生物素化抗体-亲和素-酶标生物素复合物可积聚大量的酶分子，加入相应酶作用底物会产生强烈的酶促反应，检测的灵敏度将极大提高。

## （二）亲和素-生物素-过氧化物酶复合物（ABC）法

亲和素-生物素-过氧化物酶复合物（avidin-biotin-peroxidase complex，ABC）法，其原理是提前根据一定比重将亲和素与生物素融合，生成亲和素-生物素-过氧化物酶复合物，当该复合物与待测体系中的生物素化一抗或二抗结合时，该复合物内的未饱和亲和素融合成分即可融合抗体上的生物素。在该复合物生成时，被标记上生物素的酶分子能够借助其生物素连接上其他的亲和素，而亲和素也能够连接其他的生物素酶分子，因此可以生成多重放大效果的网格结构系统。亲和素-生物素-过氧化物酶复合物法的优点是背景染色淡，操作简单，成本低，能够应用到免疫染色。基于上述特点，该方法在切片和悬液中抗原检测以及微观水平定位研究中广泛使用。

ABC 法的敏感性高，适合于微量抗原的检测，因为在形成的 ABC 中，一个亲和素分子可以连接多个生物素标记的酶或抗体，并且一个酶分子或抗体又可以连接多个生物素，这样就形成了具有放大作用的网状复合物，并且 ABC 的分子量较小，易于渗透进组织，因此大幅度提高了检测的敏感性。此外，ABC 法还具有特异性高、背景染色浅、操作简单、可进行多重标记等优点。

ABC 法除了上述的优点外，也存在一些不足，例如某些组织中存在内源性生物素，在进行免疫组织化学操作时，使用 ABC 法进行染色需预先使用亲和素封闭内源性生物素；如果使用 HRP 作为报告标签时，需要使用过氧化氢去除内源性过氧化物酶的干扰。

## （三）标记亲和素-生物素（LAB）法

标记亲和素-生物素法包括直接法与间接法。直接法是直接通过标记亲和素与免疫复合物内的生物素化一抗连接实现显色化学反应。间接法借助二抗与抗原间接结合，其精确性比直接法效果更好，在细胞水平的免疫球蛋白定位检测中具有较好的特异性。该方法需要借助生物素来标记一抗，虽使用频率比 ABC 法低，但该方法操作难度较低。

## 二、生物素-亲和素结合反应的特点

### （一）灵敏度好

生物素与生物大分子的结合难度较低，容易生成生物素衍生物，除了能够保持原有物质的生命力和活性，还具备较好的灵敏性，拥有多价性。另外，任何亲和素分子都具有四个结合区域，能够在同一时间内通过多价方式与大分子衍生物和标记物结合。所以，BAS 拥有多重放大效果，使该系统在使用过程中能够很大程度上提高检测灵敏性。

### （二）特异性高

亲和素与生物素间具有极高的亲和力，其反应呈高度专一性。因此，BAS 的多层次放大作用在提高灵敏度的同时，并不增加非特异性干扰。而且，BAS 结合特性不会因反应试剂的高度稀释而受影响，使其在实际应用中可最大限度地降低反应试剂的非特异作用。

### （三）稳定性强

亲和素结合生物素反应的亲和常数远大于抗原-抗体反应，生物素-亲和素结合生成的化合物解离常数较小，呈现不可逆性；并且酸性、碱性、蛋白溶解酶和其余溶剂都不会对其结合效果带来干扰。所以，BAS 在实际应用中，产物的功效不会出现较大波动，从而能使实际操作失误的概率大大降低，使检测的精准度大大提高。

### （四）普适性好

生物素和亲和素可与酶、荧光素和放射性核素等各类标记技术结合，用于检测体液、组织或细胞中的抗原-抗体、激素-受体和核酸系统以及其他多种生物学反应体系；而且也可制成亲和介质，用于分离提纯上述各反应体系中的反应物。

### （五）经济快速

亲和素结合生物素能够根据详细的实验方案标准设计成种类不同的通用型试剂以满足各种反应系统的需求，并且都能够进行稀释，使用量较少；特别是该系统与成本较

二维码 12-4　知识聚焦三

高的抗原特异性一抗共同使用，能够极大降低一抗的使用量，从而降低实验成本。同时，由于二者的结合呈现高亲和力、高效率的优势，虽然该系统需要多重反应，但总体消耗的培育时间较短，具体实验所用时间通常为数小时。

**知识拓展 12-3**

生物素干扰是影响亲和素-生物素系统检测最主要的因素。采用亲和素-生物素系统进行免疫检测时，如果待测样本中存在高浓度的游离生物素，将与生物素化抗体竞争结合亲和素的结合位点，进而影响检测结果。

----- **问题导航四：** --------------------------------------------

1. 案例 12-1 中过敏原检测报告使用了哪种检测方法？
2. 生物素-亲和素系统在临床领域有哪些应用价值？

--------------------------------------------------------------

# 第四节　生物素-亲和素系统在临床检验方面的应用

生物素-亲和素系统应用于临床检验具有诸多优点，其主要应用于免疫组化、酶联免疫、荧光免疫和放射免疫等检测技术中，可显著提高敏感性、特异性和稳定性，使方法更简便，更有助于临床检验快速诊断。

## 一、BAS-酶联免疫吸附试验

BAS-酶联免疫吸附试验（BAS-ELISA）是用生物素化的抗体替代常规 ELISA 中的酶标抗体，然后连接亲和素-酶结合物或亲和素及酶标生物素或 ABC 试剂。近年来对酶联免疫分析法的改进是使用生物素-亲和素-过氧化物酶复合物作为指示剂，组成新的生物放大系统进一步提高检测敏感度。它可用于多种抗原抗体系统如细菌、病毒、肿瘤细胞表面抗原等的检测。一个亲和素分子可以结合 4 个生物素分子，结合非常稳定。亲和素和生物素都可与抗原、酶、荧光素等分子结合，而不影响后者的生物活性。一个抗体分子可偶联 90 个生物素分子，通过生物素又可连接多个亲和素。因此极大提高检测的敏感度。目前应用最多的是生物素-酶标亲和素系统-ELISA（biotin-avidin system-ELISA，BAS-ELISA），它是通过生物素标记抗体连接免疫反应系统，同时借助生物素化酶或酶标亲和素引入酶与底物反应系统。

## 二、BAS 在免疫荧光技术中的应用

BAS 应用于荧光免疫分析（fluorescence immunoassay，FIA）技术，可用荧光素直接标记亲和素/链霉亲和素或采用游离亲和素/链霉亲和素搭桥，两端分别连接生物素和荧光素。与常规荧光抗体法或单独的 BAS 标记法相比，BAS 标记法结合荧光抗体技术可显著提高灵敏度和特异性。

## 三、标记生物素-亲和素-组织化学技术

标记生物素-亲和素-组织化学技术是将混有亲和素和生物素的染料浓聚于靶细胞表面，使细胞与染料的结合更好，其优点是精确度高、步骤简单，更利于观察靶细胞的结构。例如，ABC 法适合于微量抗原的检测，因为在形成的 ABC 中，一个亲和素分子可以连接多个生物素标记的酶或抗体，并且一个酶分子或抗体又可以连接多个生物素，这样就形成了具有放大作用的网状复合物，并且 ABC 复合物的分子量较小，易于渗透进组织，因此大幅度提高了检测的敏感性。

## 四、标记生物素-亲和素-时间分辨荧光免疫技术

标记生物素-亲和素-时间分辨荧光免疫技术应用检测肿瘤细胞和血清中的肌酸激酶同工酶（CK-MB），发现 CK-MB 是乳腺癌的一个敏感指标，前列腺癌患者血中的 CK-MB 也明显提高，因此认为该方法是研究 CK-MB 与各种恶性肿瘤关系的敏感特异的方法。该法中使用生物素化 Ab 和 $Eu^{3+}$（发光效率、涂敷稳定性、回收成本等最好的荧光粉）标记的亲和素，通过生物素-亲和素技术的多级放大作用，使得 Ag-Ab 复合物中的螯合物 $Eu^{3+}$ 信号更强，提高了检测灵敏度。

二维码 12-5　知识聚焦四

**知识拓展 12-4**

生物素-亲和素系统不仅可以在检测血清特异性 IgE 等临床检验方面上有应用，目前还广泛应用于药物靶向治疗，包括将靶向抗体与随后的治疗剂递送分离，利用治疗剂找到通往肿瘤定位抗体的途径。这降低了游离放射性标记试剂的水平，从而提高了健康组织和肿瘤组织之间的暴露比例。

**案例分析 12-1**

生物素-链霉亲和素应用于血清特异性 IgE 检测的优点是什么？

其主要的优点是能产生级联放大效应：将亲和素与标记酶 HRP 结合，一个亲和素可结合多个 HRP；将生物素与抗体（一抗或二抗）结合，一个抗体分子可连接多个生物素分子，抗体的活性不受影响。细胞的抗原（或通过一抗）先与生物素化的抗体结合，再将酶标记亲和素结合在抗体的生物素，放大提高了检测抗原的敏感性，同时保证了试验的稳定性与抗干扰性。

（王云霞）

# 第十三章 流式细胞分析技术

流式细胞分析技术是 20 世纪以来进展最迅速的免疫学检验技术之一。该技术不但可以同时对单个细胞上多种蛋白质或基因表达的检测，近年来通过技术革新，其应用更是从单纯的细胞学检测扩展到蛋白质、核酸的定量检测等领域，为临床疾病的诊断和治疗监测提供了更为丰富的实验室数据支持，因此在基础、临床医学乃至生命科学等诸多研究领域中拥有广阔的应用前景。

二维码 13-1 知识导图

**案例 13-1**

患者，男，15 岁，因"腹泻、乏力伴纳差 2 年，反复肺部感染 1 年"入院。患者 2 年前无明显诱因出现糊状便，2～3 次/日，无腹痛、恶心、呕吐。多次查便常规、便培养、便找虫卵等相关检查未见异常。1 年前反复出现肺部感染。查体：身高 153cm，体重 27kg，体重指数（BMI）11.5kg/m$^2$。双肺可闻及散在湿啰音。腹软无压痛，肝脾肋下未及，肠鸣音 7～8 次/分。查血清 IgG、IgA、IgM 均低于检测下限。查外周血淋巴细胞亚群分析，检验结果如下：

### \*\*\* 医院检验报告单

| 姓名：\*\*\* | 病历号：\*\*\* | 标本条码：\*\*\*\*\*\*\*\*\* | | 标本号：\*\*\* |
|---|---|---|---|---|
| 性别：男 | 科别：\*\*\* | 检测仪器：流式细胞术 | | 样本：抗凝全血 |
| 年龄：15 岁 | 床号：\*\*\* | 执行科室：检验科 | | 标本状态：正常 |
| 送检项目：淋巴细胞亚群分析 | | 申请时间：\*\*\*\*\*\* | | 送检医生：\*\*\* |

| 项目名称 | 结果 | 提示 | 单位 | 参考区间 |
|---|---|---|---|---|
| 淋巴细胞免疫表型 | | | | |
| 总 T 细胞（CD3$^+$） | 92.44 | ↑ | % | 50.00～82.00 |
| 总 B 细胞（CD19$^+$） | 2.22 | ↓ | % | 5.00～21.00 |
| CD4$^+$ T 细胞（CD4$^+$） | 10.84 | ↓ | % | 24.00～54.00 |
| CD8$^+$ T 细胞（CD8$^+$） | 80.19 | ↑ | % | 14.00～41.00 |
| NK 细胞（CD3$^-$CD16$^+$CD56$^+$） | 4.29 | ↓ | % | 6.00～38.00 |
| CD4$^+$/CD8$^+$ | 0.14 | ↓ | | 0.70～3.10 |
| 淋巴细胞总数（T+B+NK） | 98.95 | | % | 94.00～99.00 |
| 总 T 细胞绝对值计数 | 3990.56 | ↑ | 个/μl | 723.00～2737.00 |
| CD4$^+$ T 细胞绝对值计数 | 467.95 | ↓ | 个/μl | 404.00～1612.00 |
| CD8$^+$ T 细胞绝对值计数 | 3461.74 | ↑ | 个/μl | 220.00～1129.00 |
| 备注： | | | | |

| 采集时间： | 送达时间： | 接收时间： | 检测时间： | 审核时间： |
|---|---|---|---|---|
| 采集者： | | 接收者： | 检验者： | 审核者： |

**问题：**

1. 请以本案例为例，对流式细胞术检测淋巴细胞亚群的结果进行分析解释。

2. 该患者的检验报告反映出患者的免疫功能存在什么问题，下一步如何检查？

问题导航一：

1. 流式细胞仪的基本组成结构有哪些？
2. 流式细胞仪是如何实现对单个细胞进行检测的？

# 第一节　流式细胞仪的结构及工作原理

　　流式细胞术（flow cytometry，FCM）是基于流式细胞仪的一项分析技术，其针对单细胞或者微粒进行快速、精确、高通量的检测，从而达到多参数定量分析以及分选的目的，实现对单细胞或微粒群体的生物学特征或功能的研究。

　　流式细胞仪（flow cytometer）的发展综合了激光技术、计算机技术、显微荧光光度测定技术、流体喷射技术等多学科技术，使细胞生物学和生物医学领域中对细胞的发生、发育、发展进行研究的定量分析成为可能；并且在保持细胞或微粒的结构及功能不被破坏的情况下，从分子水平上获取多种信号，实现细胞的纯化分选。该技术从20世纪70年代发展迄今已有五十多年的历史，在免疫学、细胞遗传学、肿瘤生物学和血液学等多学科领域有着广泛应用。

　　流式细胞仪主要分为两大类型：分析仪和分选仪。分析仪只能进行光散射和荧光强度的检测，分选仪可以根据细胞大小、荧光强度等各项参数对细胞或微粒进行分类和收集。他们共同的结构包括液流系统、光学系统和电子系统三大结构，其分析和分选的原理包括光学原理、光电转换原理、电荷分选原理等（图13-1）。运用流式细胞仪，可以对细胞悬液中单个细胞的大小、胞内颗粒复杂程度、细胞表面分子、内部超微结构、蛋白、染色体、核酸等物质进行多参数快速分析。

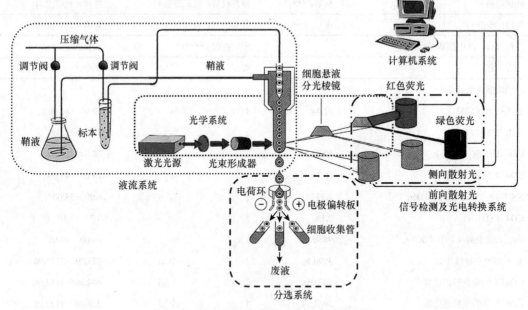

图13-1　流式细胞仪的基本结构和工作原理

## 一、流式细胞仪的基本组成结构

### （一）液流系统

　　液流系统包括液流驱动系统、流动室、鞘液流和标本液流；其作用是驱动含有细胞或微球的待测样本进入流动室，并形成单细胞液流，被激光照射检测。流动室是单细胞液流形成的部位，也是细胞检测的区域。流动室内充满了鞘液，将标本液流包裹，形成流体动力学聚焦，使标本液流不会脱离液流的轴线方向，并且保证每个细胞通过激光照射区的时间相等，从而得到准确的细胞荧光信息。

### （二）光学系统

光学系统主要由激光光源、光束形成器（流动室前光学系统）、流动室后光学系统组成。激光光源的作用是提供单波长、高强度及高稳定性的不同波长激光，在细胞通过流动室时激发其上的荧光标记物。光束形成器，由两个十字交叉放置的圆柱形透镜组成，其作用是将激光器发出的横截面为圆形的激光光束聚焦成能量呈正态分布的椭圆形激光光束，使得流动室中央位置的细胞流与激光束呈正交，且相交于激光能量分布的峰值处。流动室后的光学系统主要由多个透镜和多组滤光片组成。透镜的作用是调整光路，将激光和荧光变成平行光。滤光片有长通、短通和带通，分别可以允许长于设定波长的光、短于设定波长的光、一定波长范围的光通过，而其他波长的光不能通过，除去干扰信号。

### （三）电子系统

流式细胞仪的电子系统包括光电转换系统和计算机处理系统。光电转换系统主要由光电转换器、放大器和信号处理电路组成。光电转换器包括光电二极管（photodiode，PD）和光电倍增管（photomultiplier tube，PMT）两种，其功能是将光信号转换成电流信号。PD 的灵敏度较低，常用于检测较强的前向散射光信号；PMT 具有较高的灵敏度，常用于收集较微弱的侧向散射光或荧光信号。放大器有线性放大器和对数放大器，其功能是将检测到的信号进行放大。对强度变化范围小和代表生物学线性过程的光信号常用线性放大，如 DNA 含量检测；免疫荧光检测的信号差别相当大，多用对数放大输出信号。信号处理电路包括前置放大电路、脉冲峰值检测器和模/数转换电器，可以把电信号转换成脉冲信号和数字信号，传送给计算机处理。最后由流式细胞仪的输入/输出接口电缆传输至电子计算机，以各种图形，如直方图、散点图等显示和统计分析。计算机处理系统包括电子计算机、数据采集和分析软件、打印机等，实现对实验数据的分析、存储、显示、报告打印、硬件升级和网络化管理等。

## 二、流式细胞仪的工作原理

流式细胞仪只能检测单细胞或微粒的信号，一般是将待测细胞或微粒制成单细胞悬液，标记好特异性荧光抗体，在一定气体压力下将其压入流动室。不含细胞或微粒的缓冲液（即鞘液）在高压下从鞘液管喷出，鞘液管入口方向与待测细胞或微粒成一定角度，使鞘液包绕细胞或微粒做高速流动，形成鞘流。待测细胞在鞘液的包裹下单行排列，逐一通过检测区域。激光束经过整形聚焦后垂直照射在样品流上，被荧光染色的细胞在激光束的照射下产生散射光和激发荧光。这两种信号同时被前进方向的 PD 和 90° 方向的 PMT 接收。信号经放大和连续转换后以数字信号的形式输送给计算机，由计算机进行运算、显示和储存。

## 三、流式细胞仪的分选原理

细胞分选是指根据实验需要获取具有某种特征的细胞，从而进一步培养和研究。细胞分选是通过分离含有单细胞的液滴而实现的。在流动室的喷口上配有一个超高频的压电晶体，其充电后带动流动室一起高频振动，使喷出的液流断裂为含有单细胞的连续的、均匀的液滴，其形成的速率大约每秒 3 万个。提前对需分选细胞的参数进行设定，仪器根据检测到的散射光和荧光信号对细胞群体特征进行判断，确定某一特征群体为目标群体时产生控制信号，给需分选的单细胞液滴充电使其带上正电荷或负电荷，不需分选的单细胞液滴及空白液滴不带电荷。当液滴流经带有几千伏的偏转板时，带电液滴在高压电场的作用下偏转，落入分选收集器中，不予充电的液滴落入中间的废液收集器中，从而实现细胞的分离。

二维码 13-2 知识聚焦一

**知识拓展 13-1**

样本流的速度可以根据实验需要进行人工调节。

样本流压力越高，细胞的流动速率越快；反之，样本流压力越低，细胞的流动速率越慢。一般情况下，在高的细胞流速条件下，流动的细胞或微球可轻度偏离轴心，但仍在激光照射的测量区内，可进行免疫表型分析并能够在较短的时间内获取大量的细胞。在低流速情况下，细胞流动时的漂移较小，绝大部分细胞均穿过激光束的中心，受激光照射的能量较一致，被激发出的荧光强度变异较小，特别适合于有生物学线性的样本测定，如 DNA 倍体分析。

----- **问题导航二：** ------------------------------------------------------

1. 案例 13-1 中的流式细胞分析数据处理时是如何进行设门的？

2. 数据分析时采用了什么图像显示方式？应如何分析图像？

----------------------------------------------------------------------

# 第二节　流式细胞分析数据的处理

流式细胞仪先将采集到的光信号转换成电压脉冲，经放大后再转换为数字信号，最终以图像的形式呈现。图像显示方式主要包括单参数直方图（histogram）、二维点图（dotplot）、二维等高图（contour）和假三维图（pseudo 3D）等。最近新出现的降维算法分析图将复杂多维数据的可视化进行了展现。不同的图像反映的是不同参数之间的关系，只有了解了各个参数所代表的意义，才能对实验数据进行分析解读。

## 一、参　　数

流式细胞仪的数据参数指的是检测到的散射光信号和荧光信号。散射光信号是垂直方向的激光束照射到依次通过流动室的细胞，围绕细胞 360° 发散的光线信号，其强弱与细胞大小、形状、核质比、胞内颗粒折射等有关。荧光信号则由激光激发标记的荧光染料、载体转染的荧光蛋白或细胞自身发出，其强度反映了细胞含有某种目标分子的相对数量。

### （一）前向散射光

激光束在照射细胞时，流式细胞仪在前向小角度（0.5°～6.0°）收集的光散射信号被称为前向散射（forward scattering，FSC）光，或小角度散射光。这种光线信号与细胞的体积大小相关。对于同群细胞，前向散射光强，细胞大一些；前向散射光弱，细胞小一些。

### （二）侧向散射光

激光束在照射细胞时，流式细胞仪在与激光束-液流平面垂直方向收集的光散射信号被称为侧向散射（side scattering，SSC），或 90° 散射光。由于垂直方向的散射光对细胞膜、胞质、核膜的变化更为敏感，其信号强度可以反映被检测细胞的精细结构和胞内颗粒性质的信息。

### （三）荧光

被检细胞上标记的特异性荧光染料受激光照射后，荧光染料吸收能量能级跃迁，在短暂的几秒后返回基态并发出荧光（fluorescence）。荧光的接收方向与激光束的照射方向垂直。荧光染料的发射光谱和激发光谱不相同。每种荧光染料都有特定的最大激发波长，激发后产生特定的荧光光谱。通过一系列透镜和滤光片，将不同波长的散射光、荧光信号分离开，并送到不同的光电倍增管检测，经过一系列信号转换、放大、数字化处理，就可在计算机上直观地看到染不同荧光染料的各种细胞的百分比。选择不同的单克隆抗体及荧光染料可以同时测定一个细胞群体上的多个不同特征，从而对细胞亚群进行分型。

**1. 双色性反射镜**　荧光信号的接收方向与 SSC 相同，都与激光束垂直，所以要做一区分。由于 SSC 的波长与激发光的波长相同，而荧光波长比激发光的波长要长，因此可以利用特定波长的双色性反射镜和带通滤光片将同一方向上的 SSC 与荧光区分开来。双色性反射镜实际上是一种特殊的滤光片，可以使大于特定波长的光通过而将小于特定波长的光反射。在检测光路中，双色性反射镜与光轴成 45°，这样荧光平行于光轴通过，SSC 被 90° 反射，然后各自经聚焦镜聚焦后由光电倍增管检测。

**2. 荧光信号放大器**　荧光信号的测量常使用线性和对数放大器。线性放大器对信号的输出与输入是线性关系，输入信号放大几倍，输出信号也放大几倍；对数放大器对信号的输入与输出是以 10 为底的对数关系，当输入信号增加 10 倍时，其输出信号由 1 转变为 2。FSC 与 DNA 染色后的荧光信号强度变化范围较小或为线性，主要采用线性放大器测量。然而，不同的细胞会因表达的某种抗原的丰度和位置分布的不同，出现阳性细胞群和阴性细胞群，二者表达的荧光强度差异很大。同时测量阳性和阴性细胞亚群的荧光信号时，线性放大器很难将不同强度信号展现及分开，而对数放大器可将信号进行足够的放大，使在线性测定中不易区分的弱信号清晰，同时使超出线性测定范围的强信号落在可测量范围内。因此，对数放大器主要用于 SSC 和复杂、强度跨度大的荧光信号测量中。

**3. 荧光补偿**　流式细胞分析中的荧光染色常常需要用 2 种或 2 种以上不同的荧光素标记单克隆抗体进行多色分析，比如异硫氰酸荧光素（fluorescein isothiocyanate，FITC）、藻红蛋白（phycoerythrin，PE）等。虽然荧光素之间各自发射峰值不同，但发射光谱范围有一定的重叠。例如 FITC 产生的绿色荧光，最大发射波长为 515nm，标配的滤光片为 BP 530nm/30nm；PE 产生的橙红色荧光，最大发射波长为 575nm，标配的滤光片为带通（BP）585nm/42nm。两个波段的荧光经滤光片过滤后分别由 FL1 和 FL2 探测器检测。在一定电压条件下，约有 15% 的 FITC 荧光信号会出现在 FL2 检测器中，2% 的 PE 荧光信号出现在 FL1 检测器中，这部分信号被称为荧光渗漏。为了避免检测到这种交叉信号，通过调节，从 FL2 检测器中减去 15% 的 FITC 信号，从 FL1 检测器中去除 2% 的 PE 荧光信号，从而保证检测的准确性，这一过程被称为荧光补偿（fluorescence compensation）。荧光补偿能够纠正发射荧光光谱的重叠，从一个被检测的荧光信号中去除任何其他的干扰荧光信号。测定的荧光信号越多，荧光补偿的复杂性越大。以往流式细胞仪多采用人工调节补偿，目前流式细胞仪多采用软件自动跟踪补偿，检测的准确性大大提高。

## 二、数据处理

### （一）图形分析中的设门

流式细胞仪采用图形化的方式对数据进行显示和分析，其中，"设门"的技术至关重要。它是指在细胞分布图中指定一个范围或一片区域，对其中的细胞进行单参数或多参数分析。设门之后的所有其他参数组合的直方图或散点图只体现这群细胞的分布情况。例如图 13-2 中，根据 CD45 和 SSC 散点图设门，将白血病原始细胞与正常细胞群分离，从而只分析白血病细胞的免疫表型。

"门"的形状有线性门、矩形门、圆形门、多边形门、任意形状门和四象限门。根据设门的方式又可以分为在线设门和离线设门。在线设门是按照所设定的散射光和（或）荧光信号的范围收集信号，若出现设置不正确或信号偏离则要重新收集样本才能获取相应数据，因此该设门方式的选择要谨慎。离线设门指在数据采集后，通过软件设定不同的细胞群范围进行分析。此时可对已采集数据的任何兴趣细胞群设门，不需要再进行数据的收集。一般将在 FSC/SSC 散点图中设门圈定待检细胞群的方法称为"正向设门"，将在散射光-荧光或是荧光-荧光散点图中设门圈定待检细胞群的方法称为"反向设门"。由于 FSC/SSC 散点图往往不能将混合细胞群分开，因此反向设门在临床上应用十分广泛。例如，CD45/SSC 设门应用于白血病/淋巴瘤免疫表型分析，CD19/SSC 设门应用于成熟 B 淋巴细胞增生性疾病。

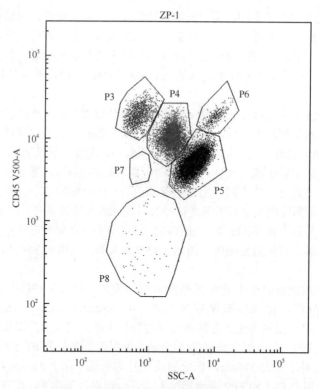

图 13-2 CD45/SSC 白血病免疫表型设门

P3：淋巴细胞，P4：单核细胞，P5：粒细胞，P6：嗜酸性粒细胞，P7：嗜碱性粒细胞，P8：血小板、有核红细胞

## （二）各种数据图形

**1. 单参数图** 单参数图形分析多用直方图，由一维参数（荧光或散射光）与颗粒计数（count）构成，反映同样光信号强度的颗粒数量的多少（图 13-3）。在图中，纵坐标是表示被测细胞的相对数量，横坐标表示荧光信号强度，该信号的单位为信道（channel），信道与仪器内荧光强度产生的脉冲信号相关，可以是线性的也可以是对数的。通过在直方图中设线性门确定分析区域可以

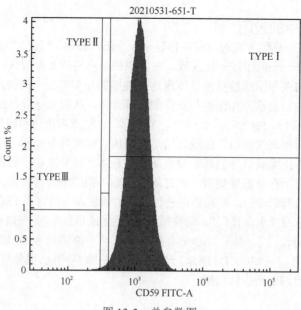

图 13-3 单参数图

对数据进行定量分析。单参数直方图只能反映具有同一特征细胞的数量以及光信号表达的强度，对于复杂的表型分析，单参数分析的准确性会受到较多因素的干扰。

**2. 双参数图**　对 2 个以上的参数进行分析时，多使用二维散点图和二维等高图。

（1）二维散点图：是一种反映具有同样双参数特征的细胞数量的图形。散点图的横坐标与纵坐标分别代表被测细胞的两个参数，每一个细胞在散点图上都对应为一个点。具有相同参数特征的点集中在一个区域，依据这种分布区域的不同可以将不同参数特征的细胞区分开来（图 13-4）。

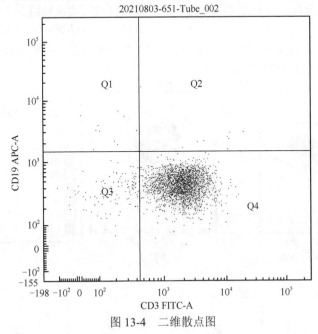

图 13-4　二维散点图

（2）二维等高图：是可以同时反映检测双参数和细胞频度的图形，它类似于地图中的等高线，每一条连续的曲线由具有相同细胞数的点连接而成。不同的等高线代表不同的细胞数量，越趋近中央位置的等高线代表的细胞数越多。由于相邻等高线之间的细胞数差值是相等的，等高线越密集代表细胞数变化越大，等高线越稀疏细胞数变化越小（图 13-5）。

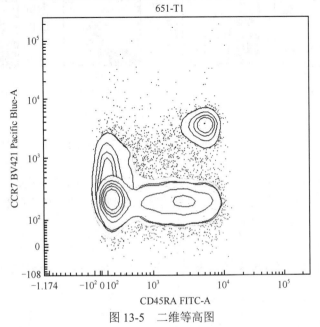

图 13-5　二维等高图

**3. 多参数图**

（1）假三维图和三维散点图：假三维图并非用来显示 3 个检测参数，而是在二维双参数的基础上以细胞数目为 $Z$ 轴，展示立体的二维细胞分布。三维散点图是任选 3 个参数（如 FSC、SSC、FL1、FL2、FL3）为 $X$、$Y$、$Z$ 轴构成一个三维图。在三维空间中，每一群细胞各自处于独立的空间位置。三维图对复杂的细胞亚群分析更为直观、准确，但对其数据的统计分析较难。目前这两种图形已逐渐被淘汰，取而代之的是通过降维算法生成的降维分析图。

（2）多参数组合分析：随着流式细胞技术的发展，目前已实现使用 3 个激光器同时对每个细胞进行多达 8 个以上参数的分析。多参数分析可有效提高分析结果的准确性，从多个角度对细胞的异质性进行研究（图 13-6）。通过设门技术，采用多个双参数图或单参数直方图组合展示参数之间的关系是目前多参数分析的主要手段。

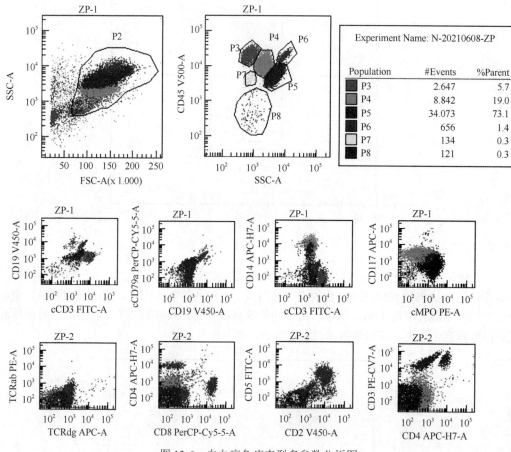

图 13-6　白血病免疫表型多参数分析图

（3）降维分析图：降维分析图是一组数据通过降维算法后展示在一张图中，具有相同或相近抗原表型的细胞出现在相同或相近的位置，从而出现数个细胞群落，在一张图中实现多维复杂数据的可视化。在降维分析图的基础上辅以荧光抗体的热力展现方式，可以清晰地看到不同荧光抗体在整个细胞群落中的表达情况（图 13-7）。

二维码 13-3　知识聚焦二

---

**问题导航三：**

案例 13-1 中的流式细胞术检查在分析前、分析中、分析后这三个环节中有哪些需要注意的地方？

---

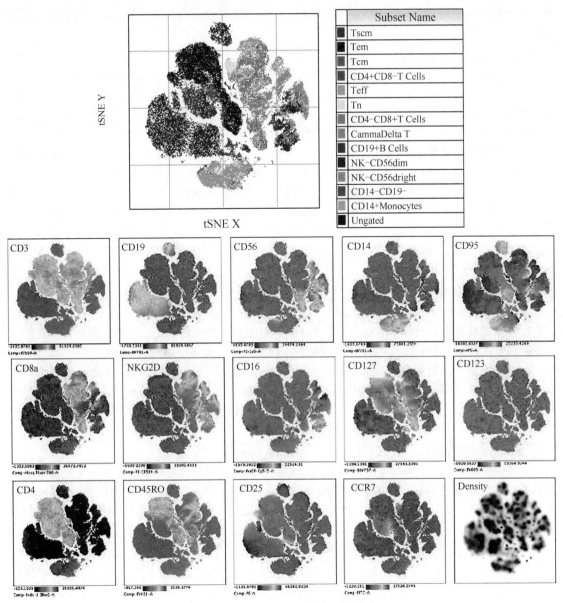

图 13-7　tSNE 降维算法分析图

# 第三节　流式细胞仪免疫分析的技术要求

流式细胞分析技术是一项多学科知识综合应用的复杂技术，除了对仪器的各方面性能指标有严格的要求外，在样品的制备保存、荧光染料的选择、染色标记等各个方面，依据不同的检测需求有不同的操作流程。规范正确的技术操作是保证实验获取正确可靠分析资料的重要前提。

## 一、标本的制备

流式细胞免疫分析需要制备单细胞悬液，理论上讲可以是任何人体的组织、血液、骨髓、各种体液（如尿液、脑脊液、胸腔积液、腹腔积液）和各种灌洗液（如肺泡-支气管灌洗液、膀胱灌洗液）等。其中，血液、骨髓和体液标本最为合适；对于组织标本，因在制备单细胞悬液的过程中会丢失组织学结构和某些细胞亚群的分布特征，所以需结合病理组织学检查综合分析免疫表型的变化。

## （一）外周血和骨髓

外周血和骨髓已属于单细胞悬液，不需特殊处理。但依据所分析的目的细胞不同，应决定是否溶解红细胞。一般分析白细胞时需要用红细胞溶解液去除红细胞，或者用特殊方法分离淋巴细胞或其他白细胞。目前，在临床检查中，一般不主张分离血液或骨髓的单个核细胞，因为此操作过程有可能丢失一些有意义的细胞或细胞亚群。

**1. 样本采集及保存**　外周血以 5ml 为宜，骨髓标本在 3ml 左右。采集时用 EDTA-K 抗凝，抗凝剂的终浓度为 1.5～2mg/ml。在标本采集后室温（15～25℃）保存，6 小时内处理。

**2. 去除红细胞**　从外周血和骨髓中去除红细胞是流式分析的基本步骤，常采用裂解红细胞和细胞不连续梯度密度离心分离两种方法：①裂解红细胞，是首选方法，操作简单、快捷，并能保持标本中白细胞的分布比例，常用于临床标本的处理；②梯度离心，在科学研究中，有时为了减少检测时的干扰，或针对某个细胞群体进行研究，常通过不连续梯度密度离心分离单个核细胞（见第十五章），再进行标记染色。

## （二）体液和各种灌洗液

主要包括胸腔积液、腹腔积液、心包液、脑脊液和脏器的灌洗液。

**1. 样本采集及保存**　标本的量不宜少于 3ml，但细胞浓度更为重要。如果是血性标本，应该加肝素钠抗凝。标本应保存于室温（22～28℃），马上处理，最多不超过 48 小时。

**2. 处理方法**　新鲜采集的标本，1000～1500r/min（转/分）离心 5 分钟，弃去上清取细胞沉淀，用含 0.1% 牛血清白蛋白的磷酸盐缓冲液（PBS）洗涤 1～2 次，经 50μm 直径的尼龙网过滤后悬浮在 0.5～1ml PBS 中待用。一般细胞浓度为（2～5）×10⁶/ml，当细胞数不足时可增加标本量进行浓缩。

## （三）培养细胞

培养细胞有悬浮生长和贴壁生长两大类。悬浮生长的细胞本身是单细胞悬液，无须处理。贴壁生长的多数是单层细胞，先加胰蛋白酶（0.25%）-EDTA（0.02%）消化，当细胞伪足收缩时，终止消化，收获细胞。离心去上清，再加少量 PBS 重悬成单细胞悬液。用 50μm 直径的尼龙网过滤细胞除去粘连细胞，再以含 2%～5% 新生牛血清的 PBS 重悬细胞并计数。

## （四）组织

常用的组织有动物脾脏、胸腺、淋巴结等淋巴器官和组织；临床常用的标本为淋巴结和活检组织。组织一般要求在 1～2cm²，新鲜采集的标本应马上保存于（2～8℃）RPMI-1640/DMEM[①]培养基中，或用冷盐水纱布包裹后置于冰上。将实体组织制备成单细胞悬液是困难而复杂的过程，往往会对细胞膜结构、细胞活性与功能，甚至 DNA 完整性造成不同程度的损伤。由于是进行免疫分析，应使细胞表面抗原在处理过程中保持其抗原活性并且不发生丢失，因此不宜选用甲醛、乙醇等固定组织，不宜用酶、表面活性剂等处理细胞。通常采用单细胞制备仪或者手工剪切法，将组织剪成极小的颗粒，然后用 50μm 直径的尼龙网过滤去除聚团的细胞和间质，再用含 0.1% 牛血清白蛋白的 PBS 低速（1000～1200r/min）离心 5 分钟，洗涤 2 次，悬浮在洗液中备用。这类方法对细胞的损伤较大，细胞碎片较多，成活细胞较少，每克组织的单细胞得率较低。

# 二、荧光染料的选择

不同的荧光染料其激发和发射光谱不同，需要不同的激光器激发，并通过不同的滤光片和检测器检测。根据实验或临床检测目的和设备的激光配置，正确选择和搭配好不同的荧光抗体，使

---

① RPMI: Roswell Park Memorial Institute；DMEM: Dulbecco's modified Eagle's medium。

得不同荧光间相互干扰达到最小，才能获得理想的分析和分选效果。

## （一）常用的荧光染料

常用的荧光染料除了 FITC、PE、多甲藻叶绿素蛋白（peridinin chlorophyll protein，PerCP）、别藻蓝蛋白（allophycocyanin，APC），还有许多复合荧光染料，如藻红蛋白花青苷 5（phycoerythrin cyanin 5，PE-Cy5）、藻红蛋白花青苷 7（phycoerythrin cyanin 7，PE-Cy7），藻红蛋白-德州红（energy coupled dye，ECD）等。它们是利用荧光共振能量转移（fluorescence resonance energy transfer，FRET）技术合成的荧光染料，即一个荧光染料被激发后产生的发射波长激发另一荧光染料产生荧光信号，最终检测第二荧光染料激发的特定荧光信号（相关内容详见第七章）。

## （二）荧光抗体浓度的确定

细胞荧光染色必须保证对每个细胞的染色均匀，且荧光素分子数与被染色的细胞成分间有一定的量效关系，以确保荧光素被激发时，产生最大的荧光量子效率和稳定的荧光强度。当激发光功率增强时，荧光强度相应按比例增加，但当荧光量子效率达到 1.0 时，继续增加激发光强度，其荧光强度也不会增加。相反会容易导致发射的荧光被邻近的分子吸收而淬灭，此时即使增加荧光抗体浓度也不能增加荧光量子效率和荧光强度，此外荧光抗体浓度过高也容易造成非特异性染色，因此摸索并确定荧光抗体在应用时的适当浓度非常重要。

对于荧光素直接标记的单克隆抗体，在检测同一种细胞的细胞外抗原（如 CD3）时，首先将细胞浓度固定［如（5～10）×$10^6$/ml］，用不同浓度的抗体（如 CD3 FITC 或 CD3 PE）和同型对照（荧光素标记的鼠 IgG，鼠 IgG FITC 或鼠 IgG PE，最好与单克隆抗体的亚类也相同，如 IgG1），在同样的实验条件下进行免疫荧光染色，之后进行流式细胞仪检测。通过每一种滴度的抗体和同型对照的荧光直方图，可以算出阳性细胞和对照细胞的平均荧光强度（MFI），二者的比值即为信噪比（signal-to-noise ratio，S/N-R）。S/N-R＞3 时属于可接受范围，S/N-R 越大，表明阳性细胞与对照细胞的荧光峰分离得越好，抗体的滴度越佳。

## （三）荧光抗体的组合

在流式细胞分析中，多种荧光素标记的抗体组合在一起进行的流式多色分析已经越来越广泛地应用于临床实验室，目前的多色分析可标记多达十余种荧光。虽然临床实验室能够从厂家购买商品化的多色标记抗体，但往往需要根据自身需求来组合荧光抗体。荧光抗体不能随意组合使用，须避免荧光染料发射光谱之间有较大的重叠及交叉。因此，在各种荧光素标记的单克隆抗体组合应用之前，须将每种抗体单独应用和组合应用的结果进行比较，只有这种组合显示出与单独应用无差别的结果时，才可以应用于多色荧光免疫分析。例如，评估 CD3 PerCP、CD4 FITC 以及 CD8 PE 是否可以组合应用。首先，在相同靶细胞（如淋巴细胞）浓度和其他实验条件不变的条件下，将抗体组合和每种抗体分别进行免疫荧光染色，在流式细胞仪上获取 2000 个以上的靶细胞。将流式细胞仪的各项参数（包括检测器的阈值、电压值和荧光补偿等）设置好后先测定抗体组合染色的标本，再测定每种抗体单独染色的标本。得到每一种抗体单独染色的荧光直方图后，将抗体组合染色中每一种抗体的荧光信号叠加在单独染色的荧光直方图中，它们彼此间应该完全重合，平均荧光强度应十分接近，其变异系数应＜5%。如果不符合上述要求，这几种抗体很可能不适宜组合或者仪器的荧光补偿参数需要调整。一种新的抗体组合设计后必须进行上述试验。试验时应选择至少 50 例人种和年龄匹配的对照和患者标本，建立参考范围和临界值。一旦应用于临床，不可随便更改抗体组合或抗体的克隆，否则应重新进行试验。

在单独或组合应用时，应注意抗体的稀释度。例如 3 种抗体单独使用时的最佳用量为 20μl；当 3 种抗体组合应用时，若各加 20μl，抗体的总体积增至 60μl，每种抗体的浓度因被稀释而变为原来的 1/3，此时的抗体浓度并不是初始的最佳浓度。因此，作为组合抗体应用时，抗体浓度应比单独使用时高。还需注意被检测细胞的抗原表达丰度，对低表达的抗原应采用荧光强度较强的抗体，如 PE 标记的抗体；对高表达的抗原可选择 FITC 标记的抗体。

## 三、荧光染色

荧光染色是流式细胞免疫分析的关键步骤，主要有间接法和直接法两大类。间接法应用于多种未标记荧光色素的单克隆抗体，通过第二抗体进行荧光染色，灵敏度较高，但操作复杂，背景染色增加，一般只能进行一种抗原的检测，应用范围有限。直接法使用荧光色素标记的单克隆抗体进行染色，操作简便、背景染色低、信噪比大，临床实验室最为常用，尤其是不同荧光色素标记的单克隆抗体可以进行双色、三色、四色甚至十色以上的多色分析，使流式细胞免疫分析的灵敏度和特异性大大提高，成为当前临床流式细胞分析的发展趋势之一。

### （一）间接免疫荧光染色法

通过未标记的单克隆抗体和同型对照（如纯化的鼠 IgG）与细胞反应一定时间，洗去未结合的单克隆抗体和同型对照，加入荧光素标记的第二抗体（简称二抗），如 FITC 标记的羊抗鼠 IgG F(ab')2，再洗去未结合的二抗、悬浮细胞，用 1% 多聚甲醛固定 30 分钟后，2～8℃冰箱避光保存，24 小时内进行流式细胞仪检测。检测到的荧光信号强度与细胞抗原表达丰度成正比。

### （二）直接免疫荧光染色法

直接免疫荧光染色法多用于对细胞表面标志的染色分析。用 2 种以上的不同荧光色素标记的

二维码 13-4  知识聚焦三

单克隆抗体（如 CD3 PerCP、CD4 FITC、CD8 PE、CD45 APC）和同型对照，同时与待测细胞（如血液淋巴细胞）反应，经溶血、洗涤、固定后即可进行流式细胞仪检测，也可经溶血后直接进行检测而不须洗涤，使荧光染色步骤更简便。

**知识拓展 13-2**

荧光素的选择对于流式细胞分析的结果至关重要，理想的荧光素应满足下列条件：
1. 有尽可能多的光子产量，提高荧光强度；
2. 对激发光有较强的吸收，降低背景噪声；
3. 激发光谱与发射光谱之间有尽可能大的差距，减少背景信号对荧光信号的干扰；
4. 易于与被标记的抗原、抗体或其他生物物质结合而不影响被标记物的特异性。

----- **问题导航四：** -----------------------------------------------------------------

如何对流式细胞检测进行质量控制？
---------------------------------------------------------------------------------------

# 第四节　流式细胞分析的质量控制

尽管流式细胞仪有软件的全程自动化控制，为操作带来了很大的便利，但在标本制备以及仪器的控制上需要规范化的操作和严格的质量管理。

## 一、标本采集和单细胞悬液制备的质量控制

### （一）标本采集

标本的取材和保存对后续样本的质量影响很大。手术切除的新鲜标本或活检针吸标本，取材时要避开出血坏死组织。标本保存需要考虑不同的温度、不同的固定剂对待检物质的影响。标本采集后应及时检测，否则应于深低温保存（液氮或-80℃保存），防止组织在常温下发生自溶、DNA 降解。如果不能马上检测，同时又不具备深低温保存条件，可以根据检测目的选择合适的固定剂来延长存放时间。固定效果好的固定剂应在延长存放时间的同时，做到对细胞形态影响小、对荧光强度改变少、细胞碎片少、对人体无毒害等。做细胞 DNA 检测，不宜选用醛类固定剂。

由于醛类固定剂会严重干扰荧光染料与核酸的结合从而降低 DNA 的荧光强度。做细胞膜表面抗原物质的检测，不宜选用醇类固定剂，因其可使细胞表面的糖蛋白、脂蛋白溶解脱落从而丢失检测位点。

### （二）单细胞悬液制备

**1. 体液或血液来源标本**　当研究细胞为淋巴细胞时，可采用淋巴细胞分层液或红细胞裂解液将单核淋巴细胞与红细胞分离。操作中需注意以下几点：①处理红细胞时严格掌握时间，保证待检细胞的完整性；②洗涤离心去除细胞碎片时不可以高速离心，以免损伤细胞膜结构；③使待检细胞处于与体内相似的生理条件中，尽量保持细胞形态及结构的稳定。温度在 $25\sim37℃$，pH 在 $7.0\sim7.2$ 为宜。

**2. 实体组织来源标本**　目前对实体组织来源的标本，制备单细胞悬液还存在许多问题。根据不同的组织、不同的实验目的需采用不同的处理方法。机械法、化学法、酶法往往要结合使用。如何能获得更多的完整单细胞、细胞损伤小，还需要大量的摸索工作。

## 二、荧光染色过程中的质量控制

单细胞悬液的荧光染色效果直接影响检测结果，在实验操作中需注意以下几点：

**1. 细胞浓度**　应在 $1\times10^6/ml$ 为宜，细胞浓度过低直接影响检测结果。

**2. 抗体的选择和浓度**　应根据被检测细胞抗原的表达丰度来选择抗体，并确定抗体合适的浓度，以获得较高的荧光强度和较低的非特异性染色。

**3. 对照设置**　应设置空白对照、同种型 Ig 对照、荧光抗体单染对照。在异二倍体细胞分析时，DNA 二倍体应采用经相同条件处理的同源正常组织二倍体细胞的。

**4. 封闭剂**　Fc 受体结合抗体是导致非特异性结合的重要因素，任何细胞上只要存在未被结合的 Fc 受体，都可能出现非特异性结合。虽然血浆中有各种免疫球蛋白，但血细胞上的 Fc 并未完全饱和。在选择阻断 Fc 受体的纯化 IgG 时，应与荧光素标记抗体一致。

## 三、仪器的质量控制

流式细胞仪检测的准确度、精密度、荧光与散射光灵敏度、分辨率是影响流式细胞分析的重要因素。流式细胞仪光学、液流和电子系统的元件损坏或未调试到最佳状态均可导致流式细胞分析结果出现偏差甚至错误。为了使流式细胞分析结果准确可靠并且在各实验室间具有可比性，在每次使用前均应对仪器进行校准（calibration），使仪器达到标准化（standardization）。

### （一）光路校正

光路校正是最关键的校准，其目的是使样本流处于激光束的中心，样本流与激光束发生相互作用的信号能够被灵敏地检测到，信号脉冲有最大的幅度和最小的宽度以及良好的重复性。在散射光或荧光直方图中表现为峰的高度最高，宽度最窄。校正物采用散射光和荧光均一的颗粒或微球最佳。荧光强度的变异系数（coefficient of variation，CV）较小，一般<2%。

此外还有荧光线性、荧光灵敏度的校准，光散射灵敏度的校准，在这里不做详述。

### （二）荧光补偿

荧光补偿是指修正荧光渗漏的过程，从探测到的荧光信号中去除其他的干扰信号的过程（见本章第三节）。

## 四、数据获取和分析中的质量控制

数据获取是建立在仪器性能校准合格的基础上。为了结果的可靠，获取的细胞量至少应该在 $10000\sim20000$ 个，根据不同的实验目的需要的细胞量可能更多。细胞周期检测应收集 30000 个以上细胞，微小残留病变（minimal residual disease，MRD）检测时应收集 50000 个以上的细胞。

在数据分析时设门至关重要。设门就是确定分析区域，应将待分析的细胞类型 95% 以上的细胞圈在门内，即细胞群的遗漏率要控制在 5% 以内；对于细胞周期分析，设门时应圈定单个细胞，排除细胞碎片、杂质和粘连细胞，否则将使 DNA 直方图的基线不同程度抬高，对细胞周期和倍体分析造成影响。

在检测过程中，可以使用检测试剂配套或者第三方质控品，与待检样本一起进行检测。按照利维-詹宁斯（Levey-Jennings）质控图对质控结果进行分析。只有质控结果在控，才能发出检验报告；如果质控结果失控，则需查明原因，纠正后待质控在控再重新检测样本。除了进行室内质量控制，控制检测的不精密度以外，还应参加室间质评，控制检测的不准确度。

**二维码 13-5　知识聚焦四**

---- **问题导航五：** ----------------------------------------------------

如案例 13-1 中的检查结果所示，使用流式细胞仪检测淋巴细胞亚群对于疾病诊断有哪些意义？

-------------------------------------------------------------------------

# 第五节　流式细胞分析的临床应用

流式细胞分析的临床应用目前主要集中在以下几个方面：①免疫学领域，流式细胞术用来评估人体的免疫状态，进而辅助判断感染性疾病、免疫增殖性疾病、免疫缺陷性疾病、自身免疫病等；②血液学领域，用来对血液系统疾病进行免疫表型分析，对白血病微小残留病变进行治疗监测；③临床肿瘤学领域，通过流式细胞技术检测 DNA 倍性和细胞周期分析，对肿瘤或癌前病变进行提示；④器官移植领域，流式细胞分析在移植术前的交叉配型、抗体检测和移植术后免疫状况的监测中应用广泛。以下对免疫学、血液学和器官移植中的应用作进一步介绍，肿瘤中的应用不作详述。

## 一、机体免疫状态的检测

### （一）淋巴细胞及其亚群分析

淋巴细胞来源于造血干细胞，主要分布于血液、淋巴液、淋巴器官及淋巴组织中。体内的淋巴细胞在血液与淋巴系统之间不断循环，被活化后具有进入外周组织的能力。血液淋巴细胞是一群异质性极强的细胞，根据淋巴细胞的功能及膜表面标志，主要分为 T 细胞、B 细胞和 NK 细胞三个亚群，但三者在普通光学显微镜下无法区分，血细胞分析仪也不能鉴别，只有用流式细胞仪结合单克隆免疫技术才能准确分类计数。通过检测淋巴细胞及其亚群，可以了解外周血中各类淋巴细胞及其功能亚群的比例以及动态变化，此外对于一些疾病，如免疫性疾病、感染性疾病、肿瘤等的诊断、治疗，免疫功能重建和器官移植监测等具有重要意义。

**1. T 细胞及其亚群**　外周成熟的 T 细胞特有的标志 TCR 和 CD3 是重要的表面抗原，再按 CD 分子表达不同将 T 细胞分为 CD4$^+$ 和 CD8$^+$ 两大亚群，又称为辅助性 T 细胞（helper T cell，Th）和细胞毒性 T 细胞（cytotoxic T cell，Tc）。

（1）Th 细胞：是一群表达 CD3$^+$CD4$^+$CD8$^-$ T 细胞，识别 MHC Ⅱ类分子。功能复杂，主要辅助淋巴细胞的发育和分化，产生细胞因子，参与固有和获得性免疫。根据其产生的细胞因子和生物学效应的不同又可进一步分为 Th 细胞的亚群。

（2）Tc 细胞：是一群表达 CD3$^+$CD4$^-$CD8$^+$ T 细胞，识别 MHC Ⅰ类分子。Tc 细胞是重要的效应细胞，其特点是特异性直接杀伤靶细胞，Tc 细胞在参与机体的抗肿瘤免疫、抗病毒感染、介导移植排斥反应和自身免疫病中均发挥重要作用。

**2. B 细胞及其亚群**　外周血中成熟的 B 细胞约占淋巴细胞的 5%～15%，其特有的标志为 BCR，即膜表面免疫球蛋白（SmIg），主要表达 CD19、CD20、CD21、CD22 分子。根据发育分化和表达 CD5 分子的不同，可将 B 细胞分为 B1 细胞和 B2 细胞，正常人外周血中以 B2 细胞为主。活化的 B 细胞参与固有和获得性免疫，在 Th2 辅助下分泌抗体。

**3. NK 细胞** 为一组大颗粒的淋巴细胞，正常人外周血中成熟的 NK 细胞约占 10%，其主要的表面标志包括 CD16、CD56、CD2（LFA-2）、CD11a/CD18（LFA-1）。目前临床上将 $CD3^-$ $CD16^+CD56^+$ 淋巴细胞确定为 NK 细胞。NK 细胞主要通过穿孔素、颗粒酶等方式或抗体依赖细胞介导的细胞毒作用（ADCC）发挥细胞毒性效应，不受 MHC 限制，在机体的抗感染免疫和抗肿瘤免疫中发挥作用。NK 细胞还分泌 IFN-γ 等细胞因子参与免疫应答调控。

## （二）淋巴细胞功能分析

淋巴细胞表面标志的检测不能完全了解各类淋巴细胞的功能，特别是对激活状态的淋巴细胞功能的检测，需采用细胞内细胞因子测定或体外培养后细胞的标记染色进行检测。

**1. 细胞介导细胞毒试验** 体外培养的淋巴细胞在与靶细胞共同培养后，对靶细胞有杀伤功能，其杀伤活性强弱的测定可利用碘化丙啶（PI）能渗透到死亡细胞致核染色的特点，用 FCM 分析死亡靶细胞的比例，了解淋巴细胞的细胞毒活性。

**2. 细胞内细胞因子测定** 细胞因子广泛参与体内免疫调节及炎症反应、组织修复、刺激细胞的增殖与凋亡等重要生理活动，在抵抗外来病原体侵袭及维持机体内环境平衡中起重要作用。细胞内细胞因子的检测比血浆内细胞因子的分析更具意义，可以对细胞进一步分群，例如对 $CD3^+CD4^+$ T 细胞内细胞因子 IL-4 和 IFN-γ 的分析可以区分 Th1 细胞和 Th2 细胞。具体操作是：用高尔基复合体分泌阻断剂处理经抗原活化的淋巴细胞，抑制细胞因子分泌，再用荧光抗体对淋巴细胞表面标志染色，以皂角素通透细胞膜，最后用细胞因子荧光抗体对细胞进行胞内染色。通过 FCM 分析确定某淋巴细胞群体分泌的细胞因子及其相对含量。

# 二、艾滋病诊断中的应用

艾滋病又称获得性免疫缺陷综合征（acquired immune deficiency syndrome，AIDS），是由人类免疫缺陷病毒（HIV）感染人体后，选择性破坏 $CD4^+$ T 辅助细胞，T 细胞亚群比例失衡，T 细胞功能降低，进而导致全身免疫功能受损。AIDS 患者的一个特征性实验室指标为：T 细胞总数减少，T 细胞亚群 $CD4^+/CD8^+$ 比例倒置，常常＜0.5，比值越低细胞免疫功能受损越严重；$CD4^+$ T 细胞数量显著下降，常小于 $0.5×10^9$/L；$CD8^+$ T 细胞数量可正常或增加，NK 细胞减少或活力下降，B 细胞群处于正常范围。FCM 是 AIDS 免疫功能检测的重要手段，不仅可以反映淋巴细胞各个亚群的相对比例，而且能够检测不同亚群的绝对数量。动态监测 T 细胞亚群有助于临床对患者进行疾病分期、进展评估、预后判断和疗效观察。

# 三、白血病诊断中的应用

白血病是一组高度异质性的造血系统恶性肿瘤，主要累及造血干细胞及造血祖细胞。正常情况下，造血细胞在分化发育的不同阶段会表达不同的分化抗原（CD）。白血病的肿瘤细胞是处于不同分化阶段的血液细胞，因此都携带有血液系统不同谱系、不同阶段的 CD 标志。FCM 对外周和骨髓细胞表面抗原、DNA 倍体、细胞周期和细胞凋亡进行检测，为血液系统疾病的诊疗和预后判断提供重要的依据和信息，是白血病诊断和预后判断的金标准之一。

白血病诊断常用的谱系分子有：①T 细胞系，包括：CDla、CD2、CD3、CD4、CD5、CD7、CD8 和 TCR；②B 细胞系，包括：CD10、CD19、CD20、CD22、CD79a 和 SmIg；③NK 细胞系：CD16、CD56 和 CD57；④髓系，包括：CD13、CD14、CD15、CD16、CD64、CD33、CD117、髓过氧化物酶（myeloperoxidase，MPO）；⑤红系，包括：CD71 和血型糖蛋白（glycophorin A，GlyA）；⑥巨核系，包括：CD41、CD42 和 CD61；⑦干祖系及非系列相关抗原，包括：CD34、CD38 和 HLA-DR。由于白血病的诊断比较复杂，除了对血细胞上这些谱系抗原进行检测外，还

需对各个谱系的其他抗原做进一步检测，结合形态学、染色体核型分析、荧光原位杂交（FISH）或分子生物学方面的检测结果综合判断。

此外，微小残留病变（minimal residual disease，MRD）是白血病复发的根源，对缓解期患者MRD的检测有助于早期发现白血病的复发并给予及时的早期治疗。

# 四、移植免疫中的应用

移植排斥反应是移植成功的主要障碍，也是移植患者发生的主要免疫应答，其主要靶抗原为HLA。因此，HLA组织配型成为影响器官存活的主要因素。移植术前的交叉配型、抗体检测和移植术后免疫状况的监测对于移植患者有重要的临床意义。目前移植免疫中的FCM应用主要包括流式细胞术的交叉配型（flow cytometry cross-matching，FCXM）和群体反应性抗体（panel reactive antibody，PRA）检测。FCXM，即用荧光标记的抗人IgG抗体检测供体特异性HLA抗体结合于受体淋巴细胞上的水平。该方法比传统方法灵敏、操作时间短，主要用于移植前供者淋巴细胞反应性同种抗体的检测，阳性结果预示移植效果不良。PRA是指在受体体内针对供体的抗HLA-IgG抗体。应用FCM可以对PRA进行定量检测，评估移植患者体内的抗体水平，对降低超急性排斥反应、急性排斥反应，提高移植物存活率具有重要意义。

二维码13-6 知识聚焦五

免疫学检测指标可早于临床排斥反应或器官功能改变而发生变化，因此移植后患者的免疫监测（如T细胞亚群检测、受者HLA抗体检测、细胞因子测定等）以及一些常见病毒感染的检测对于移植后排斥反应的尽早发现、免疫功能的重建预测以及并发感染情况的监控具有重要意义。

## 案例分析 13-1

1. 请以本案例为例，对流式细胞术检测淋巴细胞亚群的结果进行分析解释。

流式细胞术检测的淋巴细胞亚群结果包括各个淋巴细胞亚群的相对计数结果（百分比）和绝对计数结果。

（1）判读结果时，应首先根据下述3个公式对相对计数结果进行评估。

公式a：CD3$^+$（%）+CD19$^+$（%）+CD16$^+$/56$^+$（%）=100%（±5%）；

公式b：CD4$^+$（%）+CD8$^+$（%）=CD3$^+$（%）（±5%）；

公式c：CD4$^+$/CD8$^+$比值>1。

如果CD3$^+$（%）+CD19$^+$（%）+CD16/56$^+$（%）明显大于或小于100%±5%，提示检测系统异常或存在明显淋巴细胞亚群异常；如果CD4$^+$（%）+CD8$^+$（%）明显大于或小于CD3$^+$（%）（±5%），提示存在双阳性（CD4$^+$CD8$^+$）或双阴性（CD4$^-$CD8$^-$）T细胞。生理状态下CD4$^+$/CD8$^+$比值大于1，CD4$^+$/CD8$^+$比值与年龄密切相关，年龄越小则CD4$^+$/CD8$^+$比值越大。CD4$^+$/CD8$^+$比值小于1，往往提示T细胞亚群存在异常。

其次，应进行绝对计数的判断。绝对数标准在不同仪器、不同年龄、不同人群中存在差别，个体间的变化也比较大。应根据实验室的参考范围进行评估。

（2）在本案例中，该患者淋巴细胞亚群相对计数CD3$^+$（%）+CD19$^+$（%）+CD16$^+$/56$^+$（%）为98.95%，其中CD4$^+$（%）+CD8$^+$（%）为91.03%，与CD3$^+$百分比92.44%相近，这样的结果提示样本处理、实验操作合理，结果可信度高。患者总T细胞相对计数升高，总B和总NK淋巴细胞相对计数减少。CD4$^+$/CD8$^+$比值为0.14极低，提示T细胞亚群存在异常。结合患者淋巴细胞亚群绝对计数可以看到，患者存在T抑制细胞绝对计数升高从而导致总T细胞绝对计数升高，并且CD4$^+$/CD8$^+$比值小于1。

2. 该患者的检验报告反映出患者的免疫功能存在什么问题，下一步如何检查？

该患者存在免疫功能缺陷，表现为 $CD4^+/CD8^+$ 比值下降，虽然 B 细胞数量是正常的，但免疫球蛋白却几乎无法测得。结合患者腹泻、反复肺部感染的症状以及较大年龄发病的特点，考虑变异型免疫缺陷病，也称迟发性低丙种球蛋白血症，应进一步行基因检测以明确病因。

（史晓敏）

# 第十四章　临床免疫检验的质量保证

　　质量保证（quality assurance，QA）是临床实验室为监控和提高实验室检测质量而采取的一系列措施，以尽可能降低分析前、分析中和分析后环节错误的风险。本章将结合临床免疫检验的特点，来阐述临床免疫检验中质量保证的内容。

### 案例 14-1

　　患者，女，58 岁，因"慢性胆囊炎"入院，进行胆囊切除手术。术前检查结果：梅毒抗体阳性（酶联免疫吸附试验，检测值为 6.08，cut-off 值为 1.0），HBsAg、抗-HCV 抗体和抗-HIV 抗体均阴性，其他指标均正常。查体及影像学检查均无异常。该受检者认为实验室检测结果为假阳性而进行投诉。实验室对原始标本采用酶免疫吸附试验进行复检，检测值为 3.66。采用梅毒螺旋体颗粒凝集试验（*Treponema pallidum* particle assay，TPPA）和快速血浆反应素（rapid plasma regain，RPR）试验对原始标本检测结果均为阴性。

　　问题：

　　该案例中造成受检者梅毒抗体假阳性结果的原因可能有哪些？

---- 问题导航一：----------------------------------------------------------------

1. 梅毒抗体检测的分析性能指标和临床性能指标有哪些？
2. 案例 14-1 中梅毒抗体检测方法的 cut-off 值与阳性人群、阴性人群检测值之间的关系是什么？

## 第一节　免疫检测方法的建立

　　尽管免疫检测有多种原理，但是在方法建立过程中都需要设定阳性反应判断值、建立分析性能指标和临床性能指标。

### 一、阳性反应判断值的设定

　　在免疫测定中，阳性人群标本检测值的范围与阴性人群标本检测值分布情况见图 14-1。完全重叠（图 14-1A）和完全不重叠（图 14-1B）的情况是理想情况，完全重叠，cut-off 值无论如何设定，检测方法都无法区分阳性人群和阴性人群，即方法没有临床应用价值；完全不重叠，可以100% 区分阳性人群和阴性人群，即方法的敏感性和特异性可以达到 100%。实际目前应用于临床检验的方法，均为图 14-1C，即阴性人群和阳性人群的免疫测定结果有部分重叠，重叠部分越小，区别阳性人群和阴性人群的能力越强，即方法的敏感性和特异性越高。因此为了判断定性免疫测定的结果，需要设定阳性反应判断值，以作为判断阴性或阳性反应结果的依据。

　　阳性判断值的设定和免疫测定方法的敏感性和特异性有直接关系。提高阳性判断值，特异性升高，敏感性降低；反之，降低阳性判断值，特异性降低，敏感性升高。通过在不同阳性判断值水平下，以假阳性率（false positive ratio，FPR）（1−特异性）为横坐标，真阳性率（true positive ratio，TPR）（敏感性）为纵坐标，可以绘制受试者操作特征曲线（receiver operating characteristic curve，ROC curve），即 ROC 曲线。ROC 曲线可以很好地反映不同 cut-off 值下，FPR 和 TPR 之间的关系。ROC 曲线越接近左上角，曲线下的面积越大，方法的准确性就越好。ROC 曲线下的面

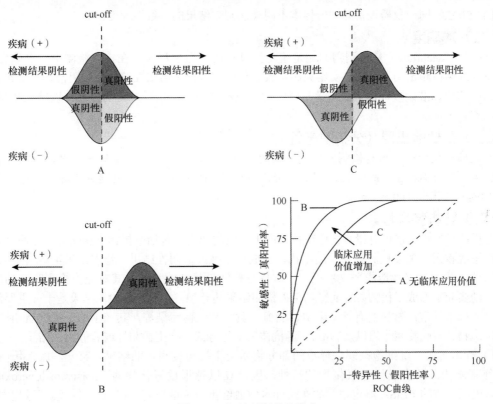

图 14-1　阳性判断值的设定

积（area under curve，AUC）最大的 cut-off 值，即为最佳阳性判断值。建立免疫测定方法，研究最佳阳性判断值时，需包括三组人群：患有该疾病的人群、健康人群和患有其他疾病的人群。例如，建立某种膀胱癌标志物的免疫测定方法，可以包括膀胱癌患者（患有该疾病的人群）、健康人群、其他泌尿系统肿瘤（如前列腺癌、尿路上皮癌、肾细胞癌等）和其他泌尿系统疾病（如间质性膀胱炎、尿道炎等）患者。如果只包括膀胱癌患者（患有该疾病的人群）和健康人群，可能导致阳性人群和阴性人群的重叠部分偏小，根据 cut-off 值计算得到的敏感性和特异性偏高，且 ROC 曲线得到的 cut-off 值与方法最佳的 cut-off 值相差较大。一般来说，研究人群的数量越大、人群类型越广泛，得出的 cut-off 值也越接近方法最佳的 cut-off 值。

## 二、分析性能指标

免疫测定方法常见的分析性能指标有精密度、准确度、最低检出限（分析敏感性）、分析特异性、线性与可报告范围和参考区间等。

### （一）精密度

精密度（precision）为在一定条件下所获得的独立测定结果之间的一致性程度，包括重复性、中间精密度和重现性。重复性（repeatability）指同一操作人员、在同一实验室、采用同一方法、同一仪器设备对同一标本在短时间内测定结果之间的一致性程度。重现性（reproducibility）指采用同一方法、对同一标本在不同实验室、由不同操作人员、使用不同仪器设备测定结果之间的一致性程度。如果以标准差（standard deviation，SD）和（或）变异系数（coefficient of variation，CV）来表示不精密度，重复性的不精密度最小，重现性最大。重复性和重现性以外的情况，均为中间精密度（intermediate precision），如仪器间精密度，即同一方法、对同一标本在同一实验室、由同一操作人员、使用不同仪器设备测定结果之间的一致性程度；又如批间精密度，同一实验室、采用同一方法、同一仪器设备对同一标本不同批次测定结果的一致性程度。

## （二）准确度

准确度（accuracy）是待测物的测定值与其真值的一致性程度。在定性检测中，准确度是指样本阳性或阴性测定结果与其真实结果的一致性程度，可以采用阳性符合率和阴性符合率来表示。在定量检测中，准确度评价主要是评价测定的定量结果与真实定量结果的偏倚，以结果和真实值之间的差异表示。

## （三）最低检出限（分析敏感性）

最低检出限指方法重复检测出待测物质的最低浓度水平，也称最低检出浓度，分析灵敏度。例如，某试剂 HBsAg 的最低检出限为 0.05IU/ml，抗-HBs 的最低检出限为 10mIU/ml；某试剂 CEA 的最低检出限为 0.5ng/ml。

## （四）分析特异性

分析特异性指方法仅对待测抗原或抗体产生反应的能力，包括干扰物质和交叉反应两个方面。

**1. 干扰物质** 免疫检测容易受到干扰，造成假阳性或假阴性结果。错误结果可能对临床诊断产生影响，从而对患者造成严重后果。了解免疫检测常见干扰物质及其对免疫检测影响的原理，对于帮助实验室形成干扰物质可能影响免疫检测结果的意识，正确分析检测结果是十分重要的。

（1）标本异常：常见的有标本溶血、脂血、黄疸和细菌污染等，其产生的干扰物质通过降解待测标志物、与底物相作用以及影响抗原-抗体反应等方式，产生假阳性或者假阴性结果。

1）标本溶血：红细胞破裂后释放的部分物质会干扰免疫测定的结果。第一，血红蛋白中含有血红素基团，其有类似过氧化物的活性，因此在以辣根过氧化物酶（horseradish peroxidase，HRP）为标记酶的 ELISA 测定中，如血清标本中血红蛋白浓度较高，就很容易在温育过程中吸附于固相，从而与后面加入的 HRP 底物反应显色。第二，血红蛋白吸收波长为 450nm，在 ELISA 中会干扰酶标仪检测，可能造成假阳性结果。第三，红细胞破裂也造成蛋白酶的释放，对有的待测物质具有降解作用。如用化学发光法检测心肌肌钙蛋白 T（cardiac troponin T，cTnT）时，标本溶血后释放的蛋白酶可降解血清中的 cTnT，导致出现假阴性结果。

2）脂血：脂血的标本中含有大量乳糜微粒，其光散射特性会产生浊度，影响吸光度值，从而干扰免疫透射比浊法、免疫散射比浊法和化学发光法的结果。有研究表明，中度（1000～2000mg/dl 甘油三酯）至重度（>2000mg/dl 甘油三酯）的脂血可使 IgG、IgM 的检测值明显升高。

3）黄疸：胆红素及其衍生物在特定波长下会干扰吸光度值，且胆红素不稳定的性质使其在不同的介质、pH、温度下转变为不同的衍生物而具有不同的吸收光谱，从而在免疫散射比浊、免疫透射比浊以及化学发光法中造成一定的干扰，如在雌二醇的检测中，一定浓度的胆红素可干扰低浓度雌二醇的检测。

4）细菌污染：在标本采集及血清分离中要注意尽量避免细菌污染。首先，细菌分泌的一些酶可能会对抗原抗体等蛋白产生分解作用，造成标本中相应抗原抗体水平降低；其次，一些如大肠埃希菌的 β-半乳糖苷酶和碱性磷酸酶等会干扰相应标记酶的检测，使加入的底物显色，造成假阳性结果。

（2）内源性抗体：干扰免疫检测的常见内源性抗体有类风湿因子、嗜异性抗体和自身抗体等。内源性抗体可通过与捕获抗体、酶标抗体发生非特异性结合，或者阻断免疫检测系统中靶抗体（或靶抗原）与捕获抗体、酶标抗体的结合，造成假阳性或假阴性结果（图 14-2）。

1）类风湿因子：在类风湿患者、其他自身免疫病以及正常人血清中，均可能含有较高或不同浓度的类风湿因子（rheumatoid factor，RF）。RF 是一种循环的 IgM 自身抗体，具有与变性 IgG 产生非特异结合的特点。在 ELISA 测定中，RF 可与固相上包被的特异抗体 IgG 以及随后加入的酶标特异抗体 IgG 结合，使检测呈现假阳性结果；或者阻断捕获抗体与待测标志物结合，而产生假阴性结果。尤其在捕获法 IgM 型特异抗体的测定中表现最为明显，因为此时固相包被的抗体为

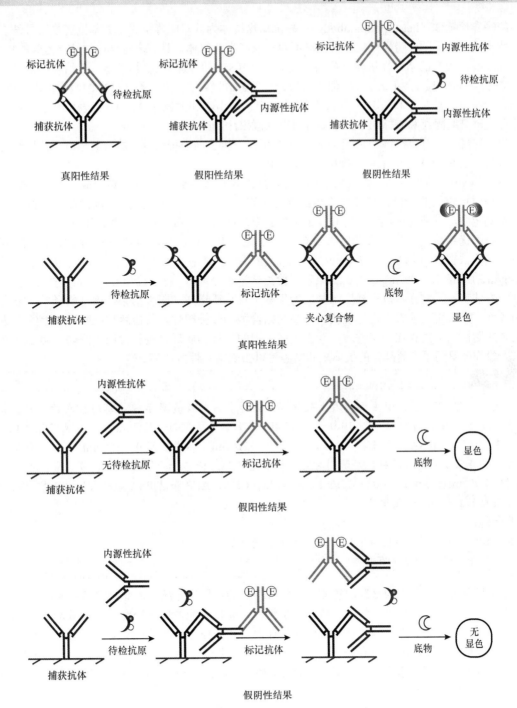

图 14-2　内源性抗体对免疫检测干扰的原理

抗人 μ 链抗体，IgM 型 RF 的存在可使其大量结合于固相，从而产生假阳性的结果。

2）抗动物抗体：抗动物抗体为通过人免疫系统对动物抗原（如小鼠抗体）的免疫反应产生，包括使用动物来源的单克隆抗体药物（如乳腺癌治疗使用的曲妥珠单抗为人源化小鼠抗体）、宠物接触和畜牧业工作等。抗动物抗体可与动物来源的捕获抗体和标记抗体同时结合，多造成假阳性结果。人抗鼠抗体（HAMAs）对免疫检测的干扰作用最为常见，在肿瘤标志物、心肌标志物等检测中均有造成假阳性结果的报道。

3）嗜异性抗体：人类血清中含有抗啮齿类动物（如鼠、马、羊等）的免疫球蛋白的抗体，即天然的嗜异性抗体（heterophil antibody）。与抗动物抗体为针对明确抗原（如单抗药物）且结合力强的特异性抗体不同，嗜异性抗体为针对不明抗原产生的抗体，具有多特异性和结合力弱的特征。有研究表明，天然的嗜异性抗体可分为两类，一类（85% 的假阳性由其引起）可结合于山羊、小鼠、大鼠、马和牛 IgG 的 Fab 区域，但不与兔 IgG 的 Fab 区结合；另一类（15% 的假阳性由其引起）可结合于小鼠、马、牛和兔 IgG 的 Fc 段表位，但不与山羊和大鼠 IgG 的 Fc 段表位结合。嗜异性抗体可通过交联固相和酶标的单抗或多抗而出现假阳性反应。

4）自身抗体：自身抗体如抗甲状腺球蛋白抗体、抗胰岛素抗体等，能与其相应靶抗原结合形成复合物，在 ELISA 方法中可干扰抗原抗体的测定。

（3）其他干扰物质：补体、溶菌酶以及非抗体药物等也会对免疫检测造成干扰。例如，溶菌酶与等电点较低的蛋白质有较强的结合能力。免疫球蛋白等电点约为 5，因此在双抗体夹心法 ELISA 测定中，溶菌酶可在包被的 IgG 和酶标的 IgG 间形成桥接，从而导致假阳性。

（4）干扰物质的识别：实验室人员首先应当具有干扰物质是影响免疫检测结果重要因素的意识。其次，在体外诊断试剂产品说明书中，通常都会对干扰物质进行说明，例如，血红蛋白 500mg/dl、甘油三酯 1000mg/dl 等。如果发现检测结果不合理时，将干扰物质作为可能的原因之一。识别的方法有：①将标本进行梯度稀释，如果是干扰物质造成的阳性结果，梯度稀释后结果通常不为线性；②采用其他方法进行检测。如果初始检测为较强阳性，其他两种或两种以上的方法检测结果为阴性，可能存在干扰物质；③去除样本中的干扰物质后再进行检测。例如，60℃热灭活可以去除类风湿因子，商品化的抗体阻断剂等可以去除嗜异性抗体等。

---

**案例 14-2**

患者，男，76 岁，因主诉"右上腹疼痛"入院，B 超检查显示胆管息肉、左肾囊肿，胰腺未见异常。实验室检查：CA19-9 为 1047.4U/ml（参考区间 0～37U/ml），而 CA125，CEA，AFP 和总 PSA（tPSA）均正常。类风湿因子为 122IU/ml（参考区间 0～15U/ml），其他肝肾功能指标均正常。采用另两种厂家试剂对同一标本进行肿瘤标志物的复检，CA19-9 正常，为 8.9U/ml 和 11.9U/ml（参考区间 0～37U/ml），CA125，CEA，AFP 和总 PSA（tPSA）均正常。实验室怀疑初始 CA19-9 为假阳性。

问题：
1. 该案例中造成 CA19-9 假阳性的原因可能是什么？
2. 假阳性的分析方法有哪些？

---

**2. 交叉反应** 两种不同来源的抗原，可能有相同的抗原决定簇，由此决定簇刺激机体产生的抗体不仅可分别与其自身表面的相应抗原表位结合，而且还能与另一种抗原的相同表位结合，称为交叉反应。对于感染性疾病的特异抗原和抗体，待测病原体外的其他病原体感染者样本，不应出现阳性结果。例如，HBsAg 免疫测定方法，应与甲型肝炎病毒、丙型肝炎病毒、人类免疫缺陷病毒、梅毒螺旋体等抗体无交叉反应。肿瘤标志物 CEA 测定方法，应与 CA125、CA19-9、AFP、PSA 等其他肿瘤标志物无交叉反应。

## （五）线性与可报告范围

在定量检测时，线性和可报告范围也是分析性能指标之一。线性是指在检测体系的检测范围以内，免疫测定值与预期值之间的关系。线性分析可以直接分析已知浓度标本，或者将高浓度标本进行系列稀释，根据每个浓度点检测值与预期量值之间关系来判断是否存在线性。线性范围指检测结果为可接受的线性的浓度范围，即非线性误差应小于允许误差；可报告范围，也称测量范围（measuring range），指检测结果的误差（包括非线性、不精密度或其他来源错误等）在可接受误差内的浓度范围内。在定量检测中，可报告范围内结果为线性关系，如某试剂检测 CEA 的可报告范围为 0.500～200.00ng/ml，该范围内的 CEA 结果均符合线性。

### （六）参考区间

参考区间是指上、下参考限之间的参考值分布范围，医学参考区间通俗地讲就是"正常人"各项生理指标正常波动的范围，主要用于划分正常与异常人群，适用于定量免疫检测。在定性免疫检测中，以正常人群结果为阴性报告结果，以异常人群结果为阳性报告结果，参考值即为阴性。对于正常人群中不存在的标志物，如感染性疾病免疫检测（HBsAg、抗-HCV 抗体等），无论定性或定量检测，参考值均为阴性。

## 三、临床性能指标

免疫测定标志物可用于临床疾病诊断、治疗监测和预后判断等。表示标志物临床应用价值的常用指标有临床敏感性、临床特异性、阳性预测值和阴性预测值等。

### （一）基本概念

临床敏感性、临床特异性、阳性预测值和阴性预测值是容易混淆的概念。临床敏感性和特异性不受人群患病率的影响，阳性预测值和阴性预测值容易受人群患病率的影响。

**1. 临床敏感性（sensitivity）** 指将实际患病者正确地判断为阳性（真阳性）的百分率。计算公式为：$\dfrac{TP}{TP+FN}\times100\%$，其中 TP：真阳性；FN：假阴性。理想测定方法的诊断敏感性应为 100%。

**2. 临床特异性（specificity）** 指将实际无病者正确地判断为阴性（真阴性）的百分率。计算公式为：$\dfrac{TN}{TN+FP}\times100\%$，其中 TN：真阴性；FP：假阳性。理想测定方法的诊断特异性应为 100%。

**3. 阳性预测值（positive predictive value, PPV）** 指特定试验方法测定得到的阳性结果中真阳性的比率，计算公式为 $PPV=\dfrac{TP}{TP+FP}\times100\%$。理想测定方法的阳性预测值应为 100%，亦即没有假阳性。

阳性预测值与特定感染性疾病在某一人群中的流行率直接相关（表 14-1），一个具有 95% 敏感性和特异性的检验方法或试剂在流行率为 10% 的人群中，其 PPV 为 67.9%，而在流行率为 1% 的人群中，其 PPV 则低至 16%。因此，在临床上对怀疑某种疾病（有临床表现或有其他相关指标、家族史的提示）的患者进行检测，则 PPV 将大为提高；相反，如果对所有就诊者常规筛查，PPV 则很低。实验室在建立检测程序时，需要将临床预测值纳入考虑范围内。

表 14-1　流行率对于 95% 敏感性和特异性试验 PPV 和 NPV 的影响

| 结果 | 10% 流行率 | | 1% 流行率 | |
| --- | --- | --- | --- | --- |
| | 检出（+） | 未检出（−） | 检出（+） | 未检出（−） |
| + | 9 500 | 500 | 950 | 50 |
| − | 4 500 | 85 500 | 4 950 | 94 050 |
| 敏感性 | 95% | | 95% | |
| 特异性 | 95% | | 95% | |
| PPV | 9500/[9500+4500]=67.9% | | 950/[950+4950]=16.0% | |
| NPV | 85500/[85500+500]=99.4% | | 94050/[94050+50]=99.9% | |

**4. 阴性预测值（negative predictive value，NPV）** 指特定试验方法测定得到的阴性结果中真阴性的比率，计算公式为 $NPV=\dfrac{TN}{TN+FN}\times100\%$。理想测定方法的阴性预测值应为 100%，亦即

没有假阴性。表 14-1 中可见，人群阳性率越低，NPV 越高。

## （二）根据阳性预测值对定性免疫测定方法的分类

根据 PPV 的高低，定性免疫测定方法可分为筛查试验（screening tests）、诊断试验（diagnostic tests）和确认试验（confirmatory tests）。

**1. 筛查试验和诊断试验**

（1）筛查试验：用于检测整个人群或部分人群中抗原或抗体的存在情况。一般而言，筛查试验应当具有较高的临床敏感性（临床检出率大于 95%），对其特异性和阳性预测值的要求则取决于对各种因素的综合考虑，例如假阳性结果是否会对被检测人经济或心理上产生严重的不良影响、对误诊病例的治疗是否会产生严重的后果（例如，由于风疹抗体水平较高而怀疑妊娠期感染，为避免感染造成的不良后果，需要进行流产手术以终止妊娠）、是否有可以对阳性筛查结果进行确认的试验、确认试验是否易于执行、确认试验是否价格昂贵等。通常情况下，筛查试验结果阴性提示被检测人待测物阴性的可能性很高，而筛查试验结果阳性仅提示阳性结果的可能，但需要进一步确认。

（2）诊断试验：用于检测临床上已怀疑某种疾病的患者中抗原或抗体的存在情况。如果待测的抗原或抗体对于治疗以及判断预后有重要意义，则该诊断试验应当具有足够高的敏感性。如果试验的结果可以很容易地通过确认试验进行确认，且确认试验的准确性高，那么对诊断试验的特异性要求可适当降低。

（3）筛查试验和诊断试验的界定：筛查试验和诊断试验通常都采用敏感性比较高的方法，如果试验的敏感性低，则不适于用作筛查试验或诊断试验。例如免疫渗滤试验，其敏感性往往较低，不适于作为筛查试验或诊断试验。免疫凝集试验、酶联免疫吸附试验、放射免疫分析技术、化学发光免疫分析、荧光免疫分析等敏感性高的方法，一般可作为筛查试验或诊断试验。

有时某一试验既可以是筛查试验也可以是诊断试验，这主要取决于检测的人群。如果人群中抗原或抗体的阳性率很低，检测结果的 PPV 很低，则属于筛查试验；如果是有临床症状、家族史或临床上已怀疑某种疾病的人群，检测结果的 PPV 较高，则属于诊断试验。如梅毒特异性抗体 ELISA 检测，用于术前筛查时，人群梅毒特异性抗体阳性率通常很低，PPV 也较低，此时为筛查试验，检测结果为阳性需要进一步确认；如果用于性病门诊对有接触史或有症状的人群进行检测，PPV 较高，检测结果阳性可用于辅助诊断。

**2. 确认试验** 确认试验用于对筛查试验或诊断试验的结果进行确认。对于确认试验，特异性和阳性预测值比敏感性和阴性预测值更为重要。确认试验可以是免疫测定，也可以是细菌培养或核酸检测。一般来说，可以作为确认试验的免疫测定方法有 Western blotting、重组免疫印迹试验（recombinant immunoblot assay，RIBA）、抗体中和试验等，但这些方法不一定就是确认试验，这取决于试剂的特异性是否足够高。如果诊断试验本身的特异性和 PPV 就很高，那么就没有必要再使用确认试验进行结果的确认。

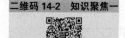
二维码 14-2　知识聚焦一

----**问题导航二：**----

1. 血液标本采集存在哪些影响检测的因素？
2. 案例 14-1 中，实验室在指导临床进行梅毒抗体检验项目的申请、标本的采集和运送时，应注意哪些方面？

# 第二节　分析前的质量保证

分析前阶段是指从临床医生开出医嘱起，按时间顺序的步骤，包括检验项目的申请、受试者准备、标本的采集、运送、接收和保存，至分析检验程序启动前的过程。分析前质量管理是决定检验结果正确、可靠的前提，涉及检验人员、临床医师、护士、护工以及受检者本人等，任何环节的疏漏或不规范均可导致检验结果的误差。

## 一、检验项目申请

**1. 检验项目的选择**　尽管免疫学检验中有少数检测方法特异性和 PPV 很高，可以用于确认试验，例如乙型肝炎病毒表面抗原检测的抗体中和试验等。但是，临床上绝大部分的免疫学检验方法仅能作为筛查试验或者诊断试验，也就是说存在一定比例的假阳性可能。因此，临床实验室必须告知临床医生，在进行检验项目的选择时，如果申请的检验项目用于临床辅助诊断，则接受检验的对象应当为有临床症状、家族史等怀疑可能有某种疾病的患者；如果用于人群筛查，例如乙型肝炎病毒表面抗原、丙型肝炎病毒抗体、人免疫缺陷病毒抗体、梅毒螺旋体抗体的术前筛查或对用于正常人群的体检的其他免疫学检验项目，则阳性检测结果不可用于诊断，必须要采用其他进一步的检测来确认。

**2. 申请单格式和填写**　检验申请单基本信息应至少包括：受检者唯一性标识，如姓名、性别、年龄、科别、病房、门诊号/住院号等；临床诊断或疑似诊断、标本类型、检验项目、送检日期（年、月、日）及标本采集时间与标本接收时间、申请者唯一标识（医师签字）、收费/记账以及检验号等。检验申请单的填写内容要规范、完整，以保证为后续检验流程和结果解读提供必需的信息。

**3. 申请检验项目的时间**　有些免疫检测项目申请时，需注意疾病的时间。通常感染性疾病、排斥反应的免疫检测等都与疾病的时期有关。例如，如果患者处于病原体感染的"窗口期"，则抗原抗体在血液中无法检出；病毒感染 IgM 的升高在感染早期可检出，比较 IgG 抗体的浓度确认近期感染或既往感染，需采用发病早期和恢复期双份血清进行。过早或过晚检测，都可能会导致假阴性结果。在监测治疗药物血液浓度时，更需要注意标本采集的时间。

## 二、受试者准备

受试者接受标本采集前，应避免剧烈运动和进食富含脂肪的食物，建议最好是在安静状态下空腹状态采集标本。因为运动会导致激素水平升高，而高脂血清会对免疫测定产生干扰。此外，一些药物的使用也可能会影响免疫检测。例如某 CEA 检测试剂说明书中注明"利福平（rifampicin）会对 CEA 检测结果造成干扰"；某化学发光免疫分析试剂说明书中要求标本中生物素水平需低于 10ng/ml，因方法中使用链霉亲和素-生物素包被系统，会受生物素干扰造成假阳性结果。如试剂说明书中对可能的干扰药物有说明，实验室应对临床说明血药浓度、治疗剂量或使用药物后采样时间的限制等，如："使用生物素 5mg/d 的剂量时，须在至少用药 8 小时后方能采样"。

## 三、标本采集

**1. 受试者的确认**　实验室需保证标本来自于申请单上的受试者。因此，在对受试者进行取血或采样前，需要首先确定受试者的身份，准确核实受试者的姓名、性别、住院号等信息。对于不能说话或意识不清醒的患者应由相关陪同人员、医生或护士加以确认。如果有腕带，患者的腕带上通常附有上述信息，采样时应先确认这些信息。

**2. 标本类型**　免疫检验的临床标本最为常用的是血清（浆）。目前临床上使用血清（浆）标本测定的标志物一般有感染性病原体的抗原和抗体、肿瘤标志物、自身抗体和细胞因子等。有时因为特定的检测目的，也用到尿液、唾液、口腔黏膜渗出液、脑脊液、干血斑等标本。需特别注意试剂说明书中建议使用的标本类型、试剂说明书未建议使用的标本类型，在未验证检测结果的有效性之前，不建议进行检测。

**3. 采集容器**　标本应采集在密闭的容器中，以方便后续的传送。血清标本采用普通采血管，血浆标本常用肝素和 EDTA 抗凝的采血管，尿液标本采用一次性惰性塑料制成的采尿管。标本采集后应放置在对应该受试者唯一标记信息的容器中，目前普遍使用条形码标记，并与实验室信息系统相关联。如检验项目不能当天完成，实验室经常通过"分单"的方式将标本和尚未完成的检测项目从现有的申请单中分出，在这种情况下，一定要保证分单标本有唯一性的标志，并能溯源到原始标本。

**4. 标本采集注意事项**　经皮穿刺静脉采血时，应注意不要从正在进行静脉输液的一侧手臂采集，以免导致血液被稀释。静脉采血通常采用真空采血系统或注射器进行，当使用注射器采血时，应将注射器与针头先分离，再将血液转移至采血管中。如果直接通过针头注射入采血管内，容易导致标本溶血。婴儿常采集毛细血管血，相比静脉血更容易发生溶血。将血液收集到采血管后，如果为抗凝管，应立即轻轻颠倒混匀至少 10 次，以避免发生凝血或溶血。尿液标本可以分为晨尿、随机尿、计时尿和中段尿等，应向受试者清楚说明尿液标本类型以及留取方法。脑脊液标本需由临床医生腰椎穿刺采集，应注意避免穿刺损伤出血造成血液污染。

## 四、标本的运送

标本一经采集，应尽快送到检测实验室。标本应由专人送检，负责标本运送的人员应掌握相关知识。运送过程应避免剧烈振荡，采血管应垂直、正置以最大程度减少血液震荡造成的溶血，并避免血清样本被红细胞和纤维蛋白污染。运送过程中应防止标本容器破碎和标本溢漏，注意标本的隔离、封装和容器的密闭。特别是对有高度生物传染危险性的标本，必须按照特定生物安全要求进行。院外运输参照《可感染人类的高致病性病原微生物菌（毒）种或样本运输管理规定》（卫生部第 45 号令），应采用三层容器对样本进行包装。院外运输时，需根据标本中待测标志物的稳定性，来决定标本的运送温度和时间要求。血清或血浆标本需要规定采集后完成离心的时限，如果不能在规定的时间内送至实验室进行离心，标本采集的地点应配备离心的条件，并先完成离心，再送至实验室。

## 五、标本的接收

标本接收是对标本质量是否符合要求确认的关键步骤。实验室需检查标本采集的容器是否正确、标本标识是否清晰完整、标本量是否达到要求、标本运送温度和时间是否符合要求（如冷冻标本已经融化）。实验室应规定标本合格的标准以及拒收标本类型，如溶血、脂血、黄疸、细菌污染由于对免疫检测存在干扰，是临床实验室常见的拒收标本类型。对于接收的标本应进行正确的预处理。例如，血液标本在没有促凝剂的情况下，通常半小时后开始凝固，18～24 小时完全凝固。未充分凝固的标本离心产生的血清可能残留纤维蛋白原，容易造成假阳性结果。因此，血液标本采集后，应使其充分凝固后再分离血清，或标本采集时用带分离胶的或者含有促凝剂的采血管，在标本充分凝固后分离血清。

## 六、标本的保存

标本接收后，最好能立即进行检测，如果不能立即检测，必须对标本进行适当的保存。标本在 2～8℃下保存时间过长，IgG 可聚合成多聚体，在间接法 ELISA 测定中会导致本底过深，甚至造成假阳性。血清标本如以无菌操作分离，则可以在 2～8℃下保存一周，如为有菌操作，则建议在-20℃以下保存。标本的长时间保存，应在-70℃以下。

二维码 14-3　知识聚焦二

　　1. 常用的血液抗凝剂有哪些？
　　2. 常用的血清分离剂有哪些？

---

**问题导航三：**

　　1. 为什么实验室需要对试剂方法进行性能验证？
　　2. 室内质量控制和室间质量评价有什么相同和不同之处？

---

# 第三节　分析中的质量保证

　　分析中阶段是指从标本前处理到标本检测完成，形成报告结果的过程，其质量保证的内容包括：实验室环境条件、仪器设备维护校准、试剂方法的性能验证、标准操作程序的建立、人员培训、室内质量控制、室间质量评价和实验室比对等，是决定检验结果正确、可靠的关键，也是临床免疫检验质量保证的核心。

## 一、实验室环境条件

　　作为一个临床实验室，首先应有充分的空间、良好的照明和空调设备，这是保证检验人员做好工作的前提。充分的空间和空调设备有助于仪器设备维持良好状态，自动化仪器对安装环境有一定的要求，例如应避免灰尘、振动、阳光直射、过于潮湿以及温度波动过大等。

　　在免疫检验中，温湿度的控制不仅是为了仪器设备的正常运行，更重要的是，免疫测定涉及抗原抗体的相互作用，温湿度变化对这一过程影响很大。因此，临床免疫检验实验室应维持一个稳定、符合要求的温湿度条件，以保证检测结果的准确性。特别是在季节性极端温度情况下，要注意监测室内温度的变化。在低温条件下，抗原-抗体反应效率会相应降低，从而影响检测结果。此外，水质也是环境条件的一个方面，实验室需检查用于复溶或者试剂配制相关的水质情况，避免真菌或者细菌污染。

## 二、仪器设备维护校准

　　免疫检验所涉及的仪器设备必须制定严格的维护保养措施，对于仪器易出现问题的区域，如洗涤区等应多注意养护。由于光学系统缺乏保养，或由于未能清洁空气滤光片所致的过热而引起的输出量的变化，也会导致测定结果的改变和室内质量控制的失败。荧光免疫分析中使用的荧光显微镜，其汞灯都具有一定的寿命，建议定期使用光度检测器来监测显微镜的光强，如光强不符合要求，应当及时更换汞灯光源。临床免疫检验项目检测过程中涉及的关键设备，包括移液器、温度计、温育箱、酶联免疫分析仪、各种全自动检测设备等，均应定期进行校准。

## 三、标准操作程序的建立

　　在免疫测定中，试剂准备、加样、温育、洗涤、显色（或测定信号激发）和测定等每一步骤均对测定结果产生较大的影响。确保检测结果可靠性需要将每个操作步骤标准化，并形成标准操作程序（standard operation procedure，SOP）。实验室应根据试剂说明书，建立包含检测全过程的标准操作程序，包括但不限于标本采集、运送、保存、标本前处理、检测流程、结果报告和解释、仪器设备维护和室内质量控制等。最重要的是所有的实验技术人员在进行相关测定时，必须严格按相应的 SOP 进行操作，除非经实际工作证明正在使用的 SOP 中有不适当之处时，才可对 SOP 按一定程序进行修改。

# 四、人员培训

　　临床免疫检验的项目广泛，检测技术众多，既包括手工操作，又包括自动化仪器操作，要求实验人员具有一定的专业技术知识和经验，包括检测技术的基本原理、实验操作、仪器设备的使用、维护和保养、室内质量控制、生物安全、结果的报告和解释等。从实际工作来看，不同的操作者所得到的测定结果往往差异很大。因此人员的培训非常重要，应根据实际工作的需要，建立定期培训计划。特别是对实验室建立的 SOP 应重点培训。

# 五、性能验证

　　性能验证指在常规应用前，应由实验室对未加修改而使用的已确认的检验程序进行独立验证。试剂厂家在建立免疫检测方法时，已经确立了方法的分析性能指标（见本章第一节），实验室在临床应用前，应通过性能验证，确定按照所提供的试剂盒或检测系统说明书使用时，能复现生产厂家所宣称的检测性能。

　　由于人员能力（人）、仪器设备状态（机）、试剂耗材质量（料）、标准操作程序（法）和实验室环境条件（环）等方面的原因，试剂或者检测系统在实验室应用的性能，可能并未达到生产厂家所宣称的检测性能，因此性能验证是非常关键的质量保证措施。可能影响检测的原因有：①人员能力：试剂在室温条件下平衡时间不足、未按照试剂说明书来操作、移液器使用不当造成加样不准确、试剂配制不当、标本未充分混匀、洗液瓶未定期清洗造成细菌污染、使用过期试剂等；②仪器设备状态：移液器本身加样不准确、移液器头和移液器之间连接不好、温育箱温度控制异常、酶联免疫分析仪受到污染、全自动检测设备加样探针伸入样本深度不足、清洗管路不通畅、显微镜光源强度不足等；③试剂耗材质量：试剂运输过程温度未达到要求、试剂不同批次质量存在差异、校准品浓度存在差异、反应管有灰尘或者磨损等；④标准操作程序：标准操作程序部分未按照试剂说明书设置，如采用不同类型的标本、不同的采血管、不同的离心时间、使用非配套的耗材等；⑤实验室环境条件：实验室温度调节装置异常导致温度过高或过低、湿度过高或过低等。因此，性能验证应在使用新的检测试剂或系统时、更换检测试剂或系统时、检测试剂或系统出现重大改变时（如仪器设备故障维修）进行。

　　性能验证与方法的分析性能指标相对应，主要包括：精密度、准确度、最低检出限、线性和可报告范围、参考区间和分析特异性等。

　　**1. 精密度**

　　（1）定量检测：在定量检测中，可将精密度评价理解为是对检测系统随机误差的一种度量，无法用数字来表示，只能通过不精密度如标准差或变异系数来评估，标准差或变异系数越小精密度越好。

　　（2）定性检测：只报告定性结果，根据是否有检测值可以分为两种情况：①有检测值，如 ELISA 方法的 S/CO 比值。可以与定量检测相同，重复检测同一阳性样本，计算检测值（如 S/CO 比值）的 SD 和 CV 来表示不精密度；②无具体检测值或者只有滴度值，例如免疫层析试验、免疫渗滤试验、间接免疫荧光试验等，可使用一份接近临界浓度的阳性标本，进行 20 次以上的重复检测，计算出现阳性率在 5%～95% 的浓度范围，从而明确同一标本重复检测可获得一致结果时的浓度范围。

　　**2. 准确度**

　　（1）定量检测：定量检测的准确度评价，有两种方法：一是可使用待验证方法对已知标准值的标准物质进行分析，将检测结果与已知标准值进行比较。二是同时使用待评估项目与参考方法对同一批次样品（包括测定线性范围高中低浓度样本）进行分析，然后将不同方法得到的结果进行对比分析。但是，大多数免疫分析项目没有参考方法或者已知标准值的样本，这种情况可以使用回收实验来评价准确度，具体为添加已知量的待测物，计算（测定浓度-添加前浓度）/添加物浓度，来计算回收率，回收率越接近 100%，准确度越高。可以设置可接受的回收率范围，如某试剂设定的 CA125 检测回收要求为 100%±15%，实际评价时回收率为 89%，即满足要求。

（2）定性检测：通常是将其待验证方法与一公认（金标准方法或参考方法）或实验室已在使用的方法同时检测日常工作标本，然后比较两种方法之间结果的差异，不一致的结果再用第三种或金标准方法确认，通过计算阳性符合率和阴性符合率来评价定性测定的准确度。如抗-HIV 抗体 ELISA 方法的准确度，可以与抗-HIV 抗体确认试验（金标准方法）相比较，计算阳性符合率和阴性符合率。

**3. 最低检出限（分析敏感性）**　实验室可验证厂家或方法建立者给出的检测下限是否正确，具体做法是：采用浓度为检测下限的标本检测至少 20 次，如产生 95% 的阳性结果，则符合要求验证通过；不符合要求则联系试剂厂家或方法建立者，或自行建立检测下限。

**4. 线性与可报告范围**　实验室可通过"多点法"进行简单验证，推荐至少使用 4 个，最好是 5 个不同浓度水平标本进行验证。这些不同浓度标本中需包含一个接近最低检出限浓度和一个接近或稍高于最高检测限浓度的标本，对标本进行重复测量，以测量值均值为 Y 轴，预期值为 X 轴绘制图形进行分析。

**5. 参考区间**　在实验室开展新的检测项目、原有检测项目试剂方法改变、患者人群改变的情况下，实验室均应当进行参考区间的验证。可基于入选和分组的标准，选择一定数量的健康受试者，根据检测结果超出验证区间的数量是否符合要求来判断是否接受试剂说明书中的参考区间。例如，20 个健康受试者中，超出待验证参考区间数量≤2 个，则接受；如为 3 个，则重新选择 20 个健康受试者，如超出待验证参考区间数量≤2 个，则接受。如果不符合，则实验室考虑是否存在人群差异，必要时自行建立参考区间。

# 六、室内质量控制

临床免疫检验与其他临床检验一样，产生的检验误差有两类，即系统误差和随机误差。系统误差通常表现为质控品测定均值的漂移，是由操作者所使用的仪器设备、试剂、标准品或校准品出现问题而造成的；而随机误差则表现为测定值 SD 的增大，主要是由实验人员的操作等随机因素所致，其出现难以完全避免和控制。室内质量控制的功能就是发现误差及分析误差产生的原因，采取措施予以避免。因此在开展室内质量控制前，应尽量控制产生误差的因素，这是做好室内质量控制的前提，也是保证常规检验工作质量的先决条件。

## （一）室内质量控制品

理想的室内质量控制品应具有良好的均匀性、稳定性、互通性，无生物传染风险。弱阳性质控品浓度接近试验或临床决定性水平，定量检测项目质控品浓度在可报告范围内，并有高、中、低三个浓度水平。

**1. 均匀性**　是室内质量控制品的基本性质。均匀性指物质的一种或几种特性具有相同组分或相同结构的状态。如果是定性检测，不同样本管检测的定性结果应当相同；如果是定量检测，测得的误差应与方法精密度相近。

**2. 稳定性**　指在规定时间范围和环境条件下，室内质量控制品的待测标志物量值保持在规定范围内的能力。由于统计学室内质量控制是连续地监测实验室测定重复性，因而要求室内质量控制标本在适当的储存条件下能长期稳定，这是室内质量控制标本所必须具备的一个条件。

**3. 互通性**　质控品的基质应尽可能与临床常规实验中的待测标本一致，如临床常规实验中的标本为血清，质控品亦应为血清，以避免可能的"基质效应"。

**4. 浓度水平**　室内质量控制品要求其所含待测物的浓度接近试验或临床决定性水平。所谓"试验的决定性水平"是针对定性测定来说的，是指特定试验的测定下限，亦即特定试剂的阳性反应判断值。使用接近试剂盒阳性反应判断值的室内质量控制品，能最灵敏地反映常规测定中的批间变异。而"临床决定性水平"则是对定量测定而言，即测定物在此浓度时即具有相应临床采取诊疗措施的要求或具备决定性的临床诊疗价值。因此，使用接近临床决定性水平的室内质量控制品最能反映该指标的测定有效性。定量检测项目的室内质量控制品可包括高、中、低三个浓度水平，以监测不同浓度水平定量检测的精密度。

室内质量控制品主要是用于监测实验室测定的批间批内变异（重复性），提供浓度范围即可，不需要提供精确的浓度。

**5. 生物安全**　室内质量控制品须无已知的传染危险性，对已知的经血液传播的病原体如 HIV、HCV 和 HBV 等必须作灭活处理。

## （二）室内质量控制方法

室内质量控制的方法可分为非统计室内质量控制方法和统计室内质量控制方法。

**1. 非统计室内质量控制方法**　在检测临床标本的同时，将靶抗原或抗体浓度接近试剂测定下限的质控品和阴性质控品，随机放在临床标本中间，同时进行测定，质控品检测结果与预期结果相符，则质控在控。适用于定性和半定量免疫检验项目，常用的方法有免疫沉淀试验、免疫凝集试验、荧光免疫分析、固相膜免疫分析技术、ELISA 和化学发光免疫分析等。例如，检测自身抗体的荧光免疫分析和免疫印迹试验，每次测定都应至少同时检测一个已知的弱阳性对照，从而有助于判断临床标本的检测结果是否有效。

**2. 统计室内质量控制方法**　统计学质量控制就是根据小概率事件的原理，对阳性质控品进行重复测定，对重复测定的室内质量控制结果进行统计分析，及时发现误差的产生并分析误差产生原因，并采取措施。适用于定量免疫检验项目及以数字形式表示（如 S/CO 比值、cut-off 指数等）的定性免疫检验项目，采用放射免疫分析、ELISA 和化学发光免疫分析等的定性免疫检验项目均可采用这种统计质控方法。

（1）进行实验变异的基线测定：所谓基线测定就是首先使用质控品确定实验在常规条件下的变异。常规条件下的变异（routine conditions variance，RCV）则是指在仪器、试剂和实验操作者等可能影响实验结果的因素均处于通常的实验室条件下时，连续测定同一浓度同一批号质控品 20 批次以上，即可得到一组质控数据，经计算可得到其 $\bar{X}$、SD 和 CV，此批间 CV 即为 RCV。所有测定数据不管其是否超出 3SD，均应用于上述统计计算。

（2）设置质控规则：常用的质控图有 Levey-Jennings 质控图方法、Levey-Jennings 质控图结合韦斯特加德（Westgard）多规则质控方法、累积和（CUSUM）质控方法和即刻法等。其中，Levey-Jennings 质控图法是目前应用较为广泛的一种统计学质量控制方法（图 14-3）。

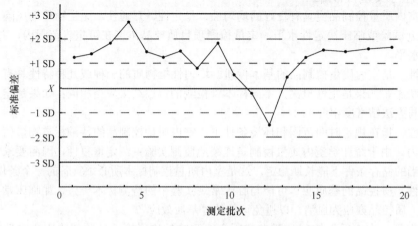

图 14-3　Levey-Jennings 质控图

质控规则即设定发生小概率事件的上下限范围，如果超过这个上下限范围，则为小概率事件，判定为失控。临床实验室可根据实际情况，来设定失控的上下限范围。例如，以 ±2SD 为告警限，±3SD 为失控限判断质控结果，其基本的统计学含义为：在稳定条件下，20 个室内质量控制结果中不应有多于 1 个结果超过 2SD（95.5% 可信限）限度；在 1000 个测定结果中超过 3SD（99.7% 可信限）的结果不多于 3 个。因此如以 ±3SD 为失控限，假失控的概率为 0.3%。常用的质控规则有：

1）$1_{2S}$ 规则表示 1 个质控测定值超过 $\bar{X}$±2SD 质控限，是 Levey-Jennings 质控图上的警告限。

2）$1_{3S}$ 规则表示 1 个质控测定值超过 $\bar{X}$±3SD 质控限，此规则对随机误差敏感。

3）$2_{2S}$ 规则表示 2 个连续的质控测定值同时超过 $\bar{X}$+2SD 或 $\bar{X}$–2SD 质控限，此规则主要对系统误差敏感。

4）$4_{1S}$ 规则表示 4 个连续的质控测定值同时超过 $\bar{X}$+1SD 或 $\bar{X}$–1SD，此规则主要对系统误差敏感。

5）$7_T$ 规则表示 7 个连续的质控测定值呈现出向上或向下的趋势，可用于判断系统误差。

6）$10_{\bar{X}}$ 规则表示 10 个连续的质控测定值落在均值（$\bar{X}$）的同一侧，此规则主要对系统误差敏感。

7）对范围的质控规则可以表示为 $R_L$，其中"R"表示同一批次 2 个质控结果之间的差值，"L"的意思是质控限，来自于正态分布。例如，$R_{4S}$ 规则表示在同一批内最高质控测定值与最低质控测定值之间的差值超过 4S，此规则主要对随机误差敏感。

在上述规则中，实验室若以 ±2SD 为失控限，假失控的概率太高，通常不能接受；以 ±3SD 为失控限，假失控的概率低，但误差检出能力不强。广泛采用的 Westgard 多规则质控方法，以 1 次质控结果超过 ±2SD 为告警规则，并通过 Westgard 质控规则进行核查，包括 $2_{2S}$ 规则、$1_{3S}$ 规则、$4_{1S}$ 规则和 $R_{4S}$ 规则等。如果通过核查，则为在控，结果可以报告；如未通过，则按照失控处理。这种方法可以降低假失控率，并及时发现实验室的误差。

## （三）失控后的处理

质控品应与患者标本同等对待，不能进行特殊处理，在每批患者标本测定的同时测定质控品，将所得结果标在质控图上。质控品在控时，方能报告该批患者标本的测定结果，质控品失控时，说明测定过程存在问题，不能报告患者标本结果，应解决存在的问题，并重新测定在控后方能报告。

失控后的最佳处理是确认失控的原因，发现问题并提出妥善解决的办法，消除失控的原因，并防止以后再次发生。以下为导致失控的常见因素。

**1.** 测定操作中的随机误差，如标本和试剂吸取的重复性差、试剂未混匀、洗涤不充分和温育时间及环境条件的一致性不佳等。

**2.** 仪器的问题，如光路不洁、比色波长不对、管道堵塞等。

**3.** 试剂的问题，如校准品不对或变质、显色底物变质、试剂受到污染和试剂因储存不当失效等。

**4.** 室内质量控制品失效。

寻找失控原因和处理的步骤包括：重新测定同一室内质量控制品、新开一支室内质量控制品重新检测、进行仪器维护或更换试剂、重测失控项目、重新校准等。如仍无法纠正，则应暂缓失控项目标本的检测，并要求包括检测系统厂商技术支持人员等在内的所有可能的技术支援，寻找失控的原因。

## （四）室内质量控制数据的评价和管理

室内质量控制数据是用来控制实际过程的，表达应清楚直接，在质控图上记录结果时，应同时记录测定的详细情况，如日期、试剂、质控品批号和含量及测定者姓名等。除了将室内质量控制数据作为日常质控外，还应定期对室内质量控制数据进行汇总、分析和保存。定期汇总相关信息，统计得到室内质量控制重要指标，如均值、SD、CV 等，并注意分析这些结果与累计结果间的差异，决定是否有必要对质量控制图的这些参数进行修改，从而达到室内质量控制的目的。室内质量控制原始结果、质量控制图应随汇总结果等进行妥善保存，以备回顾性分析时使用。

### （五）室内质量控制的局限性

室内质量控制可确保每次测定与确定的质量标准一致，但不能保证在单个的测定标本中不出现误差。比如标本吸取错误、结果记录错误等。此类误差的发生率在不同实验室有所不同，分布于测定前、测定中和测定后的不同阶段。

## 七、室间质量评价或实验室间比对

室间质量评价（external quality assessment，EQA）或定期的实验室间比对可监测不同实验室检测的准确性或不同实验室间结果的可比性情况。EQA 的通常做法是：一个 EQA 组织者定期发放一定数量统一的质控标本给各参加质评实验室，然后实验室将其测定结果在规定时间内按照统一的格式报告至组织者进行统计学分析，最后组织者向参加实验室寄发 EQA 报告。国际上的 EQA 组织机构有英国国家室间质量评价计划（National External Quality Assessment Schemes，NEQAs）和美国病理学家协会（College of American Pathologists，CAP）。国内最大的 EQA 组织机构是国家卫生健康委临床检验中心（National Center for Clinical Laboratories，NCCL）。室内质量控制确保实验室室内测定质量的一致性，而 EQA 则提供实验室间比对的结果。EQA 在质量保证中对室内质量控制有补充作用。

二维码 14-4　知识聚焦三

实验室间比对是按照预先规定的条件，由 2 个或多个实验室对相同或类似标本（通常是新鲜患者标本）进行检测。实验室间比对适用于室间质量评价不包括的项目，通常用于与上级或同级实验室间的比对，以评估该检测结果的可靠性。

### 知识拓展 14-3

1. 如何进行移液器的维护和校准？
2. 如何进行即时检测（point of care testing，POCT）的室内质量控制？

----- 问题导航四： ----------

1. 检验报告单上应包含哪些内容？
2. 案例 14-1 中实验室对"术前筛查"出现的梅毒抗体阳性结果应如何与临床沟通？

# 第四节　分析后的质量保证

分析后的质量控制是指对获得检验结果后的主要过程进行质量控制，主要包括结果的报告与解释、检验后标本的保存与处理以及咨询服务等。

## 一、结果报告与解释

### （一）结果的报告

结果报告应遵循标准化的原则。对于临床实验室报告的基本内容，可以参考 CNAS-CL02:2023《医学实验室质量和能力认可准则》中的相应条款。主要内容应包括以下方面。

**1. 基本信息**　包括：①患者的姓名、性别、年龄；②送检科室或单位名称；③标本采集时间和实验室接收标本时间；④标本的编号或条码；⑤检测项目；⑥标本类型；⑦检测方法和主要设备等。

**2. 检测结果**　包括：①将检测结果对应检测项目的名称，列在报告单上；②定量检测结果报告量值及相应单位，并注明项目的参考区间或检测方法的线性或可报告范围；③定性检测，筛查试验或诊断试验阳性的结果仅代表在检测中发生了抗原抗体的阳性反应，但阳性反应可能是真阳性，也可能是假阳性，也就是说存在一定比例的假阳性可能。因此，筛查试验或诊断试验的阳性结果，特别是感染性疾病相关抗原抗体检测等对患者有重大影响的检测项目，应当报告为"反应性"或"阳性反应"；如未发生抗原抗体的反应，则报告为"阴性"。确认试验的结果可直接报告"阳性"或"阴性"；④检测人、审核人、复核人签字，结果报告日期和备注。试剂生产厂家应当在试剂盒说明书中详细说明如何报告检测结果。

### （二）结果的解释

对于感染性疾病相关抗原抗体检测等对患者有重大影响的检测项目，筛查试验或诊断试验的"反应性"或"阳性反应"结果，有假阳性的可能。如果患者处于感染"窗口期"等情况，也有存在假阴性的可能。有些疾病，如自身免疫病，自身抗体与疾病的相关性有较大差异，临床敏感性和临床特异性有的较低。总的来说，检测结果的阳性预测值和阴性预测值的高低，取决于检测方法的敏感性、特异性和待测物在检测人群中的阳性率。因此免疫学检验的结果解释十分重要。

临床实验室在报告结果时，有责任根据所检测的人群情况对结果进行解释。结果的解释中需清楚说明结果对疾病的诊断意义，即指出该检测结果提示疾病的可能性，并说明在何种情况下有可能为假阳性或假阴性结果，给出排除假阳性或假阴性结果的方法（进一步检测或追踪）。如果已在进行进一步的检测，应在报告中予以说明。

临床解释的责任属于临床医生，临床医生通过综合患者临床信息和其他检测结果来对特定的免疫测定结果作出最终解释。

## 二、检验后标本的保存与处理

### （一）检验后标本的保存

标本检测后要进行一定时间的保留，以备必要时复查。当对检测结果质疑时，只有对原标本进行复查才能说明初次检验是否有误。

**1.** 建立标本保存的规章制度，做好标本的标识并有规律地存放，保存好标本的原始标识。

**2.** 在标本保存前要进行必要的收集和处理，如离心分离血清或细胞成分等。

**3.** 对于敏感、重要的标本应加锁重点保管，专人专管。

**4.** 对超过保存时限的标本可清除以节省资源和空间。

**5.** 要建立配套的标本存放信息管理系统，设立每个标本的有效存放和最终销毁时间，并可通过患者信息快速定位找到标本存放位置。

### （二）检验后标本的检索

各实验室保存的条件不尽相同，有些保存在冰箱中，有些保存在冷藏库中。对于标本量特别大的实验室，检索一个保存标本往往需要很长时间。为便于在需要时获得保存的标本，通常要求按照标本的唯一标志作为检索条件。目前，有些实验室已借助于实验室自动化系统或自动标本前处理系统，对所有检测后标本进行重新排列，并由信息系统自动记录标本和保存位置的对应关系，需要时即可查询获得相关信息。

### （三）检验后标本的处理

标本的处理和检测标本的容器、检验过程中使用材料的处理要符合《医疗废物管理条例》《医疗卫生机构医疗废物管理办法》以及国家、地区的相关要求。对临床实验室的标本、培养物、被污染物要保存于专用的、有明显生物危险标志的废物储存袋中，从实验室取走前，要经过高压消毒，最后送到无公害化处理中心进行处理。

# 三、咨询服务

## （一）咨询服务的提供

实验室应主动为临床医生提供检验结果的解释和咨询服务，以使检验结果在诊断、治疗中发挥更大的作用。为临床提供咨询服务的工作人员不仅限于检验医师，也包括具有丰富工作经验的技术人员。在提供咨询服务时，实验室工作人员应对由于检测方法的局限性、标本的质量、疾病的自然发展过程等因素对检验结果造成的影响作出解释，并对由于参考范围、临界值、医学决定水平不同而对检测结果的影响作出解释。由于免疫测定对象相对比较微量，且可随生理活动而出现较大范围的变动，因此向临床提供咨询服务的优劣将直接影响到临床医生对免疫测定结果的认可，也影响临床对患者疾病的诊断。

二维码 14-5　知识聚焦四

二维码 14-6　视频

精品课程：免疫分析的干扰因素

## （二）与临床的沟通

实验室应建立与临床定期沟通的机制，了解临床对实验室的需求、投诉及意见反馈等，并对工作方式和流程及提供服务的质量进行评估，通过持续性改进措施，提高检测和服务质量。通过与临床的沟通，实验室还可推广检验新项目和新方法，并向临床说明实验室免疫检测结果的不确定性及检测方法的局限性。因此，加强临床沟通，是做好实验室工作、更好地为临床服务的基础，也是实施全面质量管理的目的。

### 知识拓展 14-4

1. 丙型肝炎病毒抗体阳性应如何解读？
2. 抗核抗体检测的局限性是什么？

### 案例分析 14-1

该案例中造成受检者梅毒抗体假阳性结果的原因可能有哪些？

假阳性的原因有三个方面。

（1）免疫检测方法的因素：检测方法无法达到100%的临床敏感性和特异性，因此必然存在假阳性结果。案例中方法用于流行率很低的术前筛查人群，其阳性预测值也较低，即阳性结果中真阳性的比例较低。从分析特异性来说，内源性抗体等干扰物质也均可能造成假阳性结果。

（2）分析前因素：受试者准备、标本采集、运送和保存不当，造成溶血、脂血、细菌污染等，未充分凝固的标本离心产生的血清残留纤维蛋白原等均可能造成假阳性结果。

（3）分析中因素：案例中，实验室采用酶联免疫吸附试验初检和复检结果差异较大，实验室检测精密度明显异常，说明实验室检测体系异常，提示存在检测过程造成假阳性结果的可能。实验室应检查室内质量控制是否在控，排查实验室环境条件、仪器设备、人员操作流程、是否存在未遵循标准操作程序的情况、试剂耗材质量等方面的原因。如：实验室温度较高、移液器加样不准确、温育箱温度控制异常、温育或显色时间过长、清洗管路不通畅、试剂不同批次质量差异等。

### 案例分析 14-2

1. 该案例中造成CA19-9假阳性的原因可能是什么？

案例中CA19-9显著升高，而另两家试剂CA19-9检测结果完全正常。CA19-9假阳性需考虑内源性抗体的干扰。案例中类风湿因子（RF）明显升高，RF因子是一种IgM自身抗体，可以与变性IgG非特异结合，在ELISA检测中，RF因子可以与固相上包被的特异抗体IgG以及加入的酶标特异抗体IgG结合，造成假阳性结果。因此RF干扰是可能的原因，也不排除有其他内源性抗体，如嗜异性抗体干扰的可能性。

2. 假阳性的分析方法有哪些？

当检测结果出现假阳性时，一般考虑干扰物质的影响。可能存在标本异常、内源性抗体，或者其他干扰物质的影响。

（1）梯度稀释法：通过对样本进行梯度稀释，如果存在干扰物质，则稀释后结果不成线性。

（2）多方法检测：采用两种及以上方法进行检测，如果结果均为阴性，而初次检测结果为阳性，则可能存在干扰物质。

（3）去除干扰物质后再检测：例如案例中干扰物质 RF 因子可通过加热灭活去除，嗜异性抗体可通过抗体阻断剂去除，去除干扰物质后再次检测。如果再次结果与初始结果不同，则可能存在干扰物质。

（张　瑞）

# 第十五章 免疫细胞分离和免疫细胞功能检测技术

检测免疫细胞数量和功能是判断机体免疫状态的重要手段，临床上免疫系统功能障碍或失调导致的免疫缺陷病、自身免疫病、肿瘤等均可影响免疫细胞亚群分布、数量和功能的改变。因此，对机体内不同免疫细胞进行鉴定和功能检测，对于临床疾病的诊断、治疗和判断预后等方面具有重要意义。

## 案例 15-1

患者，女，19 岁，因"咳嗽、咳痰 8 周，加重伴喘息 6 周"入院。有多年反复发作的肺部感染史、支气管扩张伴长期铜绿假单胞菌等多种病原体感染史，曾有反复鼻窦炎、玫瑰糠疹（皮肤感染）表现。入院检查：血常规、肝肾功、血浆凝血酶原时间及活动度（PT+A）、血沉（ESR）、C 反应蛋白（CRP）、白细胞介素 6（IL-6）、抗核抗体（ANA）均正常；支原体、衣原体抗体、结核杆菌纯蛋白衍生物（PPD）皮试、抗结核杆菌抗体（TB-Ab）均阴性；结核感染 T 细胞（T-SPOT.TB）未检出。查血免疫球蛋白及淋巴细胞亚群，结果如下所示：

### *** 医院检验报告单

| 姓名：*** | 病历号：*** | 标本条码：****** | 标本号：*** |
|---|---|---|---|
| 性别：女 | 科别：*** | 检测仪器：****** | 样本：*** |
| 年龄：19 岁 | 床号：*** | 执行科室：检验科 | 标本状态：正常 |
| 送检项目：免疫球蛋白、补体、淋巴细胞亚群 | | 申请时间：****** | 送检医生：*** |

| 项目名称 | 结果 | 提示 | 单位 | 参考区间 |
|---|---|---|---|---|
| 免疫球蛋白 G（IgG） | 1.48 | ↓ | g/L | 8.60～17.40 |
| 免疫球蛋白 A（IgA） | ＜ 0.06 | ↓ | g/L | 1.00～4.20 |
| 免疫球蛋白 M（IgM） | 0.43 | | g/L | 0.30～2.20 |
| 补体 3（C3） | 0.82 | | g/L | 0.70～1.40 |
| 补体 4（C4） | 0.24 | | g/L | 0.10～0.40 |
| 总 T 细胞（CD3$^+$） | 73.99 | | % | 50.00～82.00 |
| CD8$^+$T 细胞（CD8$^+$） | 29.52 | | % | 14.00～41.00 |
| CD4$^+$T 细胞（CD4$^+$） | 39.58 | | % | 24.00～54.00 |
| NK 细胞（CD3$^-$CD16$^+$CD56$^+$） | 9.60 | | % | 6.00～38.00 |
| 总 B 细胞（CD19$^+$） | 15.22 | | % | 5.00～21.00 |
| CD4$^+$/CD8$^+$ | 1.34 | | | 0.70～3.10 |
| 淋巴细胞总数（T+B+NK） | 98.81 | | % | 94.00～99.00 |
| 总 T 细胞绝对值计数 | 1336.00 | | 个/μl | 723.00～2737.00 |
| CD8$^+$T 细胞绝对值计数 | 533.00 | | 个/μl | 220.00～1129.00 |
| CD4$^+$T 细胞绝对值计数 | 715.00 | | 个/μl | 404.00～1612.00 |

| NK 细胞绝对值计数 | 179.00 | | 个/μl | 150.00～1100.00 |
|---|---|---|---|---|
| B 细胞绝对值计数 | 275.00 | | 个/μl | 90.00～560.00 |

备注：

| 采集时间： | 送达时间： | 接收时间： | 检测时间： | 审核时间： |
|---|---|---|---|---|
| 采集者： | | 接收者： | 检验者： | 审核者： |

诊断为普通易变免疫缺陷病（CVID）继发肺部感染、支气管扩张、鼻窦炎。

**问题：**

1. 该患者 PPD 皮试的作用是什么？ T-SPOT.TB 检测有何意义？

2. 淋巴细胞亚群检测有什么意义？百分比和细胞计数的结果，该如何解释？

3. 评估非特异性免疫和特异性免疫功能可分别选用哪些指标？请各试举一例。

**问题导航一：**

1. 案例 15-1 中的患者需要进行淋巴细胞亚群检测，通常采用什么检测方法？

2. 根据细胞表面标志进行淋巴细胞分离时，免疫磁性微球法和分选型流式细胞仪分离法应如何进行选择？

3. 分离细胞时所使用的大磁珠和小磁珠分离细胞各有何优缺点？

# 第一节　免疫细胞分离技术

免疫细胞是机体免疫系统的重要组成部分，包括淋巴细胞、单核-巨噬细胞、粒细胞、肥大细胞等，主要分布于外周血、脾脏、淋巴结、骨髓及胸腺。免疫细胞分离是进行有关免疫细胞功能检测非常重要的技术，体外实验测定免疫细胞功能首先需要根据不同细胞类型和检测目的，从外周血或组织中分离出有活性的细胞，现用于分离细胞及其亚群的方法主要有两类，一是根据各类细胞的大小、沉降率、黏附和吞噬能力进行分离；二是根据各类细胞的表面标志，如细胞表面抗原和受体加以选择性分离。由于淋巴细胞的物理特性和生化特性与其他细胞差异甚微，其分离、检测的难度和技术要求较高，因此本节重点介绍淋巴细胞分离有关检测技术。

## 一、外周血单个核细胞的分离（ficoll 密度梯度离心分离法）

外周血单个核细胞（peripheral blood mononuclear cell，PBMC）包括淋巴细胞和单核细胞。单个核细胞的密度与人类外周血中其他细胞不同，红细胞和多核白细胞（中性粒细胞）为 1.090g/ml，较单个核细胞（1.075～1.090g/ml）的密度大；血小板密度为 1.030～1.035g/ml。利用密度为 1.075～1.090g/ml 且近乎于等渗的聚蔗糖-泛影葡胺（ficoll-hypaque）分离液进行密度梯度离心，使不同密度的细胞按照相应的密度梯度分布，通过收集不同密度梯度位置的细胞，进而可实现将不同血细胞加以分离。

聚蔗糖-泛影葡胺是一种较为理想的细胞分离液，商品名为 ficoll 分离液或淋巴细胞分离液，主要用于分离外周血中的单个核细胞。分离时，首先将分离液置于试管底层，然后将抗凝全血以汉克斯（Hanks）液或 PBS 作适当稀释后，沿管壁缓慢轻轻叠加在分离液上面，使两者形成一个清晰的界面。利用水平离心机离心后，离心管中会呈现多个不同的分层液体（图 15-1）。因为红细胞和粒细胞的密度大于分离液，同时由于红细胞在 ficoll 分离液中凝聚成串而沉于管底；血小板则因密度小而悬浮在最上层血浆中，唯有与分离液密度相当的单个核细胞富集在血浆层和 ficoll 分离液的界面之中，呈白雾膜状薄层，为白膜层，吸取该层细胞，经洗涤离心重悬后，即为单个

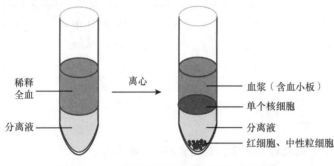

稀释全血
分离液

离心 →

血浆（含血小板）
单个核细胞
分离液
红细胞、中性粒细胞

图 15-1　ficoll 密度梯度离心分离单个核细胞

核细胞。通过该法分离的单个核细胞纯度可达 95%，其中，淋巴细胞占 90%～95%，细胞得率可达 80% 以上。

值得注意的是，不同动物单个核细胞密度各不相同，因此不同动物血中的单个核细胞对分离液的密度要求各不相同，如分离人外周淋巴细胞以密度为（1.077±0.001）g/ml 的分层液最佳，而小鼠为 1.085g/ml，大鼠为 1.087g/ml。通过调整聚蔗糖和泛影葡胺两者的比例，可获得所需密度的分离液。密度梯度离心时应使用水平离心机进行操作，设置缓升缓降，避免破坏分层界面。淋巴细胞得率高低与温度有关，一般在 18～25℃室温条件下操作，超过 25℃时会影响细胞得率。

# 二、淋巴细胞的分离

## （一）贴壁黏附法

利用密度梯度离心分离原理得到的淋巴细胞主要是在单个核细胞中，单个核细胞包括单核细胞和淋巴细胞，若要得到纯化的淋巴细胞还需要将上述方法获取单个核细胞悬液去除单核细胞。贴壁黏附法可用于去除单核细胞，其原理是利用单核细胞具有贴壁生长的特点，将已制备的单个核细胞悬液倾于玻璃或塑料平皿或扁平培养瓶中，于 37℃温箱中静置 1 小时，单核细胞和少许粒细胞将贴附于平皿底部，而未黏附的细胞几乎全为淋巴细胞。如果要获得较纯的单核细胞群，可用橡皮棒刮下黏附的细胞；但由于 B 细胞也有贴壁现象，使用本法分离得到的淋巴细胞群中 B 细胞会有所损失。本法可通过调整细胞在平皿中的静置时间来控制细胞的得率和纯度。

## （二）吸附柱过滤法

同样利用单核细胞具有贴壁生长的特点，将单个核细胞悬液注入装有玻璃纤维或葡聚糖凝胶 Sephadex G10 的层析柱中，凡有黏附能力的细胞大部分被吸附而黏滞在柱层中，从柱上洗脱下来的细胞主要是淋巴细胞。已知有关细胞的黏附能力依次为：巨噬细胞或单核细胞＞树突状细胞＞B 细胞＞T 细胞和红细胞。可以结合细胞黏附能力，并通过控制层析柱体积和洗脱条件分离所需细胞。此法对所分离细胞的损害较小。

## （三）珀可（Percoll）密度梯度离心分离法

Percoll 是一种硅胶介质，在该介质的硅颗粒表面有一层聚乙烯吡咯酮涂层（polyvinylpyrrolidone，PVP），具有易成等渗、黏度低、无毒性的特点，广泛应用于不同来源免疫细胞的分离。Percoll 分离液经高速离心后可形成一个连续密度梯度，利用此原理可将不同密度的细胞进行分离纯化。分离时，首先将 Percoll 分离液高速离心，获得从下到上密度逐渐递减的连续密度梯度，再将细胞轻轻叠加于分离液液面上，低速离心后，获得四个细胞层。表层为死细胞和血小板，底层为红细胞和粒细胞，中间有两层，上层富含单核细胞，下层富含淋巴细胞（图 15-2）。该法是纯化单核细胞和淋巴细胞的一种较为合适的方法。

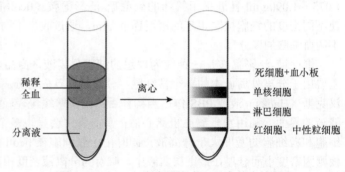

稀释全血
分离液

离心 →

死细胞+血小板
单核细胞
淋巴细胞
红细胞、中性粒细胞

图 15-2　Percoll 密度梯度离心分离单个核细胞

# 三、淋巴细胞亚群的分离

## （一）磁性微球分离法

磁性微球一般为金属小颗粒（$Fe_2O_3$，$Fe_3O_4$），表面包裹高分子材料（聚苯乙烯、聚氯乙烯等），可结合不同的大分子物质（如抗原、抗体、核酸等）。若微球表面包被有免疫物质则称为免疫磁珠（immunomagnetic bead），其兼有免疫配基的性质和磁响应的性质，即在磁场中显示磁性，移出磁场使磁性解除。

免疫磁珠法分离细胞的原理是细胞表面抗原可与连接有磁珠的特异性单克隆抗体相结合，形成细胞-抗体-磁珠复合物。当将其置于外加磁场中，与磁珠-抗体相连的细胞被磁吸附而滞留在磁场中；而无相应表面抗原的细胞由于不能与磁微粒上的特异性单抗结合，不在磁场中滞留而被洗脱。目前该法使用较为广泛，对阳性细胞和阴性细胞进行快速分离，方法简单，分离速度快，具有纯度高、得率高等特点。

在进行特异性抗体标记时，又分为直接标记法和间接标记法。其中，直接标记法是将特异性抗体与磁珠直接交联，预先制备成分离剂，然后用于表达特定抗原细胞的分离。如用抗 CD3 交联的磁珠直接分选 CD3$^+$ T 细胞。间接法是指先用特异性抗体（第一抗体）与待分离靶细胞结合，然后，再用磁珠交联的第二抗体进行免疫反应，从而在靶细胞表面形成"特异性抗体-第二抗体-磁珠"免疫复合物，实现对靶细胞的磁分选。如先用抗 CD3 单抗（鼠源 IgG）与外周血 PBMC 细胞预结合，再加入"兔抗鼠 IgG-磁珠"，从而间接分选 CD3$^+$ T 细胞。此外，在间接方法中也可引入生物素-亲和素免疫标记技术，用链霉亲和素包被磁性微球，实验体系中加入生物素标记的单抗，单抗可以与细胞表面相应的抗原特异性结合，使得细胞被磁珠所捕获，此法可提高分选效率。

分离细胞时根据所获目的细胞是否是免疫磁珠结合的靶细胞，又分为正选法和负选法：与磁珠结合的细胞就是待分离的靶细胞为正选法；磁珠结合的为非靶细胞，而游离于上清液的细胞为待分离的靶细胞为负选法（图 15-3）。正选法和负选法各有优缺点。正选法只需要一种抗体，得到的靶细胞纯度高，尤其适用于比例小的细胞群体的分离；但其缺点是特异性抗体对靶细胞的标

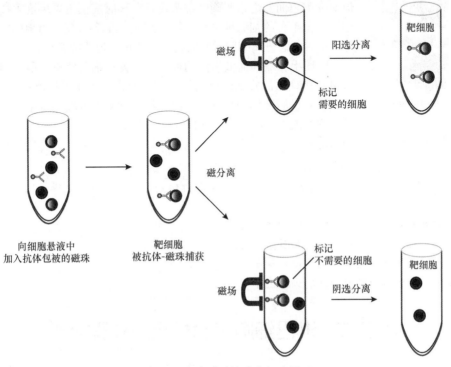

图 15-3 免疫磁珠法分离细胞原理

记可能会激活细胞，改变细胞的特性。负选法的优点为所分离靶细胞没有被特异性抗体标记，细胞不被激活；缺点是需要用多种抗体标记非靶细胞，进行吸附，所以负选法相比正选法的磁珠用量大。

免疫磁珠法分离细胞的重要指标是纯度和得率。这取决于磁珠所连接单抗的特异性和磁珠大小（磁性）。为减少磁珠对细胞活性的影响，磁珠应做得小于细胞，小磁珠纯度高，对细胞温和，不影响分离；细胞后续培养，可直接上流式细胞仪检测，不影响散射光，但磁珠太小分离速度慢，得率不高，需要很强的磁场来分离细胞。大磁珠得率高、分离速度快、成本低、技术简单，分离可在试管中完成，但磁珠太大会影响细胞活性，可能造成抗原抗体结合的空间障碍，也无法直接上流式细胞仪进行下一步检测。小磁珠可以做到50nm，大磁珠可以做到1200～4500nm。同时免疫磁珠的质量也是影响分离效率的重要因素，理想的磁珠要获得均一、球形、超顺磁性且易于结合蛋白的特性。

### （二）荧光激活细胞分选术

荧光激活细胞分选仪（fluorescence-activated cell sorting，FACS）是分选型流式细胞仪的主要功能之一。流式细胞仪可根据细胞的物理特性（如大小、胞内颗粒度等）、细胞表面或胞内特异性抗原特性，并结合荧光标记物（如荧光标记特异性抗体），实现对淋巴细胞的快速分离。磁性微球分选的细胞类型有限，而流式细胞仪可根据细胞的多个参数，实现对复杂淋巴细胞群体的分选。流式细胞仪分选原理和技术详见第十三章流式细胞分析技术有关内容。

## 四、不同细胞分离方法的综合评价

传统的免疫细胞分离技术主要是依据不同细胞的物理属性如密度不同和生物学属性如黏附能力差异进行分离，但这类方法的得率和纯度往往不能兼顾；密度梯度离心分离单个核细胞的方法在现阶段有着更为广泛的应用，但大多需要进一步采用免疫磁珠微球法或FACS分选淋巴细胞或

二维码 15-2　知识聚焦一

二维码 15-3　视频

精品课程：免疫细胞分离技术

淋巴细胞亚群。免疫磁珠微球法是目前较为主流的分离淋巴细胞的方法，主要依赖于细胞表面标志物或细胞因子、特征性转录因子等进行分离，但对细胞表面标志未明确的细胞进行分离时应慎重采用这项技术，该法通常依据单一的细胞标志分离纯化细胞，至多不超过两种标志，而如果需要多种标志分离细胞时则需要采用分选型流式细胞仪。

临床上体液和血液来源的标本，多为单细胞状态，淋巴细胞亚群分析可直接使用流式细胞仪进行检测，通常不主张采用淋巴细胞液分离，因其影响细胞比例的准确性。组织样本细胞成分较为复杂，需先消化成单细胞悬液以后，进一步进行淋巴细胞分离和检测。

### 知识拓展 15-1

1. 如何从患者外周血中分离获得 $CD4^+CD25^+T$ 细胞？
2. 使用免疫磁珠法分离淋巴细胞时为何正选法和负选法至多只能重复选择一次？

---

**问题导航二：**

1. 什么是细胞表面标志？细胞表面标志的检测方法有哪些？
2. 淋巴细胞包含哪几类细胞？其主要标志物是什么？
3. 简述 T 细胞各亚群所分泌的细胞因子。

---

# 第二节　淋巴细胞表面标志及亚群分类

淋巴细胞主要包括 T 细胞、B 细胞和 NK 细胞及其有关的亚群，由于淋巴细胞群体在光学显

微镜下的形态基本是一样的，因此要进行进一步的分类及亚群的检测就不能采用形态学的方法，而是要对淋巴细胞表面标志进行检测，据此可建立起相应的细胞计数方法评判机体的免疫水平。常用于鉴定淋巴细胞的表面标志是 CD 抗原，但目前鉴定某一类淋巴细胞亚群通常需要不止一个 CD 抗原分子，CD 抗原代表的淋巴细胞亚群相对特异，在此需要引入表面标志亚群和功能亚群的概念。表面标志亚群是通过一个或几个 CD 抗原定义出来的细胞亚群，可以反映功能亚群但不等于功能亚群；功能亚群是根据淋巴细胞的某项功能定义出来的细胞亚群，在没有明确的鉴定表面标志时其只能作为理论存在，而不是真正意义上的细胞亚群。

# 一、T 细胞表面标志及亚群

T 细胞是参与机体细胞免疫反应并起主导调节作用的一组免疫细胞。该细胞可通过膜表面分子和分泌细胞因子调节免疫功能或杀伤靶细胞，介导细胞免疫功能。T 细胞起源于骨髓中的造血干细胞，后迁移至胸腺发育成熟。T 细胞在胸腺内通过阳性选择和阴性选择完成识别自我和非我的能力，同时对自身组织具有耐受性。T 细胞是由不同 T 细胞亚群组成的混合细胞群。根据组成其 TCR 分子亚基的不同，T 细胞分为 $\alpha\beta^+$ T 细胞和 $\gamma\delta^+$ T 细胞亚群。外周血中成熟的 T 细胞主要属于 TCR$\alpha\beta$（$\alpha\beta^+$ T）。一般认为，所有的 T 细胞均有表达标志性表面抗原 CD3，而不同功能的 T 细胞亚群又有各自的标志性抗原。根据 T 细胞的免疫效应功能和表面 CD 分子表达至少可将 T 细胞分为 CD3$^+$CD4$^+$CD8$^-$ 辅助性 T 细胞以及 CD3$^+$CD4$^+$CD8$^+$ 细胞毒性 T 细胞。

T 细胞数量、种类及功能的改变与许多疾病的发生、发展密切相关。免疫功能失调或已知有免疫缺陷病时经常采用 CD4$^+$/CD8$^+$ 比值进行功能评估，CD4$^+$/CD8$^+$ 比值降低，一般称为"免疫抑制"状态。CD4 是 HIV 病毒感染的受体，HIV 感染后 CD4$^+$/CD8$^+$ 比值发生明显下降。除此之外，CD4/CD8 比值降低常见于免疫防御功能受损的感染性疾病和免疫监视功能受损的肿瘤。比值增高，提示细胞免疫处于"过度活跃"状态，CD4$^+$/CD8$^+$ 比值升高常见于免疫稳定功能受损的自身免疫病、器官移植排斥反应等，但 CD4 和 CD8 阳性细胞包括了很多功能性的亚群，因此还应结合对淋巴细胞不同亚型的功能检测综合判断其临床意义。

## （一）辅助性 T 细胞

$\alpha\beta^+$ T 细胞可细分为表达 CD4$^+$ 的辅助 T 细胞（help T cell，Th）和表达 CD8$^+$ 的杀伤 T 细胞（cytotoxicity T cell，CTL）。根据其细胞因子的分泌谱和所发挥的生物学功能不同，CD4$^+$ Th 细胞又分为 Th1、Th2、Th17、Tfh 细胞，以及具有免疫负向调节功能的调节性 T 细胞（regulatory T cell，Treg）等亚群（图 15-4）。

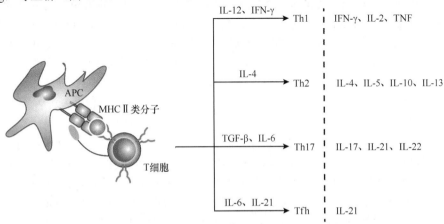

图 15-4　Th 细胞的分化及效应

**1. Th1 细胞亚群** IL-12、IFN-γ 等微环境中的细胞因子能够诱导 Th1 细胞分化，Th1 细胞的特征性转录因子为 T-bet，主要分泌 IL-2、IFN-γ、TNF 等细胞因子介导以 CTL 细胞、NK 细胞和巨噬细胞活化为主的抗感染免疫，在防御胞内寄生菌、真菌、病毒感染中发挥至关重要的作用。这些细胞因子能促进 Th1 细胞的进一步增殖，同时还能抑制 Th2 细胞增殖，进而正反馈上调 Th1 型免疫应答。IL-2、IFN-γ、IL-12 可增强 NK 细胞的杀伤能力。IL-2 和 IFN-γ 还可以协同刺激 CTL 的增殖和分化。TNF 除了能够诱导靶细胞凋亡外，还能介导炎症反应。由于 TNF 和 IFN-γ 等可募集活化炎性细胞，故以 Th1 为主的免疫反应可引起炎性细胞浸润和组织损伤为特征的炎症反应，即迟发型超敏反应（delayed-type hypersensitivity responses，DTH）。

**2. Th2 细胞亚群** IL-4 能够诱导 Th2 细胞分化，Th2 细胞的特征性转录因子是 GATA3，主要分泌 IL-4、IL-5、IL-10 和 IL-13 等细胞因子。这些细胞因子能促进 Th2 细胞增殖，同时还能抑制 Th1 细胞增殖，因而能够正反馈上调 Th2 型免疫应答。Th2 细胞的主要效应是通过其分泌的细胞因子辅助 B 细胞活化，刺激 B 细胞产生抗体，参与体液免疫应答。例如，IL-4 是诱导 B 细胞向浆细胞分化、刺激 IgE 合成的关键细胞因子；IL-5 主要诱导嗜酸性粒细胞活化，这使得 Th2 细胞为主的免疫反应中常有高水平的 IgE 及活化的嗜酸性粒细胞，因此 Th2 细胞与寄生虫感染、速发型超敏反应等疾病密切相关。生理条件下，机体的 Th1 和 Th2 细胞相互调节和制约，共同维持免疫平衡。如果 Th1/Th2 细胞极化发生偏移，则会导致免疫失衡，甚至引起免疫相关疾病。

**3. Th17 细胞亚群** Th17 的分化由微环境中转化生长因子（TGF）-β 和 IL-6 诱导，并由自身分泌的 IL-21 所加强。Th17 形成后上调 IL-23R 的表达，并且分泌 IL-17、IL-21 以及 IL-22 等多种细胞因子，通过趋化和活化炎性细胞介导炎症反应。Th17 细胞参与了多种自身免疫病的发生发展，如系统性红斑狼疮、特异性皮炎、银屑病、炎症性肠病、多发性硬化等的发生发展。

**4. Tfh 细胞亚群** 滤泡型辅助 T 细胞（T follicular helper cells，Tfh）表达趋化因子受体 CXCR5，定位于淋巴组织的 B 细胞淋巴滤泡区，通过分泌 IL-21 促进体液免疫应答。近年来越来越多的研究证明，Tfh 细胞才是辅助 B 细胞产生对 T 细胞依赖抗原（T-dependent antigen，TD-Ag）应答的主要细胞。在滤泡基质细胞分泌的 CXCL13 的趋化下，持续表达 CXCR5 的 Tfh 细胞迁移到淋巴滤泡中，辅助 B 细胞发生体细胞高频突变、抗体类别转换和亲和力成熟。Tfh 细胞表型为 CD4$^+$CXCR5$^+$CCR7$^-$，并高表达诱导性共刺激分子（ICOS）、PD-1。CD40L 在 T-B 细胞接触中起着重要作用。Tfh 细胞特征性转录阻抑蛋白为 Bcl-6，其可通过分泌 IL-21 在 B 细胞向浆细胞分化、产生抗体和 Ig 类别转换中发挥重要作用。

**5. 调节性细胞亚群** Treg 细胞是一类能够抑制免疫应答的 T 细胞亚群，Treg 细胞表面标志为 CD4$^+$CD25$^+$，其分化和功能受转录因子 Foxp3 调控。根据 Treg 细胞的来源，又可分为自然 Treg 细胞（natural Treg cell，nTreg）及诱导性 Treg 细胞（inducible Treg cell，iTreg）。nTreg 细胞直接从胸腺细胞分化而来，iTreg 细胞由初始 T 细胞在外周经抗原及其他因素（如 TGF-β 和 IL-2）诱导产生。Treg 细胞主要通过以抗原非特异的方式直接抑制靶细胞活化或分泌抑制性细胞因子（如 TGF-β 和 IL-10）两种方式负向调控免疫应答。Treg 细胞在抑制免疫反应过度活化、维持机体免疫稳态中发挥重要作用，其数量和功能的改变与自身免疫病和肿瘤等多种重大疾病密切相关。

## （二）细胞毒性 T 细胞

细胞毒性 T 细胞由 CD8$^+$T 细胞接受抗原刺激分化而来。外来抗原进入机体被病毒或胞内菌感染的靶细胞或肿瘤细胞加工处理，以 MHC Ⅰ类分子-抗原肽的形式提呈给 CTL，促进 CTL 增殖活化，特异性杀伤靶细胞。其效应机制是分泌穿孔素、颗粒酶、淋巴细胞毒素等物质在靶细胞表面打孔，从而使得靶细胞崩解和凋亡。此外，细胞毒性 T 细胞还可通过表面 FasL 分子与靶细胞表面的 Fas 结合，激活靶细胞内胱天蛋白酶（caspase）-8 介导的信号途径，最终导致靶细胞凋亡或死亡。根据分泌细胞因子的不同，CD8$^+$T 细胞可分为 CD8$^+$Tc1 和 CD8$^+$Tc2 两个亚群。CD8$^+$Tc1 分泌 IL-2、IFN-γ、LT 等细胞因子；CD8$^+$Tc2 分泌 IL-4、IL-5、IL-6 等细胞因子。

### （三）T 细胞亚群检测方法和标志物

Th1、Th2、Th17 的检测需要先获取淋巴细胞，可采用密度梯度离心法先分离外周血中的淋巴细胞（单个核细胞），而淋巴细胞通常须经刺激后才能检测出 Th1、Th2、Th17。刺激剂根据实验需求，一般可采用 PHA 和离子霉素进行刺激。先标记细胞表面分子 CD3、CD4、CD8 等，然后使用破膜剂破膜，利用荧光标记的细胞因子抗体进行胞内染色，检测时使用 $CD3^+CD4^+IFN\text{-}\gamma^+$ 代表 Th1 细胞，$CD3^+CD4^+IL\text{-}4^+$ 代表 Th2 细胞，$CD3^+CD4^+IL\text{-}17^+$ 代表 Th17 细胞。Treg 细胞的检测需先标记表面分子 $CD4^+CD25^+$，再使用破膜剂破膜，标记胞内的分子 $Foxp3^+$，在流式检测中使用 $CD4^+CD25^+Foxp3^+$ 来代表 Treg 的细胞。CTL 细胞的检测是通常采用膜表面分子 $CD3^+CD4^-CD8^+$ 表达进行鉴定，可进一步通过测定胞内的细胞因子反映其功能。

T 细胞的表型最常用的分析方法是采用流式细胞术（flow cytometry，FCM）进行分析。由于 FCM 具有高灵敏度、快速和多参数分析的特性，对血液中免疫细胞的免疫表型检测较其他方法更方便和精确，故 FCM 被认为是血液中免疫细胞表型分析的标准方法。T 细胞的表面标记分子、胞内细胞因子、转录因子均可用于对 T 细胞及其亚群的免疫分型及细胞状态评估，常用于 T 细胞亚群诱导及表型检测标志物见表 15-1。

**表 15-1 T 细胞亚群诱导及其表型检测标志物**

| T 细胞类型 | 诱导分化的细胞因子 | 分泌的细胞因子 |
|---|---|---|
| $CD4^+T$ | CD3、CD4 | |
| $CD8^+T$ | CD3、CD8 | |
| Th1 | IL-12、IFN-γ | IFN-γ、IL-2、TNF |
| Th2 | IL-4 | IL-4、IL-5、IL-10、IL-13 |
| Th17 | TGF-β、IL-6 | IL-17、IL-21、IL-22 |
| Tfh | IL-6、IL-21 | IL-21 |
| Treg | TGF-β | TGF-β |

# 二、B 细胞表面标志

B 细胞来源于哺乳动物骨髓或鸟类法氏囊，B 细胞活化后分化为浆细胞，分泌特定抗原的抗体，参与体液免疫应答。B 细胞在骨髓中的发育，经历祖 B 细胞、前 B 细胞、未成熟 B 细胞、成熟的初始 B 细胞等发育过程。成熟的初始 B 细胞离开骨髓后，在外周免疫器官接受抗原刺激，继续分化为活化的 B 细胞、浆细胞、记忆 B 细胞。B 细胞表面的膜免疫球蛋白（mIg）、Fc 受体、补体受体、EB 病毒受体和小鼠红细胞受体是 B 细胞的重要表面标志，其中以 mIg 为 B 细胞的重要表面标志，是鉴定 B 细胞可靠的指标。B 细胞表面较特异的 CD 分子有 CD19、CD20、CD23、CD40 等，其中有些为所有 B 细胞共同表达的表面标志，而有些仅在活化 B 细胞表达，有些在记忆 B 细胞表达，据此可用单克隆抗体，通过确定选择性表达的表面蛋白和其他标志，通过流式细胞术鉴定和分选不同的 B 细胞亚群。

根据细胞表面是否表达 CD5 分子，可将 B 细胞分为 $CD5^+$ B1 细胞和 $CD5^-$ B2 细胞两大亚群。B1 细胞主要定居于腹膜腔、胸膜腔和肠道固有层中，B1 细胞在个体发生、表型、分布和自我更新能力等方面与 B2 细胞有明显区别：B1 细胞主要识别广泛存在于多种病原体表面的碳水化合物类抗原，其活化无须 Th 细胞的辅助，B1 细胞活化后很少发生免疫球蛋白类别转换，主要产生 IgM 型抗体，参与天然免疫应答；B2 细胞主要是外周免疫器官的成熟 B 细胞，B2 细胞主要识别蛋白质抗原，需在 Th 细胞的辅助下才能介导对胸腺依赖抗原（TD-Ag）的免疫应答。对 B 细胞及亚群的检测是研究自身免疫病及肿瘤等疾病中免疫调节紊乱的重要指标。

## 三、NK 细胞与 NKT 细胞的表面标志

### （一）NK 细胞的表面标志

NK 细胞又称为自然杀伤细胞，是机体免疫应答特别是抗肿瘤和抗病毒感染的重要免疫细胞。NK 细胞可在肿瘤早期发挥作用，不需要预先接触抗原、无组织相容性复合体（MHC）限制性，不依赖抗体或补体即可杀伤 MHC-Ⅰ类基因表达低下或缺失的肿瘤细胞，是抵抗肿瘤生长的第一道防线。

由于 NK 细胞极少有表面受体，因此过去主要以检测 NK 细胞活性来了解 NK 细胞的功能。随着流式细胞仪的普及和单克隆抗体技术的发展，加之对 NK 细胞的生物学特性了解得更加深入，目前临床上常采用荧光标记单克隆抗体标记 NK 细胞，在流式细胞仪上进行计数分析。NK 细胞表面标志多为其他免疫细胞所共有，缺少特征性的标志。目前仍将 CD3$^-$CD16$^+$CD56$^+$ 作为人类 NK 细胞表面的专一性标志。

NK 细胞与 T 细胞表型差异主要是 NK 细胞表达 CD56 和 CD16 分子，而不表达 CD3 分子和 T 细胞受体。通过流式细胞术检测 NK 细胞表面标志和细胞内颗粒酶 B 以及穿孔素表达，可对 NK 细胞进行分析。

### （二）NKT 细胞的表面标志

自然杀伤 T 细胞（natural killer T cell，NKT）是一类天然存在的、具有 CD1d 限制性识别脂类和糖脂类抗原的 T 细胞。其表面既表达特定的 T 细胞谱系标志（如 TCR Vα 链和 CD3），又表达 NK 细胞谱系标志，故称为 NKT 细胞。

二维码 15-4　知识聚焦二

NKT 细胞具有独特的限制性表达 TCR 库，多用 TCR Vα24$^+$、TCR Vβ11$^+$ 来标记 NKT 细胞。由于 NKT 细胞在识别抗原时具有 CD1d 分子限制性，所以多用 α 半乳糖神经酰胺（α-GalCer）来特异性活化 NKT 细胞。

**知识拓展 15-2**

1. 为何淋巴细胞亚群分析通常需要多个标志物进行鉴定？
2. 除淋巴细胞表面标志物和胞内细胞因子外，还有哪些分子可用于淋巴细胞亚群鉴定及细胞功能的评估？

**问题导航三：**

1. 什么是抗原提呈细胞，主要包括哪两类？其表达的最重要的表面分子是什么？
2. 各抗原提呈细胞，除抗原提呈功能外，是否还有其他生物学功能？

# 第三节　抗原提呈细胞的表面标志

抗原提呈细胞（antigen presenting cell，APC），是一类具有摄取、加工、处理抗原功能，并能将处理后抗原提呈给抗原特异性淋巴细胞的一类免疫细胞。可分为两类，一类为专职 APC，如巨噬细胞、树突状细胞和 B 细胞，均持续表达 MHC Ⅱ类分子；另一类为非专职 APC，如内皮细胞、上皮细胞和激活的 T 细胞等，它们在某些因素刺激下可表达 MHC Ⅱ类分子，并具有抗原提呈功能。所有表达 MHC Ⅰ类分子并具有提呈内源性抗原能力的细胞，广义也属于 APC。

## 一、单核吞噬细胞系统

单核吞噬细胞系统包括骨髓内的单核细胞前体（common monocyte progenitor，cMoP）、外周血中的单核细胞（monocyte）和组织内的巨噬细胞（macrophage）。单核-巨噬细胞由骨髓干细胞

衍生而来。骨髓中的髓样干细胞发育成单核细胞前体，进一步分化成单核细胞进入血流，在血液中仅短暂停留即迁移到不同组织器官，如肠道和真皮组织中，继续发育成组织巨噬细胞。现有研究认为，部分组织如脑、肺、肝等中的巨噬细胞是由胚胎造血细胞直接在组织中发育而成，并可在其中进行自我更新，而不是来源于血液中单核细胞。单核-巨噬细胞是机体固有免疫的重要组成细胞，同时也是一类主要的抗原提呈细胞，且能分泌细胞因子，在特异性免疫应答的诱导和调节中起着重要作用，也是最重要的具有吞噬功能的细胞之一。一部分巨噬细胞定居在组织器官中，如消化道黏膜下层，支气管黏膜下层，肝组织内血管周围等等，并有特定的名称，见表 15-2。另一部分仍保持运动特性，成为游离或游走型，如腹腔巨噬细胞。单核吞噬细胞典型的表面标志是CD14，此外还表达 Fc 受体，在不同微环境下亦可被诱导表达其他不同的表面标志。

**表 15-2　不同组织中的巨噬细胞**

| 名称 | 组织或器官 | 功能 |
| --- | --- | --- |
| 库普弗细胞 | 肝 | 参与肝组织免疫应答和肝组织重塑 |
| 肺泡巨噬细胞（吞噬颗粒后称尘细胞） | 肺 | 吞噬小颗粒、死亡细胞或细菌；参与呼吸道病原体免疫的启动与免疫反应调控 |
| 小胶质细胞 | 中枢神经系统 | 清除老化或死亡的神经元；参与大脑中的免疫应答 |
| 破骨细胞 | 骨 | 骨吸收，和成骨细胞一起协同作用调节骨骼的发育 |
| 肾小球系膜细胞 | 肾组织 | 分泌细胞基质、产生细胞因子、支撑肾小球毛细血管丛、吞噬和清除大分子物质 |

# 二、树突状细胞

树突状细胞（dendritic cell，DC）是一类目前所知体内功能最强的专职抗原提呈细胞，高表达 MHC II 分子，抗原提呈效率高，少量抗原和少数树突状细胞即足以激活 T 细胞，能促使初始 T 细胞增殖。主要起源于骨髓中 CD34⁺多潜能造血干细胞，继而经淋巴样和髓样干细胞分别进一步分化为淋巴系 DC 和髓系 DC（图 15-5）。按功能可主要分为两类，即传统（或经典）树突状细胞（classical dendritic cell，cDC）和浆细胞性树突状细胞（plasmacytoid dendritic cell，pDC），均来源于骨髓中的前体髓样细胞，通过血流迁移到全身组织和外周淋巴器官。树突状细胞也有摄取和降

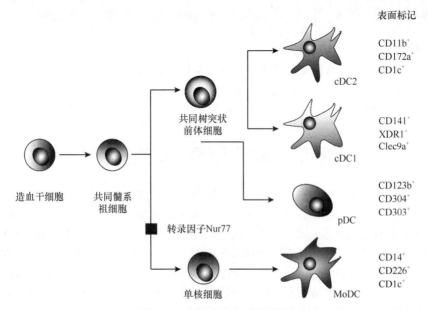

图 15-5　树突状细胞分化过程

解微生物的功能，但不同于巨噬细胞，cDC 首要的功能是将摄取的微生物降解为肽段抗原，迁移至引流淋巴结提呈给 T 细胞，致使 T 细胞活化，启动适应性免疫应答，并且树突状细胞还能分泌细胞因子激活其他类型细胞加入抗感染过程，因此被认为是天然免疫和适应性免疫的桥梁。pDC 是产生 I 型干扰素（也称抗病毒干扰素）的主要细胞，参与天然免疫应答。

树突状细胞是形态、表型和功能高度异质的细胞，没有特异的表面标志，因其在不同发育阶段及在不同微环境中可表达各种具有不同功能性的表面分子，与其功能相适应。不同的亚群各具有独特的功能特性，在机体免疫应答中有不同的调控作用，可参与感染、肿瘤、自身免疫病、移植排斥等多种疾病的发生发展。常见的 DC 亚群和功能关系见表 15-3。

**表 15-3　常见的 DC 亚群及其功能**

| 亚群 | 表面标志 | 功能 |
|---|---|---|
| cDC1 | Lin⁻CD11c⁺DR⁺Sirpa(CD172a)⁺CD1c⁺CD14ˡᵒʷCD11b⁺CD103⁺ | 变应原诱导 Th2，真菌感染诱导 Th17，免疫调节 |
| cDC2 | Lin⁻CD11c⁺DR⁺CD141⁺XCR1⁺CLEC9A⁺Necl2⁺ | 细胞抗原和免疫复合物的交叉提呈，启动 CTL |
| pDC | Lin⁻CD11c⁻DR⁺BDCA-2⁺BDCA-4⁺CD123⁺ | I 型干扰素的产生，抗病毒和真菌感染，免疫调节 |
| MoDC | Lin⁻CD11c⁺DR⁺CD1a⁺CD1c⁺CD14⁺CD11b⁺FcεRI⁺ | 诱导 Th1 和 Th17 应答 |

MoDC：单核细胞衍生性树突状细胞。

不同来源或分布于不同组织的成熟 DC 具有一些共同特征，包括：①形态呈树突样，胞质内存在特异性伯贝克（Birbeck）颗粒状结构（BG）；②高水平表达 MHC Ⅱ 类抗原和多种辅助分子；③吞噬功能较低；④可有效诱导巢居的静息性初始 T 细胞发生增殖。人成熟 DC 的主要特征表面标志为 CD1a、CD11c、CD83，但不表达单核-巨噬细胞、T 细胞、B 细胞和 NK 细胞的典型的表面标志：CD14、CD3、CD19、CD20、CD16 以及 CD56。

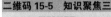

二维码 15-5　知识聚焦三

**知识拓展 15-3**

1. 细胞的表面标志，其表达水平可受局部微环境调节而变化，并且该变化与其相应的生物学功能相适应。

2. T 细胞活化，除需要 APC 提呈抗原肽外，还需要其他协同刺激提供第二信号。

3. 细胞表面除活化性受体外，还有可传导抑制信号的抑制性受体，如 CTLA-4，PD-1 等，参与机体免疫稳态的维持。

---- **问题导航四：** -------------------------------------------------------------

1. 淋巴细胞数量检测与功能检测有什么区别，二者能否等同？

2. 淋巴细胞功能学检查通常指检测淋巴细胞的哪些功能？

3. 淋巴细胞功能检测都有哪些常用方法，这些检测方法分别是基于什么原理？

---------------------------------------------------------------------------

# 第四节　淋巴细胞的功能检测

淋巴细胞包括 T 细胞、B 细胞和 NK 细胞。通常，T 细胞主要发挥细胞免疫功能，B 细胞执行体液免疫功能，而 NK 细胞则在非特异性免疫中起主要作用。淋巴细胞表面标志检测（计数）是对有关淋巴细胞的数量进行分析，并不能代表淋巴细胞的功能，也不能完全代表相应的细胞免疫和体液免疫功能，因此进行相应淋巴细胞功能检测，可进一步了解机体免疫状态。淋巴细胞功能检测，可分为体内试验和体外试验。体内试验通过诱发迟发型超敏反应，间接了解淋巴细胞对抗原、半抗原或有丝分裂原的应答反应；体外试验主要包括受刺激后淋巴细胞的增殖试验、细胞毒试验以及淋巴细胞分泌产物的测定。

# 一、T 细胞功能检测

T 细胞具有多种生物学功能。如对特异性抗原或丝裂原刺激产生增殖反应及产生各种细胞因子、直接杀伤靶细胞、辅助或抑制 B 细胞产生抗体等。

## （一）T 细胞增殖试验

T 细胞在体外受抗原或丝裂原刺激后，细胞的代谢和形态发生变化，主要表现为胞内蛋白质和核酸合成增加，发生一系列增殖反应，并转化为淋巴母细胞。因此，淋巴细胞增殖又称为淋巴细胞母细胞转化。根据其增殖转化能力评估其相应的细胞功能，不同的刺激物作用的细胞群有所不同（表 15-4）。

表 15-4　不同的细胞刺激物与相应作用细胞群

| | 刺激物 | 作用细胞群（主要指人淋巴细胞群） |
|---|---|---|
| 非特异性刺激物 | 植物血凝素（PHA） | T |
| | 伴刀豆蛋白 A（ConA） | T |
| | 美洲商陆丝裂原（PWM） | T、B |
| | 细菌脂多糖（LPS） | B（小鼠） |
| 特异性刺激物 | 肿瘤抗原 | T |
| | 结核性纯化蛋白衍生物（PPD） | T、B |
| | 同种异体细胞 | T |

表中刺激物以 PHA 最常采用，其引起的淋巴细胞转化率高，与是否预先致敏无关，故为非特异性转化。抗原类刺激物一般需用抗原预先体内致敏，再行细胞体外转化试验，由于是抗原特异性转化，一般转化率较低，只有 5%～30%，而且需要 4～5 天的培养。

细胞增殖检测通常是基于 DNA 含量或细胞代谢实现的，主要的研究方向为对活细胞代谢活性的检测（如基于 WST、XTT、MTT 等）及对 DNA 合成的检测（基于 BrdU[①] 的免疫法或 EdU[②] 的点击化学法），可通过体内成像、微孔板或流式细胞术检测等多种技术进行细胞示踪。

检测 T 细胞增殖反应的试验主要有形态学检查法、放射性核素法、比色法和流式细胞术四种。

**1. 形态学法**　分离单个核细胞，与适量 PHA（或其他丝裂原物质）混合，置 37℃培养 72 小时后，取培养细胞作涂片染色，借助光学显微镜进行检测。根据细胞的大小、核与胞质的比例、胞质的染色性以及有无核仁等特征来识别未转化和转化的淋巴细胞（图 15-6，表 15-5）。

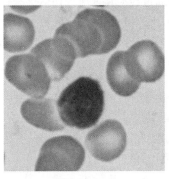 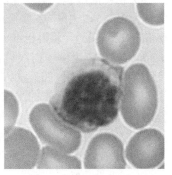

A. 未转化细胞　　　　　　　　B. 转化细胞

图 15-6　未转化和转化的淋巴细胞

---

① BrdU：5-溴脱氧尿嘧啶核苷。
② EdU：5-乙炔基-2′脱氧尿嘧啶核苷。

表 15-5 未转化和转化淋巴细胞的比较

| 鉴别点 | 未转化的淋巴细胞 | 转化的淋巴细胞 | |
|---|---|---|---|
| | | 淋巴母细胞 | 过渡型 |
| 细胞大小（直径 μm） | 6～8 | 12～20 | 12～16 |
| 核大小、染色质 | 不增大、密集 | 增大、疏松 | 增大、疏松 |
| 核仁 | 无 | 清晰、1～4 个 | 有或无 |
| 有丝分裂 | 无 | 有或无 | 无 |
| 胞质、着色 | 极少、天青色 | 增多、嗜碱 | 增多、嗜碱 |
| 浆内空泡 | 无 | 有或无 | 有或无 |
| 伪足 | 无 | 有或无 | 有或无 |

分别计数未转化的淋巴细胞和转化的淋巴细胞，每份标本计数 200 个细胞，按公式计算淋巴细胞转化率。转化率在一定程度上可反映细胞免疫功能，正常人的 T 细胞转化率为 60%～80%，小于 50% 可视为降低。

转化率计算：

$$转化率 = \frac{转化的淋巴细胞数}{转化和未转化的淋巴细胞数} \times 100\%$$

形态学方法简便易行，普通光学显微镜便能观察结果，缺点是依靠肉眼观察形态学变化，判断结果易受主观因素影响，重复性和准确性较差。目前临床已不采用。

**2. $^3$H-TdR 掺入法** T 细胞在有丝分裂原或抗原刺激下，在转化为淋巴母细胞的过程中，DNA 合成明显增加，且 DNA 的合成与其转化程度呈正相关。在终止培养前 8～16 小时，将 $^3$H 标记的胸腺嘧啶核苷（$^3$H-TdR）加入到培养液中，可被增殖淋巴细胞摄取而掺入到新生成的 DNA 中。培养结束后，用液体闪烁仪测定淋巴细胞内放射性核素量，记录每分钟计数（CPM），计算刺激指数（stimulating index，SI），以评估淋巴细胞的转化程度。

$$SI = \frac{PHA刺激管CPM均值}{对照管CPM均值}$$

$^3$H-TdR 法敏感性高、客观性强、重复性好，目前仍是 T 细胞增殖试验的标准方法。但需要一定设备条件，同时还存在放射性核素污染问题，使其使用受到限制。该方法较多用于科研，临床较少采用。

**3. MTT 比色法** 该方法检测细胞代谢活性，通过线粒体内酶代谢活性来评估细胞增殖。MTT 是一种噻唑盐，化学名为 3-(4,5-二甲基-2-噻唑)-2,5-二苯基四氮唑溴盐〔3-(4,5-dimethylthiazol-2-yl)-2,5-diphenyl tetrazolium bromide〕。将淋巴细胞与丝裂原共同培养，在细胞培养终止前数小时加入 MTT，混匀继续培养，MTT 作为细胞内线粒体琥珀酸脱氢酶的底物参与反应，形成蓝黑色的甲臜颗粒，沉积于细胞内或细胞周围。随后加入盐酸异丙醇或二甲基亚砜可将甲臜完全溶解，用酶标仪检测细胞培养物的吸光度值。甲臜的生成量与细胞增殖水平呈正相关，标本的吸光度值可间接反映细胞增殖水平，以 SI 评估淋巴细胞增殖程度。

$$SI = \frac{试验孔A值}{对照孔A值}$$

本方法的敏感性虽不及 $^3$H-TdR 掺入法，但操作简便，无放射性污染。目前，采用水溶性四唑盐（WST）代替 MTT 效果较好，其产生的甲臜为水溶性，无须后续溶解步骤。WST 受血清等细胞培养物质干扰小，实验更为可控。该方法在科研上应用较多，如 WST-8（CCK8）。

**4. 流式细胞术** 流式细胞术对检测细胞增殖优势较大。如检测细胞受刺激后细胞与增殖相关的蛋白变化，如 Ki-67 等。还可利用 BrdU 等在细胞增殖过程中可掺入 DNA 合成，利用荧光标记抗 BrdU 抗体，可通过流式细胞术检测细胞中掺入的 BrdU 以评估细胞增殖。

## （二）抗原特异性 T 细胞增殖试验

由于获取足够用于检测的抗原特异性的待检 T 细胞难度较大，抗原特异性 T 细胞增殖试验比较困难。机体感染某种病原体后，T 细胞可形成对致病病原微生物的免疫记忆，在体外分离 T 细胞后，培养增殖 T 细胞的同时加入相应病原的特异抗原进行刺激，有记忆的细胞可被激活并分泌细胞因子如 IFN-γ。通过检测释放的 IFN-γ 的量可以反映 T 细胞的增殖和功能。目前该原理在临床应用于结核感染 T 细胞 IFN-γ 释放实验。

## （三）MHC-肽四聚体技术

MHC-肽四聚体技术是一种用于研究抗原特异性 T 细胞的技术。其基本原理是 T 细胞的抗原特异性是由 T 细胞受体（T cell receptor，TCR）决定。TCR 通过识别 APC 表面的 MHC-肽复合物，并在一系列共刺激分子的作用下，介导 T 细胞活化、增殖和分化。T 细胞分化为不同亚群并分泌不同的细胞因子，发挥生物学效应。相较之前 MHC-肽复合物的单体（monomer）技术，四聚体与 TCR 亲和性更高，结合稳定，通常可通过 TCR 与 MHC-肽的特异性相互作用，来检测抗原特异的 T 细胞，了解机体的免疫状况。

MHC-肽四聚体的制备，首先选择检测某一特定的抗原特异的 T 细胞所识别的抗原表位和与该表位结合 MHC 分子的类型；通过设计特异的引物扩增所选 MHC 分子的胞外区，表达 MHC 分子融合蛋白，将其与 $\beta_2$ 微球蛋白（$\beta_2$-microglobulin，$\beta_2$M）和抗原多肽进行体外折叠，形成 MHC-$\beta_2$M-抗原肽复合物，并纯化该复合物作为特异性 T 细胞转化的刺激物。

抗原-MHC-肽四聚体-荧光还可以构成特异性荧光探针指示抗原特异的 T 细胞，通常可通过生物素-亲和素的作用，将四个 MHC-肽复合物连接形成的一个四聚体（图 15-7）。

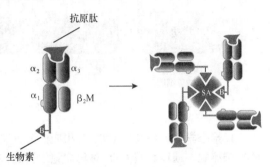

图 15-7　抗原-MHC-肽四聚体示意图

## （四）T 细胞分泌功能检测

T 细胞受刺激可活化并分泌多种细胞因子和生物活性物质，是其功能的重要体现。检测血清中或体外细胞培养经非特异或特异性抗原刺激后分泌的各种细胞因子，可间接反映 T 细胞生物学功能。通常不同亚群 T 细胞可分泌不同种类的细胞因子，如 Th1 细胞主要分泌 IFN-γ 和 TNF-α 等，而 Th2 细胞主要分泌 IL-4 和 IL-5 等，如下表所示（表 15-6）。检测 T 细胞分泌的这些细胞因子，有助于对细胞免疫和体液免疫的评价。通常可采用免疫方法检测其含量，细胞生物学方法检测其生物学活性，以及分子生物技术检测其基因表达水平。

表 15-6　不同 T 细胞亚群及其分泌细胞因子

| 细胞因子 | Th1 细胞 | Th2 细胞 |
| --- | --- | --- |
| IFN-γ | +++ | − |
| TNF-β | +++ | − |
| IL-2 | +++ | + |
| TNF-α | +++ | + |
| GM-CSF[1] | ++ | ++ |
| IL-3 | ++ | ++ |

[1] GM-CSF：粒细胞-巨噬细胞集落刺激因子。

| 细胞因子 | Th1 细胞 | Th2 细胞 |
|---|---|---|
| IL-6 | + | ++ |
| IL-10 | + | +++ |
| IL-13 | + | +++ |
| IL-4 | − | +++ |
| IL-5 | − | +++ |

注：+++：高水平；++：中度水平；+：低水平；−：无明显分泌效应。

### （五）T 细胞介导的细胞毒试验

淋巴细胞介导的细胞毒性是细胞毒性 T 细胞（cytotoxic T lymphocyte，CTL）的特性。CTL 经抗原刺激后，可特异性杀伤具有相应抗原并表达同种 MHC 分子的靶细胞，表现为靶细胞膜破坏和细胞溶解。

将靶细胞（如肿瘤细胞）按一定比例与待检的 CTL 混合，温育一定时间后，观察靶细胞被杀伤的情况（图 15-8），以评估 CTL 功能。细胞杀伤情况可通过形态学方法、$^{51}$Cr 释放试验、流式细胞术等进行评价。

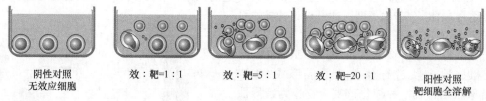

| 阴性对照 无效应细胞 | 效：靶=1∶1 | 效：靶=5∶1 | 效：靶=20∶1 | 阳性对照 靶细胞全溶解 |

图 15-8　CTL 杀伤靶细胞示意图

**1. 形态学法**　将待检 CTL 与相应的靶细胞混合共培养后，进行瑞氏染色，用显微镜计数残留的靶细胞数，通过计算 CTL 对靶细胞生长的抑制率，判断效应细胞的杀伤活性。

**2. $^{51}$Cr 释放法**　用 Na$_2$$^{51}$CrO$_4$ 标记靶细胞，若待检 CTL 能杀伤靶细胞，则 $^{51}$Cr 从靶细胞释放出来（或标记于细胞膜表面的 $^{51}$Cr 由于细胞膜破碎而悬浮于培养基中），可用 γ 计数仪测定释放出的 $^{51}$Cr 放射活性。靶细胞破坏越多，$^{51}$Cr 释放越多，上清液的放射活性越强，通过计算 $^{51}$Cr 释放率，可评估淋巴细胞的杀伤活性。

**3. 流式细胞术检测**　CTL 作用下，靶细胞可发生细胞凋亡。可利用流式细胞术检测靶细胞凋亡状况，以评价 CTL 杀细胞活性。

### （六）体内试验

正常机体对某种抗原建立了细胞免疫后，如用相同的抗原做皮肤试验，常出现阳性的迟发型超敏反应。该实验不仅可以检查受试者对某种抗原是否具有特异性细胞免疫应答能力，而且可以检查受试者总体细胞免疫状态。临床上常用于诊断某些病原微生物感染（如结核）和细胞免疫缺陷等疾病，也可用于观察在治疗过程中细胞免疫功能的变化及判断预后等。

**1. 特异性抗原皮肤试验**　常用的特异性抗原皮肤试验为结核菌素皮肤试验。将定量旧结核菌素（OT）注射到受试者前臂皮内，如 24～48 小时局部出现红肿硬结，以硬结直径大于 0.5cm 者为阳性。其他皮试抗原还有白色念珠菌素、皮肤毛癣菌素、腮腺炎病毒等。受试者对所试抗原是否曾经致敏将直接影响试验结果。若受试者从未接触过该抗原，则不会出现阳性反应。因此，阴性者也不一定表明细胞免疫功能低下。为避免判断错误，往往需用两种以上抗原进行皮试，综合判断结果。

**2. 应用植物血凝素（PHA）皮肤试验**　将定量 PHA 注射到受试者前臂皮内，可非特异性刺激 T 细胞增殖，发生母细胞转化，呈现以单个核细胞浸润为主的炎性反应。PHA 皮肤试验敏感性

高，比较安全可靠，可用于检测机体的细胞免疫水平（现临床不常用）。

## 二、B 细胞功能检测

B 细胞主要产生免疫球蛋白参与机体体液免疫应答，B 细胞功能低下或缺乏者对外源性抗原刺激的应答能力减弱或缺陷，可表现为特异性抗体产生减少或缺如。因此，B 细胞功能可以通过受试者血清 Ig 含量和特异性抗体检测进行评估。

**1. 血清免疫球蛋白水平测定**　B 细胞功能减低或缺陷，可表现为体内 Ig 和血型抗体量下降或缺乏，患者对外源性抗原的应答能力减弱或缺乏，仅产生极低或不能产生特异性抗体。故临床定量测定受检者血清中各种 Ig 量和相应血型抗体可判断 B 细胞功能，也是诊断体液免疫缺陷的重要指标。反之，如血清中一种或多种 Ig 或轻、重链片段异常增高，表明 B 细胞产生 Ig 的功能异常。在感染或某些自身免疫病活动期，也可检出血清 Ig 水平增高。

**2. 分泌抗体能力检测**　细胞增殖实验，是从总体上反映其对有丝分裂原或某种特定抗原刺激的反应能力，而不能反映其产生效应分子的能力，故需借助抗体分泌能力检测。

（1）溶血空斑试验：传统的抗体形成细胞测定方法，常用溶血空斑试验。其基本原理是抗体形成细胞分泌的免疫球蛋白与羊红细胞上的抗原结合，在补体参与下，出现溶血反应。周围有溶血空斑出现的细胞即为抗体形成细胞，溶血空斑数即为抗体形成细胞数。目前临床已不采用。

（2）酶联免疫斑点试验：目前常采用的是酶联免疫斑点试验（enzyme-linked immunospot assay，ELISPOT assay），可检测淋巴细胞或某种亚群在特异性抗原刺激下分泌某种抗体或细胞因子的能力。以间接法为例，检测原理是用已知抗原包被固相载体，加入待检的抗体产生细胞（例如已被抗原致敏的人外周血单个核细胞），诱导抗体分泌，分泌的抗体被包被抗原捕获，在抗体分泌细胞周围形成抗原-抗体复合物，去除细胞并洗涤，再加酶（或生物素等）标记的第二抗体可与被特异抗原捕获的分泌抗体（待检抗体）结合，形成已知抗原-特异抗体-标记第二抗体复合物，洗涤后再通过酶底物（或生物素亲和素系统）显色，用显微镜或 ELISPOT 检测仪计数着色的斑点形成细胞，每个着色斑点代表一个独立的分泌抗体细胞（图 15-9）。该方法稳定、特异、抗原用量少，既可通过测定斑点的数目来检测抗体分泌细胞的数量，又可通过斑点的大小和染色程度来反映分泌抗体的水平，还可检测组织切片中分泌抗体的单个细胞。

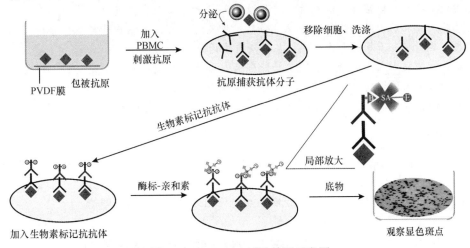

图 15-9　ELISPOT 试验检测示意图

## 三、NK 细胞活性检测

NK 细胞具有细胞介导的细胞毒作用，能直接杀伤靶细胞。可将其与靶细胞共同培养，若靶细胞存活率低，则 NK 细胞活性高。体外检测 NK 细胞活性的方法有形态学法、酶释放法、放射性核素释放法、化学发光法、流式细胞术等。

**1. 形态学法**　以人外周血单个核细胞（peripheral blood mononuclear cell，PBMC）或小鼠脾细胞作为效应细胞（需去除单核-巨噬细胞），与靶细胞按一定比例混合温育，用锥虫蓝或伊红 Y 等活细胞拒染的染料处理，光镜下观察着染的死亡细胞，计算出靶细胞的死亡率即为 NK 细胞的活性。该法简便易于掌握，无须特殊设备；但肉眼判断结果具有一定的主观性，也无法计数轻微损伤的细胞。

**2. 酶释放法**　乳酸脱氢酶（lactate dehydrogenases，LDH）是活细胞胞质内含酶之一。正常情况下，LDH 不能透过细胞膜。当靶细胞受到效应细胞的攻击而损伤时，细胞膜通透性改变，LDH 从胞质中释出。测定培养液中的 LDH 即可得知 NK 细胞杀伤靶细胞的活性。该法的优点是经济、快速、简便，并可做定量测定。缺点是 LDH 分子较大，靶细胞膜严重破损时才能被释出，故此法敏感性较低；并且细胞正常生长也有 LDH 的释放，培养液中 LDH 的本底较高，影响检测效果。

**3. 放射性核素释放法**　原理与 T 细胞介导的细胞毒试验（放射性核素释放法）类似。检测 NK 细胞杀伤靶细胞的实验多采用 PBMC。PBMC 中的单核细胞也具有杀伤细胞的作用，因此，在采用 PBMC 进行 NK 细胞杀伤靶细胞的实验时宜采用黏附贴壁法等去除单核细胞。

**4. 化学发光法**　NK 细胞杀伤靶细胞时发生呼吸爆发，产生大量活性氧自由基，与细胞内某些可激发物质发生反应，产生微弱的发光现象。在反应体系中加入鲁米诺（luminol）能起增强效应，因其受活性氧自由基作用后成为电子激发态分子氨基肽酸盐，此分子以光量子辐射形式返回基态时即可产生化学发光（chemiluminescence，CL），从而使发光强度大大增强，发光强度与 NK 细胞活性呈正相关。化学发光测定法操作简便快速，样品用量少，是氧化爆发检测中最为敏感，并可直接定量的方法。

二维码 15-6　知识聚焦四

**5. 流式细胞术**　在 NK 细胞和靶细胞混合温育后，靶细胞被杀伤后细胞膜破坏，碘化丙啶（propidium iodide，PI）可透过破坏的细胞质膜进入细胞内与 DNA 或 RNA 结合，激光激发后产生可被检测到的荧光信号；同时，NK 细胞体积及光散射特性均不同于靶细胞。据此，可用流式细胞技术检测靶细胞受 NK 细胞作用后的死亡率来反映 NK 细胞的活性。

**知识拓展 15-4**

1. 四聚体技术相较常规的检测抗原特异性 T 细胞的方法而言，直接、灵敏和迅速。该方法还能与细胞表面和胞内的其他标记分子结合，对抗原特异性的 T 细胞进行多种分析，如细胞的分化状态、共刺激分子等的表达情况。在科研中应用较多。

2. 流式细胞技术在细胞功能检测上功能强大。如检测细胞增殖，细胞凋亡，细胞因子释放等，临床和科研上均得到广泛应用。

3. 免疫细胞活性检测，还可选用刺激后其表面某些活化标志的检测来进行评估。

**问题导航五：**

1. 案例 15-1 中的患者除皮肤真菌感染外，还常发皮肤小脓疖子，考虑是否存在抗感染免疫缺陷，可以进行哪些细胞的功能检测？

2. 问题 1 中所述的细胞，试举一例说明其功能检测方法及检测结果解读。

# 第五节　其他免疫细胞的功能检测

免疫细胞是指所有参与免疫应答或与免疫应答有关的细胞，主要包括淋巴细胞、单核-巨噬细胞、树突状细胞、粒细胞、红细胞和肥大细胞等。淋巴细胞主要参与适应性免疫，而吞噬细胞是指具有吞噬功能的一类细胞，如中性粒细胞、巨噬细胞和单核细胞等，在固有免疫中发挥作用，同时也是适应性免疫的信息传导细胞和效应细胞。吞噬细胞的吞噬运动大致分为趋化、吞噬和胞内杀伤作用三个阶段，可分别对这三个阶段进行功能检测。

# 一、中性粒细胞功能检测

## （一）趋化功能检测

中性粒细胞在趋化因子如微生物的细胞成分及其代谢产物、补体活性片段（C5a、C3a）、某些细胞因子等作用下产生趋化运动，这是整个吞噬过程的第一步。其趋化运动强度可反映中性粒细胞的趋化功能。主要检测方法有滤膜渗透法和琼脂糖平板法。

**1. 滤膜渗透法** 过去多采用单孔博登（Boyden）小室法，现多采用微孔小室趋化试验装置，可设置不同条件进行多孔同时检测。趋化室分为上、下两室，在上室加待测细胞悬液，下室加趋化因子，上下室间用一定孔径的微孔滤膜隔开。上室细胞受下室趋化因子吸引，可向下室迁移穿过滤膜进入下层膜面（图15-10）。反应后，可取滤膜进行染色，计数从滤膜穿至下室的细胞，计算趋化指数（chemotactic index，CI），从而判断细胞的趋化功能以及趋化因子的趋化作用。该方法在科研上应用较多。

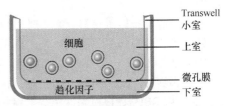

图 15-10 白细胞趋化运动示意图
（滤膜渗透法）

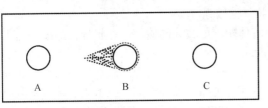

图 15-11 白细胞趋化运动示意图（琼脂平板法）

**2. 琼脂糖平板法** 将琼脂糖溶液倾倒在玻片上制成琼脂糖凝胶平板，在中央内孔加中性粒细胞悬液，两侧内孔分别加趋化因子或对照液。反应后通过固定和染色，测量白细胞向左侧孔移动距离即趋向移动距离（A）和向右侧孔移动的距离即自发移动距离（B），计算趋化指数（AB），判断细胞的定向移动能力（图15-11）。

## （二）吞噬和杀菌功能测定

吞噬和杀菌功能测定主要有如下方法：

**1. 显微镜检查法** 将白细胞与白假丝酵母菌或葡萄球菌悬液混合温育、涂片、固定、碱性亚甲蓝液染色。在油镜下观察白细胞对该菌的吞噬情况，计数吞噬细菌和未吞噬细菌的白细胞数。对有吞噬作用的白细胞，需同时记录所吞噬的细菌数。被细胞杀死的细菌可被染为蓝色。按下列公式计算吞噬率（phagocytic rate），还可根据被吞噬的细菌是否着色测定杀菌率。

$$吞噬率（\%）=\frac{吞噬细菌的白细胞数}{计数的白细胞数}×100\%$$

$$杀菌率（\%）=\frac{胞内含着染菌体的细胞数}{计数的白细胞数}×100\%$$

**2. 溶菌法** 将白细胞悬液与经新鲜人血清调理过的细菌（通常选用金黄色葡萄球菌）按一定比例混合、温育。每隔一定时间（如0、30、60、90分钟）取定量培养物，稀释后接种固体平板培养基作定量培养。37℃培养18小时后，计数生长菌落数，以了解中性粒细胞的杀菌能力。

$$杀菌率（\%）=1-\frac{作用30、60或90分钟菌落数}{0分钟菌落数}×100\%$$

**3. NBT还原试验** 中性粒细胞在吞噬杀菌过程中，随能量消耗增加，耗氧量也随之相应增加，磷酸己糖旁路的代谢活性增强，葡糖-6-磷酸脱氢酶使葡萄糖的中间代谢产物葡糖-6-磷酸氧化脱氢转变为糖。如加入硝基蓝四氮唑（nitroblue tetrazolium，NBT），则可被吞噬或渗透到中性粒细胞胞质中，接受所释放的氢，使原来呈淡黄色的 NBT 还原成点状或块状的蓝黑色甲臜颗粒，沉积于中性粒细胞胞质中，称 NBT 阳性细胞。NBT 阳性细胞百分率可反映中性粒细胞的杀菌功能，慢性肉芽肿病患者 NBT 阳性细胞百分率显著降低，甚至为零。

**4. 化学发光测定法**　检测原理见 NK 活性测定。

**5. 流式细胞术检测**　中性粒细胞在活化、吞噬过程中，通过呼吸爆发可使无荧光的二氢罗丹明 123（dihydrorhodamine 123，DHR）还原为高强度绿色荧光的罗丹明 123（rhodamine 123），可通过流式细胞技术检测细胞荧光强度变化，评估中性粒细胞被刺激后的吞噬和氧化功能。

## 二、巨噬细胞功能检测

人巨噬细胞较难获得，必要时采用斑蝥敷贴法收集人巨噬细胞，也可从肺泡灌洗液或患者腹膜透析液中分离。实验研究中常用小鼠腹腔巨噬细胞。巨噬细胞功能检测可参考中性粒细胞功能检测方法检测。

**1. 吞噬功能检测**　巨噬细胞对颗粒性抗原物质有很强的吞噬功能。可用比细菌大的颗粒如鸡红细胞（CRBC）、白色念珠菌等。将细胞与吞噬颗粒体混合、温育，涂片染色镜下观察（颗粒为细胞、念珠菌等），计算吞噬率和吞噬指数来评估巨噬细胞的吞噬功能。但传统的显微镜镜检计数法检测巨噬细胞吞噬能力存在主观性强、重复性差及耗时长等缺点，影响实验结果的客观性与准确性。而以荧光微球等作为吞噬颗粒，采用流式细胞术检测（颗粒为荧光微球），观察细胞数可从几百上升至几千，且分析速度快、重复性较好和特异性较强。

**2. 巨噬细胞溶酶体酶测定**　巨噬细胞富含溶酶体酶，如酸性磷酸酶、非特异性酯酶和溶菌酶等，测定这些酶的活性也可用于评估巨噬细胞功能。

**3. 巨噬细胞促凝血活性测定**　激活的巨噬细胞可产生一种与膜结合的凝血活性因子，加速正常血浆的凝固，为此取已 37℃预温的正常兔血浆和 $CaCl_2$ 混合液，加入黏附有单层巨噬细胞的试管中，移置 37℃，即时记录血浆凝固时间。实验证明，当巨噬细胞与 LPS、肿瘤相关抗原或 HBsAg 等温育后，可见血浆凝固时间明显缩短。此为巨噬细胞促凝血活性法。

二维码 15-7　知识聚焦五

---

**知识拓展 15-5**

1. 科研和临床采用的检测方法可能存在较大差异。科研中可采用探索性方法，而临床上则需采用能规范且能严格质量控制的方法。

2. 目前有较多方法可检测细胞增殖活性，临床上多采用流式细胞技术，主要是对分离到的细胞进行体外刺激后检测细胞代谢（如线粒体膜电位变化，呼吸代谢产物等）、DNA 合成、增殖相关蛋白等的变化。

---

**问题导航六：**

1. 免疫细胞表面标志和免疫细胞功能检测，分别有什么临床意义？
2. 解读免疫细胞功能检测的检验结果时需注意什么？

---

## 第六节　免疫细胞表面标志和功能检测的临床应用

免疫细胞为机体免疫功能的主要参与者，免疫细胞表面标志检测是对免疫细胞数量的检测（免疫细胞计数），其反映的是免疫功能的物质基础；免疫细胞功能检测反映的是细胞活性，免疫细胞的数量和免疫细胞的活性共同构成了免疫的总体状态。免疫细胞及其功能检测在临床常用于对机体免疫状态的评估及对疾病疗效的监控。

# 一、免疫细胞表面标志检测的临床应用

淋巴细胞表面标志检测，是评价免疫功能的重要指标，由于淋巴细胞表面标志检测技术相对成熟，所以淋巴细胞表面标志检测比淋巴细胞功能检测更为常用。

## （一）淋巴细胞及其亚群的鉴别

T细胞在执行免疫功能方面发挥多种作用，不同细胞亚群功能各异，且有一定数量方可执行其相应功能，故临床常通过计数不同细胞的表面标志，检测不同T细胞亚群比例。由于淋巴细胞亚群的变化是一个动态的过程，因此通过在疾病过程中监测淋巴细胞计数，亦可反映淋巴细胞功能。在进行临床评估时，需注意与基线值进行比较，关注动态变化。由于外周血淋巴细胞只占全身淋巴细胞的2%左右，活化的淋巴细胞在外周血中更少，因此淋巴细胞计数的意义有限，且单凭外周血淋巴细胞计数并不能全面地反映相关的免疫病理变化。

## （二）研究免疫细胞分化过程和功能

免疫细胞在分化过程中可以表达不同的表面标志，在不同分化阶段有相应不同的功能。因此可以借助淋巴细胞表面标志检测，了解淋巴细胞的分化过程和功能。

## （三）研究疾病的发病机制和辅助疾病诊断

某些细胞表面标志的存在、缺乏、过度表达或表达降低等，对一些疾病，如免疫性疾病、感染性疾病、肿瘤等诊断，以及对治疗、免疫功能重建、移植排斥反应监测等有重要的临床意义。淋巴细胞表型分析对血液系统疾病诊断有重要作用，主要是借助流式细胞技术进行。在有关疾病中的T细胞的常见变化见下表（表15-7）。

表 15-7　不同疾病中 T 细胞变化（以 $CD4^+$，$CD8^+$ 为例）

| 疾病 | $CD4^+$ T 细胞 | $CD8^+$ T 细胞 | $CD4^+/CD8^+$ |
|---|---|---|---|
| 类风湿关节炎 | ↑（活动期） | ↓ | ↑ |
| 系统性红斑狼疮 | −或↓（活动期） | −或↓ | −或↓ |
| 干燥综合征（Sjögren syndrome） | − | ↓ | − |
| 多发性硬化 | ↑ | − | ↑ |
| 重症肌无力 | − | ↓ | ↑ |
| 胰岛素依赖性糖尿病 | − | ↓ | ↑ |
| 膜型肾小球肾炎 | − | ↓ | ↑ |
| 自身溶血性贫血 | ↑ | − | ↑ |
| 巨细胞病毒感染 | ↓ | ↑ | ↓ |
| 再障及粒细胞减少症 | ↓ | ↑ | ↓ |
| AIDS | ↓↓ | − | ↓↓ |
| 血小板减少 | ↓↓ | − | ↓↓ |

注：↑：常见增高；↓：常见降低；−：无明显变化。

## （四）实验方法选择及结果解读

实验室对检验结果的解读，需结合临床信息以及其他检测结果进行综合分析。目前对淋巴细胞功能检测，多采用流式细胞仪检测，可以减少因标本处理方法、实验条件以及镜检计数者等因素对结果的影响，但不同检测系统、不同实验室的检测结果仍存在差异，并且在设定有关参数、定义细胞群等方面还会受到检测者经验的影响。因此，需严格进行室内质量控制，以及实验室间比对。使用淋巴细胞亚群数据进行临床分析时，应特别注意实验室所采用的技术及检测方法，同一患者进行动态结果比较可能意义更大。淋巴细胞及其亚群计数多是采用百分比表示结果，在使用这类结果时应注意所检细胞是占哪类细胞（白细胞、总淋巴细胞或总 T 细胞）的百分比。细胞构成比受影响因素较多，而且有时变化并不灵敏，例如总细胞数有变化时，构成比可以不发生变化，因此必要时应将百分比转成定量（单位体积细胞数）数据更有说服力，更能反映实际情况。

## 二、免疫细胞功能检测的临床应用

淋巴细胞计数是对有关淋巴细胞的数量进行分析，其并不能完全代表淋巴细胞的功能。考虑到淋巴细胞的活性在不同的情况下可以有很大的差别，因此对淋巴细胞的功能检测更具有临床价值。

临床实验室可通过检测抗体评估 B 细胞功能，而对其他包括对 T 细胞、巨噬细胞和中性粒细胞等免疫细胞功能的评价相对难度较大，目前仍以体外试验为主。因此，免疫细胞功能检测主要用于科学研究，对于个体评估的临床应用则有待观察。尽管如此，体外试验仍然是可以间接反映体内细胞免疫功能的公认的方法。一般认为 T 细胞对丝裂原刺激的反应与对特异抗原刺激的反映其基本过程是相同的，再加上有关抗原激发的 T 细胞实验都需要用抗原在体内致敏，临床可操作性差，因此临床有关淋巴细胞功能检测的试验大多是以 PHA 体外刺激为基础，包括细胞内细胞因子检测。细胞在体内的功能与其所处微环境密切相关，体外无法完全复制，PHA 刺激亦无法完全

二维码 15-8　知识聚焦六

等同于抗原刺激，因此免疫细胞的体外增殖能力并不能完全反映其在体内执行免疫功能的能力，但目前临床仍采用检测外周血免疫细胞受刺激后细胞内产生细胞因子的能力及其水平，可以在一定程度上反映细胞免疫的功能。

### 知识拓展 15-6

1. 免疫细胞表面标志检测可广泛应用于血液系统疾病诊断及治疗监测。利用流式细胞技术，采用荧光抗体对骨髓或外周血中各免疫细胞进行系列表面标志及/或胞内标志（必要时）进行检测，通过综合分析，结合其形态学变化，可为临床进行诊断及治疗决策提供实验室证据。

2. 免疫细胞功能检测在科研上亦是重要的研究手段。特别是利用实验动物疾病模型，可以在疾病效应器官中研究参与局部效应的免疫细胞及其功能，或通过过继转移研究免疫细胞功能。

### 案例分析 15-1

本案例中，患者最后诊断为普通易变免疫缺陷病（common variable immunodeficiency, CVI），为常见但未明确了解的一组综合征。男女均可受累，发病年龄在 15～35 岁不等，可为先天性或获得性。其免疫缺陷累及范围可随病期而变化，起病时表现为低丙种球蛋白血症（如本病例患者外周血 IgG 水平极低），随着病情进展可并发细胞免疫缺陷。多数患者 B 细胞计数正常（如本病例淋巴细胞亚群中可见 T、B 细胞计数均正常）。

该症患者的 B 细胞能识别抗原并能增殖，但不能分化为浆细胞，因此无法行使正常功能。由此可见，要做的全面、综合评价机体免疫功能上需要同时完善免疫细胞数量和功能的检测。

CVI 分三种类型：B 细胞内在异常；T 细胞或其产物能抑制自身或 B 细胞分化；辅助 T 细胞功能缺陷。某些病例 B 细胞不能增殖或合成免疫球蛋白，而另一些病例虽能见到浆细胞制造免疫球蛋白，但不能分泌。在极少患者血清中发现抑制 B 细胞的物质，在体外试验中去除抑制物质后 B 细胞功能恢复正常。有的病例还发现抑制性 T 细胞增加，其在发病机制中的意义不清楚。多数患者以反复呼吸道感染为主要表现，如细菌性肺炎等。在本病例患者表现为多年反复发作肺部感染等。而反复皮肤真菌感染（玫瑰糠疹），亦可能与继发细胞免疫功能缺陷有关。PPD 皮试阴性，可能是其细胞免疫功能缺陷的表现。

以下解答案例 15-1 中提出的 3 个问题：

1. 该患者 PPD 皮试的作用是什么？ T-SPOT.TB 检测有何意义？

PPD，即结核菌素试验，检测是否存在识别卡介苗（BCG）的记忆 T 细胞，为Ⅳ型超敏反应。接种 BCG 者，PPD 可表现为阳性；强阳性提示可能存在结核感染。PPD 阴性提示未感染结核，同时未接种 BCG，也有可能是卡介苗未产生抗体，在机体细胞免疫功能缺陷时可为阴性。临床用于辅助诊断结核感染。T-SPOT.TB 是检测人体对结核分枝杆菌特异性抗原的免疫反应（而非菌本身），即采用酶联免疫斑点试验（ELISPOT 试验）检测结核分枝杆菌特异性抗原激活的效应 T 细胞，阳性结果提示患者体内存在被结核分枝杆菌（以及少数非结核分枝杆菌）致敏的 T 细胞。

因此，T-SPOT.TB 阳性的患者可能是活动性结核病患者、既往感染者或者是潜伏性感染的状态。

2. 淋巴细胞亚群检测有什么意义？百分比和细胞计数的结果，该如何解释？

淋巴细胞及其亚群检测可间接评估不同疾病状态下细胞免疫功能，可用于辅助临床诊断和治疗过程监测。淋巴细胞计数是对有关淋巴细胞的数量进行分析，其并不能完全代表淋巴细胞的功能，考虑到淋巴细胞的活性在不同的情况下可以有很大的差别，因此对淋巴细胞的功能检测更具有临床价值，特别是监测其动态变化更有临床意义。

3. 评估非特异性免疫和特异性免疫功能可分别选用哪些指标？请各试举一例。

非特异性免疫，主要指固有免疫细胞的功能，无特异性和记忆性，主要检测吞噬细胞功能（如趋化功能、吞噬功能等）、补体功能等；特异性免疫功能，主要检测适应性免疫细胞的功能，即淋巴细胞功能，主要包括 T 细胞功能和 B 细胞功能，如细胞增殖、细胞因子分泌等。

（王　荟　余　芳）

# 第十六章 细胞因子与细胞黏附分子检测

细胞因子（cytokine，CK）是由免疫细胞（如 T 细胞、B 细胞、NK 细胞、单核细胞、巨噬细胞等）和某些非免疫细胞（如成纤维细胞、表皮细胞、内皮细胞等）经免疫原、丝裂原或其他刺激剂诱导所合成、分泌的具有高活性、多功能的低分子量物质，其化学本质是糖蛋白或多肽。细胞黏附分子（cell adhesion molecule，CAM）是介导细胞与细胞间或细胞与细胞外基质间相互接触和相互作用的通信分子，分布于细胞表面，少数以溶解或循环形式存在于血清和其他体液中。细胞因子和细胞黏附分子在机体免疫调控、炎性反应等方面发挥着重要作用，通过对其进行检测，对于疾病诊断、疗效监测及预后判断等许多方面具有重要的临床意义。

二维码 16-1　知识导图

## 案例 16-1

患者，男性，62 岁，因感染性休克入院。患者自 2 天前咳痰能力较前减弱，无发热、无呼吸困难，意识淡漠。查体：意识模糊，刺痛有反应，双肺呼吸音粗，双肺底闻及散在湿啰音，余无明显异常。血压：83/47mmHg；辅助检查：血常规：中性粒细胞计数 $15.42 \times 10^9$/L、中性粒细胞百分率 97.0%、C 反应蛋白（CRP）＞200mg/L，心肌梗死三项等未见异常。主诊医师开具细胞因子 7 项检验，检验结果如下：

### *** 医院检验报告单

| 姓名：*** | 病历号：*** | 标本条码：********* | | 标本号：*** |
|---|---|---|---|---|
| 性别：男 | 科别：*** | 检测仪器：流式细胞仪 | | 样本：血清 |
| 年龄：62 岁 | 床号：*** | 执行科室：检验科 | | 标本状态：正常 |
| 送检项目：细胞因子 7 项 | | 申请时间：****** | | 送检医生：*** |

| 项目名称 | 结果 | 提示 | 单位 | 参考区间 |
|---|---|---|---|---|
| 白介素-2 | 1.69 | | pg/ml | 0.00～5.71 |
| 白介素-4 | 1.89 | | pg/ml | 0.00～2.80 |
| 白介素-6 | 404.77 | ↑ | pg/ml | 0.00～5.30 |
| 白介素-10 | 17.35 | ↑ | pg/ml | 0.00～4.91 |
| 肿瘤坏死因子 α | 2.80 | ↑ | pg/ml | 0.00～2.31 |
| 干扰素 γ | 2.23 | | pg/ml | 0.00～7.42 |
| 白介素-17A | 5.14 | | pg/ml | 0.00～20.60 |

备注：

| 采集时间： | 送达时间： | 接收时间： | 检测时间： | 审核时间： |
|---|---|---|---|---|
| 采集者： | | 接收者： | 检验者： | 审核者： |

**问题：**

1. 如何解读该患者的细胞因子 7 项的检验报告？

2. 如患者病原体筛查结果为：流感病毒 IgM 抗体（－），肺炎衣原体 IgM 抗体（－），肺炎支原体 IgM 抗体（－），副流感病毒 IgM 抗体（－），呼吸道合胞病毒 IgM 抗体（－），腺病毒 IgM 抗体（－），真菌 D-葡聚糖检测（－），曲霉菌半乳甘露聚糖检测（－），痰细菌培养及鉴定结果显示铜绿假单胞菌感染。请问病原体检查结果是否与细胞因子 7 项检查结果相符？

# 第一节　细胞因子

细胞因子多为糖蛋白，分子质量通常介于 10～25kDa 之间，大多数细胞因子以单体形式存在，仅少数细胞因子以二聚体、三聚体或四聚体形式在体内代谢。细胞因子一般通过与相应受体结合发挥生物学效应，其主要的生物学功能是调节免疫应答、参与炎症反应、抗感染和抗肿瘤、刺激造血以及创伤愈合等。

## 一、细胞因子的分类

### （一）根据细胞因子的结构和功能分类

**1.白细胞介素（interleukin，IL）**　简称白介素，最初指由白细胞产生，且在白细胞间起调节作用的细胞因子。现指能够介导白细胞间及其他细胞间的相互作用，分子结构和生物学功能明确，具有重要调节作用的一类细胞因子。截至目前，至少发现了 40 多种白介素。白介素在免疫细胞的成熟、活化、增殖、免疫调节和炎症反应等一系列过程中均发挥着重要作用。如 IL-2 是参与免疫应答的重要细胞因子，可激活细胞毒性 T 细胞（cytotoxic T lymphocyte，CTL）、B 细胞、NK 细胞和巨噬细胞，并参与抗肿瘤效应和移植排斥反应等。

**2.干扰素（interferon，IFN）**　是 1957 年由英国科学家发现的，因其可干扰病毒的复制，具有抗病毒感染的能力而得名。干扰素是一种由单核细胞和淋巴细胞产生的细胞因子，具有高度的种属特异性，故动物的干扰素对人无效。根据干扰素蛋白的氨基酸结构、免疫原性及细胞来源不同，可分为：IFN-α、IFN-β、IFN-γ，其中 IFN-α 和 IFN-β 分别由白细胞（主要为单核-巨噬细胞）和成纤维细胞产生，在酸性环境中稳定。而 IFN-γ 主要由 T 细胞分泌，对酸不稳定。不同类型的干扰素生物学活性基本相同，均具有抗病毒、抗肿瘤和免疫调节等作用。

**3.肿瘤坏死因子（tumor necrosis factor，TNF）**　是一类可直接诱导肿瘤细胞凋亡的细胞因子。根据其来源和结构不同，可分为 TNF-α 和 TNF-β 两类，前者由细菌脂多糖活化的单核-巨噬细胞产生，可引起肿瘤组织出血坏死，也称恶病质素（cachectin）；后者由抗原或丝裂原刺激的淋巴细胞产生，具有肿瘤杀伤及免疫调节功能，又称为淋巴毒素（lymphotoxin，LT）。

尽管 TNF-α 和 TNF-β 细胞来源不同，但两者在基因定位、分子结构、受体亲和力及生物学功能等方面非常相似，其主要生物学功能除杀伤肿瘤细胞作用外，还参与免疫调节、诱导炎症和发热以及抗病毒等。

**4.集落刺激因子（colony stimulating factor，CSF）**　是指可以刺激多能造血干细胞和其他造血祖细胞增殖分化、在半固体培养基中形成相应细胞集落的细胞因子。根据集落刺激因子的作用范围不同，分别命名为粒细胞集落刺激因子（G-CSF）、巨噬细胞集落刺激因子（M-CSF）、粒细胞-巨噬细胞集落刺激因子（GM-CSF）、多能集落刺激因子（multi-CSF，又称 IL-3）。广义上，凡是能够刺激造血的细胞因子都可称为 CSF，如干细胞因子（stem cell factor，SCF）、红细胞生成素（erythropoietin，EPO）以及血小板生成素（thrombopoietin，TPO）等。集落刺激因子是血细胞发生必不可少的刺激因子，可促进不同发育阶段的造血干细胞增殖和分化。

**5.趋化因子（chemokine）**　是一类能使细胞发生趋化运动的小分子蛋白质。根据其氨基端（N端）半胱氨酸的排列方式、位置和数量，可分为四类：

（1）CXC（α 亚族）：主要趋化中性粒细胞、介导炎症反应，以 IL-8 为代表。

（2）CC（β亚族）：主要趋化单核-巨噬细胞、淋巴细胞和嗜酸性粒细胞，以单核细胞趋化蛋白-1（monocyte chemoattractant protein-1，MCP-1）为代表。

（3）C（γ亚族）：主要趋化淋巴细胞，以淋巴细胞趋化因子为代表。

（4）CX3C（δ亚族）：主要趋化单核-巨噬细胞、T细胞及NK细胞，以CX3CL1亦称分形趋化因子（fractalkine）为代表。趋化因子除具有趋化作用外，还参与调节T、B细胞的发育、血管新生、肿瘤的生长和转移、神经系统和循环系统的发育等。

**6. 生长因子（growth factor，GF）** 是一类通过特异性结合高亲和力的细胞膜受体，发挥调节细胞生长功能的多肽类物质。生长因子有多种，如转化生长因子-α（transforming growth factor-α，TGF-α）、转化生长因子-β（TGF-β）、表皮生长因子（epidermal growth factor，EGF）、血管内皮细胞生长因子（vascular endothelial growth factor，VEGF）、成纤维细胞生长因子（fibroblast growth factor，FGF）、神经生长因子（nerve growth factor，NGF）、血小板衍生生长因子（platelet derived growth factor，PDGF）以及胰岛素样生长因子（insulin-like growth factors，IGF）等。此外，许多未以生长因子命名的细胞因子也具有刺激细胞生长的作用，如IL-2是T细胞的生长因子。而某些生长因子在一定条件下也可表现出对免疫应答的抑制效应，如TGF-β可抑制CTL的成熟和巨噬细胞的激活。

### （二）根据细胞因子的来源分类

**1. 淋巴因子（lymphokine）** 主要由淋巴细胞（T细胞、B细胞和NK细胞等）产生，如IL-2、IL-4、IFN-γ、TNF-β、GM-CSF等。

**2. 单核因子（monokine）** 主要由单核细胞或巨噬细胞产生，如IL-1、IL-6、TNF-α、G-CSF和M-CSF等。

**3. 非淋巴细胞、非单核-巨噬细胞产生的细胞因子** 主要由骨髓和胸腺中的基质细胞、血管内皮细胞、成纤维细胞等细胞产生，如EPO、IL-7、SCF、内皮细胞源性IL-8和IFN-β等。

## 二、细胞因子的共同特性

一般来讲，一种细胞因子可由多种细胞产生，而同一种细胞又可产生多种细胞因子。虽然不同细胞因子的来源不同、生物学功能存在差异，但都具有一些共同的特征。

### （一）理化特性

绝大多数细胞因子的分子质量一般小于80kDa，分子质量低者如IL-8仅8kDa。多数细胞因子以单体形式存在，少数细胞因子以二聚体（如IL-5）、三聚体（如TNF）或四聚体（IL-16）形式发挥生物学作用。

### （二）细胞因子的作用方式

通常以旁分泌（paracrine）、自分泌（autocrine）和内分泌（endocrine）的形式作用于附近细胞或细胞因子产生细胞。

### （三）细胞因子的作用特点

**1. 多效性** 一种细胞因子可对多种靶细胞发生作用，产生不同的生物学效应。

**2. 重叠性** 又称为多元性，是指几种不同的细胞因子对同一种靶细胞发生作用，产生相同或相似的生物学效应。

**3. 协同性** 一种细胞因子增强另一种细胞因子的某些生物学作用，表现为协同效应。

**4. 拮抗性** 一种细胞因子抑制另一种细胞因子的某些生物学作用，表现为拮抗效应。

**5. 网络性** 众多的细胞因子在机体内相互促进或相互抑制，细胞因子受体表达相互调控，形成十分复杂的细胞因子调节网络。

**6. 高效性** 细胞因子与细胞因子受体的亲和力远远大于抗原与抗体的亲和力，因而极微量的细胞因子即可发挥明显的生物学作用。

**7. 非特异性** 细胞因子以非特异性方式发挥生物学作用，不受 MHC 限制。

## 三、细胞因子的生物学功能

### （一）免疫调节

细胞因子是免疫系统重要的调节因子，在调节免疫、维持免疫应答平衡中发挥重要作用。如 IFN、TNF、IL-1 和 IL-6 等可以激活巨噬细胞，增强其吞噬和杀菌作用。大多数细胞因子具有上调免疫功能的作用，其中 IL-2 促进 T 细胞增殖与活化，IL-4、IL-5、IL-6 等促进 B 细胞的增殖与分化，而有些细胞因子可下调免疫功能，如 TGF-β、IL-35 抑制淋巴细胞增殖，干扰素抑制 MHC Ⅱ类分子表达，限制辅助性 T 细胞的活化。

### （二）参与炎症反应

感染可诱发多种细胞因子的释放，这些细胞因子直接或间接参与炎症反应。例如 IL-1 和 IL-6 可促进血管内皮细胞表达黏附分子，促进中性粒细胞、单核细胞在感染部位浸润、活化和释放炎症介质。

### （三）刺激造血功能

有些细胞因子可刺激多能造血干细胞或不同发育分化阶段的造血祖细胞增殖分化，在血细胞生成方面具有重要作用。如 IL-3 可刺激早期多能造血干细胞增殖分化；GM-CSF 可刺激粒系干细胞和单核系干细胞的增殖分化；EPO 可促使未成熟的骨髓网织红细胞发育成熟。

### （四）抗感染和抗肿瘤

IFN 是重要的抗病毒细胞因子，可通过诱导宿主细胞产生抗病毒蛋白，干扰病毒在细胞内的复制，也可通过增强 CTL、NK 细胞、巨噬细胞的活性杀伤病毒感染细胞。TNF 具有显著的抗肿瘤作用，可直接杀伤肿瘤细胞，并通过增强 MHC Ⅰ类分子的表达，促进淋巴细胞对肿瘤的识别及应答。

# 第二节 细胞黏附分子

细胞黏附分子是介导细胞与细胞间或细胞与细胞外基质间相互接触和相互作用的通信分子，大多为糖蛋白，分布于细胞表面或细胞外基质中。细胞黏附分子由细胞产生，多以配体-受体相结合的形式发挥作用，参与细胞的识别、细胞的信号转导与活化、细胞的伸展和移动、细胞的增殖与分化。在免疫应答、炎症反应、胚胎发育、淋巴细胞归巢等一系列重要生理和病理过程中发挥重要作用。

## 一、细胞黏附分子的分类

根据细胞黏附分子的结构特点可分为整合素家族、选择素家族、免疫球蛋白超家族、钙黏素家族以及其他一些尚未归类的黏附分子。

### （一）整合素家族（integrin family）

整合素家族的成员都是由 α、β 两条链以非共价键连接组成的异源二聚体，包括迟现抗原-1（VLA-1）、VLA-2、VLA-3、VLA-4 等，因其可以使细胞得以附着形成整体而得名，是一类既可介导细胞间，又可介导细胞与基质间黏附的黏附分子超家族，其作用依赖于钙离子。

### （二）选择素家族（selectin family）

选择素为单链跨膜分子，家族各成员膜外区结构相似，均由 C 型凝集素样结构域、表皮生长因子样结构域和补体调节蛋白结构域组成。该家族成员主要表达于白细胞、内皮细胞、血小板和某些肿瘤细胞表面，在白细胞与内皮细胞黏附、炎症发生以及淋巴细胞归巢中发挥重要作用。

目前已知的选择素有三种：L-选择素、P-选择素和E-选择素。其中，L-选择素是淋巴细胞的归巢受体。

### （三）免疫球蛋白超家族（immunoglobulin superfamily，IgSF）

免疫球蛋白超家族是指分子结构中含有免疫球蛋白样结构域的所有分子，一般不依赖于钙离子发挥作用。该家族成员包括细胞间黏附分子（intercellular adhesion molecule，ICAM）、血管细胞黏附分子（vascular cell-adhesion molecule，VCAM）、血小板内皮细胞黏附分子（platelet endothelial cell adhesion molecule，PECAM）、神经细胞黏附分子（neural cell-adhesion molecule，NCAM）、淋巴细胞功能相关抗原（lymphocyte function associated antigen，LFA）、CD28、T细胞抗原受体（T cell receptor，TCR）、B细胞抗原受体（B cell receptor，BCR）以及MHC分子等。免疫球蛋白超家族种类繁多、分布广泛、识别功能多样，主要参与淋巴细胞的识别和活化、白细胞的黏附以及神经髓鞘形成等。

### （四）钙黏素家族（cadherin family）

钙黏素家族是一类依赖钙离子的黏附分子家族，该家族有多个成员，广泛分布于各种组织细胞，不仅是胚胎时期细胞发生重排的重要分子，更是维持实体组织的必需条件。常见的钙黏蛋白分子包括E-钙黏素、N-钙黏素、P-钙黏素和M-钙黏素等。

### （五）其他黏附分子

除上述黏附分子的几个家族外，还有其他的黏附分子。如外周淋巴结地址素（peripheral node addressin，PNAd）、皮肤淋巴细胞相关抗原（cutaneous lymphocyte-associated antigen，CLA）和CD44等。

## 二、细胞黏附分子的生物学功能

### （一）参与炎症反应

炎症过程的一个重要特征是白细胞黏附、穿越血管内皮细胞，向炎症部位聚集，其重要的分子基础是白细胞与血管内皮细胞的相互黏附，这一过程需要整合素、选择素及相关配体的相互作用才能够完成。

### （二）参与淋巴细胞归巢

淋巴细胞归巢是淋巴细胞迁移的一种特殊形式，包括淋巴干细胞向中枢淋巴器官的归巢、淋巴细胞向外周淋巴器官的归巢、淋巴细胞再循环以及淋巴细胞向炎症部位的渗出。淋巴细胞归巢的分子基础是淋巴细胞表面的归巢受体与各组织、器官血管内皮细胞的地址素相互作用的结果。

### （三）参与免疫细胞的识别

在免疫细胞相互作用及识别靶细胞的过程中，除了需要对特异性抗原的识别作用外，还需要黏附分子的相互作用。在淋巴细胞活化过程中，无论是第一信号中的TCR、BCR、MHC分子，还是第二信号中的CD2、CD28、ICAM-1分子，均属于黏附分子。

### （四）参与细胞的发育和分化

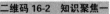

二维码 16-2 知识聚焦一

在淋巴细胞的分化和成熟过程中，有相当多的黏附分子参与其中，如胸腺细胞表面的黏附分子CD2和LFA-1可分别与胸腺上皮细胞表面的黏附分子LFA-3和ICAM-1相互作用，促进胸腺细胞的发育成熟。

**知识拓展 16-1**

试举例说明细胞因子及其相关制剂的临床应用。

····· 问题导航二：

　1. 案例 16-1 中提及的细胞因子使用了哪种方法进行检测？应采集何种标本，如何保存？
　2. 临床常用的细胞因子免疫学检测方法有哪些？有何优缺点？

# 第三节　细胞因子与细胞黏附分子的检测方法

　　细胞因子或细胞黏附分子的检测方法可分为免疫学测定法、生物学测定法及分子生物学测定法。免疫学测定法是目前临床最常用的测定方法，可对细胞因子或黏附分子的表达进行定性或定量检测，能够区分可溶性细胞因子与细胞内细胞因子，并对细胞因子的分布情况进行分析。生物学测定法主要用于细胞因子生物活性的测定，包括促进细胞增殖和抑制细胞增殖测定法、细胞毒活性测定法、抗病毒活性测定法、趋化活性测定法等。分子生物学测定法可检测细胞内细胞因子或黏附分子的基因组成或 mRNA 表达量，推算出细胞因子的合成量，包括细胞因子或细胞黏附分子 RNA 印迹法、DNA 扩增法、原位杂交、核酸酶保护分析等。

　　本节重点介绍临床常用的免疫学测定法。细胞因子是一类具有生物活性的多肽或蛋白，免疫原性较强，可刺激机体产生特异性抗体，抗原抗体的特异性结合构成了免疫测定法的基础。虽然细胞因子种类众多，但随着基因工程技术的普及和重组细胞因子的广泛使用，我们可较方便地制备某一种细胞因子的特异性抗体（包括单克隆抗体和多克隆抗体），并利用抗原抗体特异性结合的特点，通过免疫测定技术对细胞因子和细胞黏附分子进行定量或定性检测。目前临床常用的免疫学测定法主要包括流式细胞仪分析法、化学发光免疫测定、酶联免疫吸附试验和酶联免疫斑点试验。

## 一、流式细胞分析法

　　流式细胞分析法是单克隆抗体及免疫细胞化学技术、激光和电子计算机科学等高度发展及综合利用的高科技产物，主要用于可溶性细胞因子、细胞内细胞因子和细胞表面黏附分子的检测。传统的流式细胞技术主要用于分析细胞内细胞因子或细胞表面黏附分子，通过特异性的荧光抗体染色，能简单、快速地进行单个细胞水平的细胞因子或黏附分子的检测，准确判断不同细胞亚群的胞内细胞因子和膜分子的表达情况。同时也可以通过检测细胞因子判断细胞类型，如通过检测 CD4$^+$ T 细胞内细胞因子 IFN-γ 或 IL-4 的表达区分 Th1 和 Th2 型细胞。该种检测方法采用的标本类型一般是血液、体液中的细胞或实体瘤的单细胞悬液。

　　近年来发展起来的流式微球分析（cytometric bead array，CBA）技术可将液体中的可溶性成分结合在一种类似细胞大小的颗粒（胶乳颗粒）上便于用流式细胞仪进行分析。其检测原理是利用聚苯乙烯荧光微球连接特定的捕获抗体，当微球和待测细胞因子标本溶液混合后，微球上的特异性抗体就与标本中相应的抗原或蛋白结合，再加入荧光标记的检测抗体，形成"三明治"样夹心复合物，最后通过流式细胞仪检测特异性目的蛋白的含量。常用的标本类型包括血浆、血清、泪液、唾液和体腔灌洗液等，以血浆和血清居多。待测标本尽量在采集后 4 小时内完成检测，若无法在 4 小时内检测，须将标本处理完毕后保存在 2～8℃不超过 24 小时。24 小时内不能检测的标本应冻存至-20℃，标本不宜反复冻融。CBA 技术可实现对标本中多种可溶性细胞因子、细胞黏附分子的同时、定量检测，大大提高了检测效率。

　　流式细胞分析法实现了对稀有标本、少量标本的细胞因子、抗体、抗原的多指标同步检测，并以其检测速度迅速、检测手段灵活、稳定性好、多参数、多指标、灵敏度高等优点已成为临床实验室检测细胞因子和细胞黏附分子必不可少的手段。

## 二、化学发光免疫测定

　　化学发光免疫测定（CLIA）是把免疫反应和发光反应结合起来的一种新型定量分析技术，既有免疫分析法的高度特异性，又有发光检测的高度灵敏性。CLIA包括免疫反应系统和化学发光系统。主要原理是将发光物质直接标记在抗体上，经氧化剂或催化剂激发后，发光物质可迅速稳定发光，其产生的光量子强度与所测细胞因子浓度成比例。化学发光法常用的标本类型为血清或血浆，标本在常温下可保存5小时，2～8℃保存1天，−20℃可保存3个月。化学发光免疫分析灵敏度高，检测范围广，耗时短，操作简便，稳定性好，误差小，可用于临床大规模自动化检测。

化学发光免疫测定有三种类型：直接化学发光免疫测定、化学发光酶免疫分析（CLEIA）和电化学发光免疫测定（ECLIA）。

### （一）直接化学发光免疫测定

应用化学发光剂（如吖啶酯）直接标记抗体，与待测标本中的细胞因子发生免疫反应后，形成固相包被抗体-待测抗原-吖啶酯标记抗体复合物。在氢氧化钠和过氧化氢存在下，吖啶酯无须催化剂即可分解、发光。

### （二）化学发光酶免疫分析

应用参与催化某一化学发光反应的酶（如辣根过氧化物酶或碱性磷酸酶）来标记抗体，在与待测标本中相应的细胞因子发生免疫反应后，形成固相包被抗体-待测抗原-酶标抗体复合物，洗涤后加入发光底物（鲁米诺或AMPPD），酶催化分解底物发光。

### （三）电化学发光免疫测定

应用磁性微粒作为固相载体包被抗体，以电化学发光剂三联吡啶钌标记抗体，在与待测标本中相应的细胞因子发生免疫反应后，形成磁性微粒包被抗体-待测抗原-三联吡啶钌标记抗体复合物，以三丙胺为电子供体，在电场中因电子转移而发生特异性化学发光反应。ECLIA克服了CLIA技术中每一发光分子只能利用一次的缺点，具有诸多的优越性：①灵敏度高，可达pg/ml或pmol水平；②特异性强，重复性好，CV<5%；③测定范围宽，可达7个数量级；④试剂灵敏度高、稳定性好、无毒害、无污染，有效期长达数月甚至数年；⑤操作简单，耗时短，易于自动化。但其缺点是目前临床上可检测的细胞因子种类有限，无法满足临床需求。目前较常用于炎症细胞因子IL-6的检测。

## 三、酶联免疫吸附试验

酶联免疫吸附试验（ELISA）是在免疫酶技术基础上发展起来的、广泛应用的非均相酶标免疫分析技术，通过一步或多步的抗原-抗体反应和酶促反应对细胞因子进行定性或定量分析。检测方法包括检测抗体的间接法、检测抗原的双抗体夹心法、检测小分子抗原或半抗原的抗原竞争法等，其中比较常用的是双抗体夹心法。应用ELISA方法检测细胞因子的基本原理是抗体的固相化和酶标记，结合在固相载体表面的抗体具有免疫活性，酶标记的抗体既具有免疫活性，又保持酶活性。检测时，固相抗体、抗原（待检细胞因子）与酶标抗体相结合形成双抗体夹心样免疫复合物，经洗涤后的免疫复合物的量与样本中待检细胞因子的含量成比例，最后加入酶反应底物，底物被酶催化成有色产物，可根据产物颜色的深浅进行待测细胞因子的定性或定量分析。由于血清细胞因子含量较低，可在ELISA分析中加入生物素亲和素放大系统以提高检测的敏感性。

ELISA分析可用于细胞因子和可溶性细胞黏附分子的检测。此外，无生物学活性的细胞因子前体、分解片段及细胞因子与相应受体的结合物也可用此法进行检测。常用的临床标本类型包括血清（血浆）、尿液、粪便、唾液、胸腔积液、腹水关节液、脑脊液或肺泡灌洗液等。待检标本如不能立即检测，则4℃保存应小于1周，−20℃不应超过1个月，−80℃不超过2个月，避免反复冻融。临床标本的收集、来源、保存和处理方法均能对测定结果产生明显影响。例如：标本的微生物污染可刺激IL-1、IL-6、IL-8、TNF和IFN等细胞因子的分泌；当标本中内毒素含量超过10μg/L时应重新留取标本，以免影响检测结果的准确性和临床判断。因此，细胞因子及其可溶性受体的检测应避免标本污染，最好及时检测或冷冻保存。

ELISA 具有特异性好，操作简便，试验弃物便于处理等优点。但在正常健康人体血清或血浆等体液中，除 G-CSF、EPO 等外，多数细胞因子或可溶性细胞黏附分子均处于较低水平，ELISA 检测的敏感性有限。并且 ELISA 方法一次只能检测一种细胞因子，耗时长，且有酶-底物背景干扰，而且与流式细胞分析法、化学发光法相比较，更易受标本溶血、脂血等因素的影响。因此，临床上通常选用高敏感性的电化学发光免疫分析法、流式细胞分析法或液相芯片技术进行细胞因子的检测。

## 四、酶联免疫斑点试验

酶联免疫斑点试验（ELISPOT 试验）是从单细胞水平检测特异性抗体分泌细胞和细胞因子分泌细胞的新型免疫酶技术。ELISPOT 试验源自传统 ELISA，是定量 ELISA 技术的延伸和发展。标本类型为肝素抗凝全血，并用淋巴细胞分离液 ficoll 分离外周血单个核细胞（PBMC）待测。标本采集后可放置于室温 8 小时，避免冷冻或冷藏。其基本原理是：细胞受到抗原刺激后局部产生细胞因子，该细胞因子被板底预包被的聚偏二氟乙烯膜（polyvinylidene fluoride，PVDF）上的特异性抗体捕获。去除细胞后，被捕获的细胞因子与生物素标记的二抗结合，之后再与碱性磷酸酶或辣根过氧化物酶标记的亲和素结合。经底物孵育后，在 PVDF 孔板上可出现紫色或红褐色的斑点，表明细胞产生了细胞因子。一个斑点代表一个细胞因子分泌细胞，斑点的颜色深浅与细胞因子分泌量呈正相关。斑点的计数可在显微镜下或采用酶联免疫斑点分析仪自动化进行。

相较于 ELISA，ELISPOT 试验灵敏度高，能从 20 万～30 万个细胞中检出 1 个分泌该细胞因子的细胞；可在单细胞水平上实现活细胞功能的检测；操作方便、经济，可进行高通量筛选。目前，ELISPOT 试验在细胞因子检测方面应用较多的是 IFN-γ 的测定。此外，由于 Th1 和 Th2 细胞可分泌不同的细胞因子，也可通过此方法检测和判断 Th1/Th2 细胞平衡状态。

## 五、免疫学测定法的评价

免疫学测定法几乎可用于所有细胞因子和细胞黏附分子的检测。其优点包括：①高度特异性：使用特异性抗体，可用于单一细胞因子的检测；②影响因素相对较少且易控制、重复性好、方法易标准化；③操作简便、快速，容易推广和便于普查，为大批量检测临床患者血清中的细胞因子含量提供方便。但免疫学测定法也存在着一些不可忽视的缺点，如：①检测结果只代表细胞因子的蛋白含量，与其生物活性不一定相平行；②测定结果与抗体来源及亲和力有密切关联，同一标本使用不同来源或不同亲和力的单克隆抗体其结果差异较大；③检测敏感度低于生物活性检测法（为 1/100～1/10）；④若标本中存在细胞因子的可溶性受体、结合蛋白或载体蛋白，则可能对细胞因子的免疫检测产生干扰。

二维码 16-3　知识聚焦二

**知识拓展 16-2**

1. ELISPOT 方法目前多用于哪些细胞因子的检测？
2. 临床实验室多用此种方法进行哪种微生物感染的判断？

---- **问题导航三：** ------------------------------------------

1. 案例 16-1 中细胞因子检测对于诊断该患者的疾病有何具体价值？
2. 在治疗过程中监测细胞因子水平有何种意义？
3. 患者入院时检查心肌梗死三项，结果未见异常。入院后 5 天，心肌梗死三项结果提示心肌损伤。这种病情的演变可以从入院时所检验的细胞因子 7 项结果中得到提示吗？

---------------------------------------------------------------

# 第四节　细胞因子与细胞黏附分子检测的临床应用

细胞因子和细胞黏附分子在机体免疫调控、炎性反应等方面发挥着重要作用。当人体发生感染、创伤、罹患肿瘤及机体内环境改变时，细胞因子和细胞黏附分子的血清浓度会发生异常改变，对其检测已成为临床共识。细胞因子与细胞黏附分子的检测主要用于以下几方面：①对特定疾病的诊断和鉴别诊断；②机体免疫状态的评估；③临床疾病的疗效监测；④疾病并发症的发生风险及预后评估。

## 一、细胞因子和细胞黏附分子检测在特定疾病诊断和鉴别诊断中的意义

### （一）在感染性疾病诊断和鉴别诊断中的作用

感染性疾病患者体内炎症细胞的活化以及与血管内皮细胞间的黏附增加会导致体内细胞因子的表达异常。在临床工作中，对肺炎、脑炎和肠梗阻并发感染等患者进行细胞因子的检测有利于感染的诊断。感染发生时，IL-6、IL-10、TNF-α 和 IFN-γ 等细胞因子会有不同程度的升高：①细菌感染时，IL-6 显著升高（可达 8 倍以上），IL-10、TNF-α 和 IFN-γ 也有不同程度的升高，其中革兰氏阴性菌感染患者的 IL-6、IL-10 和 TNF-α 水平显著高于革兰氏阳性菌感染患者；②真菌和结核分枝杆菌感染时，IFN-γ 显著升高；③病毒感染时 IFN-γ 轻度升高，并伴随 IL-6 或 IL-10 升高。另外，孕期宫内感染时母血、脐血及新生儿血清 IL-6 水平均可明显升高。新生儿出生时血清 IL-6 水平对于早产儿宫内感染的诊断具有重要意义，而母血 IL-6 水平的检测也有助于宫内感染的鉴别诊断。

除细胞因子外，一些血液循环中的可溶性细胞黏附分子，如可溶性细胞间黏附分子-1（sICAM-1）、吞噬细胞膜糖蛋白（CD44）和可溶性黏附分子 P 选择素（CD62P）等的水平在感染患者中也显著升高。这些可溶性黏附分子水平的检测即可反映炎症的活动性和严重程度，也可用于疾病的鉴别诊断。例如：sICAM-1 和血清可溶性 E-选择素等在活动性肺结核患者的血液和胸腔积液中明显升高，可用于结核病的诊断和结核性胸腔积液与肿瘤性胸腔积液的鉴别诊断。

### （二）在自身免疫病诊断和鉴别诊断中的作用

虽然自身免疫病的发病机制非常复杂，但在其发病过程中自身反应性 T 细胞和 B 细胞的激活却是一个必然环节。在此过程中，促炎因子与抑炎因子影响着疾病的发生、进展和转归。在疾病的活动期，细胞免疫被激活，促炎因子如 TNF-α、IFN-γ、IL-2、IL-6 和 IL-1 等占优势，而在疾病的恢复期，则以 TGF-β、IL-4 和 IL-10 升高为主。不同的自身免疫病其细胞因子表达异常的模式各不相同，在类风湿关节炎、强直性脊柱炎和银屑病等疾病中，主要表现为 TNF-α、IFN-γ 升高；在自身免疫性肝炎（AIH）和原发性胆汁性胆管炎（PBC）患者中 TNF-α 和 IFN-γ 水平也明显升高，且与 ALT 和 AST 水平呈正相关，能够反映肝细胞受损的程度。而在系统性红斑狼疮、硬皮病、干燥综合征等疾病中，则主要表现为 IL-6 和 IL-10 水平的升高。对这些细胞因子的检测有利于自身免疫病的辅助诊断和鉴别诊断。

细胞黏附分子的水平在自身免疫病中也存在异常，sICAM-1 和 E-选择素在系统性红斑狼疮、类风湿关节炎、多发性肌炎/皮肌炎和多发性硬化等自身免疫病中明显升高。

### （三）在移植排斥反应的诊断和监测中的作用

移植排斥反应发生时，常出现 TNF-α、IL-1、IL-2、IL-6、IL-8、IL-10 和 IFN-γ 等细胞因子水平的升高。且 IL-6、IL-8 和 IL-10 在移植后亚临床排斥反应的发生和抗排斥干预治疗中变化敏感，它们的变化与亚临床排斥反应的发生、发展、逆转保持一致，可用于移植后排斥反应和治疗的监测。

细胞黏附分子的检测也有助于排异或移植物抗宿主病的早期诊断。肾移植术后发生排异反应时，sICAM-1 迅速上升，较血清肌酐升高早 1～2 天。而在患者治疗好转后血清 sICAM-1 浓度恢

复正常，亦可用于疗效的监测。肾移植术后尿液脱落肾小管上皮细胞的 ICAM-1 检测不仅可以诊断排异反应，还可用于与急性肾小管坏死的鉴别诊断。

## 二、细胞因子和细胞黏附分子检测在机体免疫状态评估中的意义

检测患者细胞因子血清浓度，有助于临床医生对患者炎症反应程度、免疫应答状态和手术耐受能力等进行评估和判断，选择合适的治疗时机。例如，脓毒血症患者血清细胞因子的趋势变化早于危重病评分。根据 TNF-α、IL-2、IL-6、IL-8 和 IL-10 浓度变化构建的免疫状态分型，可用于脓毒血症患者严重程度的评估；移植患者术前 IFN-γ、IL-10 和 CXCL10 等血清浓度较高，提示术后发生急性排斥反应的风险高。

## 三、细胞因子和细胞黏附分子检测在临床疾病疗效监测中的意义

### （一）在感染性疾病疗效监测中的作用

在感染性疾病的治疗中，血清细胞因子水平呈动态变化，细胞因子水平的监测可用于评估治疗效果。例如：患者外周血细胞因子 IL-4、IL-6、IL-8、IL-17、IFN-γ 与 ALT、HBV-DNA 及慢性乙型肝炎感染分期存在相关性，这些细胞因子水平的变化可用于慢性乙型肝炎治疗效果的监测。母亲宫内感染可导致母体及早产儿血清 IL-6 水平升高，引发早产儿败血症、肺炎、脑损伤等并发症的发生风险，对宫内感染的孕妇进行产前抗生素治疗并通过 IL-6 水平的检测评估抗感染治疗效果，可大大降低宫内感染对早产儿的不良影响，改善宫内感染新生儿的结局。

### （二）在肿瘤疗效监测中的作用

在肿瘤微环境中，当细胞免疫功能受到抑制时 IL-2、TNF-α 和 IFN-γ 水平降低，同时 IL-4、IL-6 和 IL-10 升高。在肿瘤患者开始化疗前检测血清基础细胞因子水平，如治疗后 IL-2、TNF-α 和 IFN-γ 显著升高，而 IL-4、IL-6 和 IL-10 下降则提示化疗有效；反之，如 IL-4、IL-6 和 IL-10 水平升高则提示化疗无效。此外，急性白血病患者化疗前血清黏附分子 sICAM-l 水平的高低也显著影响患者的治疗效果，治疗后未完全缓解患者的初始 sICAM-l 水平明显高于完全缓解者。因此，化疗前和化疗过程中血清黏附分子 sICAM-l 的监测也有助于疗效观察和预后判断。

### （三）在自身免疫病疗效监测中的作用

细胞因子和细胞黏附分子的动态监测也可为自身免疫病的病情严重程度和疗效评估提供参考意义。异常升高的血清 sICAM-1、E-选择素和 sVCAM-1 等可反映类风湿关节炎的活动程度，用于其治疗效果的监测。而红斑狼疮患者血清 IL-6 和 sICAM-1 水平明显升高，且与疾病的严重程度密切相关，其动态监测可用于治疗效果的评估。

### （四）在其他疾病疗效监测中的作用

随着研究的不断深入，细胞因子和黏附分子在临床治疗监测中的应用也越来越广泛。例如，复发性流产患者血清 IFN-γ 和 IL-10 水平显著高于正常孕妇，而子宫内膜异位症患者的血清和腹腔液中 TNF-α 和 IL-6 水平显著升高，这些细胞因子的水平可随着治疗的好转而逐渐降低，对其进行动态监测可较好的评估免疫治疗效果。此外，在哮喘等慢性呼吸道炎症患者的血清中，常常出现 IFN-γ 水平降低，而 sICAM-1 显著升高的现象，且随着炎症的减轻趋向正常，因此这两个指标的检测可用于炎症治疗效果的监测。

## 四、细胞因子和细胞黏附分子检测在疾病并发症预测 及预后评估中的意义

### （一）在感染性疾病并发症预测及预后评估中的作用

细胞因子在感染的转归和预后预测方面发挥着重要作用。目前临床应用最广泛的细胞因子为

IL-6，其血清浓度与患者感染的严重程度以及炎症反应的程度呈正相关。尤其是重大创伤性手术后患者血清 IL-6 水平在短期内显著升高（可达 80 倍以上），IL-6 的检测对患者发生术后肺炎、菌血症、房颤、非心源性心力衰竭等严重并发症的风险评估具有较高的特异性及敏感性；孕妇羊水和血清细胞因子 IL-6 和 IL-8 的浓度可预测宫内感染及早产的发生，且对新生儿肺炎、败血症、神经系统发育不良有一定的预测作用。

近年来，细胞黏附分子在疾病预后预测中的应用也逐渐增多。急性胰腺炎患者血清 sICAM-1 和 P-选择素显著升高，并与病情严重度及预后密切相关，可通过对 sICAM-1 和 P-选择素的动态检测进行疾病的预后判断。

## （二）在肿瘤预后评估中的作用

细胞因子和黏附分子在肿瘤的预后评估中也具有重要作用。如果急性白血病患者血清 IL-2 与 IFN-γ 水平降低，IL-6 与 IL-10 水平升高，提示白血病的复发和预后不良。E-钙黏素、sICAM-1 和 CD44 等细胞黏附分子可以预测肝癌、胃癌、膀胱癌和非小细胞肺癌等肿瘤的复发和转移风险，是复发和转移监测的良好标志物。

## （三）在急重症预后评估中的作用

急重症患者易发生多器官功能障碍综合征，是患者死亡的重要原因。IL-6、sICAM-1、sVCAM-1、P-选择素和 E-选择素等细胞因子和黏附分子可作为急性重症疾病器官功能障碍的预测标志物用于疾病的预后评估。如 sVCAM-1 水平与急性冠状动脉综合征的不良预后相关；血清 CD62P 水平与肾脏损伤密切相关，可作为急性肾小球肾炎病情恶化的监测指标和预后判断指标。

二维码 16-4　知识聚焦三

**知识拓展 16-3**

1. 肿瘤患者术后细胞因子检查发现细胞因子异常，一定是感染吗？
2. 请简述炎症反应中细胞因子风暴的危害及血清学辅助诊断方法？

**案例分析 16-1**

1. 如何解读该患者的细胞因子 7 项的检验报告？

该患者辅助检查发现中性粒细胞计数和百分率升高、C 反应蛋白浓度升高、血常规及急性时相反应蛋白皆呈现升高表现提示患者存在急性感染。细胞因子 7 项的检验报告显示患者血清 IL-6、IL-10 和 TNF-α 水平增高，这亦符合感染的病情。通过查体，发现患者意识模糊，双肺呼吸音粗，双肺底闻及散在湿啰音，同时患者血压低至 83/47mmHg。因此，结合患者的查体和辅助检查结果，考虑患者可能为肺炎合并感染性休克。

2. 如患者病原体筛查结果为：流感病毒 IgM 抗体（−）、肺炎衣原体 IgM 抗体（−）、肺炎支原体 IgM 抗体（−）、副流感病毒 IgM 抗体（−）、呼吸道合胞病毒 IgM 抗体（−）、腺病毒 IgM 抗体（−）、真菌 D-葡聚糖检测（−）、曲霉菌半乳甘露聚糖检测（−）、痰细菌培养及鉴定结果显示铜绿假单胞菌感染。请问病原体检查结果是否与细胞因子 7 项检查结果相符？

患者常见的病毒和真菌检查结果阴性，痰培养显示铜绿假单胞菌感染，提示患者为细菌感染；细胞因子 7 项检查中白介素-6 显著增高伴白介素-10 和肿瘤坏死因子α增高，这一结果符合细菌感染时细胞因子增高的模式。

（毛海婷）

# 第十七章 免疫球蛋白与补体检测

人体免疫球蛋白（immunoglobulin，Ig）是 B 细胞经抗原诱导、分化为浆细胞后合成和分泌的一类具有抗体活性或抗体样结构的球蛋白，是介导体液免疫反应的主要物质。Ig 有分泌型 Ig（secretory Ig，sIg）和膜 Ig（membrane Ig，mIg）两种形式。前者主要存在于血液、体液和外分泌液中，约占血浆蛋白总量的 20%；后者分布于 B 细胞膜表面。补体是存在于人和脊椎动物血清、组织液及某些细胞膜上的一组经激活后具有酶活性的蛋白质。在体内多种组织细胞均能合成补体成分，其中肝细胞和巨噬细胞是合成补体的主要细胞。

二维码 17-1 知识导图

## 案例 17-1

患者，女性，42 岁，2 年前刷牙时牙龈明显出血，能自行止血，无发热、乏力等不适，未予重视。半月前患者无明显诱因出现鼻出血，并感活动后心慌气促，无发热、胸痛等不适，遂至当地医院就诊。主诊医生开具血常规、凝血功能、血清免疫球蛋白及本周蛋白检验。血常规：红细胞计数 $2.06 \times 10^{12}$/L，血红蛋白含量 66g/L；凝血功能指标 PT 15.2s、APTT 45s；血清免疫球蛋白及本周蛋白检验结果如下：

### \*\*\* 医院检验报告单

| 姓名：\*\*\* | 病历号：\*\*\* | 标本条码：\*\*\*\*\*\*\*\*\* | | 标本号：\*\*\* |
| --- | --- | --- | --- | --- |
| 性别：女 | 科别：\*\*\* | 检测仪器：\*\*\*\*\*\* | | 样本：血清 |
| 年龄：42 岁 | 床号：\*\*\* | 执行科室：检验科 | | 标本状态：正常 |
| 送检项目：免疫球蛋白、本周蛋白 | | 申请时间：\*\*\*\*\*\* | | 送检医生：\*\*\* |
| 项目名称 | 结果 | 提示 | 单位 | 参考区间 |
| 免疫球蛋白 IgG | 45.68 | ↑ | g/L | 8.60～17.40 |
| 免疫球蛋白 IgA | 0.13 | ↓ | g/L | 1.00～4.20 |
| 免疫球蛋白 IgM | 0.40 | ↓ | g/L | 0.50～2.80 |
| 免疫球蛋白 IgE | 11.86 | | ng/ml | 0.00～691.40 |
| 免疫球蛋白 κ 链 | 101.00 | ↑ | g/L | 6.29～13.50 |
| 免疫球蛋白 λ 链 | 0.48 | ↓ | g/L | 3.13～7.23 |
| κ/λ 比率 | 212.18 | ↑ | | 1.53～3.29 |
| 采集时间： | 送达时间： | 接收时间： | 检测时间： | 审核时间： |
| 采集者： | | 接收者： | 检验者： | 审核者： |

**问题：**

上述检验结果对该患者所患疾病的诊断有何意义？该检验报告如何审核？

---

**问题导航一：**

1. 案例 17-1 中，患者检测的血清免疫球蛋白 IgG、IgA、IgM、IgE 在体液中的分布特点是什么？
2. 各类免疫球蛋白、补体有哪些主要的生物学功能？

# 第一节 免疫球蛋白与补体的生物学功能

## 一、概　述

人体免疫球蛋白（Ig）分子由 2 条相同的重链和 2 条相同的轻链通过二硫键组成四肽结构。重链分为 γ、α、μ、δ 和 ε，对应 IgG、IgA、IgM、IgD 和 IgE 5 类 Ig，轻链分 κ 和 λ 2 型，各类 Ig 的轻链相同。血液中 5 种 Ig 的含量各不相同，IgG、IgA、IgM 的含量为 g/L 水平，而 IgD、IgE 和其他体液中的 IgG、IgA、IgM 含量仅为 mg/L 水平。

人体血液补体蛋白总量约占总蛋白的 10%，其中 C3 含量最高，可达 1.2g/L。D 因子含量最低，仅 1～2mg/L。人类胚胎发育早期即可合成各种补体成分，出生后 3～6 个月补体成分达到成人水平。正常人体内补体系统成分的含量相对稳定，某些补体固有成分对热不稳定，经 56℃ 加热 30 分钟即可被灭活，常温下很快失活，在 0～10℃ 其活性仅能保持 3～4 天。故补体应保存在 -20℃ 以下。另外，机械振荡、紫外线照射、强酸、强碱、乙醇或蛋白酶等均可使补体灭活。

## 二、免疫球蛋白的生物学功能

同一免疫球蛋白的可变区（variable region，V 区）与恒定区（constant region，C 区）氨基酸组成和顺序的不同，决定了它们功能上的差异；各免疫球蛋白在 V 区和 C 区结构还存在一定的规律性，又使得免疫球蛋白的 V 区和 C 区在功能上有各自的共性。V 区和 C 区的作用，构成了免疫球蛋白的生物学功能。

### （一）膜免疫球蛋白作为 B 细胞抗原受体

膜免疫球蛋白参与构成 B 细胞膜上的抗原受体（B cell receptor，BCR），B 细胞通过 BCR 上的 V 区识别抗原分子。

### （二）结合和识别抗原

特异性识别并结合抗原是抗体分子的主要功能，执行该功能的结构是免疫球蛋白 V 区，其中 CDR 部位在识别和结合特异性抗原中起决定性作用。免疫球蛋白的 V 区与抗原结合后，引发 C 区启动的各种生物学效应，如调理作用、激活补体等。此外，V 区本身有中和毒素、阻断病原体入侵的作用。

### （三）激活补体

抗体（IgG1～IgG3、IgM）与相应抗原结合后，发生变构，暴露了其 CH2/CH3 结构域内的补体结合点，从而通过经典途径激活补体系统，显示多种效应功能。

### （四）结合 Fc 受体

IgG 和 IgE 可通过其 Fc 片段与表面具有相应受体的细胞结合，产生不同的生物学作用。

**1. 调理作用（opsonization）**　IgG 抗体（特别是 IgG1 和 IgG3）的 Fc 片段与中性粒细胞、巨噬细胞上的 IgG Fc 受体结合，从而增强吞噬细胞的吞噬作用。

**2. 抗体依赖细胞介导的细胞毒作用（ADCC）**　指具有杀伤活性的细胞如 NK 细胞通过表达的 Fc 受体，识别结合于靶抗原（如病毒感染细胞或肿瘤细胞）上的抗体 Fc 片段，从而杀伤靶抗原。NK 细胞是介导 ADCC 的主要细胞。抗体与靶细胞上的抗原结合是特异性的，而表达 FcR 的细胞其杀伤作用是非特异性。

**3. 介导 I 型超敏反应**　IgE 为亲细胞抗体，可通过其 Fc 片段与肥大细胞和嗜碱粒细胞表面的高亲和力 IgE Fc 受体（FcεR）结合，并使其致敏，若相同抗原（即变应原）再次进入机体与致敏靶细胞表面已与 FcεR 发生交联的特异性 IgE 结合，即可促使这些细胞合成和释放生物活性物质，引起 I 型超敏反应。

### （五）穿过胎盘和黏膜

IgG 是唯一可以通过胎盘的免疫球蛋白。胎盘母体一侧的滋养层细胞表达一种特异性 IgG 输送蛋白（neonatal FcR，FcRn）。IgG 可选择性地与 FcRn 结合，从而转移到滋养层细胞内，并主动进入胎儿血液循环中。IgG 穿过胎盘的作用是一种重要的自然被动免疫机制，对于新生儿抗感染具有重要意义。分泌型 IgA 可穿越呼吸道和消化管的黏膜表皮细胞，是参与黏膜局部免疫的最主要因素。

## 三、补体系统的生物学功能

自然条件下，补体成分以无活性的酶原形式存在，补体在发挥作用前必须被激活。根据激活物质和参与成分的不同，补体的激活主要有经典途径（classical pathway）、旁路或替代途径（alternative pathway）、凝集素途径（lectin pathway）。三条途径前期激活过程各有不同，但却具有共同的结局，即攻膜复合物（membrane attack complex，MAC）的形成及其对靶细胞的裂解。补体系统激活途径见图 17-1。补体激活过程中产生的一系列生物活性物质通过与细胞膜表面相应受体结合而介导补体系统的多种生物学功能。

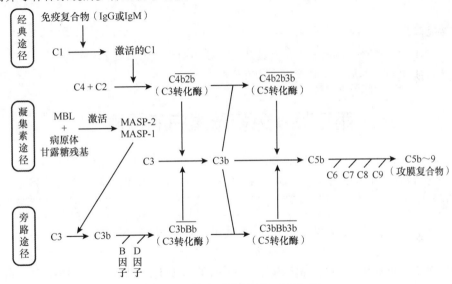

图 17-1　补体系统激活途径示意图

### （一）溶菌和细胞裂解作用

补体三条激活途径的结局都是在细菌、寄生虫及病毒感染的靶细胞表面形成 MAC，最终导致这些细胞的裂解、死亡。补体的这种溶菌和细胞裂解作用是机体重要的抗感染机制之一。补体裂解的靶细胞除上述病原体感染的细胞外，也可以是正常细胞，如临床上偶见的因药物或输入血型不符的血液所引起的免疫性溶血，就是补体通过经典途径激活后溶解红细胞所致。

### （二）调理作用

补体激活过程中产生的 C3b 活性片段与细菌或其他颗粒性物质结合后，可促进吞噬细胞的吞噬。因此，在病原微生物感染的细胞表面发生的补体激活，有助于促进吞噬细胞定位和接触靶细胞，并产生吞噬及杀伤效果。这种依赖补体活性片段的吞噬作用，在机体的抗感染过程中具有重要意义。

### （三）清除免疫复合物

补体成分可参与清除循环免疫复合物的作用中，避免免疫复合物沉积于血管壁。循环免疫复合物激活补体后，所产生的 C3b 黏附到表面有 C3b 受体的红细胞、血小板或某些淋巴细胞上，并通过血流转运至肝脏而被清除。

### （四）参与炎症反应

补体激活过程中可产生多种具有炎症介质作用的活性片段，如 C3a、C4a 和 C5a 等，它们可使肥大细胞和嗜碱性粒细胞脱颗粒，释放组胺等生物活性介质，增强血管壁通透性并刺激内脏平滑肌收缩，又称为过敏毒素；同时促进各种吞噬细胞的趋化，向炎症区域游走和聚集，发挥吞噬作用，引起炎症反应。

### （五）免疫调节作用

二维码 17-2　知识聚焦一

补体成分可对免疫应答的多个环节进行调节。C3 可参与捕获固定抗原、使抗原易被抗原提呈细胞处理与提呈。C3b 与 B 细胞表面 CR1 结合，可促进 B 细胞增殖；补体也可参与免疫细胞效应功能，如杀伤细胞结合 C3b 后可增强对靶细胞的 ADCC。

> **知识拓展 17-1**
>
> 1. 免疫球蛋白通过其 Fc 段与表面具有相应受体的细胞结合，产生哪些不同的生物学作用？
> 2. 补体激活的三条途径有何异同？

> ----- **问题导航二：** -----
>
> 1. 案例 17-1 中的患者所接受的血清免疫球蛋白检测的方法有哪些？
> 2. 案例 17-1 中血清本周蛋白的检测方法有哪些？

# 第二节　免疫球蛋白的检测

免疫球蛋白的检测主要针对人体血液、尿液、脑脊液等标本中的免疫球蛋白检测，不同来源的 IgG、IgA 和 IgM 测定方法可不同。检查内容包括免疫球蛋白量的检测及其分型鉴定。

> **案例 17-2**
>
> 患者，男，65 岁，因皮肤瘙痒 1 个月余，腹痛半月和黄疸 1 周入院。无头痛、头晕，无胸痛、胸闷，无尿频、尿急，无畏寒、发热。就诊查体：全身皮肤及巩膜中度黄染和腹部压痛。起病来，患者精神、饮食、睡眠可，大便正常。血清学示：ALT 166U/L，总胆红素（TBIL）372.4μmol/L，直接胆红素（DBIL）369.6μmol/L，ALP 381U/L，γ-谷氨酰转肽酶（γ-GT）80U/L，自身免疫性抗体（－）。经内镜逆行胆胰管成像（ERCP）示肝内外胆管多发狭窄，注射造影剂后可见肝内胆管不规则扩张呈树枝状或串珠状改变，考虑原发性硬化性胆管炎。血清 IgG 亚型检验结果如下：

**\*\*\* 医院检验报告单**

| 姓名：\*\*\* | 病历号：\*\*\* | 标本条码：\*\*\*\*\*\*\*\*\* | | 标本号：\*\*\* |
| --- | --- | --- | --- | --- |
| 性别：男 | 科别：\*\*\* 科 | 检测仪器：\*\*\*\*\*\* | | 样本：血清 |
| 年龄：65 岁 | 床号： | 执行科室：检验科 | | 标本状态：正常 |
| 送检项目：血清 IgG 亚型 | | 申请时间：\*\*\*\*\*\* | | 送检医生：\*\*\* |
| 项目名称 | 结果 | 提示 | 单位 | 参考区间 |
| 免疫球蛋白 IgG | 16.32 | | g/L | 8.60～17.40 |
| 免疫球蛋白 IgG1 | 5.82 | | g/L | 4.05～10.11 |
| 免疫球蛋白 IgG2 | 4.65 | | g/L | 1.69～7.88 |

| 免疫球蛋白 IgG3 | 0.76 | | g/L | 0.11～0.85 |
| 免疫球蛋白 IgG4 | 7.35 | ↑ | g/L | 0.03～2.01 |

| 采集时间： | 送达时间： | 接收时间： | 检测时间： | 审核时间： |
| 采集者： | | 接收者： | 检验者： | 审核者： |

**问题：**

1. 血清 IgG 亚型检验报告如何审核？

2. 血清 IgG 亚类的测定方法有哪些？检测时需要注意哪些方面？

# 一、IgG、IgA 和 IgM 检测

IgG 分子质量约 150kDa，多为单体，少数为多聚体，有 IgG1～IgG4 四个亚类，在正常人体内含量最多且分布广泛，是机体再次免疫应答的主要抗体，亦是自身抗体的主要类型。IgA 分子质量约 160kDa，血清型 IgA 为单体，有 IgA1、IgA2 个亚类，含量 2.0～2.5g/L，约占总 Ig 的 10%。分泌型 IgA 在局部（如呼吸道、消化道、泌尿生殖道黏膜）免疫中发挥重要作用。IgM 又称巨球蛋白，属五聚体，有 IgM1、IgM2 两个亚类，血清含量 1.00～1.25g/L，主要功能是凝集病原体和激活补体经典途径，在早期抗感染免疫中发挥重要作用。

## （一）血液 IgG、IgA 和 IgM 检测

**1. 检测方法及原理**　IgG、IgA 和 IgM 的检测方法有单向环状免疫扩散法、火箭免疫电泳法、免疫比浊法、ELISA、放射免疫分析法等，在临床上常选用测定结果准确、稳定性好、操作方便的方法包括：

（1）单向环状免疫扩散法：将适量抗体与热溶解的琼脂糖凝胶混匀，倾注平板，待凝固后，在适当的位置打孔，孔内加入抗原—待测血清（含 IgG、IgA 或 IgM），血清中的 Ig 在含抗体的琼脂内呈辐射状扩散并形成可见沉淀环。在一定浓度范围内，沉淀环直径与血清中 Ig 含量呈正相关。

（2）火箭免疫电泳法：是单向免疫扩散与电泳相结合的一项定量检测技术，实质上是一项定向加速的单向免疫扩散试验。它是将特异性抗体混于琼脂糖中，电泳时抗体不移动，抗原（待测 Ig）由负极向正极泳动，并随待测 Ig 浓度的减少，泳动的基底区也逐渐变窄，待测 Ig-抗体免疫复合物形成的沉淀线也越来越窄，形成一个火箭状的不溶性免疫复合物沉淀峰。当琼脂糖中的抗体浓度保持不变时，沉淀峰的高度与待测物质量呈正相关，用已知浓度标准 Ig 作对照，制作标准曲线，即可根据沉淀峰的高度从标准曲线中计算出待测 Ig 的浓度。

（3）免疫比浊法：可溶性抗原与相应抗体特异性结合，两者在比例合适和增浊剂作用下，可快速形成较大的免疫复合物，使反应液出现浊度；当反应液中保持抗体过量且浓度固定时形成的免疫复合物随抗原量增加而增加，反应液的浊度也随之增加，即待测抗原量与反应液的浊度呈正相关；与标准曲线比较，即可计算出待测抗原的含量。

免疫球蛋白的定量检测目前以免疫比浊法为主，免疫比浊法根据检测器的位置及其所检测的光信号性质不同可分为透射免疫比浊法、散射免疫比浊法。透射免疫比浊法是通过检测光被免疫复合物影响后，透射光的衰减变化来定量抗原含量的方法；散射免疫比浊法是通过检测光折射和衍射而形成的散射光强度来定量免疫复合物。该法根据抗原-抗体反应的时间和结合反应的动力学，又可分为：终点散射比浊法、速率散射比浊法和免疫胶乳比浊法：①终点散射比浊法，通过测定抗原-抗体反应达到平衡时散射光强度，来确定免疫复合物的量的方法，又称定时散射比浊法；②速率散射比浊法，是一种抗原抗体结合反应的动力学测定法。将连续测定的若干单位时间内免疫复合物形成的速率与产生的散射光信号联系在一起，动态地检测反应液的浊度变化；③免疫胶

乳比浊法，是一种带载体的免疫浊度分析方法。其以胶乳作为载体使不易形成浊度的小分子免疫复合物形成包绕胶乳颗粒的凝集。

**2. 方法学评价**

（1）免疫比浊法：透射免疫比浊法重复性好、结果准确、操作简便，但抗体用量大、耗时较长并且灵敏度较散射比浊法低等不足限制了其在免疫检验中的应用。散射免疫比浊法具有速度快、敏感度高、可自动化、精密度和稳定性好等特点，成为目前临床检测 Ig 应用较多的一种方法。散射免疫比浊法中速率法最常用；但需要专用仪器，试剂价格相对较高，对抗体的质量要求也较高。免疫胶乳比浊法以胶乳作为载体使不易形成浊度的小分子免疫复合物形成包绕胶乳颗粒的凝集，进一步提高了免疫浊度测定的灵敏度。

（2）单向环状免疫扩散法：该方法不需要特殊设备，但其敏感度较低、检测耗时、重复性差，每次试验须临时作参考血清的标准曲线。

（3）火箭免疫电泳法：只能测定 μg/ml 以上的物质含量，低于此水平则难以形成可见的沉淀峰，若与放射性核素标记技术联合使用作免疫自显影技术，其灵敏度可达 ng/ml。常用于 IgA、IgG 等蛋白定量。

**3. 质量控制**

（1）分析前：免疫比浊法使用的专用仪器需定期校准、定期维护保养、按照仪器说明书定时定标和质控；试剂在有效期内使用；注意样本中是否有干扰物（如颗粒、凝块等）；

（2）分析中：注意各项目的线性范围，超过线性范围及时处理；

（3）分析后：综合患者其他检测结果，合理分析；当出现异常结果时，及时与临床沟通。

## （二）血清 IgG 亚类的检测

**1. 检测方法及原理**　IgG 亚类的测定方法有免疫比浊法、ELISA、单向环状免疫扩散法等，临床上常采用速率散射比浊法进行检测。

**2. 方法学评价**　单向免疫扩散试验最早用于 IgG 亚类测定，但是因灵敏度低、检测时间长等缺点，临床已不用；ELISA 因抗原特异性较差、检测时间长，临床应用较少；免疫散射比浊试验以检测速度快、灵敏度高、准确性好、自动化程度高等为优点，在临床广泛应用。

**3. 质量控制**　IgG 亚类各项升高，数值是否超出了该项目的检测线性范围。免疫球蛋白 IgG 亚型四项的和与免疫球蛋白 IgG 相差不超过正负 20%。

**4. 参考区间**　IgG 亚类在不同年龄、种族以及不同测定方法的情况下，检测结果都存在差异，因此应建立自身实验室内的参考区间。

# 二、IgD 检测

血清 IgD 的含量较低，生物学功能尚不明确。膜表面 IgD（smIgD）是 B 细胞分化成熟的标志。IgD 分子质量约为 175kDa，血清中含量为 0.04～0.40g/L，仅占总 Ig 的 0.2%，半衰期 2.8 天。

## （一）检测方法及原理

IgD 测定方法有胶乳颗粒免疫比浊法、ELISA、放射免疫分析法等。

## （二）方法学评价

在临床一般采用 ELISA 测定 IgD，该法操作简单、成本低廉、无须特殊设备。

## （三）质量控制

注意分析前、中、后的质量保证。

## （四）参考区间

既往文献报道的正常人外周血中 IgD 含量变动范围大（介于 0.003～0.140g/L 之间），不同人群间可能存在一定的差异性。因此，各实验室最好根据自身条件进行试验，建立相应的参考区间。

# 三、IgE 检测

IgE 又被称为反应素或亲细胞抗体，为单体，分子质量约 190kDa，仅次于 IgM，半衰期 2.5 天。主要由黏膜下淋巴组织中的浆细胞分泌，故血清 IgE 浓度并不能代表体内 IgE 整体水平。IgE 是血清中含量最少的 Ig，IgE 检测常采用两种单位表示，一种以 ng/ml 表示，另一种以国际单位（IU/ml）表示（1IU/ml 相当于 2.4ng/ml）。IgE 检测包括血清中总 IgE（total IgE）及特异性 IgE（specific IgE，sIgE）检测，前者作为初筛试验，而后者可用于确定特异性过敏原。

## （一）总 IgE 检测

**1. 检测方法及原理**　一般采用 ELISA、胶乳颗粒免疫比浊法、放射免疫分析法和化学发光法等进行检测。

（1）化学发光免疫分析的原理：是将化学发光系统与免疫反应相结合，用化学发光相关的物质标记 IgE 抗体，与待测的 IgE 反应后，经过分离游离态和结合态的化学发光标志物，加入化学发光系统的其他相关物产生化学发光，以测定发光强度形式来进行 IgE 的定性或定量检测。化学发光免疫分析主要包含免疫反应系统和化学发光分析系统。免疫反应系统是将标志物质标记在 IgE 抗体上，经过特异性免疫反应后，形成抗原-抗体复合物。化学发光分析系统是利用化学发光物质经催化剂的催化和氧化剂的氧化，形成一个激发态的中间体，当这种激发态中间体回到稳定的基态时，同时发射出光子，利用发光信号测量仪器来检测光量子产率并通过计算机转换成测定数据。根据化学发光试验中标志物的不同及反应原理的不同可大致分为直接化学发光免疫分析、化学发光酶免疫分析、电化学发光免疫分析、发光氧通道免疫分析。

（2）直接化学发光免疫分析：用化学发光剂（吖啶酯）直接标记 IgE 抗体与待测标本中相应的 IgE 磁颗粒包被的 IgE 抗体反应，通过磁场把结合状态和游离状态的化学发光剂标志物分离，然后在结合状态部分中加入发光促进剂（$NaOH-H_2O_2$）进行发光反应，通过对结合状态发光强度的测定进行定量或定性检测。

**2. 方法学评价**　临床上常见 ELISA、化学发光法测定总 IgE，而化学发光法因检测速度快、自动化程度高等优点应用更广泛。

**3. 质量控制**　注意分析前、中、后的质量保证。

**4. 参考区间**　IgE 的检测结果在不同年龄、种族人群以及不同测定方法的情况下，检测结果都存在差异，因此各实验室最好使用固定的试剂盒，建立自身实验室内的参考区间。

## （二）特异性 IgE 检测

超敏反应性疾病重在预防，血清过敏原特异性 IgE（specific IgE，sIgE）的检测对 I 型超敏反应的诊断和预防具有重要参考价值。

**1. 检测方法及原理**　目前，临床实验室采用酶、放射性核素、荧光或化学发光等标记免疫分析技术进行检测。

（1）放射变应原吸附试验（radioallergosorbent test，RAST）：是将纯化的过敏原吸附于固相载体上，加入待测血清，若血清中含有针对该过敏原的 sIgE，则可与之形成抗原-抗体复合物，再与放射性核素（如 $^{125}I$）标记的抗人 IgE 抗体反应，形成"固相载体-过敏原-sIgE-放射性核素标记的抗人 IgE 抗体"复合物，最后用 γ 计数仪检测放射活性。放射活性与 sIgE 含量呈正相关。

（2）免疫印迹试验（IBT）：是将多种纯化的过敏原吸附于纤维素膜条上，加入待测血清，若血清中含有针对过敏原的 sIgE，则可与之形成免疫复合物，用酶标抗人 IgE 抗体作为示踪二抗，最后加入酶底物溶液使区带呈色，参比标准膜条即可判断过敏原种类，还可通过过敏原检测仪读取检测结果。

（3）ELISA：先将纯化的过敏原包被在聚苯乙烯反应板微孔内，加入待测血清，若血清中含有针对该过敏原的 sIgE，即可形成抗原-抗体复合物，再与酶标记的抗人 IgE 抗体反应，最后加入酶底物溶液进行呈色反应，根据呈色强度定性或定量检测血清中 sIgE 水平。

（4）酶联荧光免疫分析（fluorescent enzyme immunoassay，FEIA）：原理与 RAST 相似。其固相载体为一内置有多孔性、弹性以及亲水性纤维素微粒的帽状塑料。将多种纯化的过敏原吸附于纤维素微粒上。加入待测血清及参考标准品，若血清中含有针对过敏原的 sIgE，即可形成抗原-抗体复合物。冲洗除去未结合物。再与 β-半乳糖苷酶标记的抗人 IgE 抗体反应，形成"固相载体-过敏原-sIgE-β-半乳糖苷酶标记的抗人 IgE 抗体"复合物，加入 4-甲基伞形酮-β-半乳糖苷荧光底物，使之产生荧光，最后用荧光分光光度计测量荧光强度。荧光强度与 sIgE 含量呈正相关。

**2. 方法学评价**　特异性 IgE 的检测方法主要有免疫印迹试验和酶联免疫吸附试验。商品化的试剂盒提供了多种特异性的变应原，包括食物、吸入物以及药物过敏原，利用这些特异性变应原就可以检测到血清中特异性 IgE 抗体。

**3. 质量控制**　不同厂家生产的试剂盒包被的过敏原种类不尽相同，必须考虑其是否遗漏本地区常见的过敏原，实际选择最合适的试剂盒。

**4. 参考区间**　特异性 IgE 的检测结果在不同年龄、种族、性别人群以及不同测定方法的情况下，检测结果都存在差异，因此各实验室最好使用固定的试剂盒，建立自身实验室内的参考区间。

# 四、尿液及脑脊液免疫球蛋白的检测

## （一）尿液免疫球蛋白的检测

正常人尿液中的 Ig 含量极微。当机体的免疫功能出现异常或由炎症反应引起肾脏疾病时，可导致肾脏肾小球滤过膜分子屏障破坏或电荷屏障受损，从而引起球蛋白及其他大分子蛋白质漏出增多。在肾小球滤过膜损伤较轻微时，尿液中以中分子量的转铁蛋白（transferrin，TRF）滤出增多为主，随着肾小球滤过膜损伤的加重，尿液中开始出现 IgG，当肾小球滤过膜损伤较严重时，尿液中除 IgG 被滤出外，分子量较大的 IgM 也可被滤出。故临床上常采用同时测定尿液和血液中的 TRF 及 IgG 的含量，计算选择性蛋白尿指数（selective proteinuria index，SPI），以此来评估肾小球滤过膜破坏程度及观察治疗效果和预后。

选择性蛋白尿指数计算公式为：SPI=(尿 IgG/血清 IgG)/(尿 TRF/血清 TRF)。

**1. 检测方法及原理**　通常采集晨尿或随机尿进行测定，测定的方法有散射免疫比浊法、ELISA、单向免疫扩散法等。

**2. 方法学评价**　单向免疫扩散试验因灵敏度低、检测时间长等缺陷，临床已不用；ELISA 因抗原特异性较差、检测时间长，临床应用较少；散射免疫比浊试验因检测速度快、灵敏度高、准确性好、自动化程度高等优点，在临床广泛应用。

**3. 质量控制**　注意分析前、中、后的质量保证。

## （二）脑脊液免疫球蛋白的检测

在生理情况下，血液中的 Ig 可以通过血脑屏障（blood-brain barrier，BBB）进入脑脊液（cerebrospinal fluid，CSF）中。而血液中 Ig 通过血脑屏障的难易程度与 Ig 分子量的大小直接相关。IgG 较易通过 BBB，而 IgA 略难，IgM 更难。所以 IgG、IgA、IgM 在 CSF 中的含量依次递减。当脑组织或脑膜出现病变时，导致血脑屏障发生破坏，通透性增加，或自身病变组织产生的病理性产物进入脑脊液，使脑脊液成分发生改变。

临床上主要通过测定白蛋白商值（Alb quotient，$Q_{Alb}$）即测定 CSF 中白蛋白（$Alb_{CSF}$）和血清中白蛋白（$Alb_S$）含量，用两者比值大小来反映血脑屏障受损程度。

计算公式为：$Q_{Alb}=[(Alb_{CSF}/Alb_S)\times1000]$。

由于免疫球蛋白不仅可以在鞘内自身合成，也可以通过血脑屏障进入鞘内。因此区分鞘内免疫球蛋白的来源在神经系统疾病的实验室诊断中有着重要的临床意义。

经典的计算鞘内免疫球蛋白合成的方法是 IgG 生成指数（IgG index），其公式为：

$$IgG 生成指数=(IgG_{CSF}\times Alb_S)/(IgG_S\times Alb_{CSF})$$

**1. 检测方法及原理**　脑脊液 IgG 测定方法采用速率散射免疫比浊法,采集脑脊液样本后应离心再行测定。

**2. 方法学评价**　速率散射免疫比浊法因检测速度快、灵敏度高、准确性好、自动化程度高等优点,在临床广泛应用。

**3. 质量控制**　注意分析前、中、后的质量保证。

## 五、κ-Ig 或 λ-Ig 定量测定

Ig 轻链根据其恒定区差异分为 κ 和 λ 两个型别。κ 只有 1 型,λ 则有 $\lambda_1$、$\lambda_2$、$\lambda_3$ 和 $\lambda_4$ 共 4 型。正常人血清 κ 与 λ 的比例约为 2:1。

游离轻链（free light chains,FLC）能自由通过肾小球滤过,但绝大部分被肾小管重吸收到血液循环,故正常人尿中只存在少量轻链。当代谢紊乱或存在多发性骨髓瘤（multiple myeloma,MM）时,血中游离轻链浓度升高,并由尿液排出,称本周蛋白（Bence-Jones protein,BJP）。

**1. 检测方法及原理**　临床常采用单向免疫扩散法和免疫比浊法检测游离轻链。

**2. 方法学评价**　免疫比浊法因有专门设备,检出的结果更加准确,测定更加快速。

非分泌型骨髓瘤患者不能检出单克隆丙种球蛋白的 M 区带,血清中丙种球蛋白的含量大大降低,但骨髓中却存在大量的浆细胞。为明确诊断需对患者做骨髓穿刺,进行细胞形态学检查和细胞免疫表型分析。

**3. 质量控制**　在诊断单克隆免疫球蛋白增殖病时,免疫比浊法的定量结果不能取代免疫电泳或免疫固定电泳,应结合其他检测结果和临床表现综合分析。

**4. 参考区间**　既往的许多研究分别应用不同的方法,相继报告了各自 κ/λ 比率正常范围。尽管方法和试剂来源有差异,但大多数实验室确立的 κ/λ 比率正常范围在 1.2～2.4 之间。患 κ 型 M 蛋白血症时,κ-Ig 明显高于正常,λ-Ig 则低于正常;患 λ 型 M 蛋白血症时,κ-Ig 降低,λ-Ig 则高于正常。通过 κ/λ 比率测定,有助于判断疾病类型和观测治疗效果。

## 六、冷球蛋白检测

冷球蛋白（cryoglobulin,CG）即冷免疫球蛋白（cryoimmunoglobulin）,是血清中一种在 37℃ 以下（一般 0～4℃）易发生沉淀、37℃ 时可再溶解的病理性免疫球蛋白。CG 与冷纤维蛋白原（cryofibrinogen,CF）有所区别,后者属于另一种冷沉淀蛋白,是由纤维蛋白、纤维蛋白原和纤维连接蛋白等组成的复合物。

冷球蛋白可分为三种类型:

Ⅰ 型:为单克隆型冷球蛋白,由 IgM、IgG、IgA 或本周蛋白组成,占总冷球蛋白的 25%～40%,大多数为单克隆 IgM 或 IgG（多为 $IgG_2$ 和 $IgG_3$ 亚类）,单克隆型 IgA 或轻链冷球蛋白罕见。临床上多见于多发性骨髓瘤、巨球蛋白血症、淋巴瘤、慢性淋巴细胞白血病等疾病。

Ⅱ 型:为单克隆-多克隆混合型冷球蛋白,占总冷球蛋的 15%～25%,由两种 Ig 成分构成的免疫复合物,其中一种是单克隆型,多为 IgM,另一种是多克隆型,多为 IgG,此型 90% 以上的组合为 IgM-IgG。临床上多见于类风湿关节炎、系统性红斑狼疮、血管炎、干燥综合征等疾病。

Ⅲ 型:为多克隆混合型,约占总冷球蛋白的 50%,由两种或两种以上多克隆 Ig 构成,即由多克隆型抗 Ig 抗体（多为 IgM 类）与其他 Ig（如 IgG、IgA）结合形成的免疫复合物,有时还可能含补体成分（如 C3）。临床上多见于传染性单核细胞增多症、急性病毒性肝炎、原发性胆汁性胆管炎等疾病。

**1. 检测方法及原理**　Ⅰ 型冷球蛋白和冷纤维蛋白原在 4℃ 放置 3～18 小时即可沉淀,混合型冷球蛋白（Ⅱ 型或 Ⅲ 型）常需 72 小时以上。沉淀物可呈絮状、结晶状或胶凝状。

**2. 方法学评价**　为鉴定冷沉淀物的成分，可利用免疫电泳，免疫固定电泳技术结合各种特异性抗血清（抗人全血清抗体、抗重链抗体、抗轻链抗体、抗 C3 抗体等）予以鉴定。

**3. 质量控制**　在将血清（血浆）置于 4℃之前的全部操作中，所有注射器、试管、毛细滴管以及离心过程均应尽量预温并保持在 37℃，否则会影响检测结果；冷球蛋白与冷纤维蛋白原在 37℃均能再溶解，若沉淀物在 37℃不溶解，不可判断为冷球蛋白或冷纤维蛋白原。

**4. 参考区间**

定性：阴性

定量：冷沉淀物比容<0.4%；冷球蛋白蛋白质浓度<80mg/L。

冷纤维蛋白原蛋白质浓度<60mg/L。

# 七、M 蛋白检测

M 蛋白（monoclonal protein，MP）即异常的单克隆免疫球蛋白，是单克隆 B 细胞或浆细胞异常增殖而产生的大量均一的、具有相同氨基酸序列以及空间构象和电泳特性的 Ig。因临床上多出现于多发性骨髓瘤、巨球蛋白血症（macroglobulinemia）和恶性淋巴瘤（malignant lymphoma）患者的血或尿中，故称之为"M 蛋白"。

## （一）检测方法及原理

检测 M 蛋白的方法很多且各具特点，实验室应根据实际情况合理选用。

**1. 血清蛋白区带电泳**　是检测蛋白质的经典分析方法，血清（或尿液）标本中不同性质的蛋白质在一定条件下电泳，形成不同的蛋白区带，与正常的电泳图谱进行比较分析，很容易发现异常的蛋白区带。将这些区带电泳图谱扫描，可计算出异常蛋白的总量和百分比。

**2. 血清免疫球蛋白定量测定**　可作为检测 M 蛋白的初筛试验。免疫球蛋白定量测定常用的方法有单向琼脂免疫扩散法和免疫比浊法。

**3. 免疫电泳（IEP）**　是一种定性方法，是将琼脂糖凝胶电泳和免疫双向扩散相结合的一项技术。血清标本先行区带电泳分成区带，继而用特定的抗血清进行免疫扩散，阳性标本的 M 蛋白将在适当的部位形成异常沉淀弧。根据抗血清的种类、电泳位置及沉淀弧的形状可对 M 蛋白作出判断。

**4. 免疫固定电泳（IFE）**　是区带电泳技术与特异性抗血清的免疫沉淀反应相结合的一种免疫学分析方法，是临床上鉴定 M 蛋白最常用的方法。它将同一份标本点样在琼脂板上的 6 个不同位置作区带电泳，分离后于其琼脂上覆盖含抗正常人血清、抗 IgG，抗 IgA、抗 IgM、抗 κ 或抗 λ 单抗血清的薄膜。经孵育后，若有相应的抗原存在，则在适当位置有抗原-抗体复合物形成并沉淀下来。沉淀经固定后，将电泳胶在洗脱液中漂洗，以去除未结合的蛋白质，只保留抗原-抗体复合物。经染色后将各测定泳道与抗正常人血清泳道进行对比，以此对 M 蛋白进行分类与鉴定。

**5. 本周蛋白测定**　本周蛋白即尿中游离的免疫球蛋白轻链。检测方法有化学法和免疫法：

（1）化学法：又称加热沉淀法，本周蛋白在 pH 5.0 的条件下，加热至 50～60℃时出现沉淀，继续加热至 90℃后又重新溶解。

（2）免疫法：尿标本可先用聚乙二醇通过半透膜浓缩后，再与抗 κ 和抗 λ 型抗血清进行免疫电泳分析，确定轻链的类型。

## （二）方法学评价

**1. 血清蛋白区带电泳**　本法不能正确判定免疫球蛋白的类型，最终还需用特异性抗体进行鉴定。同时，在某些因素影响下，如溶血样本中的血红蛋白、陈旧血清中聚合的 IgG、血清类风湿因子等，常可导致蛋白电泳出现假的狭窄蛋白区带，易与 M 蛋白区带混淆，应注意区别。

**2. 免疫比浊法**　本法测定结果快速准确；但是由于所使用的抗血清存在特异性差异，可造成 M 蛋白定量结果的不一致，特别是在使用某一株 M 蛋白制备的抗血清检测不同 M 蛋白时，其差异更为明显，如能联合使用区带电泳吸光度扫描，可纠正这种误差。进行免疫球蛋白的定量检测，不仅有助于对丙种球蛋白血症的诊断，而且还对良、恶性丙种球蛋白血症的鉴别具有一定的帮助。如作动态监测，对丙种球蛋白血症的病情和疗效的判断有一定的价值。

**3. 免疫固定电泳**　本法结合了蛋白质电泳的高分辨率和抗原-抗体反应的特异性，已成为单克隆抗体定性和分型鉴定的首选方法。该方法测定时间短、敏感性高、结果直观，易于分析和判定。

**4. 本周蛋白检测**　对轻链病的诊断是必不可少的项目，并对多发性骨髓瘤、原发性巨球蛋白血症、重链病等疾病的诊断、鉴别和预后判断均有一定帮助。

## （三）质量控制

**1. 分析前**　免疫比浊法使用的专用仪器需定期校准、定期维护保养、按照仪器说明书定时定标和质控；试剂在有效期内使用；注意样本中是否有干扰物（如颗粒、凝块等），尤其需要观察血清是否澄清，避免高球蛋白、溶血影响检测。

**2. 分析中**　注意各项目的线性范围，超过线性范围及时处理。

二维码 17-3　知识聚焦二

**3. 分析后**　综合患者其他检测结果，合理分析；出现异常结果，及时与临床沟通。

**知识拓展 17-2**

1. 如何正确选择测定 M 蛋白的实验项目？
2. 血清 IgE 测定方法主要有哪些？
3. 冷球蛋白和冷纤维蛋白原如何鉴别？

**问题导航三：**

1. 血液中免疫球蛋白异常有何临床意义？
2. 尿液免疫球蛋白检测与血清本周蛋白测定对于诊断哪些疾病具有应用价值？
3. 血液中 IgG 亚类异常有何临床意义？

# 第三节　免疫球蛋白检测的临床应用

## 一、体液中 IgG、IgA、IgM 测定的临床应用

体液中免疫球蛋白测定主要是指对人体的血液、尿液、脑脊液等样本中的 IgG、IgA、IgM 定量检测。由于免疫球蛋白 IgG、IgA、IgM 在人体体液中含量相对较高，测定结果快速准确，临床意义较为明确，因此临床应用较为广泛。

## （一）血液免疫球蛋白测定的临床意义

**1. 免疫球蛋白水平与年龄的关系**　根据年龄不同，个体血液中的 Ig 含量有一定变化。新生儿可由母体获得通过胎盘转移来的 IgG，故血液中含量较高，接近成人水平。婴幼儿体液免疫功能尚不成熟，Ig 含量低于成人。各年龄段血清中 IgG、IgA、IgM 的正常参考区间见表 17-1。血液 Ig 随年龄、性别、血型、种族及测定方法不同而有所差别，各实验室要建立自己的参考区间。

表 17-1　血清中 IgG、IgA、IgM 的正常参考区间（单位：g/L）

| 年龄 | IgG | IgA | IgM |
| --- | --- | --- | --- |
| 新生儿 | 6.60～17.50 | 0.01～0.06 | 0.06～0.21 |
| 3 个月 | 2.00～5.50 | 0.05～0.34 | 0.17～0.66 |
| 6 个月 | 2.60～6.90 | 0.08～0.57 | 0.26～1.00 |
| 9 个月 | 3.30～8.80 | 0.11～0.76 | 0.33～1.25 |

续表

| 年龄 | IgG | IgA | IgM |
|---|---|---|---|
| 1 岁 | 3.60～9.50 | 0.14～0.91 | 0.37～1.50 |
| 2 岁 | 4.70～12.30 | 0.21～1.45 | 0.41～1.75 |
| 4 岁 | 5.40～13.40 | 0.30～1.88 | 0.43～1.93 |
| 6 岁 | 5.90～14.30 | 0.38～2.22 | 0.45～2.08 |
| 8 岁 | 6.30～15.00 | 0.46～2.51 | 0.47～2.20 |
| 10 岁 | 6.70～15.30 | 0.52～2.74 | 0.48～2.31 |
| 12 岁 | 7.00～15.50 | 0.58～2.91 | 0.49～2.40 |
| 14 岁 | 7.10～15.60 | 0.63～3.04 | 0.50～2.48 |
| 16 岁 | 7.20～15.60 | 0.67～3.14 | 0.50～2.55 |
| 18 岁 | 7.30～15.50 | 0.70～3.21 | 0.51～2.61 |
| 成人 | 7.00～16.00 | 0.70～5.00 | 0.40～2.80 |

**2. 多克隆高免疫球蛋白血症**　肝脏疾病如慢性活动性肝炎、原发性胆汁性胆管炎、隐匿性肝硬化等患者血清中三种免疫球蛋白均可升高。慢性细菌感染如肺结核、麻风、慢性支气管炎等血中 IgG 可升高。宫内感染时脐血或出生后的新生儿血清中 IgM 含量可增高。自身免疫病时 Ig 均可升高，如系统性红斑狼疮（SLE）患者以 IgG、IgA 升高较多见，类风湿关节炎患者以 IgM 升高为主。

**3. 单克隆免疫球蛋白升高**　主要是指患者血清中某一类免疫球蛋白含量显著增多，大多在 30g/L 以上，这种异常增多的免疫球蛋白理化性质十分一致，称为单克隆蛋白，即 M 蛋白。此类异常增多的免疫球蛋白多无免疫活性，故又称副蛋白（paraprotein），由它所致的疾病称为免疫增殖性疾病，如多发性骨髓瘤、巨球蛋白血症、恶性淋巴瘤、重链病、轻链病等。

**4. 低免疫球蛋白血症**

（1）先天性低免疫球蛋白血症：主要见于体液免疫缺陷病和联合免疫缺陷病。包括：①三种 Ig 全缺，如布鲁顿（Bruton）型无免疫球蛋白血症，血中 IgG 常小于 1g/L，IgA 与 IgM 含量也明显降低为正常人的 1%；②三种 Ig 中缺一种或缺两种，如 IgA 缺乏患者易发生反复呼吸道感染；IgG 缺乏患者易发生化脓性感染；IgM 缺乏患者易发生革兰氏阴性细菌导致的败血症。

（2）获得性低免疫球蛋白血症：患者血清中 IgG 常小于 5g/L，引起的原因较多。大量蛋白丢失的疾病（如烧伤、剥脱性皮炎，肾病综合征等）、淋巴系统肿瘤（如白血病、恶性淋巴肉瘤、霍奇金病等）、重症传染病、中毒性骨髓疾病、长期使用免疫抑制剂的患者等均可造成获得性低免疫球蛋白血症。

### （二）尿液免疫球蛋白测定的临床意义

临床上常采用同时测定尿液和血液中的 TRF 及 IgG 的含量，计算选择性蛋白尿指数（selective proteinuria index，SPI），以此来评估肾小球滤过膜破坏程度及观察治疗效果和预后。通常采集晨尿或随机尿进行测定。

当 SPI≤0.1 时，表明肾脏高选择性排泌分子量较小的蛋白质，呈微小病变型肾病；当 SPI≥0.2 时，表明肾脏是非选择性排泌分子量较大的蛋白质，呈膜性肾病、膜增殖性肾炎与肾病综合征。

尿内 IgA 在原发性肾小球肾病和慢性肾炎肾病时含量最高，在慢性肾炎高血压型及普通型可轻度增高，而在隐匿性肾炎及急性肾炎时含量很少；尿内 IgG 在原发性肾小球肾炎和慢性肾炎时含量较高，其他类型肾小球疾病时仅轻度增高；尿内 IgM 仅出现在慢性肾炎，而原发性肾小球肾炎和隐匿性肾炎时含量甚微。故可根据尿内 Ig 增高的类型来帮助鉴别诊断肾小球疾病的种类。

尿液中游离轻链的检测对诊断轻链病是不可缺少的内容，并对多发性骨髓瘤等疾病的分型鉴定及预后判断均有重要意义。

### （三）脑脊液免疫球蛋白测定的临床意义

神经系统疾病的发生、发展与中枢神经系统内发生的免疫应答有关。因此脑脊液免疫球蛋白含量的检测，对某些神经系统疾病的诊断、疗效观察和预后判断均有一定临床意义。

**1. 白蛋白商值（$Q_{Alb}$）的临床意义**　临床上主要通过测定白蛋白商值来反映血脑屏障受损程度。当 $Q_{Alb} < 9$，提示血脑屏障无明显受损；$9 \leqslant Q_{Alb} < 15$ 为轻度受损；$15 \leqslant Q_{Alb} < 33$ 为中度受损；$33 \leqslant Q_{Alb} \leqslant 100$ 为重度受损；$Q_{Alb} > 100$ 为完全破裂。

白蛋白商值不仅可以监测血脑屏障损伤的程度，还可以提示神经系统发生疾病的类型。一般而言，$Q_{Alb}$ 轻度升高，常见于急慢性病毒感染、多发性硬化、神经梅毒、带状疱疹性神经节炎、脑萎缩等神经系统疾病；$Q_{Alb}$ 中度升高，常见于急性神经疏螺旋体病、条件致病性脑膜炎、吉兰-巴雷综合征等；$Q_{Alb}$ 重度升高，常见于化脓性脑膜炎、单纯疱疹性脑炎、结核性脑膜炎等严重细菌感染性疾病。

**2. 脑脊液免疫球蛋白检测的临床意义**　IgG 生成指数可用于区分鞘内免疫球蛋白的来源。当 IgG 生成指数升高时，表明 CSF 中的 IgG 主要由中枢神经系统鞘内合成，多见于多发性硬化。

不同种类的脑脊液出现 IgG 单独增高，可见于脑血栓、蛛网膜下腔出血、SLE 脑病、神经梅毒、重症肌无力等；脑脊液 IgG、IgA 均增高可见于化脓性脑膜炎及结核性脑膜炎；在神经系统肿瘤等疾病中，脑脊液 Ig 检测以 IgA 和 IgM 升高为主。

## 二、血液 IgD 和 IgE 检测的临床应用

### （一）IgD 的临床意义

在正常人血液中 IgD 含量波动范围较大，目前不同文献所报道的 IgD 正常值范围并不一致。因此，各实验室最好使用固定的试剂盒，建立自己的参考区间。血清中 IgD 升高主要见于妊娠末期、IgD 型骨髓瘤、甲状腺炎和大量吸烟者。IgD 降低可见于原发性无丙种球蛋白血症、肺硅沉着病（矽肺）和细胞毒药物治疗后。

### （二）IgE 的临床意义

**1. Ⅰ型超敏反应性疾病**　如过敏性支气管哮喘、特应性皮炎、过敏性鼻炎等 IgE 常升高。IgE 可通过其 Fc 段与肥大细胞和嗜碱性粒细胞表面相应的 Fc 受体（FcεRⅠ）结合，使机体处于致敏状态。当同一过敏原再次进入机体时，可与致敏靶细胞上的两个及两个以上相邻的 IgE 抗体 Fc 受体结合，发生 FcεRⅠ交联，导致细胞脱颗粒，释放多种生物活性物质，引发Ⅰ型超敏反应。

**2. 非超敏反应性疾病**　如 IgE 型骨髓瘤、寄生虫感染等 IgE 常升高。

**3. 其他导致 IgE 水平升高的疾病**　急性或慢性肝炎、SLE、类风湿关节炎等疾病 IgE 可升高。

**4. 其他导致 IgE 水平下降的疾病**　原发性无丙种球蛋白血症、肿瘤及化疗药物应用后 IgE 可下降。

## 三、血液 IgG 亚类检测的临床应用

IgG 有四个亚类，即 IgG1～IgG4，在正常人体血液中含量依次减少，IgG1 最多，IgG4 最少。IgG 亚类在不同年龄、种族以及不同测定方法的情况下，检测结果都存在差异，因此应建立自身实验室内的参考区间。

### （一）IgG 亚类与年龄的关系

IgG 亚类的含量随年龄的不同而变化，IgG1 和 IgG3 的含量在 3 岁时达成年人水平。而 IgG2 和 IgG4 产生较晚，1 岁时其含量为成年人的 25%，3 岁时其含量为成年人的 50%，直到青春期时才达到成年人水平。当某一 IgG 亚类含量低于年龄对应的参考区间时，就称为 IgG 亚类缺陷。在

儿童时期，男性 IgG 亚类缺陷比女性常见，其比例为 3∶1；成年男女的比例为 4∶2。儿童中 IgG2 缺陷最常见，成年人 IgG1 和 IgG3 缺陷最常见。

### （二）IgG 亚类缺陷

临床上 IgG 亚类缺陷可表现为反复呼吸道感染、腹泻、中耳炎、鼻窦炎、支气管扩张以及哮喘等。有些患者 IgG 亚类异常，但总 IgG 正常甚至还偏高，因此认为 IgG 亚类测定比总 IgG 测定更有价值。IgA 缺乏症常伴有 IgG2 缺陷，某些病毒感染时 IgG1～IgG3 显著下降。在肾病综合征患者出现低 IgG 血症时，IgG 亚类并非成比例降低，以 IgG1 下降为主，而 IgG3 代偿性增高；糖尿病患者以 IgG1 下降为主。

### （三）IgG 亚类增高

IgG 亚类异常增高主要见于 I 型超敏反应，如变应原可刺激机体使 IgG4 含量增加。

### （四）IgG 亚类检测在 IgG4 相关性疾病中的应用

IgG4 相关性疾病（immunoglobulin G4-related disease，IgG4-RD）是 2012 年正式命名的一组具有相似组织病理学特征的疾病，即弥漫性淋巴浆细胞浸润，伴大量的 IgG4 阳性浆细胞增多和广泛的席纹状纤维化。该病可累及全身各个器官，可单个器官或多个器官同时受损，受累器官呈弥漫性或局灶性肿大，组织破坏，最终功能衰竭。IgG4-RD 在临床表现上类似恶性肿瘤、淋巴瘤、感染及炎症性疾病，而且涉及临床各科室，易造成误诊、漏诊。

近年来随着临床研究深入以及自动化定量检测血清 IgG 亚型技术推广，发现 IgG4-RD 的真正患病率可能要高得多。实验室检测血清 IgG 亚型在 IgG4-RD 诊断、病情监控及预后的价值越来越重要。

**1. IgG4 相关的胰腺胆道疾病**　IgG4 相关的胰腺胆道疾病包括 IgG4 相关性淋巴浆细胞硬化性胰腺炎（IgG4-related lymphoplasmacytic sclerosing pancreatitis，IgG4-RLSP）和 IgG4 相关性硬化性胆管炎（IgG4-related sclerosing cholangitis，IgG4-RSC）。IgG4-RLSP 又称为 I 型自身免疫胰腺炎。两者临床特征相似，均以中老年男性患者为主，主要表现为无痛性梗阻性黄疸、腹痛和体重减轻，极易误诊为胰腺癌、胆管癌，是近年来备受临床关注的一组胆汁淤积性疾病。实验室检查的特点是血清呈现梗阻性黄疸的表现和 IgG4 升高。临床研究显示血清 IgG4 升高是 IgG4-RLSP 的最佳诊断标志，血清 IgG4 升高（正常上限的 2 倍以上）结合梗阻性黄疸症状、体征和典型影像学，没有组织学检查也可初步诊断。

**2. IgG4 相关性桥本甲状腺炎**　桥本甲状腺炎（Hashimoto thyroiditis，HT）是一种慢性淋巴细胞性甲状腺炎，是最常见器官特异性自身免疫病，好发于中老年女性。IgG4 相关性桥本甲状腺炎（IgG4-related Hashimoto thyroiditis，IgG4-HT）依据甲状腺组织中 IgG4+ 浆细胞的浸润水平分为 IgG4-HT 和非 IgG4-HT。在 IgG4-RD 诊断共识中明确受累器官主要为胰腺、胆道、唾液腺、泪腺、腹膜后及淋巴结，甲状腺受损较少见。

IgG4-HT 与非 IgG4-HT 临床特点不同，前者病情重、进展快，且治疗原则不同，HT 亚型诊断有重要临床意义。由于组织穿刺活检部分患者不接受、且无法作为评估疗效的动态指标，因此血清 IgG4 水平是 IgG4-HT 最佳的筛查和疗效监控指标，在 HT 患者中要重视 IgG4-HT 排查。

**3. IgG4 相关性肺疾病（IgG4-related lung disease，IgG4-RLD）**　可累及肺实质、气道、胸膜、纵隔和肺血管，临床表现为咳嗽、胸痛、咯血和发热，影像学表现为高度异质性，包括肺占位、间质性肺炎、胸腔积液、肺门或纵隔淋巴结肿大等等，临床上极易误诊为肺癌、间质性肺炎或肺结核，确诊往往需要肺穿刺组织活检。

IgG4-RD 早期诊断可以防止误治并能够有效预防器官发生严重的不可逆的损伤，降低死亡率。血清 IgG4 检测简便、易行、无创，在亚洲 IgG4-RD 患者中敏感度高。在临床工作中要重视血清 IgG4 指标的应用，但要注意少数 IgG4-RD 患者血清 IgG4 水平不升高。

# 四、M蛋白检测的临床应用

M蛋白是B细胞或浆细胞单克隆异常增殖所产生的一种在氨基酸组成及顺序上十分均一的异常单克隆免疫球蛋白。临床上常见于多发性骨髓瘤、高丙种球蛋白血症、恶性淋巴瘤、重链病、轻链病等。目前检测M蛋白的方法较多，特点各异，应视具体情况合理选用。

## （一）多发性骨髓瘤

多发性骨髓瘤（multiple myeloma，MM）也称为浆细胞骨髓瘤，是由合成和分泌免疫球蛋白的浆细胞发生恶性变，造成大量单克隆的恶性浆细胞增生所致。肿瘤多侵犯骨质和骨髓，产生溶骨性病变。骨盆、脊柱、肋骨和颅骨最常累及。MM在人群中发病类型的概率和免疫球蛋白本身的含量一致，即IgG型最多，IgA型次之，IgM型少见，IgD型更少见，IgE型罕见。本病病因不明，多发于40～70岁中老年人，98%患者的发病年龄大于40岁。

该病的免疫学检测特点包括：①免疫球蛋白测定可见相应单克隆IgG、IgA、IgM、IgD或IgE升高；②血、尿轻链测定可见相应轻链κ或λ升高，κ/λ比值异常；③血清区带电泳出现狭窄浓集的异常区带，即M蛋白区带；④免疫固定电泳在不同泳道出现相应的异常条带，可以对MM进行进一步的鉴定和分型。

本病需与意义未明的单克隆丙种球蛋白血症、转移性癌的溶骨病变和反应性浆细胞增多症相鉴别。

## （二）巨球蛋白血症

巨球蛋白血症（macroglobulinemia）是由浆细胞无限制增殖并产生大量单克隆IgM所引起，以高黏滞血症、肝脾肿大为特征，骨损害不常见。本病病因不明，男性发病多于女性，中位年龄65岁。患者血清常分离不出或呈胶冻状，免疫学检测异常表现为：①血清区带电泳在γ球蛋白区带内可见高而窄的尖峰或密集带，免疫电泳证实为单克隆IgM；②尿液中有单克隆轻链存在。

本病必须注意与MM、慢性淋巴细胞白血病、未定性单克隆IgM血症和见于某些感染和炎症性疾病的反应性IgM增高相鉴别。

## （三）重链病

重链病（heavy chain disease，HCD）是一组少见的浆细胞恶性增殖性疾病，其特征为单克隆免疫球蛋白重链过度生成。按不同的重链类型，将本病分为五类。

**1. IgG重链（γ链）病**　患者主要是老年男性，患者通常有淋巴结肿大和肝脾肿大。常见贫血、白细胞减少、血小板减少、嗜酸粒细胞增多及外周血中常出现不典型的淋巴细胞或浆细胞。诊断的依据是免疫电泳或免疫固定电泳在血清和尿中检出游离的单克隆IgG重链碎片，未检出与单克隆轻链的生成有关的证据，正常免疫球蛋白降低。

**2. IgA重链（α链）病**　患者发病年龄多为10～30岁。患者血清区带电泳中可能不出现孤立的M峰，常在$\alpha_2$球蛋白与β球蛋白区出现一条宽带或γ球蛋白区带组分减少。免疫学诊断需在免疫电泳上检测到只与抗IgA抗血清而不与抗轻链抗血清反应的异常成分。本周蛋白阴性。

**3. IgM重链（μ链）病**　本类型较少报道，患者表现为病程漫长的慢性淋巴细胞白血病或其他淋巴细胞增殖性疾病的征象。本周蛋白尿（κ型）见于10%～15%患者。患者血清区带电泳通常正常或显示低丙种球蛋白血症。免疫电泳如果发现血清成分可与抗μ链的抗血清起反应，但不与抗轻链的抗血清反应，可做出诊断。

**4. IgD重链（δ链）病**　本类型罕见，患者骨髓浆细胞明显增多及颅骨溶骨性病损。在血清蛋白电泳中出现小M蛋白成分，该成分可与单一特异性抗IgD的抗血清起反应，而不与抗重链或抗轻链的其他血清起反应。

**5. IgE重链（ε链）病**　本类型至今尚未发现。

## （四）轻链病

轻链病（light chain disease，LCD）是由于异常的浆细胞产生过多的轻链，而重链的合成相应减少，过多游离轻链片段在血清或尿液中大量出现而引起的疾病；一旦免疫球蛋白轻链在全身组织中沉积，引起相应的临床表现，即为轻链沉积病（light chain deposition disease，LCDD）。患者可表现为不明原因的贫血、发热、周身无力、出血倾向，浅表淋巴结及肝脾大，继而出现局限性或多发性骨痛、病理性骨折或局部肿瘤。本病多发于中老年人。

本病的免疫学检测特点包括：①血清免疫球蛋白定量可见各种免疫球蛋白正常或减少，轻链 κ/λ 比值异常；②血清区带电泳可能出现轻链带；③免疫固定电泳在各重链泳道均无免疫沉淀带，只有轻链出现异常免疫沉淀带；④尿免疫球蛋白定量可见单克隆轻链蛋白，轻链 κ/λ 比值异常，本周蛋白阳性。

本病应与原发性淀粉样变性、重链病及糖尿病肾病等相鉴别。

## （五）意义未明单克隆丙种球蛋白血症

意义未明单克隆丙种球蛋白血症（monoclonal gammopathy of undetermined significance，MGUS）是指患者血清或尿液中出现单克隆免疫球蛋白或轻链，但排除恶性浆细胞病，其自然病程、预后和转归暂时无法确定的疾病。本病病因不明，约占 M 蛋白患者的一半以上，发病率随年龄的增长而增高。50 岁以上的发病率约为 1%，70 岁以上为 3%，90 岁以上可高达 15%。患者免疫学检测主要表现为：①血清区带电泳时，在 γ 球蛋白区带内可见高而窄的尖峰或密集带，免疫电泳证实为单克隆 M 带，M 蛋白以 IgG 型最多，约占 60%，IgA 和 IgM 型各占 20%，未见 IgD 和 IgE 型 MGUS 的报道；② M 蛋白浓度增高，但 IgG 一般＜30g/L，如为 IgA 或 IgM 则＜10g/L；③尿液中没有或仅有微量 M 蛋白。本病必须注意与多发性骨髓瘤、慢性淋巴细胞白血病、巨球蛋白血症等单克隆免疫球蛋白病相鉴别。MGUS 除需符合以上临床特征及实验室检查结果外，还需随诊 3 年以上，排除其他疾病的可能，才可作出诊断。

## （六）淀粉样变性

淀粉样变性（amyloidosis）是指患者体内产生的淀粉样蛋白质沉积到一处或多处组织器官的细胞间，压迫组织，影响其功能的一组疾病。临床上可将淀粉样变性分为系统性（主要是淋巴细胞和浆细胞相关的淀粉样变性）和非系统性（即器官或系统的局限性淀粉样变性）。淀粉样沉淀物可来源于免疫球蛋白轻链（AL 型淀粉样变性）、淀粉样蛋白（AA 型）、β<sub>2</sub> 微球蛋白和甲状腺激素结合蛋白等。淀粉样物质主要是多糖蛋白复合体，在光镜下呈无定形的均匀的嗜伊红性物质，用刚果红染色偏光观察可见特异的绿光双折射或红绿双折射。淀粉样变性的临床表现和病程取决于

二维码 17-4 知识聚焦三

淀粉样蛋白沉积的部位、量、受累器官和系统损伤的程度及原发病的状况。约 80% 原发性系统性淀粉样变性患者血清和尿中有单克隆免疫球蛋白成分，最常见的为游离单克隆轻链。AL 型淀粉样变性患者 λ 链与 κ 链的比值为 3∶1。本病必须注意与轻链沉积病、重链沉积病等疾病相鉴别。

### 知识拓展 17-3

1. 脑脊液免疫球蛋白测定中何为白蛋白商值？如何判定血脑屏障受损程度？
2. 常见的 IgG4 相关性疾病有哪些？

---- **问题导航四:** --------

1. 案例 17-3 中所提及的补体检测，采用的检测方法是什么？
2. 检测补体活性的方法有哪些？
3. 补体结合试验的原理是什么？应如何解释该试验的结果？

# 第四节　补体的检测

补体系统是一个复杂的、多组分系统，由 30 多种可溶性蛋白、膜结合蛋白组成。根据各成分的功能不同，可将补体系统分为补体固有成分、补体调节蛋白和补体受体三类。正常人体内补体成分的含量相对稳定，但在某些疾病发生时，补体的含量及其活性可发生改变。补体含量与活性的检测，对机体免疫状态的评价和疾病的诊断具有重要意义。

---

**案例 17-3**

　　患者，男，22 岁，眼睑水肿、肉眼血尿 3 天。于 3 天前患者发现眼睑水肿，并出现肉眼血尿，呈洗肉水样尿液，后出现颜面部水肿，尿量较平时减少，未诉头痛、头晕，无胸痛、胸闷，无腹痛、腹胀，无腰痛，无尿频、尿急，无畏寒、发热，入医院门诊就诊，查尿常规示蛋白质++，隐血+++。免疫全套检验结果如下：

### *** 医院检验报告单

| 姓名：*** | 病历号：*** | 标本条码：********* | | 标本号：*** |
|---|---|---|---|---|
| 性别：男 | 科别：*** 科 | 检测仪器：****** | | 样本：血液 |
| 年龄：*** 岁 | 床号： | 执行科室：检验科 | | 标本状态：正常 |
| 送检项目：免疫全套 | | 申请时间：****** | | 送检医生：*** |
| 项目名称 | 结果 | 提示 | 单位 | 参考区间 |
| 免疫球蛋白 IgG | 16.32 | | g/L | 8.60～17.40 |
| 免疫球蛋白 IgA | 2.60 | | g/L | 1.00～4.20 |
| 免疫球蛋白 IgM | 1.65 | | g/L | 0.50～2.80 |
| 免疫球蛋白 IgE | 25.63 | | ng/ml | 0.00～691.40 |
| 补体 C3 | 0.26 | ↓ | g/L | 0.70～1.40 |
| 补体 C4 | 0.05 | ↓ | g/L | 0.10～0.40 |
| 抗溶血性链球菌素 O（ASO） | 462.00 | ↑ | IU/ml | 0.00～116.00 |
| 采集时间： | 送达时间： | 接收时间： | 检测时间： | 审核时间： |
| 采集者： | | 接收者： | 检验者： | 审核者： |

**问题：**

1. 患者 C3、C4 降低和 ASO 升高的原因是什么？

2. 为进一步明确诊断，该患者还应该完善哪些检验项目？

---

## 一、血清总补体活性测定

血清总补体活性的测定，可用于检测补体被激活后最终效应，通过测定总补体活性有助于了解补体的整体功能。目前已建立的血清总补体活性的测定方法，通常以红细胞溶解为指示，以 50% 溶血（CH50）为判断终点。常用的测定方法有用于经典途径的 CH50（称为 CP-CH50）和用于旁路途径的 CH50（称为 AP-CH50）。

### （一）补体经典途径溶血活性（CP-CH50）检测

**1. 检测方法及原理**

（1）检测原理：CP-CH50 是检测血清中补体经典激活途径的溶血活性，与补体 C1～C9 各组分的量及活性均有关；其原理是利用绵羊红细胞（sheep red blood cell，SRBC）与相应体（溶血素）

结合成复合物后，可激活血清中的补体，导致 SRBC 表面形成跨膜小孔，使胞外水分渗入，引起 SRBC 肿胀而发生溶解（即溶血）。当 SRBC 和溶血素量一定时，在规定的反应时间内，溶血程度与补体量及活性呈非直线关系的正相关。以溶血百分率为纵坐标、补体（常用豚鼠血清）含量为横坐标作图可得一特殊的 S 形曲线。从 S 形曲线图可见，在轻微溶血和接近完全溶血时，对补体含量的变化不敏感；在 30%～70% 之间几乎呈直线，补体含量稍有变动就会造成溶血程度的明显改变。因此，实验常以 50% 溶血作为判定终点，它比 100% 溶血更敏感，故该实验方法称为 50% 补体溶血试验（50% complement hemolysis，CH50）。CH50 水平下降，说明其补体系统中的一个或者若干成分含量或活性不足。

（2）CH50 测定方法：

1）致敏绵羊红细胞：2% 绵羊红细胞加等量 2U 溶血素（可购商品，按说明稀释至使用效价），混匀，置 37℃ 水浴 30 分钟。

2）稀释血清：待检血清 0.2ml 加缓冲液 3.8ml，稀释度为 1：20。

3）配制 50% 溶血标准管：2% 绵羊红细胞 2ml 加蒸馏水 8ml，混匀，即为全溶血管。取全溶血管液 2ml 加缓冲液 2ml，即为 50% 溶血管。

4）按表 17-2 所示，依次加各成分于试管中，混匀，置 37℃ 水浴 30 分钟。第 10 管为非溶血对照。

5）结果测定：取出试管，2000r/min，离心 10 分钟，对照管应不溶血。先用目测法观察其溶血程度，选择与 50% 溶血标准管相近的两支试管，再用分光光度计测 $A$ 值，确定与标准管最接近为终点管。

6）计算 50% 溶血总补体活性

$$CH50（U/ml）=(1/终点管稀释血清的用量)×血清稀释度$$

**表 17-2　补体 CH50 测定试管法**

| 成分/ml | 试管号 | | | | | | | | | |
|---|---|---|---|---|---|---|---|---|---|---|
| | 1 | 2 | 3 | 4 | 5 | 6 | 7 | 8 | 9 | 10 |
| 1：20 待测血清 | 0.10 | 0.15 | 0.20 | 0.25 | 0.30 | 0.35 | 0.40 | 0.45 | 0.50 | 0.00 |
| 缓冲液 | 1.40 | 1.35 | 1.30 | 1.25 | 1.20 | 1.15 | 1.10 | 1.05 | 1.00 | 1.50 |
| 致敏红细胞 | 1 | 1 | 1 | 1 | 1 | 1 | 1 | 1 | 1 | 1 |

**2. 方法学评价**　CP-CH50 方法简便、快速，但敏感性较低，重复性较差，影响因素较多，不能直接定量。该法是检测血清中补体经典激活途径的溶血活性，与补体 C1～C9 各组分的量及活性均有关。

**3. 质量控制**　CP-CH50 所用的稀释缓冲液、SRBC 的数量和状态、待测血清的新鲜程度、反应温度、pH、离子强度以及反应容器的洁净程度等多种因素均可影响血清总补体活性测定的结果。而且该试验每次都需要使用新鲜的 SRBC，为手工操作的半定量试验，其结果难以令人满意。因此，试验时应对反应的各个环节进行严格控制。

## （二）补体旁路途径溶血活性（AP-CH50）检测

**1. 检测方法及原理**　先用乙二醇双氨基四乙酸螯合血清中 $Ca^{2+}$，封闭 C1 的作用，以阻断补体经典活化途径；再用可使 B 因子活化的未致敏兔红细胞激活补体旁路途径，导致兔红细胞溶血。其溶血率与补体旁路途径的活性呈正相关，以 50% 溶血率为判别指标，即 AP-CH50。与 CP-CH50 测定相似，可计算出待检血清中补体旁路激活途径的溶血活性，以 AP-CH50 kU/L 表示。

**2. 方法学评价**　经典途径激活补体时需要 $Ca^{2+}$ 和 $Mg^{2+}$ 参与，而旁路途径激活补体时只需要 $Mg^{2+}$ 参与，在测定缓冲液中加入乙二醇双氨基四乙酸可与待测血清中的 $Ca^{2+}$ 螯合，阻断补体经典激活途径。兔红细胞用柠檬酸盐抗凝，经洗涤后配成 0.5% 兔红细胞悬液备用。本法主要反映旁路激活途径的溶血功能，其结果与 C3、B 因子、P 因子、D 因子及 C5～C9 各组分的量及活性均有关系。

## 二、单个补体成分的活性或功能检测

根据世界卫生组织（WHO）和国际免疫学会报告，在 30 多种补体成分中，C3、C4、Clq、B 因子和 C1 酯酶抑制物 5 种成分常被作为单个补体成分的检测指标。测定的方法包括免疫溶血法（测其活性）和免疫化学法（测其含量）两种。

**1. 检测方法及原理**

（1）溶血试验：用于单一组分的测定时可采用先天缺乏相应成分的动物血清或人为灭活正常血清中某种成分的商品化缺陷血清：如先天缺乏 C4 的豚鼠血清、酵母多糖灭活 C3 的血清、加热灭活 B 因子的血清等，如果混合患者血清与某成分缺陷血清后有少量或无溶血现象发生，证实患者血清中该成分缺乏或无功能。

（2）免疫化学法：分为单向免疫扩散、火箭免疫电泳、透射免疫比浊法和散射免疫比浊法。

**2. 方法学评价** 溶血试验操作简单、无须特殊仪器设备、快速，但敏感性较低，影响因素较多且无法定量。免疫化学法中单向免疫扩散、火箭免疫电泳手工操作烦琐，消耗时间长，影响因素多，结果重复性差，已逐渐淘汰。自动化免疫比浊分析操作简单、特异性强、重复性好、质量易控制，是目前国内外临床补体成分检测中的主要检测方法。

**3. 质量控制** 分析前质量控制：样本的稳定性关系到补体分析检测。样本凝固与补体激活相关，凝血酶可以剪切补体成分，产生活化产物，因此分析补体活化片段时，EDTA 抗凝的血浆优于血清样本。如无法立即检测，建议样本收集后立即冻存，已证实–70℃可长时间稳定保存。

## 三、补体结合试验

补体结合试验（complement fixation test，CFT），是将免疫溶血作为指示系统，用以检测另一反应系统中抗原或抗体的传统方法。该方法并不是用于检测补体，而是利用补体的溶细胞作用进行各种物理状态的抗原、抗体测定，早在 1906 年瓦塞尔曼（Wasseramann）就将其应用于梅毒的诊断，即华氏反应。目前主要应用于传染病诊断和流行病学调查，以及一些自身抗体、肿瘤相关抗原和 HLA 血清学分型的检测。

### （一）检测原理

利用抗原-抗体复合物可激活补体的特点，用一定量的补体和致敏绵羊红细胞来检测有无抗原、抗体特异性结合的一类试验。试验中有 5 种成分参与反应，分属 3 个系统：①反应系统，已知抗原或抗体与待测抗体或抗原；②指示系统，绵羊红细胞与相应溶血素结合，成为致敏绵羊红细胞；③补体系统，常用豚鼠新鲜血清。

反应系统与补体系统先发生反应，然后再加入指示系统，根据致敏绵羊红细胞有无溶血来判断试验结果。

### （二）结果判断

若反应系统中有相应的抗原或抗体存在，形成的抗原-抗体复合物与补体结合，补体被消耗，则补体不能与后加入的致敏绵羊红细胞指示系统结合，致敏绵羊红细胞不发生溶血，为补体结合试验阳性。反之，反应系统中无相应的抗原或抗体存在，则补体未被消耗，它能使致敏绵羊红细胞发生溶血，为补体结合试验阴性。

### （三）方法学评价

补体结合试验与经典的凝集、沉淀反应相比，具有灵敏度高、特异性强、反应结果明显、可检测的抗原或抗体范围广泛、无须特殊仪器设备、易于推广等优点。但由于参与的成分多、影响因素复杂、操作烦琐、难以标准化等缺点，该法已逐渐被临床检测所淘汰。但该试验的原理和设计思路对新型免疫学检测方法的建立具有启迪和指导作用。

综上所述，补体缺陷性疾病和补体功能紊乱中，活性测定可以评价整个补体功能，单个补体成分或调节蛋白的定量测定可以提供循环中补体成分含量的相关信息，之后可以进一步选择补体自身抗体或与之相关的基因变异体进行分析。

---

**问题导航五：**

1. 补体含量下降对于疾病诊断有哪些提示作用？

2. 补体含量升高对于疾病诊断有哪些提示作用？

---

# 第五节　补体检测的临床应用

补体系统及其单个成分的活性与含量，在参与机体的各种生理、病理状态中发挥重要的生物学效应。检测补体的单个成分及补体的活性测定对于机体免疫系统的功能评价、疾病的诊断与治疗、流行病学调查等均有重要作用。同时，利用补体的溶解细胞和级联反应的特性，将其作为试剂参与试验，用于抗原和抗体的检测、免疫复合物的测定。

补体的检测技术已成为免疫实验技术中的重要组成部分。主要包括：检测补体功能的 CH50，AH50 试验；检测补体单个成分及其裂解产物（如 C1q、C3、C4、C3a 等）；补体参与的试验，例如 HLA 分型的补体依赖的细胞毒试验、脂质体免疫分析、免疫粘连血凝试验、溶血空斑试验、胶固素结合试验、C1q 结合试验和补体结合试验等。

与补体含量和活性相关的疾病，主要包括以下几类：

**1. 免疫相关性疾病**　如自身免疫病时，C1、C2、C3、C4 和 H 因子等缺陷；Ⅲ型超敏反应时，C3a、C5a 等过敏毒素的产生。

**2. 与补体有关的遗传性疾病**　如 C2、C3 缺陷导致严重感染；与 C1 抑制物缺陷相关的遗传性血管性水肿；SLE 患者表现的细胞表面 CR1 缺陷与循环免疫复合物（CIC）清除障碍；涉及 I 因子、H 因子缺陷的肾小球肾炎；衰变因子（DAF）缺陷导致的阵发性夜间血红蛋白尿等。

**3. 补体含量显著降低的疾病**　如消耗增多，见于 SLE、冷球蛋白血症、自身免疫性溶血性贫血、类风湿关节炎、移植排斥反应；大量丧失，见于大面积烧伤、大出血和肾病综合征等；合成不足则见于急慢性肝炎、肝硬化、肝细胞癌患者和营养不良等。此外，细菌感染，特别是革兰氏阴性菌感染时，常常由于补体替代途径的活化使补体水平降低。

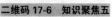

**4. 高补体血症**　此疾病少见，主要见于感染恢复期和某些恶性肿瘤患者，常为 C4、C2、C3 和 C9 的升高。此外，急性病毒性肝炎、心肌梗死、糖尿病、妊娠等也可出现补体增高。

---

**案例分析 17-1**

上述检验结果对该患者所患疾病的诊断有何意义？该检验报告如何审核？

（1）患者有 2 年牙龈出血史，近期出血情况加重，并伴有胸痛症状；实验室检查提示血常规中红细胞计数及血红蛋白异常、凝血常规中 PT 及 APTT 延长；血清 IgG 异常增高，IgM、IgA 抑制降低；血清本周蛋白 κ 链异常增高，λ 链减低，κ/λ 比率达到数百倍，提示为 IgG-κ 型本周蛋白。上述结果提示患者体内存在异常单克隆免疫球蛋白，患者应尽快进行骨髓活检、免疫球蛋白电泳等相关检查以明确疾病诊断。

（2）审核该检验报告时注意血清球蛋白浓度、血清蛋白电泳、尿常规中尿蛋白的结果是否一致；需观察血清外观是否清澈无凝集，血清IgG、本周蛋白结果是否在项目线性范围内；报告单备注中提示临床注意异常结果，及时与临床沟通。

## 案例分析 17-2

1. 血清IgG亚型检验报告如何审核？

本案例中结合患者临床症状、血清肝功能检测异常、自身免疫性抗体阴性、影像学结果，考虑原发性硬化性胆管炎。进一步检测免疫球蛋白IgG亚型，结果显示：免疫球蛋白IgG4 7.35g/L，呈现明显升高，超过正常参考区间上限的3倍。遇到此种情况，需要考虑数值是否超出了该项目的检测线性范围。线性范围是定量项目重要的性能参数之一，可以由试剂说明书获得，但需实验室进行验证。在线性范围以内的检测结果可靠；超出线性范围需稀释后复测。同时免疫球蛋白IgG亚型四项结果之和与免疫球蛋白总IgG含量相差不超过正负20%。

2. 血清IgG亚类的测定方法有哪些？检测时需要注意哪些方面？

IgG亚类的测定方法有免疫比浊法、ELISA、单向环状免疫扩散法等，临床上常采用速率散射比浊法进行检测。免疫速率散射比浊试验具有检测速度快、灵敏度高、准确性好、自动化程度高等优点，在临床广泛应用。

检测时需要注意：①分析前：免疫比浊法使用的专用仪器需定期校准、定期维护保养、按照仪器说明书定时定标和质控；试剂在有效期内使用；注意样本中是否有干扰物（如颗粒、凝块等）。②分析中：注意各项目的线性范围，超过线性范围及时处理。③分析后：综合患者其他检测结果，合理分析；当出现异常结果时，及时与临床沟通。

## 案例分析 17-3

1. 患者C3、C4降低和ASO升高的原因是什么？

β-溶血性链球菌感染后1～3周，患者将出现血尿、蛋白尿、水肿等急性肾炎表现，伴血清C3下降。病情于发病8周内逐渐减轻到完全恢复正常者，可诊断为急性肾炎。β-溶血性链球菌感染后ASO升高，患者体内循环免疫复合物沉积于肾小球致病，或种植于肾小球的抗原与循环中的特异抗体相结合形成原位免疫复合物而致病。肾小球内的免疫复合物激活补体，C3、C4被消耗而降低。

2. 为进一步明确诊断，该患者还应该完善哪些检验项目？

患者还应进行尿沉渣、尿蛋白定量、肾功能等检查：通过尿沉渣检测分析患者血尿中的有形成分和尿蛋白定量检测分析尿蛋白类型，可对泌尿系统疾病作出的诊断、定位、鉴别诊断及预后判断；通过肾功能检测可评估患者所患疾病对肾小球滤过功能、肾小管分泌及重吸收等肾脏功能是否产生损伤，有助于临床明确疾病诊断。

（胡　敏）

# 第十八章　感染性疾病及其免疫检测

感染性疾病是由病原微生物（如细菌、病毒、立克次体、衣原体、螺旋体、支原体、真菌）和寄生虫（原虫和蠕虫）入侵到人体组织（非定植组织）并进行增殖，导致一系列组织、细胞的损伤，表现为相应的临床症状、体征的疾病。感染性疾病的临床诊疗思路是首先根据临床症状和病史考虑感染的可能和类型，然后通过适当的检验方法找出可能致病的病原体（病原体培养，抗原、抗体、感染标志物等的检测），最终对疾病进行确诊或排除，继而对疾病治疗疗效评估和预后起监控作用。

感染性疾病的免疫学检测主要是指通过凝集反应、沉淀反应、免疫扩散、免疫印迹、免疫电

二维码 18-1　知识导图

泳、各种标记免疫、流式细胞检测、免疫芯片等免疫检测技术，对急性时相反应蛋白如 C 反应蛋白（C-reactive protein，CRP）、降钙素原（procalcitonin，PCT）等非特异性感染相关生物标志物，以及病原体、病原体成分（抗原）、机体对病原体反应后产生的抗体等特异性生物标志物进行检测。

----- 问题导航一：

1. 阅读下文案例 18-1，其中相关的急性时相反应蛋白包括哪些？出现了哪些异常变化？
2. 案例 18-1 中患者的初步诊断是什么？

# 第一节　急性时相反应蛋白与免疫检测

当机体处于炎症或损伤状态时，如手术、创伤、心肌梗死、感染、肿瘤等情况下，由于组织坏死及组织更新的增加，血浆蛋白质相继出现一系列特征性升高或下降。这些血浆蛋白质统称为急性时相反应蛋白（acute phase reaction protein，APRP），这种现象成为急性时相反应（acute phase reaction，APR）。

临床上常用这些非特异性感染标志物的免疫检验判断早期感染的有无和感染程度、细菌和病毒感染的鉴别，各种炎症过程及组织坏死与损伤的筛检、监测、病情评估，抗生素疗效判断，脓毒血症的鉴别等，但无法区分何种病原体感染。本节将主要介绍 C 反应蛋白、降钙素原的免疫学检验。血清淀粉样蛋白 A 的免疫学检验则作为数字资源补充在本节末。

## 案例 18-1

患者，男，38 岁，因"发热 2 日"入院。患者 2 天前出现发热（前一日不慎跌倒），体温最高 40.3℃，有畏寒寒战、恶心、全身疼痛。查体：右侧胸前可见多处皮下出血。四肢皮肤可见多个陈旧性褐色皮疹，无渗液渗血，双下肢可见多处瘀青，压痛阳性。主诊医师开具血常规、门急诊生化等检验项目，其中部分生化检验结果如下：

### \*\*\* 医院检验报告单

| 姓名：\*\*\* | 病历号：\*\*\* | 标本条码：\*\*\*\*\*\*\*\*\* | 标本号：\*\*\* |
|---|---|---|---|
| 性别：男 | 科别：\*\*\* | 检测仪器：\*\*\*\*\*\* | 样本：血液 |
| 年龄：38 岁 | 床号：\*\*\* | 执行科室：检验科 | 标本状态：正常 |
| 送检项目：急诊生化 | | 申请时间：\*\*\*\*\*\* | 送检医生：\*\*\* |

| 项目名称 | 结果 | 提示 | 单位 | 参考区间 |
|---|---|---|---|---|
| 钾 | 3.85 | | mmol/L | 3.50～5.30 |
| 钠 | 138.00 | | mmol/L | 137.00～147.00 |
| 氯 | 103.00 | | mmol/L | 99.00～110.00 |
| 尿素 | 5.20 | | mmol/L | 3.10～8.00 |
| 肌酐 | 52.00 | ↓ | umol/L | 57.00～97.00 |
| 丙氨酸转氨酶 | 87 | ↑ | U/L | 9～50 |
| 天冬氨酸转氨酶 | 63 | ↑ | U/L | 15～40 |
| 总蛋白 | 46.0 | ↓ | g/L | 65.0～85.0 |
| 白蛋白 | 26.2 | ↓ | g/L | 40.0～55.0 |
| C 反应蛋白 | 359.2 | ↑ | mg/L | <6.0 |
| 血清淀粉样蛋白 A | 883.4 | ↑ | mg/L | <10.0 |
| 降钙素原 | 5.24 | ↑ | ng/ml | ≤0.05 |

| 采集时间： | | 送达时间： | 接收时间： | 检测时间： | 审核时间： |
|---|---|---|---|---|---|
| 采集者： | | | 接收者： | 检验者： | 审核者： |

**问题：**

1. 上述的检验报告如何审核？

2. 如何解读该患者的生化检验报告？

# 一、C 反应蛋白

CRP 是一种能与肺炎链球菌 C 多糖体反应的急性时相反应蛋白，能够与细菌、真菌与寄生虫的细胞壁磷酸胆碱或凋亡坏死细胞膜磷脂相结合，激活补体，调控吞噬功能并清除外源性或内源性配体物质。CRP 受多种细胞因子如白细胞介素-6（interleukin-6，IL-6）、白介素-1（interleukin-1，IL-1）、肿瘤坏死因子 α（tumor necrosis factor-α，TNF-α）等的调节和诱导。

## （一）检测方法和原理

免疫比浊法是目前临床检测 CRP 的主流方法，分为免疫透射比浊法和免疫散射比浊法。

**1. 免疫透射比浊法** 溶液中的抗 CRP 抗体和样品中的 CRP 反应形成免疫复合物，光线通过溶液时，一部分被混浊颗粒吸收，吸收的多少与混浊颗粒的量成正比，通过检测吸光度的变化反映 CRP 浓度。

**2. 免疫散射比浊法** 溶液中的 CRP 抗体和样品中的 CRP 反应形成免疫复合物，悬浮的颗粒受到光线照射后，即产生反射和折射而形成散射光。散射光强度与颗粒的大小、数量等因素密切相关。通过检测散射光信号的变化反映抗原浓度。

## （二）方法学评价

免疫透射比浊法适用于生化仪，灵敏度较低、检测时间长。速率散射比浊法适用于免疫特定蛋白分析仪，灵敏度、精密度较高。两种方法均可作为全血测定 CRP 的方法。为了提高检测灵敏度，将抗人 CRP 抗体包被于聚苯乙烯颗粒或胶乳颗粒上，以其捕获样本中的 CRP，形成较大凝集物可增加对光的吸收或散射作用，此方法即胶乳凝集增强法。其检测速度快、试剂稳定性好、检测范围较宽。

## （三）参考区间

成人外周血：0～6mg/L；新生儿外周血、脐血：<0.6mg/L。

### （四）临床应用

血清 CRP 水平在细菌感染时明显升高，病毒感染时，无变化或者仅发生轻微的升高，是鉴别细菌感染与病毒感染的指标，与感染范围和感染严重程度有一定关系。其动态变化的过程在一定程度上可以用来预测感染性疾病的预后和复发，评价疾病活动性和疗效监控。血清 CRP 在许多非感染性疾病如外伤、手术、心肌梗死、恶性肿瘤及自身免疫病时也可出现升高。

## 二、降钙素原

降钙素原（PCT）是无激素活性的降钙素前肽物质。PCT 在健康个体中浓度非常低且相对稳定。细菌等感染后，外周血中的 PCT 水平会快速升高，3 小时即可在外周血中检出，6～12 小时后达到峰值。

### （一）检测方法和原理

目前检测 PCT 的主流方法有电化学发光免疫分析（ECLIA）和化学发光免疫分析（CLIA）。

### （二）方法学评价

ECLIA 和 CLIA 多用于大型免疫发光仪，检测通量较高，且快速、准确，可以满足临床对于该项目的急诊要求。

### （三）参考区间

≤0.05ng/ml。

### （四）临床应用

目前，PCT 在细菌性感染和非细菌性感染的鉴别、细菌性感染的严重程度、严重感染或脓毒血症的早期诊断、高危患者（如：ICU、器官移植术后或免疫抑制治疗的患者）感染性疾病的监测、疾病转归的评估，以及治疗方案的选择等方面有很重要的指导意义。PCT 对于指导脓毒血症的诊断流程具有重要作用（图 18-1）。

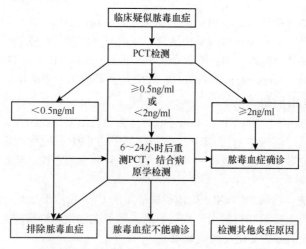

| PCT(ng/ml) | 临床意义 |
| --- | --- |
| ≤0.05 | 正常值 |
| <0.5 | 1.无或轻度全身炎症<br>2.可能为局部炎症或局部感染 |
| 0.5～2 | 1.中度全身炎症反应，可能存在感染<br>2.其他如严重创伤、大型手术，心源性休克等 |
| 2～10 | 很可能为脓毒血症、严重脓毒血症或脓毒性休克 |
| ≥10 | 几乎均为严重细菌性脓毒血症或脓毒性休克 |

图 18-1　脓毒血症的诊断流程

二维码 18-2　扩展阅读

血清淀粉样蛋白 A

二维码 18-3　知识聚焦一

**案例分析 18-1**

1. 上述的检验报告应该如何审核?

机体在炎症反应的过程中,常常伴有远离炎症部位的一些反应和多器官功能障碍等系统性变化。当机体处于炎症或损伤状态时,由于组织坏死及组织更新的增加,血浆中的一类蛋白质相继出现一系列特征性变化,这些变化与炎症创伤的时间进程相关,可用于鉴别急性、亚急性与慢性病理状态,在一定程度上与病理损伤的性质和范围也有相关。发生显著变化的这类蛋白质即为急性时相反应蛋白。本案例中患者的血常规报告中的白细胞和中性粒细胞以及生化报告中的急性时相反应蛋白 CRP、PCT 均显示出比较明显的炎性反应,需结合临床症状和检测指标的具体数值综合分析进一步明确诊断。

2. 如何解读该患者的生化检验报告?

从报告中可以看出,该患者 CRP 出现显著升高,其水平超过了近 50 倍,说明患者出现了较为严重的细菌感染。同时该患者 PCT 达到了 5.24ng/ml(≤0.05ng/ml),根据 2020 年中国医药教育协会感染疾病专业委员会提出的《降钙素原指导抗菌药物临床合理应用专家共识》,结合案例中患者的病史及临床症状,基本上已经明确了脓毒血症的诊断。

**问题导航二:**

1. 肥达反应的检测原理是什么?
2. 干扰素 γ 释放试验的检测原理是什么?

# 第二节　细菌感染性疾病的免疫检测

细菌感染机体可引发不同的免疫应答机制,包括非特异性免疫应答和特异性免疫应答两部分。非特异性感染标志物的免疫检验检测能指示炎症反应的生物标志物,特异性免疫应答主要包括 T 细胞介导的细胞免疫反应和由成熟 B 细胞和抗体产生组成的体液免疫反应。针对细菌抗原的特异性 T 细胞应答包括两个不同的阶段,即诱导(抗原识别和 T 细胞激活)阶段和效应(细胞因子产生和裂解细胞)阶段。诱导阶段大都发生在外周淋巴器官(主要在淋巴结和脾脏),循环中的初始 T 细胞随血流进入并被特异性抗原激活后,T 细胞大量繁殖活化,发挥抗病原体效应作用。细胞介导的免疫应答是抗细胞内细菌感染的主要效应机制,活化 B 细胞(浆细胞)产生的抗体介导的体液免疫应答则在抗细胞外细菌感染中发挥主要作用。多数细菌感染的免疫学检验项目是根据这些原理设计的。

本节将主要介绍伤寒沙门菌、副伤寒沙门菌以及结核分枝杆菌感染的免疫学检验,幽门螺杆菌的免疫学检验则作为数字资源补充在本节末。

临床上可开展的细菌感染免疫学检验项目如表 18-1。

**表 18-1　临床上可开展的细菌感染免疫学检验项目**

| 拟诊的细菌感染性疾病 | 可选择的免疫学检验 |
| --- | --- |
| 军团菌感染性肺炎 | 尿军团杆菌属抗原<br>军团杆菌 IgG、IgM 和 IgA 抗体 |

续表

| 拟诊的细菌感染性疾病 | 可选择的免疫学检验 |
| --- | --- |
| 破伤风 | 破伤风毒素 IgG 抗体 |
| 肺炎链球菌肺炎 | 尿肺炎链球菌抗原 |
| 白喉 | 白喉类毒素 IgG 抗体 |
| 布鲁氏菌感染 | 布鲁氏菌属抗体筛选 |
| b 型流感嗜血杆菌感染 | b 型流感嗜血杆菌 IgG 抗体 |
| 幽门螺杆菌感染 | 粪便幽门螺杆菌抗原<br>血清幽门螺杆菌 IgM 和 IgA 抗体 |
| 化脓性链球菌感染 | 抗 "O" 试验 |
| 伤寒（沙门菌感染） | 肥达反应<br>伤寒沙门菌的抗原和抗体 |
| 结核分枝杆菌感染 | 结核分枝杆菌抗体<br>全血干扰素释放试验（结核感染 T 细胞检测）<br>结核菌素试验<br>结核分枝杆菌抗原和抗体 |
| 革兰氏阴性菌感染 | 内毒素试验 |
| 布鲁菌病 | 布鲁氏菌凝集试验 |
| 百日咳 | 百日咳杆菌抗体 |

### 案例 18-2

患者，女，66 岁，5 天前不明原因发热。体温高达 39℃，持续发热，有畏寒，无寒战。患者食欲不振、腹胀便秘。患者以"感冒"自服中成药（具体不详）治疗 3 天，症状未见好转，体温最高至 40℃。为求进一步诊治，来我院就诊，收住入院。进一步询问病史，患者近期有饮用生水情况。体格检查：体温 39.6℃，脉搏 79 次/分，表情淡漠，肝肋下 1cm，质软，边钝，有轻压痛，背部可见 4 个淡红色斑丘疹，压之褪色，其余无殊。为寻找病因，主诊医生开具血常规、血培养、肥达反应等辅助检查。其中肥达反应的结果如下：

#### *** 医院检验报告单

| 姓名：*** | 病历号：*** | 标本条码：********* | 标本号：*** |
| --- | --- | --- | --- |
| 性别：女 | 科别：*** | 检测仪器：****** | 样本：血清 |
| 年龄：66 岁 | 床号：*** | 执行科室：*** | 标本状态：正常 |
| 送检项目：肥达反应 | 申请时间：****** | | 送检医生：*** |

| 项目名称 | 结果 | 提示 | 参考区间 |
| --- | --- | --- | --- |
| 抗伤寒沙门菌 O 抗体 | 1：160 | ↑ | ＜1：80 |
| 抗伤寒沙门菌 H 抗体 | 1：160 | ↑ | ＜1：160 |
| 抗甲型副伤寒抗体 | 阴性 | | ＜1：80 |
| 抗乙型副伤寒抗体 | 阴性 | | ＜1：80 |
| 抗丙型副伤寒抗体 | 阴性 | | ＜1：80 |

| 采集时间： | 送达时间： | 接收时间： | 审核时间： |
| --- | --- | --- | --- |
| 采集者： | 接收者： | | 审核者： |

**问题：**

如何解读上述肥达反应报告单？

# 一、伤寒沙门菌及副伤寒沙门菌感染

人感染伤寒沙门菌或甲、乙、丙型副伤寒沙门菌的临床表现以持续发热、神经系统中毒症状和消化道症状、相对缓脉、玫瑰疹、肝脾肿大、白细胞减少、嗜酸性粒细胞减少或消失为特征。

## （一）检测方法及原理

**1. 肥达反应** 用已知伤寒沙门菌 O、H 抗原和副伤寒沙门菌甲、乙、丙诊断菌液与待测血清进行凝集反应，来测定血清中存在的针对菌体抗原的特异性抗体。

**2. ELISA** 主要有用伤寒沙门菌脂多糖抗原检测血清中的特异性 IgM 抗体，或用伤寒沙门菌 Vi 抗原检测血清中的 Vi 抗体两种检测方法。

## （二）方法学评价

肥达反应为经典的检测伤寒或副伤寒沙门氏菌感染的方法。

## （三）参考区间

抗伤寒沙门菌菌体"O"抗原的抗体凝集价<1∶80；抗伤寒沙门菌鞭毛"H"抗原的抗体凝集价<1∶160；抗甲型副伤寒沙门菌鞭毛抗原 A 抗体凝集价<1∶80；抗乙型副伤寒沙门菌鞭毛抗原 B 抗体凝集价<1∶80；抗丙型副伤寒沙门菌鞭毛抗原 C 抗体凝集价<1∶80。

## （四）临床应用

本试验可辅助临床诊断伤寒、副伤寒。应用过程中需要注意一些可能造成假阳性或假阴性的情况。机体免疫功能紊乱、结核、败血症、病毒性肝炎及部分血吸虫病者可出现假阳性反应。沙门菌属各菌种之间有某种共同抗原，在凝集试验中可能出现类属交叉凝集反应，但效价低。接种过伤寒疫苗者体内"H"抗体可明显升高；发病早期已大量应用过氯霉素或免疫抑制剂（如肾上腺皮质激素）或先天性体液免疫功能缺陷或老弱、婴儿免疫功能低下者，往往无法检测出阳性结果。由于伤寒和副伤寒有部分相同的菌体抗原，所以仅有 O 抗体的升高不能区别伤寒和副伤寒，须依靠 H、A、B、C 抗体加以区别，具体结果模式如表 18-2。

**表 18-2 肥达反应结果模式及临床意义**

| 结果模式 | 临床意义 |
| --- | --- |
| O 升高，H 正常 | 伤寒发病早期或其他沙门菌感染的交叉反应 |
| O 正常，H 升高 | 不久前曾患过伤寒或伤寒疫苗接种后，或非特异性免疫反应 |
| O 升高，H 升高 | 伤寒可能性大 |
| O 升高，A、B、C 任何一项升高 | 可能分别为甲、乙、丙型副伤寒 |

# 二、结核分枝杆菌感染

结核分枝杆菌（*Mycobacterium tuberculosis*，TB）为结核病的病原体，能侵袭肺、肝、肾、肠、脊柱、皮肤等多种组织器官感染。相关的免疫学检测有结核分枝杆菌抗体检测、结核菌素皮肤试验、干扰素 γ 释放试验（serum interferon-γ release assay，IGRA）等。

## （一）检测方法及原理

**1. 结核分枝杆菌抗体检测** 以分枝杆菌外膜抗原为已知抗原，检测待测血清中的分枝杆菌抗体。主要的检测方法有斑点胶体金渗滤试验（dot immunogold filtration assay，DIFA）、斑点免疫层析技术（dot immunochromatographic assay，DICA）和胶乳凝集试验（latex agglutination test，LAT）和 ELISA 等。

**2. 结核菌素皮肤试验** 将结核菌体蛋白注入皮内后，如受试者已感染结核杆菌，则结核菌素与致敏淋巴细胞特异性结合，在局部释放淋巴因子，形成迟发性超敏反应性炎症；若受试者未感染结核杆菌，则表现为无反应。结核菌体蛋白包括旧结核菌素（old tuberculin，OT）与结核菌素纯蛋白衍生物（purified protein derivative，PPD）。

**3. 干扰素 γ 释放试验** 将结核杆菌特异性抗原加入受试者的血液标本或含有外周血单核细胞的培养基中孵化，如果受试者受到过结核分枝杆菌感染，被激活的 T 细胞会对这些特异性抗原产生反应，发生增殖化并释放出干扰素 γ 和其他细胞因子。通过定量检测干扰素 γ 的水平来判断结核致敏的 T 细胞数量，主要的方法有：ELISA 和酶联免疫斑点试验（enzyme-linked immunosorbent spot assay，ELISPOT assay）。

## （二）方法学评价

结核分枝杆菌抗体检测的特异性依赖于包被抗原的特异性，目前采用的抗原有 38kDa 菌膜抗原、脂多糖抗原、抗原 60 以及抗原 85 复合体。其中以针对 38kDa 抗原产生的抗体较为特异。所用方法要求不高，在各种实验室均容易开展。据报告 ELISA 法检测结核抗体的敏感性为 62.0%～94.7%。

结核菌素皮肤试验中抗 PPD 抗体阳性是结核活动的一个主要标志，活动性肺结核、结核性脑膜炎患者血清和脑脊液中抗 PPD 抗体检出率常高达 90% 左右，特异性为 93.7%。

IGRA 目前多用早期分泌抗原靶 6（ESAT6）和培养滤液蛋白 10（CFP10）作为抗原。ESAT6 和 CFP10 的特异性相对于 PPD 要高，不受卡介苗（BCG）接种与环境分枝杆菌影响；灵敏度高，几乎不受个体免疫功能低下影响。缺点是成本高、操作复杂。

## （三）参考区间

阴性或无反应性。

## （四）临床应用

用于结核菌潜伏感染和活动性肺结核的诊断、预测和鉴别诊断。

二维码 18-4　扩展阅读

幽门螺杆菌感染

二维码 18-5　知识聚焦二

---

**案例分析 18-2**

如何解读上述肥达反应报告单？

肥达反应中的"O""H"分别为伤寒沙门菌菌体抗原和鞭毛抗原，两者的滴度均高于正常参考范围，提示患者伤寒沙门菌感染。结合患者有饮用生水的行为，发热、相对缓脉（正常人体温每升高 1℃，每分钟脉搏增加 15～20 次，而伤寒患者体温升高常与脉搏增快不一致）、玫瑰疹、肝肿大等症状，强烈提示伤寒沙门菌感染。

---

**问题导航三：**

1. 临床上哪几类疾病的患者易出现深部真菌感染？
2. 临床上常用于深部真菌感染的免疫学检测项目有哪几种？
3. 哪些种类的真菌感染可以用真菌检测（G）试验和半乳甘露聚糖（GM）试验进行检测？

---

# 第三节　真菌感染性疾病的免疫检测

真菌种类繁多，能引起人类疾病的真菌有 100 多种，多为条件致病菌。临床上将真菌分为浅部真菌和深部真菌。浅部真菌主要侵犯机体皮肤、毛发和指（趾）甲，引起浅部真菌病。深部真菌主要侵犯皮肤深层和内脏如肺、脑、消化道等，引起深部组织感染，甚至全身感染，严重者可致死亡。近年来随着 HIV 感染者、使用化学或放射治疗的肿瘤患者、长期使用糖皮质激素的患者以及使用免疫抑制药物的移植患者逐年增加，真菌的感染率显著增加，尤其是深部真菌，引起了医学界的极大关注。

**案例 18-3**

患者，女性，42 岁，发热、咳嗽 20 余天，抗生素治疗（阿奇霉素、万古霉素、亚胺培南）10 天症状无改善，咳嗽渐加重，痰多，因呼吸困难 6 天入院。患者既往有自身免疫病，长期使用糖皮质激素治疗。血常规：白细胞计数 $30.2 \times 10^9/L$、淋巴细胞百分率 5.3%、中性粒细胞百分率 91.6%。胸片提示病变周围可见沿支气管分布的结节影和树芽征，肺野内可见结节和小斑片影。痰培养两次均培养到烟曲霉菌，GM 试验和 G 试验均阳性，诊断为侵袭性肺曲霉病。改伊曲康唑口服 6 个月，患者无咳嗽，体温正常，胸片提示肺内病变完全消失。

问题：

1. 此病例侵袭性肺曲霉病的诊断，除了影像学和痰培养，还用到了 G 试验和 GM 试验，他们分别检测的是真菌的哪个成分？

2. G 试验和 GM 试验在深部真菌感染的诊断中有何优势？

# 一、深部真菌感染

临床上引起深部感染的真菌主要有念珠菌属、隐球菌属、曲霉属、毛霉属和二相性真菌等，以念珠菌属最为常见，其次是隐球菌属和曲霉属。临床上多数深部真菌感染缺乏特异性症状和体征，真菌镜检和分离培养、病理检查等手段虽然对诊断至关重要，但许多情况下又因取材困难、耗时长、阳性率低等因素难以满足临床需求。免疫学检测方法具有简便、快速、敏感性和特异性相对较高等优点，为深部真菌感染提供更多实验室依据。目前真菌感染的免疫检测主要有以下 3 种：

## （一）细胞壁成分检测

1,3-β-*D*-葡聚糖是酵母和丝状真菌细胞壁的多聚糖成分，不存在于原核生物和人体细胞，是具有较高特异性的真菌抗原。1,3-β-*D*-葡聚糖（BG）检测（G 试验）就是基于检测真菌 1,3-β-*D*-葡聚糖的一种判断真菌感染的辅助检测方法。

**1. 检测方法及原理**

（1）动态浊度法：试剂盒的鲎试剂中含有对 1,3-β-*D*-葡聚糖敏感的 G 因子和会形成凝胶的凝固蛋白。当葡聚糖激活 G 因子，进一步激活凝固蛋白形成凝胶。在凝胶形成的过程中，反应液的 *A* 值逐步升高。反应液 *A* 值达到某一预设值的反应时间是和反应液葡聚糖的浓度成反比关系。通过光学检测仪器和软件记录反应液 *A* 值的变化，可以根据标准曲线计算出反应液中葡聚糖浓度。

（2）ELISA 和 CLIA 定量检测：采用酶联免疫双抗体夹心法或 CLIA 法检测样本中 1,3-β-*D*-葡聚糖抗原含量。

**2. 方法学评价**

（1）动态浊度法：有较高的灵敏度和特异性，但样本需要预处理，影响因素较多。

（2）ELISA 和 CLIA 定量检测：比动态浊度法有更高的灵敏度。

**3. 参考区间** 阴性。

**4. 临床应用** 用于真菌 1,3-β-*D*-葡聚糖定量检测。通过检测体液中的真菌葡聚糖含量，为临床深部真菌感染的早期快速诊断及治疗提供依据。G 试验在念珠菌感染、曲霉菌、肺孢子菌、镰刀菌、地霉菌、组织胞浆菌、毛孢子菌等感染患者中呈阳性反应，而隐球菌和接合菌感染患者为阴性，在排除念珠菌病方面具有较高的特异性。

## （二）循环抗原检测

**1. 半乳甘露聚糖检测（GM 试验）** 检测的是曲霉和青霉细胞壁上的一种多糖抗原——半乳甘

露聚糖，当菌丝生长时，半乳甘露聚糖从薄弱的菌丝顶端释放，是最早释放的抗原。主要适于侵袭性曲霉菌感染的早期诊断。常用 LAT、ELISA 或 CLIA 进行定量检测。

（1）检测方法及原理

1）LAT：以聚苯乙烯胶乳颗粒为载体，将抗半乳甘露聚糖抗体联结在胶乳颗粒上，若待测样本中有半乳甘露聚糖，则将产生抗原抗体结合，胶乳颗粒发生凝集，为反应阳性。

2）ELISA：GM 试验是利用酶联免疫一步夹心法。

（2）方法学评价

1）LAT：操作简单，结果快速，无须特殊的仪器，但会受一些主观因素影响，灵敏度比 ELISA 低。

2）ELISA：具有较高的灵敏度和特异性，被认为是目前对侵袭性曲霉菌病（IA）最有早期诊断价值的血清学检测方法。

（3）参考区间：阴性。

（4）临床应用：GM 试验在隐球菌属、曲霉菌属、青霉/拟青霉等感染患者中呈阳性反应，其余均为阴性。用 ELISA 检测 GM 抗原可在临床症状或影像学尚未出现前数天（平均 6～8 天）呈阳性，被认为是目前辅助诊断侵袭性曲霉菌病（IA）最有早期诊断价值的血清学检测方法。GM 的检测还可用于侵袭性曲霉菌病疗效的评价，血清 GM 浓度会随着侵袭性曲霉菌病的进展而增加，也会随着抗真菌治疗的有效而下降。常与 G 试验进行联合检测，提高检测灵敏度、特异性和阳性预测值。但哌拉西林/他唑巴坦、阿莫西林-克拉维酸、食物中的 GM 抗原、肠道中定植的曲霉释放半乳甘露聚糖进入血液循环可导致假阳性反应。

**2. 新型隐球菌循环荚膜抗原测定**　隐球菌经呼吸道侵入人体，由肺经血行播散时可侵犯所有脏器组织，主要侵犯肺、脑及脑膜等。新型隐球菌循环荚膜抗原血清学检测已成为诊断新型隐球菌病，尤其是新型隐球菌脑膜炎的重要手段。

（1）检测方法及原理：新型隐球菌循环荚膜抗原血清学检测常用方法为 LAT 和 ELISA。

（2）方法学评价：LAT 法操作简单，无须特殊的仪器，可快速检出新型隐球菌循环荚膜抗原，但会受一些主观因素影响。ELISA 的灵敏度和特异度均高于 LAT。

（3）临床应用：脑膜炎患者脑脊液新型隐球菌荚膜抗原的阳性率高达 92%，血清的阳性率为 75%，而非脑膜炎患者的阳性率为 20%～50%。

## （三）循环抗体检测

目前常采用 LAT、间接免疫荧光、ELISA、CLIA 检测深部真菌感染患者体内特异性抗体，有助于判断预后和流行病学调查，但确诊意义不大，仅对某些深部真菌感染具有诊断价值。LAT 检测组织胞浆菌抗体，效价为 1∶16 或抗体水平 4 倍以上增高有诊断意义，1∶32 以上可确诊，间隔 2～3 周连续动态观察更有意义。

# 二、类真菌感染

卡氏肺孢菌（*Pneumocystis carinii*），又称卡氏肺孢子虫，健康人群常可携带卡氏肺孢子虫，其主要寄殖于肺组织内，只有免疫功能极度低下时，才会大量繁殖并在肺组织内扩散导致间质性浆细胞性肺炎，引起卡氏肺孢子虫肺炎（pneumocystis pneumonia，PCP）。

免疫学检测主要有抗原和抗体检测，血清抗原检测有直接免疫荧光法或酶免疫组织化学染色法，利用单克隆抗体检测痰液、支气管肺泡灌洗液中的卡氏肺孢子虫滋养体或包囊，阳性率高、特异性强。血清抗体检测常用 ELISA、间接免疫荧光或免疫印迹法，但由于肺孢子虫广泛存在，成人多发生过该菌的隐性感染，因此抗体检测对早期诊断无应用价值，主要用于流行病学调查。

二维码 18-6　知识聚焦三

**案例分析 18-3**

1. G 试验和 GM 试验，他们分别检测的是真菌的哪个成分？

G 试验检测的是真菌细胞壁上的 1,3-β-D-葡聚糖，GM 试验检测的是曲霉和青霉细胞壁上的一种多糖抗原——半乳甘露聚糖，当菌丝生长时，半乳甘露聚糖从薄弱的菌丝顶端释放，是最早释放的抗原。

2. G 试验和 GM 试验在诊断侵袭性曲霉菌病中有何优势？

G 试验和 GM 试验可在临床症状或影像学尚未出现前数天（平均 6～8 天）呈阳性，便于早发现、早治疗，被认为是目前辅助诊断侵袭性曲霉菌病最有早期诊断价值的血清学检测方法。

**问题导航四：**

1. 列举用于诊断病毒感染的免疫学检验项目。

2. 在进行病毒感染性疾病的免疫学检测时，所采用标本的采集时间和采集部位有哪些注意事项？

3. 病毒感染常用的免疫学检测方法有哪些？

# 第四节 病毒感染性疾病的免疫检测

病毒（virus）侵入机体并在易感的宿主细胞内增殖的过程叫病毒感染（virus infection）。病毒侵入机体后，本身或游离的病毒抗原可刺激机体的免疫应答，产生特异性抗体。检验流程包括标本的采集、分离培养鉴定及快速诊断（图 18-2）。

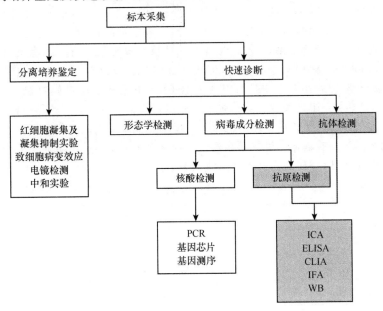

图 18-2 病毒检验流程图

免疫学标志物主要检测病毒特异性抗原和抗体。基本原理为用已知的病毒抗原检测患者血清中的抗体水平或用已知的病毒抗体直接检测标本中的病毒抗原。抗原是病毒感染的直接指标，受感染方式、感染部位和机体免疫应答方式的影响。抗体检测是病毒感染的间接指标，对隐性感染、慢性感染和病毒携带有较高的诊断价值，临床上常开展的病毒感染免疫学检验项目见表 18-3。

表 18-3　致病性病毒和免疫学检验项目（除外肝炎病毒、HIV 和 TORCH）

| 主要的致病性病毒 | 免疫学检验 |
| --- | --- |
| 流行性感冒病毒（甲、乙、丙型） | 流行性感冒病毒 A/B 型 IgG 和 IgM 抗体测定 |
| 禽流感病毒（H5N1、H9N2、H7N7） | 禽流感病毒特异性抗原、抗体测定 |
| 流行性腮腺炎病毒 | 流行性腮腺炎病毒 IgG 和 IgM 抗体 |
| 呼吸道合胞病毒 | 呼吸道合胞病毒抗原、抗体测定 |
| 脊髓灰质炎病毒 | 脊髓灰质炎病毒 IgG 和 IgM 抗体 |
| 水痘-带状疱疹病毒 | 水痘-带状疱疹抗体 |
| 腺病毒 | 腺病毒抗体 |
| 麻疹病毒 | 麻疹病毒 IgG 和 IgM 抗体 |
| 流行性出血热病毒 | 流行性出血热 IgG 和 IgM 抗体 |
| 柯萨奇病毒 | 柯萨奇病毒 IgG 和 IgM 抗体 |
| 狂犬病毒 | 狂犬病毒抗体 |
| 轮状病毒 | 粪便轮状病毒、抗原血清轮状病毒 IgG 和 IgM 抗体 |
| 人类疱疹病毒（EB 病毒） | 抗-VCA IgG，抗-VCA IgM，抗-VCA IgA；抗-NA1 IgG，抗-EA IgG |

## 案例 18-4

患者，男，26 岁，1 周前不明原因发热，T 38.6℃，伴肌肉酸痛、乏力，无畏寒寒战、头痛头晕、咳嗽咳痰、恶心呕吐等症状，无皮疹。3 天前患者诉恶心、胃纳差，上腹部有不适感来我院就诊。查体：体温：37.2℃；脉搏：95 次/分；血压：106/54mmHg；神清合作，精神可，全身皮肤及巩膜无黄染，颈部淋巴结可触及肿大，心、肺、腹部均无异常。实验室结果：肝功能：丙氨酸转氨酶 699U/L、天冬氨酸转氨酶 501U/L、碱性磷酸酶 228U/L、谷氨酰转肽酶 192U/L、总胆红素 76.9μmol/L、直接胆红素 47.8μmol/L。血常规：白细胞计数 $18.6×10^9$/L、血红蛋白 145g/L、血小板计数 $128×10^9$/L、中性粒百分率 10.0%、淋巴细胞百分率 71.6%、单核细胞百分率 16.4%，镜下可见异型淋巴细胞，胞体较大、不规则、染色质较粗。病毒学检测：肝炎病毒：甲型肝炎病毒抗体、乙型肝炎病毒表面抗原、丙型肝炎病毒表面抗体、戊型肝炎病毒抗体 IgG 和 IgM 均为阴性；巨细胞病毒、柯萨奇病毒、流行性出血热病毒、腺病毒、风疹病毒抗体均阴性。EB 病毒 DNA 阳性。EB 病毒抗体检测结果如下：

### *** 医院检验报告单

| 姓名：*** | 病历号：*** | 标本条码：********* | | 标本号：*** |
| --- | --- | --- | --- | --- |
| 性别：男 | 科别：*** | 检测仪器：****** | | 样本：血清 |
| 年龄：26 岁 | 床号：*** | 执行科室：检验科 | | 标本状态：正常 |
| 送检项目：EB 病毒抗体检测 | | 申请时间：****** | | 送检医生：*** |
| 项目名称 | 结果 | 提示 | 单位 | 参考区间 |
| EB 病毒抗-VCA IgG | <10.0 | | U/ml | <20 无反应 |
| EB 病毒抗-VCA IgM | 158.0 | ↑ | U/ml | <20 无反应 |
| 采集时间： | 送达时间： | 接收时间： | 检测时间： | 审核时间： |
| 采集者： | | 接收者： | 检验者： | 审核者： |

问题：
1. 根据上述临床症状和血常规及肝功能检查结果，需考虑哪几种疾病？
2. 根据病毒学检查结果可初步诊断为哪种疾病？

# 一、流行性感冒病毒感染

流行性感冒病毒，简称流感病毒（influenza virus），是引起人类和动物发生呼吸道感染的单股负链 RNA 病毒，属正黏液病毒科。根据流感病毒的对象，可将其分为人流感病毒和动物流感病毒。人流感病毒根据其核蛋白的抗原性分为三种：甲型流感病毒（influenza A virus），又称 A 型流感病毒；乙型流感病毒（influenza B virus），又称 B 型流感病毒；丙型流感病毒（influenza C virus），又称 C 型流感病毒。

## （一）检测方法及原理

流感病毒的免疫学检测项目有甲/乙型流感病毒抗原检测、甲/乙型流感病毒 IgG 和 IgM 抗体检测。检测方法有血凝抑制试验、免疫渗滤/层析试验、免疫荧光试验和 ELISA 等。ELISA 采用抗原与抗体的特异反应将待测物与酶连接，然后通过酶与底物产生颜色反应，可用于甲/乙型流感病毒抗原和 IgG、IgM 抗体检测。

## （二）方法学评价

胶体金试验具有操作简便、快速、安全、灵敏度高等优点，可在 10～30 分钟内完成，一般用于流感病毒的早期初筛，但不适于单独诊断。直接免疫荧光法可快速区分甲型和乙型流感病毒，检测快速准确，但存在一定假阴性结果的可能。血凝抑制试验测定流感患者急性期和恢复期血清的血凝素抗体水平，可确诊流行性感冒，并能提供流感病毒分型报告。该实验操作简便、快速，具有良好的特异性与敏感性，加之商品试剂易得，易在临床开展。但该法重复性欠佳，偶因非特异性凝集出现假阳性反应。ELISA 有操作简单、快速、敏感性高、特异性强、应用广泛，无反射性污染等优点，可对甲/乙型流感病毒抗原和 IgG、IgM 抗体进行定性、定量分析。

## （三）参考区间

阴性。

## （四）临床应用

在流感暴发流行时，根据典型的症状和流行病学即可作出临床诊断。如确定诊断则需要分离病毒阳性或病原学抗原抗体检测。流感病毒抗原阳性结果具有诊断意义，但阴性不能完全排除感染。IgM 抗体检测用于近期感染的辅助诊断，采集患者双份血清进行 IgG 抗体检测，测定恢复期抗体效价较急性期增高 4 倍或以上，有助于回顾性诊断和流行病学调查，但不能用于早期诊断。

# 二、人轮状病毒

人轮状病毒（human rotavirus，HRV）是全球范围婴幼儿腹泻的主要病因，在发展中国家和地区尤为严重。HRV 为双股 RNA 病毒，属呼肠孤病毒科（Reoviridae），因病毒颗粒形似轮状而得名。有 11 个 RNA 片段。直径 65nm。无包膜，双层衣壳，二十面体对称。内衣壳的壳微粒沿着病毒体边缘呈放射状排列。轮状病毒有双壳颗粒与单壳颗粒 2 种形态，前者为成熟病毒颗粒，具有完整的外层多肽衣壳，又称 L 毒粒（light virion），有传染性；后者在自然条件下失去外壳而形成，又称 D 毒粒（dense virion），无传染性。

## （一）检测方法及原理

检测方法有胶体金免疫层析试验、反向间接血凝试验和 ELISA。ELISA 可以检测粪便中 HRV 抗原，以及血清中特异的抗-HRV IgG 和抗-HRV IgM 抗体。

## （二）方法学评价

ELISA 是目前最常用的检测 HRV 病毒抗原的方法。胶体金试验操作简单、快速，可在 30 分钟内完成。反向间接血凝试验特异性好、敏感性高、可重复性好，也是较理想的轮状病毒检测方法。然而，以上方法均不能区分 HRV 亚组和血清型，需要与其他方法（PCR 等）联合检测，以便确定其亚组和血清型。

## （三）参考区间

阴性。

## （四）临床应用

轮状病毒抗原检测是诊断轮状病毒肠炎较为敏感的方法，有助于疾病的及时诊断和治疗，并能动态掌握该病的流行情况。粪便轮状病毒抗原检测，标本要求在症状出现后的 3～5 天内（粪便排毒高峰期）收集。HRV 感染 5 天后患者血清中可测出 IgM 抗体水平的升高，因此可用于 HRV 感染的早期诊断。IgG 抗体常采用发病早期和恢复期双份血清进行检测，如有 4 倍以上增长则具有诊断意义。

# 三、EB 病毒

EB 病毒（Epstein-Barr virus，EBV）经口传播，大约 95% 的成人感染过 EBV，并在体内长期存在。EBV 抗原有早期抗原（early antigen，EA）、衣壳抗原（viral capsid antigen，VCA）、膜抗原（membrane antigen，MA）、核抗原（nuclear antigen，NA）和潜伏膜蛋白（latent membrane antigen，LMP）。各种抗原均能产生相应的抗体，最早出现的是抗-VCA IgM 抗体，随后抗-VCA IgG 抗体增高，大多数人一过性产生抗-EA IgG 抗体，而抗-NA IgG 抗体在感染后数周或数月才会出现。

## （一）检测方法及原理

检测方法有 ELISA、CLIA、免疫印迹试验及免疫荧光试验。

## （二）方法学评价

ELISA 和化学发光法目前应用最广泛的 EBV 检测方法。检测项目包括了 EB 病毒抗-VCA、抗-NA、抗-EA 抗体 IgA、IgG、IgM 的测定。免疫荧光法测定快速准确，可同时测定多种 EBV 抗原和抗体，如抗-VCA IgG、抗-VCA IgM 抗体，抗-EA、抗-NA、抗 gp125、抗 p19 抗体，但存在一定假阴性。

## （三）参考区间

阴性。

## （四）临床应用

EBV 属于人疱疹病毒，是成人中最普遍存在的病毒。EBV 是传染性单核细胞增多症的主要病原体。此外，EBV 与鼻咽癌、伯基特淋巴瘤、霍奇金病等均有相关性。经胎盘传输的 EBV 感染会损伤胎儿心脏、眼睛和肝脏。儿童 EBV 感染还会造成不同程度的肾脏疾患。

由于 EBV 在人群中的感染率很高，而且部分人群长期潜伏感染。因此，单独检测某个抗体往往难以分析感染状态，同时定量检测多个抗体，根据抗体的结构和血清浓度，综合区分机体的感染状态和免疫状态有利于 EBV 感染的诊断。

IgA 抗体在鼻咽癌患者中有较高的阳性率。抗-VCA IgA 或抗-EV IgA 抗体滴度≥1∶5～1∶10 或滴度持续升高者，对于鼻咽癌有辅助诊断意义。放射治疗后，病情好转者血清 IgA 抗体滴度下降。

抗-VCA IgG 抗体是 EBV 感染的标志。急性 EBV 感染以 IgG 抗体滴度的增加为特征，EBV 感染早期的标志是 IgG 抗体的滴度至少升高二倍，同时抗-NA1 抗体阴性。原发感染急性期，抗-VCA IgM 和抗-VCA IgG 可同时迅速升高，随后 IgM 逐渐减少，大约 4 周后消失，抗 IgG 抗体终身存在。抗-EA IgG 抗体在急性感染后 3-4 周短暂出现并升高。抗-VCA IgM 抗体产生并结合有抗-VCA IgG 抗体滴度的增加，抗-EA 抗体的出现（并不一定会出现）可有效的提示急性 EBV 感染。高滴度抗-EA IgG 抗体也提示慢性感染或感染后复发，同时该抗体与伯基特淋巴瘤和鼻咽癌也有关。抗-NA 抗体一般仅能在感染晚期才会被检测到，抗-NA1 IgG 抗体一般终身存在，抗-NA2 IgG 抗体 3～6 个月后消失。

# 四、其他病毒

其他临床常见的病毒还包括：副流感病毒、呼吸道合胞病毒、腺病毒、冠状病毒、脊髓灰质炎病毒、水痘-带状疱疹病毒、流行性出血热病毒、柯萨奇病毒、狂犬病毒等。

常用的免疫学检测项目有流行性腮腺炎病毒 IgG 和 IgM 抗体、呼吸道合胞病毒抗原和抗体测定、脊髓灰质炎病毒 IgG 和 IgM 抗体、水痘-带状疱疹抗体、腺病毒抗体、麻疹病毒 IgG 和 IgM 抗体、流行性出血热 IgG 和 IgM 抗体、柯萨奇病毒 IgG 和 IgM 抗体、狂犬病毒抗体等。

检测方法有 ELISA、荧光免疫分析、免疫渗滤/层析试验等。

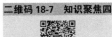
二维码 18-7 知识聚焦四

病毒的抗原和核酸检测可用于病毒的早期诊断，IgM 抗体检测可用于近期感染的辅助诊断，IgG 抗体检测用于流行病学调查。

**案例分析 18-4**

1. 根据上述临床症状和血常规及肝功能检查结果，需考虑哪几种疾病？

患者临床表现为发热、咽痛，后出现恶心、上腹部不适，颈部淋巴结部分肿大，血常规分析结果显示：白细胞计数明显增高，血红蛋白和血小板计数结果正常，外周血异型淋巴细胞比例明显增高，单核比例增高而骨髓象正常。临床症状和血常规比较符合传染性单核细胞增多症形态学变化特征，但容易和急性白血病以及其他感染性疾病相混淆。另外患者肝功能异常，丙氨酸转氨酶、天冬氨酸转氨酶等异常升高，需要与各种肝炎病毒引起的以肝脏损害为主的传染病，包括甲型病毒性肝炎、乙型病毒性肝炎、丙型病毒性肝炎、丁型病毒性肝炎、戊型病毒性肝炎及其他非嗜肝病毒等引起的肝脏病变相鉴别，待进一步肝炎病毒检查。因此患者初步怀疑EBV 感染引起的传染性单核细胞增多症。需要与病毒性肝炎、急性白血病或其他病毒引起的感染性疾病等相鉴别。

2. 根据病毒学检查结果可初步诊断为哪种疾病？

传染性单核细胞增多症是由 EBV 感染所致的急性自限性传染病。发热、咽痛、淋巴结肿大是其典型临床表现，且血常规表现为异型淋巴细胞和单核细胞比例升高，无贫血和血小板异常，骨髓象表现正常，比较符合传染性单核细胞增多症形态学变化特征。但需要病毒学检测进行最终确诊。首先，患者虽然表现为肝功能异常，但肝炎病毒检测均为阴性，所以首先排除病毒性肝炎。其他病毒抗体如巨细胞病毒、柯萨奇病毒、流行性出血热病毒、腺病毒、风疹病毒抗体等均阴性，排除其他导致发热，咽痛、淋巴结肿大等症状的病毒感染。通过病毒检测发现EBV-DNA 表现阳性，基本可以确诊为 EBV 感染。同时检测 EBV 抗体，发现抗-VCA IgM 明显升高，而 IgG 未发生改变。因此，可初步诊断为 EBV 感染引起的传染性单核细胞增多症，而且可能处于早期感染。但如要明确患者的感染状态可同时检测抗-VCA IgA 抗体，抗-NA1 IgA、抗-NA1 IgG 抗体和抗-EA IgA、抗-EA IgG、抗-EA IgM 抗体进行综合评估。

----- **问题导航五：** -----------------------------------------

1. 梅毒血清学试验的检测流程是怎样的？
2. 梅毒相关抗体的检测方法有哪些？请评价它们的方法学敏感性、特异性。

# 第五节　性传播疾病的免疫检测

性传播疾病（sexually transmitted disease，STD）简称性病，是一组通过性行为传播，主要侵犯皮肤、性器官以及全身多处脏器的感染性疾病，包括获得性免疫缺陷综合征、梅毒、生殖道沙眼衣原体感染、淋病、尖锐湿疣、生殖器疱疹等20余种疾病。性病主要由性行为传播，但血源性、医源性感染也是重要的传播途径。经胎盘或产道传播还可造成先天性感染。此外，非性行为的直接或间接接触也能传播性病。

引起性病的病原体种类繁多，包括细菌、病毒、支原体、衣原体、螺旋体、真菌、原虫等。性病患者、含病原体的血液和分泌物、生殖器损伤部位（如黏膜、皮肤病变）是造成STD感染的主要传染源。STD诊断包括病史、体格检查和实验室检测，其中实验室检测是性病诊断的重要环节，尤其是特异性病原学、血清学检查。本节将主要介绍梅毒的免疫学检测方法，艾滋病的详细检测方法及原理参见第二十章第四节，生殖器疱疹及尖锐湿疣的相关病毒血清学检测见本章第四节和第六节。

## 案例 18-5

患者，男，34岁，自述1个月前发生不安全性行为，2天前发现生殖器周围出现圆形小丘疹，无瘙痒，遂来我院门诊就诊。体格检查发现：生殖器附近可见单个直径为1~2cm的潜在性溃疡，界限清楚，边缘略隆起，触诊基底质韧，呈软骨样硬度，无明显触痛；腹股沟可触及数个淋巴结，稍肿大，质硬，其表面皮肤无发红、发热现象。患者出现症状以来，大小便尚可，无发热、畏寒。既往史：既往体健，否认药物过敏史。辅助检查：B超提示双侧腹股沟可见多发低回声结节，界清，皮髓质结构清，左侧较大者约0.35cm×0.4cm，右侧较大者约1.35cm×0.6cm。实验室检查结果如下：

### \*\*\* 医院检验报告单

| 姓名：\*\*\* | 病历号：\*\*\* | 标本条码：\*\*\*\*\*\*\*\*\* | 标本号：\*\*\* |
|---|---|---|---|
| 性别：男 | 科别：\*\*\* | 检测仪器：手工法 | 样本：血清 |
| 年龄：34岁 | 床号：\*\*\* | 执行科室：检验科 | 标本状态：正常 |
| 送检项目：梅毒筛查 | | 申请时间：\*\*\*\*\*\* | 送检医生：\*\*\* |

| 项目名称 | 结果 | 提示 | 单位 | 参考区间 |
|---|---|---|---|---|
| 梅毒甲苯胺红不加热血清试验（TRUST） | 阳性（1:16） | ↑ | | 阴性 |
| 梅毒螺旋体颗粒凝集试验（TPPA） | 阳性 | ↑ | | 阴性 |
| 抗梅毒螺旋体抗体 | 阳性 | ↑ | | 阴性 |

| 采集时间： | 送达时间： | 接收时间： | 检测时间： | 审核时间： |
|---|---|---|---|---|
| 采集者： | | 接收者： | 检验者： | 审核者： |

**问题：**
1. 上述病例的最终诊断是什么？
2. 如何解读该患者的梅毒检验报告？

# 一、梅　毒

梅毒是由梅毒螺旋体（T. pallidum，TP）引起的疾病，有先天性和获得性两种。先天性梅毒又称胎传梅毒，是母体内梅毒螺旋体通过胎盘进入胎儿血流，并扩散至胎儿全身脏器大量繁殖，继而引起胎儿全身性的感染。获得性梅毒是 STDs 中危害较严重的一种，主要经性接触传播。早期梅毒多以皮肤、黏膜和淋巴结的损害（硬下疳、梅毒疹）为特点。当疾病进入晚期时，病变可波及全身组织和器官，皮肤、肝、脾和骨骼常被累及，其基本损害为慢性肉芽肿，还可累及心脏、血管和中枢神经系统等。

## （一）检测方法及原理

梅毒螺旋体抗体检测有非梅毒螺旋体抗原血清试验和梅毒螺旋体抗原血清试验两大类，见表 18-4。

表 18-4 梅毒血清学试验

| 试验类型及具体名称 |
| --- |
| 非梅毒螺旋体试验 |
|    性病研究实验室（venereal disease research laboratory，VDRL）试验 |
|    不加热血清反应素（unheated serum reagin，USR）试验 |
|    快速血浆反应素（rapid plasma reagin，RPR）试验 |
|    甲苯胺红不加热血清试验（tolulized red unheated serum test，TRUST） |
| 梅毒螺旋体试验 |
|    酶联免疫吸附试验（ELISA） |
|    梅毒螺旋体颗粒凝集试验（TPPA） |
|    化学发光免疫分析（CLIA） |
|    荧光密螺旋体抗体吸收（FTA-ABS）试验 |
|    梅毒螺旋体抗体的微量血凝检测（TPHA） |

**1. 非梅毒螺旋体抗原血清试验原理** 使用心磷脂、卵磷脂及胆固醇作为抗原，反应素与心磷脂形成抗原-抗体反应，由于摇动、碰撞，使颗粒互相黏附而形成肉眼可见的颗粒凝集和沉淀，即为阳性。

**2. 梅毒螺旋体抗原血清试验基本原理** 采用梅毒螺旋体的提取物或其重组蛋白作为抗原，检测血清中抗梅毒螺旋体 IgG 或 IgM 抗体，敏感性和特异性均较高。TPPA 法采用梅毒螺旋体提取物致敏明胶颗粒，颗粒光滑覆盖孔底为阳性，紧密沉积于孔底中央为阴性。ELISA 为超声裂解或纯化的梅毒螺旋体重组蛋白包被固相板条，加入患者血清和辣根过氧化物酶标记的抗人 IgG 抗体，利用酶免疫法检测患者血清中特异性梅毒抗体。CLIA 法利用双抗原夹心化学发光免疫分析原理，采用梅毒螺旋体多种特异抗原包被固相发光微孔板或磁微粒，辣根过氧化物酶标记相同蛋白抗原作为标记抗原，与样本中抗体形成双抗原夹心复合物后，加入发光底物液，通过测定其发光值判定结果。

## （二）方法学评价

VDRL、RPR、TRUST 等试验属于非特异性试验，操作简便快速，对一期梅毒的阳性反应出现较早，对二期梅毒也有诊断价值，可作半定量测定，监测疗效。它们的抗原成分相同，只是所用的指示物不同，敏感性和特异性基本相似。

VDRL 可用于脑脊液标本的检测，是诊断神经梅毒的标准方法，特异性好，但敏感性低。非特异性抗体的窗口期最长可达 6 周，易导致假阴性结果。感染因素（如细菌性心内膜炎、软下疳、病毒性肝炎等）、非感染因素（如孕妇、老年人、自身免疫病等）或真空采血管的干扰，都有可能导致梅毒非特异性抗体试验假阳性。ELISA、CLIA、胶体金试验采用基因工程梅毒螺旋体抗原，具有简单、快速和高通量的优点，是梅毒血清学筛选试验的首选方法，但不能指示疗效，推荐定性使用。TPPA 和 TPHA 试验通常作为梅毒螺旋体感染的特异性验证试验。这两种方法测定敏感性和特异性均较高，操作较为简便，无须特殊的仪器设备，但其对一期梅毒的检测阳性率不如 FTA-ABS。临床实验室可根据自身条件选择合适的血清学检测方法作为初筛试验。一般初筛阳性结果需经另一类血清学检测方法复检确证。当临床高度怀疑患者感染梅毒螺旋体而梅毒螺旋体试验无反应时，可用 ELISA、TPPA 或 CLIA 予以确诊。

## （三）质量控制

TRUST、RPR 等试验要求在规定的时间内及时观察结果，以免时间过长导致"假阳性"；当样本中抗 TP 抗体浓度过高时，可能会因"前带现象"出现"假阴性"结果。TPPA 法检测时，若未致敏颗粒和致敏颗粒均出现"弱阳性"及以上结果的标本，应参照试剂盒说明书用非梅毒螺旋体莱特尔（Reiter）株制成的吸收液进行吸收试验后再复查。

## （四）参考区间

阴性。

## （五）临床应用

非特异性抗体检测可用于辅助诊断，是判断"现症感染"的指标，抗体滴度变化可作为临床疗效观察、判定复发的依据。梅毒的血清学试验阳性，只提示所测标本中有抗类脂抗体或抗-TP抗体存在，不能作为患者感染梅毒螺旋体的绝对依据，阴性结果也不可排除梅毒螺旋体感染，检测结果应结合临床综合分析。表 18-5 为临床常见的结果及解释。

**表 18-5　梅毒血清学试验常见结果及意义**

| 非特异性抗体 | 特异性抗体 | 意义 |
| --- | --- | --- |
| − | − | 排除梅毒<br>极早期梅毒<br>艾滋病感染合并梅毒（晚期，免疫力极低状态） |
| + | + | 现症梅毒<br>治愈的晚期梅毒<br>梅毒血清学固定 |
| + | − | 生物学假阳性（＜1∶8） |
| − | + | 治愈的梅毒<br>极早期梅毒<br>三期梅毒<br>前带现象 |

# 二、生殖道沙眼衣原体感染

由沙眼衣原体（*C. trachomatis*）引起的以生殖道部位炎症为主要表现的性传播疾病，包括无症状沙眼衣原体感染者和患者两类。

## （一）检测方法及原理

**1. 胶体金免疫层析试验**　利用免疫层析技术及双抗体夹心法的原理，以胶体金作为标志物，定性检测女性宫颈拭子样本中的沙眼衣原体抗原。

**2. ELISA**　将沙眼衣原体抗原包被于固相载体，加待测样本，样本中若含有抗沙眼衣原体抗体，可与载体上的抗原结合成复合物，再加入辣根过氧化物酶（HRP）标记抗人 IgG（或 IgA、IgM）抗体与之反应，最后加酶底物/色原呈色，呈色强度与抗体水平呈正相关。

## （二）方法学评价

临床上沙眼衣原体主要引起局部感染，因此较少检测血清中的抗体。目前酶法和免疫荧光法在临床应用较少。抗原检测方法普遍敏感性不高，容易漏检，而且因人群感染率对检测结果有一定影响，低危人群出现阳性结果时，解释需谨慎。

## （三）参考区间

阴性。

# 三、淋 病

淋病奈瑟菌（*N.gonorrhoeae*）引起的泌尿生殖道化脓性炎症，是最常见的性传播疾病，主要通过性接触直接感染尿道、宫颈内膜、盆腔、前列腺等器官；患病孕妇还可通过胎盘或产道使胎儿受染；偶见经血行传播引起的菌血症、关节炎和脑膜炎。目前临床暂不推荐淋球菌抗原检测。细菌培养法为淋病的确诊试验，适用于男、女性及各种临床标本的淋球菌检查，也是检测非生殖器部位淋球菌感染最常用的方法。

# 四、生殖器疱疹

单纯疱疹病毒（herpes simplex virus，HSV）感染生殖器或肛门及其周围部位皮肤黏膜，以疼痛性水疱及浅表溃疡为主要特征，是一种容易反复的慢性性传播疾病。HSV 分为 HSV-1 和 HSV-2 两种血清型，1 型主要侵犯面部，2 型主要侵犯生殖器与肛门及其周围部位。ELISA 法检测 IgM 为捕获法，IgG 检测为间接法。ELISA 法敏感性是病毒培养法的 85%～95%，特异性在 95% 以上，阳性可作为临床病例确诊的依据。但阴性结果不能完全排除 HSV 感染，检测结果应与临床表现及病史相结合。具有典型生殖器疱疹临床表现者，若 HSV-2 型特异性血清抗体检测阳性，具有支持性诊断价值。

# 五、尖锐湿疣

人乳头瘤病毒（human papilloma virus，HPV）引起的皮肤黏膜良性增生性性传播疾病，主要侵犯生殖器、会阴和肛门等部位。常由 HPV-6、HPV-11 型感染引起，少数亦可由高危型 HPV 引起。抗-HPV 抗体检测较少应用。传统方法主要采用形态学和免疫学方法对 HPV 分型，但其特异性和灵敏度不够理想。目前主要应用分子生物学方法进行 HPV 分型。临床诊断 HPV 感染最常用的方法是对病变组织做病理细胞学检查。

二维码 18-8 知识聚焦五

## 知识拓展 18-1

1. 什么是梅毒抗体"前带现象"？

2. 梅毒"血清固定"是指什么？

3. 当 TP-ELISA 与 TPPA 结果不符合时，例如"TP-ELISA 弱阳性，而 TPPA 阴性"时，该如何报告？

## 案例分析 18-5

1. 上述病例的最终诊断是什么？

结合患者的流行病史（1 个月前发生不安全性行为），体征（生殖器周围溃疡，腹股沟淋巴结肿大）及实验室检测结果：B 超提示双侧腹股沟淋巴结肿大，血清梅毒特异性及非特异性抗体阳性，最终诊断：一期梅毒。

2. 如何解读该患者的梅毒检验报告？

梅毒感染后特异性抗体产生的时间为 4～6 周，非特异性抗体为 6～8 周。临床实验室一般以 ELISA 或 CLIA 作为初筛试验，阳性或者可疑阳性的结果再用 TPPA 法复检确认，同时进行 RPR 或 TRUST 滴度测定。此例中患者梅毒 ELISA 初筛阳性，TPPA 复检阳性，TRUST 阳性（1:16），判断患者处于梅毒活动期。

问题导航六：

案例 18-6 中的患者所做的检查项目，常用的检测方法是什么？

# 第六节 TORCH 感染的免疫检测

TORCH 是一组可导致先天性宫内感染的病原微生物的英文名称缩写。T 即弓形虫（toxoplasma，TOX），O 即其他病原微生物（others），R 即风疹病毒（rubella virus，RV），C 即巨细胞病毒（cytomegalovirus，CMV），H 即单纯疱疹病毒（herpes simplex virus，HSV）。

TORCH 感染在全世界普遍存在，孕妇感染此类病原体后可引起胎盘炎、附件炎、子宫内膜炎、宫颈炎等导致胎盘功能低下、供血不足从而导致胎儿发育受阻。

若胎儿受到 TORCH 感染，则可致流产、早产、死产、畸形及生长迟缓、智力低下等不良病症。因此，在孕前、孕早期进行 TORCH 筛查是必要的，是提高生殖健康水平阻断母婴传播的有效措施。

## 案例 18-6

女性，30 岁，已婚，近期有备孕计划，来我院妇科门诊做常规孕前检查，查体及询问病史无殊。主诊医师开具 TORCH 相关检查，检验结果如下：

### *** 医院检验报告单

| 姓名：*** | 病历号：*** | 标本条码：********* | | 标本号：*** |
| --- | --- | --- | --- | --- |
| 性别：女 | 科别：*** | 检测仪器：化学发光法 | | 样本：血清 |
| 年龄：30 岁 | 床号：*** | 执行科室：检验科 | | 标本状态：正常 |
| 送检项目：TORCH | 申请时间：****** | | | 送检医生：*** |

| 项目名称 | 结果 | 提示 | 单位 | 参考区间 |
| --- | --- | --- | --- | --- |
| 弓形虫-IgM | 0.09 | | Index | <0.60 |
| 弓形虫-IgG | 0.10 | | IU/ml | <3.00 |
| 风疹病毒-IgM | 0.39 | | Index | <1.60 |
| 风疹病毒-IgG | 38.00 | ↑ | IU/ml | <10.00 |
| 巨细胞病毒-IgM | 0.08 | | Index | <1.00 |
| 巨细胞病毒-IgG | 152.30 | ↑ | AU/ml | <6.00 |
| 单纯疱疹病毒 1 型-IgM | 0.08 | | COI | <1.0 |
| 单纯疱疹病毒 1 型-IgG | 0.20 | | COI | <1.0 |
| 单纯疱疹病毒 2 型-IgM | 0.09 | | COI | <1.0 |
| 单纯疱疹病毒 2 型-IgG | 0.10 | | COI | <1.0 |

| 采集时间： | 送达时间： | 接收时间： | 检测时间： | 审核时间： |
| --- | --- | --- | --- | --- |
| 采集者： | | 接收者： | 检验者： | 审核者： |

问题：

如何解读该患者的检验报告？

## 一、弓形虫感染

弓形虫是专性细胞内寄生虫，广泛寄生于人和多种动物有核细胞内，引起人畜共患的弓形虫病。猫和其他宠物是主要传染源。先天性传播途径是孕妇初次感染弓形虫并通过胎盘传染给胎儿，引起胎儿先天性弓形虫感染。

## （一）检测方法及原理

**1. TOX 抗原检测** 免疫酶染色试验（immunoenzymatic staining test，IEST）。将病变组织作冰冻切片，免疫酶染色检查弓形虫。可用标记抗弓形虫单克隆抗体进行直接染色，或用弓形虫特异性抗血清与酶标第二抗体作间接免疫酶染色。

**2. TOX 抗体检测** 弓形虫抗体检测项目包括抗-TOX IgG、抗-TOX IgM 和抗-TOX IgG 亲和力，常用的检测方法为 ELISA 和 CLIA。

（1）ELISA：抗-TOX IgM 检测常采用捕获法或间接法，抗-TOX IgG 抗体检测常采用间接法。

（2）CLIA：抗-TOX IgG 和 IgM 抗体检测常用直接化学发光法。

## （二）方法学评价

**1. TOX 抗原检测** 需用肉眼或光学显微镜观察结果，观察结果时注意排除背景干扰。

**2. TOX 抗体检测** ELISA 具有操作简单、快速、敏感性高、特异性强、应用广泛、无放射性污染等优点，可对抗原抗体进行定性、定量分析。但 ELISA 自身存在一定局限性，如待测样本中可能存在对检测产生干扰的物质。CLIA 能够直接动态且定量测定 TORCH 中特异性 IgM 抗体及IgG 抗体，具有早期、全面、快速、灵敏度和特异性高等优点，也是目前临床常用的一种检测手段。

## （三）参考区间

阴性或参照试剂盒说明书。

## （四）临床应用

妊娠期初次感染者，弓形虫可通过胎盘感染胎儿；孕早期感染者可引起流产、死胎、胚胎发育障碍；妊娠中、晚期感染者，可引起宫内胎儿生长迟缓和一系列中枢神经系统损害（如无脑儿、脑积水、小头畸形、智力障碍等），眼损害（如无眼、单眼、小眼等）以及内脏的先天损害（如食管闭锁）等，严重威胁胎儿健康。

抗弓形虫 IgM 抗体阳性提示近期感染。由于母体 IgM 类抗体不能通过胎盘，故在新生儿内查到抗弓形虫特异性 IgM 抗体则提示其有先天性感染。IgG 抗体阳性提示有弓形虫既往感染。

# 二、风疹病毒感染

风疹病毒直径为 60nm，具单股正链 RNA 属披膜病毒科，只有一种抗原型。风疹是由风疹病毒引起的，95% 的成人在儿童和青少年时期曾经感染过 RV，具有免疫力。孕妇在妊娠的 20 周内如感染 RV，病毒可经胎盘垂直传播感染胎儿，致胎儿出生后患先天性心脏病、耳聋、失明、智力障碍等先天性风疹综合征（congenital rubella syndrome，CRS）。严重者在妊娠早期即引起流产或死胎。优生优育中母亲筛查 RV 的意义是发现从未感染过 RV 的个体，注射疫苗，使母亲获得免疫力，建议在受孕前检测。

## （一）检测方法及原理

RV 感染常用的血清学检测指标包括抗-RV IgM 抗体和抗-RV IgG 抗体，常用的检测方法为ELISA 和 CLIA。

## （二）方法学评价

ELISA 具有操作简单、快速、敏感性高、特异性强、应用广泛、无放射性污染等优点，可对抗原抗体进行定性、定量分析。但 ELISA 自身存在一定局限性，如待测样本中可能存在对检测产生干扰的物质。CLIA 能够直接动态且定量测定 TORCH 中特异性 IgM 抗体及 IgG 抗体，具有早期、全面、快速、灵敏度和特异性高等优点，也是目前临床常用的一种检测手段。

## （三）参考区间

阴性或参照试剂盒说明书。

## （四）临床应用

抗-RV IgM 抗体阳性，提示有近期感染，对早期诊断 RV 感染以及决定患风疹孕妇是否需要终止妊娠有临床指导意义。抗-RV IgG 抗体单独阳性提示既往感染，机体有免疫力；与抗-RV IgM 同时阳性反应，或恢复期血清抗体效价增高 4 倍以上，提示近期感染。

# 三、巨细胞病毒感染

巨细胞病毒感染在人类非常普遍，多呈亚临床不显性感染和潜伏感染，多数人在儿童或少年期受 CMV 感染而获免疫。CMV 是先天性和围生期感染的常见病原体。若妊娠 3 个月内发生宫内感染，可引起流产、死胎、早产、小头、智力低下等。

## （一）检测方法及原理

**1. CMV 抗原检测**　实验室常用免疫荧光试验检测 CMV PP65 抗原。

**2. CMV 抗体检测**　CMV 抗体检测项目包括抗-CMV IgG、抗-CMV IgM 和抗-CMV IgG 亲和力，常用的检测方法为 ELISA 和 CLIA。

## （二）方法学评价

在外周血白细胞中检测到 CMV PP65 抗原称为 CMV 抗原血症，抗原血症检测速度快、敏感性好、特异性高、操作简单，能在感染出现症状前几天检测，适用于 CMV 感染的早期诊断。

## （三）参考区间

阴性或参照试剂盒说明书。

## （四）临床应用

血清中抗-CMV IgM 抗体阳性有助于对急性或活动性 CMV 感染的诊断，新生儿 IgM 阳性反应提示宫内 CMV 感染。抗-CMV IgG 抗体阳性对诊断既往感染和流行病学调查有意义，双份血清滴度变化增长 4 倍以上或 IgG 低亲和，可辅助诊断近期活动性感染。

# 四、单纯疱疹病毒感染

单纯疱疹病毒可分为 HSV-1 和 HSV-2 两个亚型。HSV-1 主要引起生殖器以外的皮肤、黏膜（如口腔黏膜）和器官（如脑）的感染，HSV-2 主要引起生殖器部位皮肤黏膜的感染。HSV 引起的先天感染有宫内感染、产道感染和产后接触感染三种途径，以产道感染最常见。宫内感染可引起流产、早产、死胎或畸形，产道感染可出现皮肤、眼部和口腔的局部感染，严重者可发生脑炎。HSV 感染的常用血清学检测指标包括 IgM 抗体和 IgG 抗体。常用的检测方法为 ELISA 和 CLIA。

## （一）检测方法及原理

**1. HSV 抗原检测**　采用 HSV 特异性单克隆抗体，以免疫荧光或 ELISA 直接检测患者组织或分泌物中的 HSV 抗原，若为阳性则提示为近期感染。

**2. HSV 抗体检测**　HSV 抗体检测项目包括抗-HSV IgG 和抗-HSV IgM，常用的检测方法为 ELISA 和 CLIA。

## （二）方法学评价

HSV 抗原检测对口唇疱疹诊断的敏感性与病毒培养相当。但对无症状患者的唾液和宫颈分泌物，由于病毒效价太低，只及病毒培养敏感率的 50%。

## （三）参考区间

阴性或参照试剂盒说明书。

## （四）临床应用

直接检测患者组织或分泌物中的 HSV 抗原可用于早期诊断。血清抗-HSV IgM 型抗体检测有辅助诊断价值，是感染早期的诊断指标，新生儿 IgM 阳性反应提示宫内 HSV 感染。抗-HSV IgG

型抗体对诊断价值不大，可用于流行病学调查，但是急性期或恢复期双份血清特异性 IgG 抗体效价上升 4 倍或 4 倍以上，可提示 HSV 近期感染。

## 五、其他病原微生物感染

其他病原微生物包含了细小病毒、梅毒螺旋体、人类免疫缺陷病毒、EB 病毒等一大类病原微生物。

细小病毒是目前已知的最小的 DNA 病毒。人细小病毒 B19（human parvovirus B19，B19）是细小病毒科红病毒属的一个种属，人群感染率达 60%～70% 以上。孕妇感染可造成胎儿水肿和先天性贫血，严重时导致胎儿死亡。B19 病毒抗体检测是目前进行 B19 病毒感染临床诊断和流行病学调查的主要方法。通常使用 ELISA、Western blotting 或免疫荧光试验针对 B19 病毒特异 IgM、IgG 抗体进行检测。

B19 病毒感染 1 周后出现病毒血症，10 天左右病毒血症终止，感染后约第 15 天，IgM 抗体开始下降，同时开始出现特异性 IgG 抗体。对 B19 病毒特异 IgM 进行检测可用于近期感染和疾病的早期诊断。若血清中 IgM 抗体阳性，表示患者新近感染；若血清中 IgG 抗体阳性，表示既往感染；若 IgG 抗体由阳性变为效价急剧增高，常表示急性感染发作。

二维码 18-9　知识聚焦六

---

**案例分析 18-6**

如何解读该患者的检验报告？

TORCH 感染在全世界普遍存在，孕妇感染此类病原体后可引起胎盘炎、附件炎、子宫内膜炎、宫颈炎等导致胎盘功能低下、供血不足从而导致胎儿发育受阻。若胎儿受到 TORCH 感染，则可致流产、早产、死产、畸形及生长迟缓、智力低下等不良病症。因此，在孕前、孕早期进行 TORCH 筛查是必要的，是提高生殖健康水平阻断母婴传播的有效措施。

本例中的患者 TORCH 检查结果，抗-TOX、抗-HSV IgM 和 IgG 抗体均为阴性，说明没有感染过相关病原微生物。患者抗-CMV IgM 抗体阴性 IgG 抗体阳性，抗-RV IgM 抗体阴性 IgG 抗体阳性，提示既往感染，机体获得免疫力。

---

# 第七节　寄生虫感染的免疫检测

寄生虫寄生的部位与致病性强弱有着密切关系。一般来说，寄生于肠腔的寄生虫致病性最弱，寄生于血液或重要器官系统致病性很强。寄生虫感染以隐性感染和慢性感染多见。寄生虫具有逃逸宿主免疫应答的能力，使宿主的免疫应答不能清除病原体。寄生虫感染诊断的直接依据是形态学检查，但免疫学诊断等方法也是寄生虫感染诊断的重要辅助手段。间接荧光抗体试验是目前公认的最为有效的检测疟疾抗体的方法。环卵沉淀试验（circum-oval precipitating test，COPT）在血吸虫的免疫诊断发展历程中因敏感性高、特异性强而被广泛应用。ELISA 检测华支睾吸虫特异性抗体或循环抗原，循环抗原水平与成虫排卵数呈正相关，可用于估计感染度或考核疗效。丝虫感染的免疫学检查主要是 ELISA 法检测丝虫抗体或免疫色谱技术（immunochromatographic technique，ICT）检测丝虫抗体或抗原。猪囊尾蚴病的免疫学检查主要是 ELISA 检测猪囊尾蚴抗原或抗体、间接红细胞凝集试验检测猪囊尾蚴抗体。检测抗体只能证实机体曾感染过猪囊尾蚴，不能作为现症患者的依据，也不能作为判断疗效的指标。相关内容参见本系列教材《临床寄生虫学检验技术》的相关章节。

（张　钧）

# 第十九章　病毒性肝炎及其免疫检测

二维码 19-1　知识导图

肝炎是由细菌、病毒、寄生虫、酒精、药物、化学物质、自身免疫等多种致病因素引起的肝脏炎症的统称。其中，病毒感染导致的病毒性肝炎较为常见。病毒性肝炎根据感染病毒种类不同分为甲型、乙型、丙型、丁型和戊型肝炎，病原学和血清学检查有助于不同类型病毒性肝炎的诊断和鉴别诊断。

----- **问题导航一：**

1. 实验室检测抗-HAV IgG、抗-HAV IgM 有哪些方法？
2. 哪些影响因素可能导致抗-HAV 检测结果呈假阳性？

## 第一节　甲型肝炎病毒感染与免疫检测

甲型肝炎是与公共环境卫生有关的世界范围内的急性传染病之一。我国是甲型肝炎的高流行国家。甲型肝炎病毒（hepatitis A virus，HAV）感染的临床症状与其他类型肝炎相似，因此，HAV 的检测是诊断与鉴别诊断甲型肝炎的重要手段。

**案例 19-1**

1988 年 1 月，上海各大医院突然出现不明原因的发热、呕吐、厌食、乏力和黄疸等症状的病例。根据调查分析，明确了引起本次疾病暴发的元凶是毛蚶，因该毛蚶受到甲型肝炎病毒的严重污染，使得未煮熟毛蚶中所吸附甲型肝炎病毒经消化道传播，导致甲型肝炎流行。

问题：

1. 若要明确上述疾病的病因学诊断，需要做哪些实验室检查？
2. 案例中暴发流行的疾病的传染源和传播途径是什么？

### 一、甲型肝炎病毒的生物学特性及流行病学

甲型肝炎病毒属小核糖核酸病毒科嗜肝病毒属。病毒直径 27～32nm，无包膜，呈球形二十面体，内含单股正链 RNA。

HAV 主要通过粪-口途径传播，引起急性病毒性肝炎，传染源为患者或隐性感染者。病毒通常由患者粪便排出体外，经污染食物、水源、海产品及食具等传播而引起暴发或散发流行。

### 二、甲型肝炎病毒的临床免疫学检验

甲型肝炎的诊断需根据流行病学、临床症状、体征、实验室检查等进行综合分析判断，其实验室常用检测为特异性血清学检测。

#### （一）检测方法及原理

**1. 抗-HAV IgG 抗体**　包括酶联免疫吸附法（ELISA）和化学发光免疫分析法（chemiluminescence immunoassay，CLIA）。

（1）ELISA 法包括间接法和竞争法

1）间接法：用 HAV 抗原包被微孔板，形成固相抗原，血清（血浆）中待测抗体与特异抗原

反应，加入辣根过氧化物酶（horseradish peroxidase，HRP）或其他酶标记的抗人 IgG 抗体，形成抗原-HAV IgG-抗人 IgG 抗体-酶标记复合物，加入底物后显色即为阳性反应。

2）竞争法：用抗-HAV IgG 包被微孔板，形成固相抗体，与加入的 HAV 抗原结合使得抗原亦被固相，加入待测样本和酶标记的抗-HAV，二者竞争结合 HAV 抗原，当待测血清中有抗-HAV IgG 时，形成 HAV 抗原-抗体复合物，不与底物发生作用，结果无任何显色，此时为阳性反应。按照商品试剂盒说明书判定结果，样本 S/CO 值≥1.0 时结果为阴性，样本 S/CO 值＜1.0 时结果为阳性反应。

（2）CLIA 法

1）发光物直接标记法：HAV 抗原包被磁微粒，样本中的抗-HAV IgG 与包被的抗原结合；加入发光物质标记的抗人 IgG 抗体与抗-HAV IgG 结合，先后加入发光预激发液及激发液（$H_2O_2$ 和 NaOH），检测发光强度，发光强度与样本中抗-HAV IgG 的含量成正比。

2）电化学发光法（ECLIA）：三联吡啶钌标记抗 HAV 第一位点单克隆抗体和生物素标记抗 HAV 第二位点单克隆抗体与待测血清标本同时加入一个反应杯中共同温育，若血清中含有抗-HAV IgG，则抗-HAV IgG 的游离结合位点与特异性抗体结合形成免疫复合物，并通过生物素与链霉亲和素的反应结合到链霉亲和素包被的磁微粒上；通过电磁作用将磁微粒吸附到电极表面，给电极加压使发光物质发光，通过检测发光强度以及校准曲线确定待测样本的结果。

**2. 抗-HAV IgM 抗体** 包括基于捕获法原理的 ELISA 法和 CLIA 法等。

采用抗人 IgM μ 链包被微孔板，待测样本中 IgM 抗体与抗 μ 链抗体结合，再加入 HAV 抗原与特异的 IgM 结合，加入酶标记的抗 HAV 抗体，形成相应的抗原-抗体复合物，加入酶底物比色检测。按照商品试剂盒说明书计算待测样本 S/CO 值，判定结果。样本 S/CO 值＞1.0 时结果为阳性反应，S/CO 值≤1.0 时结果为阴性。

## （二）方法学评价

**1. ELISA** 该方法对仪器要求低、价格便宜、灵敏性和特异性均较高，当待测样本 S/CO 值在 cut-off 值的 ±20% 之间，建议双孔复检。

**2. CLIA** 具有高度自动化、标准化、高特异性与灵敏度无放射性污染、检测线性宽等优点，但价格相对昂贵，适用于标本量较大的实验室开展。

## （三）质量控制

甲型肝炎抗体检测的质量控制，可分为样本的处理与保存、检验流程、结果报告三个方面。

**1. 样本处理与保存**

（1）血清：检测前应充分离心，以确保纤维蛋白原、血细胞已被彻底分离，避免其影响检测系统的吸样针吸取样本。不能使用热灭活、严重溶血及有明显受微生物污染的样本，以免造成检测结果假阳性。

（2）血浆：检测前应确保血液未凝固、充分离心，无肉眼可见杂质。

（3）不能检测含叠氮钠的样品，因叠氮钠抑制 HRP 的活性。

（4）样本可在 2～8℃储存 7 天，如需长期保存，建议-20℃冷冻保存。

（5）样本使用前应室温平衡 30 分钟以上，冷冻样本实验前需混匀。

**2. 检验流程**

（1）操作应按试剂厂商提供的说明书严格进行。不同批号酶标板，酶标试剂和阴阳性对照不可混用，不能与其他厂家试剂混用。

（2）避免在有挥发性物质及次氯酸类消毒剂的环境下操作，会影响显色结果。

（3）试剂使用前应平衡至室温，轻轻振荡混匀，使用后立即放回 2～8℃。未用完的微孔板条与干燥剂一起用自封袋密封 2～8℃保存。过期试剂请勿使用。

（4）手工操作液时必须用加样器，并经常校对加样器的准确性，加入不同样品或不同试剂组分时，应更换加样器吸头和加样槽，以防出现交叉污染。

（5）洗涤时各孔均需加满洗液，防止孔内有游离酶不能洗净，使用洗板机应设定 30～60 秒浸泡时间。在洗板结束后，必须立即进行下一步，不可使酶标板干燥，避免长时间的终端实验步骤，以确保每孔实验条件的均一。

**3. 结果报告**　主要是检验结果的审核和发放、检验标本的保存管理以及检验结果临床解释。检测结果处于灰区范围（cut-off 值的 ±20% 之间）时，建议 ELISA 法双孔复检，当复检结果仍为阳性反应时，则报告阳性反应；当结果为阴性时，则报告阴性。同时应考虑患者是否注射过疫苗或样本中是否存在某些干扰因素。

## （四）参考区间

抗-HAV IgM 阴性；抗-HAV IgG 阴性。

二维码 19-2　知识聚焦一

## （五）临床应用

抗-HAV IgM 阳性提示近期感染 HAV，结合临床可作为甲型肝炎病毒性肝炎诊断标准。而 IgG 在感染 3～12 周后出现，并持续终生，提示既往感染。甲型肝炎疫苗接种后 2 周后可以检测到抗-HAV IgG。

---

**知识拓展 19-1**

不同方法检测甲型肝炎病毒标志物的优缺点是什么？

---

**案例分析 19-1**

1. 若要明确上述疾病的病因学诊断，需要做哪些实验室检查？

案例中患者出现黄疸的症状，不排除急性肝炎的可能，从病因学的角度出发，首先应考虑病毒感染导致。常见的病毒性肝炎血清标志物包括甲型、乙型、丙型等肝炎病毒的抗体。本案例如怀疑为甲型肝炎病毒感染，应检测抗-HAV IgM 和抗-HAV IgG。

2. 甲型肝炎的传染源和传播途径是什么？

HAV 主要通过粪-口途径传播，引起急性病毒性肝炎，传染源为甲型肝炎患者或隐性感染者。

---

**问题导航二：**

1. HBV 感染的血清学标志物有哪些？
2. 实验室常用哪些方法进行 HBV 感染血清学标志物的检测？
3. 哪些因素会影响 ELISA 的检测结果？

---

# 第二节　乙型肝炎病毒感染与免疫检测

乙型肝炎病毒（hepatitis B virus，HBV）感染可导致乙型病毒性肝炎（乙型肝炎），是全球流行的传染病之一。HBV 存在于患者的血液及各种体液（汗液、唾液、乳汁、泪液、阴道分泌物等）中，传播途径主要有血液、性接触和母-婴垂直传播。目前，我国以母婴传播为主，占 30%～50%。HBV 感染的筛查及确证依靠临床实验室的病原学和血清学检测。

---

**案例 19-2**

患者，男，39 岁，既往慢性乙型肝炎病史 20 年，3 年前转氨酶升高开始拉米夫定抗病毒治疗，未规律随访。两周前劳累后自觉乏力，腹胀，查肝功能转氨酶升高。入院后乙型肝炎五项检查如以检验报告单所示。其他实验室检查：HBV DNA＞$1.70×10^8$IU/mL，ALT 1780U/L，AST 1240U/L，γ-谷氨酰转肽酶（γ-GT）170U/L，TBIL 25.4μmol/L，DBIL 11.4μmol/L，间接胆红素（IBIL）14.0μmol/L，AFP 2.96ng/ml；PT 13.8s，凝血酶原活动度（PTA）：93%；肝组织活检 G2/S2 期。

### *** 医院检验报告单

| 姓名：*** | 病历号：*** | 标本条码：********* | 标本号：*** |
|---|---|---|---|
| 性别：男 | 科别：*** | 检测仪器：****** | 样本：血清 |
| 年龄：39 岁 | 床号：*** | 执行科室：检验科 | 标本状态：正常 |
| 送检项目：乙型肝炎五项 | | 申请时间：****** | 送检医生：*** |

| 项目名称 | 定量结果 | 定性结果 | 单位 | 参考区间 |
|---|---|---|---|---|
| 乙型肝炎表面抗原（HBsAg） | 1540.77 | 阳性 | IU/ml | 0.00～0.05 |
| 乙型肝炎表面抗体（抗-HBs） | 0.00 | 阴性 | mIU/ml | 0.00～10.00 |
| 乙型肝炎 e 抗原（HBeAg） | 17.46 | 阳性 | S/CO | 0.00～1.00 |
| 乙型肝炎 e 抗体（抗-HBe） | 1.58 | 阴性 | S/CO | ＞1.00 |
| 乙型肝炎核心抗体（抗-HBc） | 1.36 | 阳性 | S/CO | 0.00～1.00 |

| 采集时间： | 送达时间： | 接收时间： | 检测时间： | 审核时间： |
|---|---|---|---|---|
| 采集者： | | 接收者： | 检验者： | 审核者： |

**问题：**

1. 该患者的慢性乙型肝炎诊断分期及依据是什么？
2. 哪些实验室检查指标可以用于慢性乙型病毒性肝炎的抗病毒治疗随访？

# 一、乙型肝炎病毒的生物学特性及流行病学

HBV 属于嗜肝 DNA 病毒科，是有包膜的双链不完全环状 DNA 病毒，基因组全长约 3200bp。HBV-DNA 由负链（长链）及正链（短链）所组成，其负链有 4 个开放读码框（ORF）：① S 基因区，由 S 基因、前 S1（pre-S1）基因、前 S2 基因组成，分别编码 HBsAg，pre-S、pre-S1 及多聚人血白蛋白受体；② C 基因区，由前 C 基因和 C 基因组成，分别编码 HBeAg 及 HBcAg，HBV 多聚酶的催化域即位于 C 区 YMDD 基序；③ P 基因区，编码 HBV 聚合酶，具有反转录酶活性；④ X 基因区，编码 HBxAg，能激活 HBcAg 基因。

# 二、乙型肝炎病毒的临床免疫学检验

## （一）检测方法及原理

HBV 的血清学标志物主要包括：乙型肝炎表面抗原（hepatitis B surface antigen，HBsAg）、乙型肝炎表面抗体（hepatitis B surface antibody，抗-HBs）、乙型肝炎 e 抗原（hepatitis B e antigen，HBeAg）、乙型肝炎 e 抗体（hepatitis B e antibody，抗-HBe）、乙型肝炎核心抗体（hepatitis B core antibody，抗-HBc）。目前临床实验室主要采用的检测方法包括酶联免疫吸附法、化学发光法、免疫渗滤层析法等。

**1. 酶联免疫吸附法（ELISA）**　常用聚丙乙烯作为固相载体，与待测样本中的相应抗原或抗体结合，再加入酶标记的抗体或抗原，酶催化底物显色，根据反应体系的颜色变化或吸光度值变化判断待测物是否存在或含量多少，这种方法可以实现定性或定量检测，特异性较高，操作简便且价廉，适用于一般实验室推广，但其缺点是批量检测难以实现急诊检验。

（1）夹心法：分为检测抗原的双抗体夹心法和检测抗体的双抗原夹心法。前者的实验原理是将抗体包被在固相载体上，与样本中的待测抗原结合，再加入酶标记的抗体，通过酶催化底物显色反应来判断待测抗原是否存在或含量多少；后者的实验原理是将抗原包被在固相载体上，与样本中的待测抗体结合，再加入酶标记的抗原，显色反应和结果判读参照双抗体夹心法。HBsAg 和

HBeAg 多采用双抗体夹心法检测。

（2）间接法：通常用于检测抗体。实验原理是将抗原包被在固相载体上，与样本中的待测抗体结合，再加入酶标记的二抗，也称为抗抗体，与待测抗体结合，显色反应和结果判读参照双抗体夹心法。抗-HBs 多采用间接法检测。

（3）竞争法：可以检测抗原也可以检测抗体。检测抗原时，实验原理是固相载体上包被抗体，待测抗原与酶标抗原竞争结合固相上的抗体结合位点，因此酶催化底物显色反应的强弱与待测物的含量呈现反比例关系。检测抗体时，固相载体上包被抗原，待测抗体与酶标抗体共同竞争固相抗原结合位点，结果判断参照检测抗原的竞争法。抗-HBe 和抗-HBc 多采用竞争法检测。

**2. 化学发光免疫分析法（CLIA）**　随着现代医学技术的发展，越来越多的大中型临床实验室采用磁微粒化学发光法进行乙型肝炎五项的检测，磁微粒化学发光法的检测原理是磁珠包被抗原或抗体，与样本中的待测抗体或抗原结合，加入吖啶酯标记的抗原或抗体，吖啶酯在碱性环境中能够与氧化剂反应后发光，利用光信号强弱与待测物含量的比例关系进行定性或定量检测。这种方法灵敏度和特异性高、检测快速、自动化程度高，适用于大样本量的临床实验室检测，尤其是急诊检验，但其缺点是需要配套大型的化学发光设备和高值耗材。

**3. 免疫渗滤层析法**　又称胶体金法，胶体金是由氯金酸（$HAuCl_4$）在还原剂的作用下，聚合成为特定大小的金颗粒，并由静电作用成为一种稳定的胶体状态的物质。胶体金在弱碱环境下带负电荷，可与蛋白质分子的正电荷基团形成牢固结合。在金标蛋白结合处，当这些标志物在相应的配体处大量聚集时，肉眼可见红色或粉红色斑点。

免疫渗滤层析法原理是以硝酸纤维素膜为载体，利用微孔膜的毛细作用，样本中的待测抗原或抗体与分散在膜结合区域的特异性金标抗体结合后，再与下游反应区包被的特异抗体或抗原结合，以聚集在反应区的金标粒子显色为肉眼判读结果的依据。这种检测方法属于定性实验，优势在于操作简便、结果立等可取，因此适用于感染性疾病标志物的急诊筛查试验。缺点是特异性较低。

## （二）方法学评价

**1. ELISA**　ELISA 实验检测乙型肝炎血清学标志物的方法学局限性有很多，与传统的液相血清学实验最大的区别在于 HBsAg、HBeAg、抗-HBs、抗-HBe 或抗-HBc 固相到载体表面的预处理步骤，以及这些抗原抗体结合反应是由液态环境转移到固相载体表面进行，蛋白质分子在吸附过程中，为了克服与固相载体之间的排斥力，往往需要重新分布其表面的功能性基团，因此表面效应可直接影响抗原、抗体的构象和功能以及抗原抗体结合反应的动力学过程，进而对实验结果造成影响。解决办法最常用的就是桥式法或偶联法。即在固相载体与抗原或抗体之间通过桥接物质进行连接。另外，当标本中存在待测抗原或抗体浓度过高，抗原或抗体易分别与酶标抗体或抗原以及固相抗体或抗原结合，而不形成夹心复合物，使最终检测结果低于待测物的实际含量，其中较多见的抗体过量现象叫作前带效应；抗原过量叫作后带效应。另外酶标板中间孔与周边孔之间升降温差异，导致的检测结果差异以及体系中各类物质穿越液固屏障时使反应速率受限对检测结果的影响等，都是 ELISA 检测乙型肝炎血清学标志物结果出现异常的可能原因。

此外，不合格标本也会对 ELISA 检测结果造成影响，比如，脂血标本中的大分子脂类物质的屏蔽作用会影响抗原抗体结合。严重溶血、黄疸血或不当保存引起的细菌污染标本，由于红细胞破坏释放过氧化物酶活性物质，以及菌体内源性辣根过氧化物酶干扰，都可能造成这类酶促反应的实验方法出现假阳性结果。冰箱保存时间过长的血清，由于 IgG 抗体聚合，可能引起间接法的检测本底加深。而反复冻融的标本，由于机械剪切力可能引起抗原分子破坏或抗体效价降低，造成假阴性结果。凝固不完全标本，血清中残留的纤维蛋白原等非特异吸附也是造成假阳性结果的可能原因。标本间的污染也要避免，原则上不与生化项目用同一管血清。

**2. CLIA**　CLIA 与 ELISA 比较，摒弃了固相载体对抗原抗体的影响，从而能够获得更好的灵敏度和特异性，且这种实验方法检测灵活，反应时间短且试剂稳定性好，能够实现自动化和急诊检测。

**3. 免疫渗滤层析试验** 该方法检测灵敏度低于 ELISA 和 CLIA，一般多用于急诊初筛检测。溶血、黏稠及高血脂样本不适于本方法的检测。

## （三）质量控制

乙型肝炎血清学指标检测的质量控制，可分为分析前、分析中、分析后因素。

**1. 分析前** 分析前影响因素主要包括受检者因素，标本采集、运送和储存因素等（表 19-1）。

表 19-1　乙型肝炎临床免疫学检验方法的分析前质量控制

| 检测方法 | 受检者因素 | 标本因素 |
|---|---|---|
| ELISA | 假阳性：受检者血清补体增多、类风湿因子含量超高或嗜异性抗体存在时，可引起抗体非特异结合；抗凝剂、酶抑制剂、二抗类药剂以及与靶抗原存在交叉反应的药物如地高辛等外源性物质干扰<br>假阴性：HBsAg 基因突变；检测"窗口期" | 假阳性：标本脂血的屏障作用影响抗原抗体结合；标本反复冻融导致抗原抗体免疫活性下降<br>假阳性：严重溶血或细菌污染标本导致酶类物质释放引起 ELISA 同类酶促反应非特异显色；标本保存时间过长引起 IgG 多聚体，可引起间接法检测本底加深；标本凝固不全的纤维蛋白原残留造成非特异吸附 |
| CLIA/免疫渗滤层析法 | 假阳性：受检者血清补体增多、类风湿因子含量超高或嗜异性抗体存在时，可引起抗体非特异结合；抗凝剂、二抗类药剂以及与靶抗原存在交叉反应的药物如地高辛等外源性物质干扰<br>假阴性：HBsAg 基因突变；检测"窗口期" | 假阴性：标本脂血的屏障作用影响抗原抗体结合；标本反复冻融导致抗原抗体免疫活性下降<br>假阳性：标本保存时间过长引起 IgG 多聚体，可引起间接法检测假阳性；标本凝固不全的纤维蛋白原残留造成非特异吸附 |

**2. 分析中** 分析中影响因素主要包括检测方法原理、室内质量控制、试剂性能、环境因素以及操作的规范性等（表 19-2）。

表 19-2　乙型肝炎临床免疫学检验方法的分析中质量控制

| 检测方法 | 试剂和操作 | 反应时间、温度 |
|---|---|---|
| ELISA | 试剂盒保存不当失效导致假阴性；洗板过程操作不当引起交叉污染可致假阳性；待测物含量超出方法学检测限，引起后带效应可致假阴性 | 因抗原-抗体反应受温度影响较大，气温过低可致假阴性；反应孵育时间不足时可导致假阴性；孵育时间过长可导致假阳性 |
| CLIA | 样本量过低导致吸取不足时可引起假阴性 | 气温过低可致假阴性 |
| 免疫渗滤层析法 | 试纸条未妥善密封时，潮湿的试纸条可能引起检测结果假阴性 | 气温过低可致假阴性，检测反应时间不足可引起假阴性 |

**3. 分析后** 分析后质量控制是检验报告准确审核的最后防线，其环节主要体现在检验结果的审核和发放、检验标本的保存管理以及检验结果的解释和临床反馈。临床工作中应高度重视分析后质量控制环节，如抗原检测结果为阴性并不能排除病毒感染的可能，同时由于方法学的局限性，HBsAg 的检测结果需结合乙型肝炎血清学其他指标作为诊断依据。HBsAg 阳性反应尤其是弱阳性反应样本，可采用表面抗原中和试验进行阳性确认。单独的 HBsAg 阳性，不能排除为假阳性的可能性，类似这样异常的检测结果出现时，需要检验专业人员分析检测结果是否符合规律，实验室也应建立复检流程，必要时可与临床医生沟通联系，保证结果的可靠性。

## （四）参考区间

HBsAg 阴性、抗-HBs 阴性、HBeAg 阴性、抗-HBe 阴性、抗-HBc 阴性。

## （五）结果判读

**1. ELISA 实验结果判读** 包括定性和定量两类。

（1）定性结果的判读：依据有两种，一是 P/N 比值：≥2.1 为阳性，二是 S/CO 比值：≥1 为阳性（竞争法除外）。

P/N 比值中的 P=待测样本吸光度−空白对照吸光度，N=阴性对照吸光度−空白对照吸光度，一般以 P/N≥2.1 为阳性；S/CO 比值中 S 为待测样本吸光度，CO 为 cut-off 值。cut-off 值设定标准有五种：①以阴性对照吸光度平均值×2.1 作为 cut-off 值。②将阳性对照吸光度值×系数+阴性对照吸光度值作为 cut-off 值，系数为试剂说明书给定。③检测大量正常人血清样本获得平均吸光度值，加 2 或 3 个标准差（SD）值，作为 cut-off 值。④检测大量正常人和阳性血清样本，如检测值为正态分布，则根据 u 检验的特点，以单侧 99.5% 的可信区间先分别确定阴性和阳性的 cut-off 值；如为非正态分布，则百分位数法单侧 95% 或 99.5% 来确定 cut-off 值。阴性和阳性人群的 cut-off 值确定后，根据"灰区"的大小，参考假阳性率和假阴性率确定 cut-off 值。⑤在第四种方法基础上，增加检测转化型血清（从阴性转变为阳性过程中的系列血清）样本，取假阳性和假阴性发生率最低，且能区别抗原转化至抗体出现点的吸光度值作为阳性判断值。目前应用最多的是第一种 cut-off 值确定方法。

（2）定量结果判读：是以系列已知浓度标准品测得的剂量反应曲线，即标准曲线来计算的。当检测得到一系列已知浓度标准品的吸光度值，利用吸光度值与浓度值建立函数关系，也称曲线拟合，再根据试剂反应信号趋势的不同，选择适合的曲线拟合方式绘制标准曲线。定量体外诊断试剂盒会用到的拟合方式种类很多，有直线拟合、指数曲线拟合、对数曲线拟合、双曲线模式、多项式模式和四参数拟合等等，我们可以通过查阅试剂盒说明书确定适宜的曲线拟合方式。

**2. CLIA 结果判读** 也包括定性和定量两类，判读标准参照 ELISA。

**3. 免疫渗滤层析法结果判读** 为定性检测，以反应区条带是否显色作为阴阳性的判断标准。显色为阳性，不显色为阴性（竞争法除外）。

### （六）临床应用

乙型肝炎病毒血清学标志物检测对急性病毒感染筛查以及慢性乙型肝炎患者疗效监测有重要意义（表 19-3）。

表 19-3　HBV 血清学标志物临床意义

| 血清学标志物 | | | | | | 临床意义 |
|---|---|---|---|---|---|---|
| HBsAg | 抗-HBs | HBeAg | 抗-HBe | 抗-HBc IgG | 抗-HBc IgM | |
| + | − | − | − | − | − | 急性乙型肝炎潜伏期，携带者 |
| + | − | + | − | − | − | 急性乙型肝炎早期或潜伏期 |
| + | − | + | − | − | + | 急性乙型肝炎早期，病毒复制活跃 |
| + | − | +/− | − | + | + | 急性乙型肝炎后期 |
| − | − | − | + | + | − | 急性 HBV 感染趋向恢复；慢性乙型肝炎携带者，病毒复制减弱 |
| + | − | − | − | + | − | 急慢性、无或低度 HBV 复制 |
| − | + | − | + | + | − | 乙型肝炎恢复期、既往感染 |
| − | + | − | − | + | − | 乙型肝炎恢复期、既往感染 |
| − | − | − | + | + | − | 既往感染 HBV 或 HBV 急性感染恢复期 |
| − | − | − | − | + | − | 恢复后期，表明 HBV 既往感染 |
| − | + | − | − | − | − | 感染恢复后或成功接种疫苗，具有免疫力 |

**1. HBsAg** 是乙型肝炎病毒的外壳蛋白，具有抗原性，无传染性，存在于乙型肝炎患者的血液、唾液、乳汁、汗液、泪水、鼻咽分泌物、精液及阴道分泌物中。通常在感染 HBV 1～2 周后出现，感染病毒后 2～6 个月，可在血清中检测到 HBsAg 阳性。急性乙型肝炎患者大部分可在病程早期

转阴，慢性乙型肝炎患者该指标可持续阳性。因此 HBsAg 可作为乙型肝炎早期诊断的指标，与其他标志物联合检测可诊断 HBsAg 携带者、急性乙型肝炎潜伏期、急性和慢性肝炎患者。HBsAg 阴性不能完全排除 HBV 感染。

此外，HBsAg 定量检测的临床应用还包括以下几方面：

（1）作为 HBV 携带者乙型肝炎病毒复制的参考指标：HBsAg 定量结果和 HBV DNA 水平有较高的呈正相关性，HBsAg 的定量检测能够准确地预测 HBV 的复制，作为病毒复制的补充参考指标。

（2）评价 HBV 感染的治疗应答，监测耐药：当出现 HBV 耐药突变时，血清 HBsAg 浓度和 HBV DNA 滴度通常在生化指标出现异常前即有升高。在 HBV 耐药突变出现后，血清 HBV DNA 持续升高，然而 HBsAg 的增加是瞬时的，与 ALT 的升高曲线相似。在某些患者中，血清 HBsAg 可在 HBV DNA 增加数月前即升高。除了监测 HBV DNA 水平之外，同时监测血清 HBsAg 浓度，有利于较早地发现在 HBV 感染治疗中的耐药突变。

（3）预测干扰素治疗应答：干扰素治疗 24 周的 HBeAg 阳性慢性乙型肝炎患者 HBsAg 水平是治疗应答的预测因素，PegIFN-α 治疗 24 周时低水平的 HBsAg 定量结果，是继续单药治疗 48 周后获得较高 HBeAg 血清学转换率的预测指标。

（4）定期监测、及早预测复发：治疗终点 HBsAg 定量水平可以作为预测复发的参考指标。

（5）确定原位肝移植患者乙型肝炎免疫球蛋白的使用剂量。

**2. 抗-HBs**　是一种保护性抗体，是感染恢复期或接种乙型肝炎疫苗有效的标志。绝大多数自愈性乙型肝炎病毒感染者在 HBsAg 消失后可检出抗-HBs。定量检测抗-HBs 对于评估疫苗接种效果具有重要意义。如果抗-HBs 浓度较低，应进行疫苗加强注射，以维持机体处于有效的免疫状态。

**3. HBeAg**　是病毒复制活跃的标志，阳性表示病毒在体内复制活跃，传染性较强，在恢复期较 HBsAg 先消失。HBeAg 持续阳性 3 个月以上表明有转为慢性感染的倾向。HBeAg 可刺激机体产生抗-HBe，抗病毒治疗过程中，HBeAg 浓度降低或转阴表明治疗有效。

**4. 抗-HBe**　多出现在急性乙型肝炎患者恢复期，也可出现在慢性乙型肝炎、肝硬化等患者中，并可长期存在。抗-HBe 出现晚于抗-HBs 抗体，但消失早于抗-HBs。

**5. 抗-HBc**　HBV 感染后，抗-HBc 是最早出现的特异性抗体，早期以 IgM 型为主，一般持续 6～18 周，较高滴度的抗 HBc IgM 常被作为急性 HBV 感染的指标。在隐匿性乙型肝炎患者中有 80% 为抗-HBc 阳性，其中 50% 伴有抗-HBs 阳性，因此，诊断隐匿性 HBV 感染时常结合其他血清学标志物和 HBV-DNA 结果综合分析。联合 HBsAg 或单独分析抗-HBc 的检测结果可用于化疗或免疫抑制治疗时评估 HBV 再激活风险。

二维码 19-3　知识聚焦二

---

**案例分析 19-2**

1. 该患者的慢性乙型肝炎诊断分期是？以及依据是什么？

该患者诊断分期是：HBeAg 阳性的慢性乙型肝炎，既免疫清除期。依据是：HBsAg 水平＞$1×10^4$IU/ml，HBeAg 阳性，HBV DNA＞$2×10^4$IU/ml。这些指标提示病毒复制活跃，肝功能异常表现（ALT 持续升高），且肝组织活检 G2/S2 期提示肝脏存在炎症及纤维化。

2. 哪些实验室检查指标可以用于慢性乙型病毒性肝炎的抗病毒治疗随访？

血清学指标包括：HBsAg、抗-HBs、HBeAg、抗-HBe、抗-HBc；分子生物学指标包括：HBV DNA 定量、HBV 基因分型、耐药突变株检测；生物化学指标包括：ALT、AST、总胆红素、血清白蛋白、PT、PTA 及国际标准化比值（INR）、血清 γ-GT、ALP、甲胎蛋白及其异质体 L3、维生素 K 缺乏或拮抗剂-Ⅱ诱导蛋白等。

对患者的治疗效果进行规律随访，需要结合上述实验室检查指标及影像学、病理学指标。通过分析这些检测结果，能够有效监测抗病毒治疗效果，例如：ALT、AST 等肝脏转氨酶是评估患者肝功能状态的重要检验指标，患者在接受抗病毒治疗后，随着病毒复制有效抑制，肝脏活动性炎症得到控制，转氨酶可快速下降至正常；HBV DNA 是判断病毒复制水平的关键性指标，慢性乙型肝炎患者应该在治疗后定期接受 HBV DNA 检测，以监测个体是否对抗病毒治疗产生良好的病毒学应答；乙型肝炎血清学五项检测（HBsAg、抗-HBs、HBeAg、抗-HBe、抗-HBc）对于评估治疗后患者感染和免疫状态具有重要意义，HBsAg 由阳性降为阴性，实现 HBsAg 的血清学转换是所有抗病毒治疗方案的一致目标。综上所述，上述乙型肝炎实验室指标可用于监测患者的治疗效果，长远来看也将对控制肝纤维化进展，降低肝细胞癌的发生发挥重要的临床作用。

---- 问题导航三：

1. 丙型肝炎的传播途径有哪些？
2. 丙型肝炎感染后最早出现的特异性抗体是哪种抗体？
3. 丙型肝炎病毒感染的免疫学检验方法有哪些？

# 第三节　丙型肝炎病毒感染与免疫检测

丙型肝炎病毒（hepatitis C virus，HCV）是引起丙型肝炎的病原体。与乙型肝炎相似，丙型肝炎也是常见的慢性进行性肝炎，主要传播途径包括血液传播、性传播及母婴垂直传播。HCV 感染慢性化概率高，感染者存在肝组织病理损伤并容易进行性加重，部分患者可进展为肝硬化甚至肝癌。丙型肝炎病毒感染的诊断标志物主要包括抗-HCV 抗体、HCV 核心抗原，选择准确的临床免疫学检验方法对丙型肝炎进行诊断，对于更好地防控丙型肝炎具有重要的临床意义。

## 案例 19-3

患者，男，37 岁，2 个月前曾有过输血史，现自诉全身乏力，食欲减退、恶心、腹胀、右季肋疼痛，查乙型、丙型肝炎病毒血清学标志物，结果显示抗-HCV 阳性。

### \*\*\* 医院检验报告单

| 姓名：\*\*\* | 病历号：\*\*\* | 标本条码：\*\*\*\*\*\*\*\*\* | 标本号：\*\*\* |
|---|---|---|---|
| 性别：男 | 科别：\*\*\* | 检测仪器：\*\*\*\*\*\* | 样本：血清 |
| 年龄：37 岁 | 床号：\*\*\* | 执行科室：检验科 | 标本状态：正常 |
| 送检项目：乙型肝炎五项+丙型肝炎抗体 | | 申请时间：\*\*\*\*\*\* | 送检医生：\*\*\* |

| 项目名称 | 定量结果 | 定性结果 | 参考范围 | 单位 |
|---|---|---|---|---|
| 乙型肝炎表面抗原（HBsAg） | 0.02 | 阴性 | IU/ml | 0.00～0.05 |
| 乙型肝炎表面抗体（抗-HBs） | 0.49 | 阴性 | mIU/ml | 0.00～10.00 |
| 乙型肝炎 e 抗原（HBeAg） | 0.05 | 阴性 | S/CO | 0.00～1.00 |
| 乙型肝炎 e 抗体（抗-HBe） | 1.80 | 阴性 | S/CO | >1.00 |
| 乙型肝炎核心抗体（抗-HBc） | 0.07 | 阴性 | S/CO | 0.00～1.00 |
| 丙型肝炎抗体（抗-HCV） | 9.50 | 阳性 | S/CO | 0.00～1.00 |

| 采集时间： | 送达时间： | 接收时间： | 检测时间： | 审核时间： |
|---|---|---|---|---|
| 采集者： | | 接收者： | 检验者： | 审核者： |

问题：

1. 哪些检测指标异常可以用于诊断丙型病毒性肝炎？
2. 如何解读该患者的血液检验报告？

## 一、丙型肝炎病毒的生物学特性及流行病学

丙型肝炎病毒（hepatitis C virus，HCV）是引起丙型肝炎的病原体，也是肠道外传播非甲、非乙型肝炎的主要病原体，具有较长的潜伏期。所致感染呈世界性分布，全球至少有2亿感染者。1991年由国际病毒分类与命名委员会将其归类为黄病毒科丙型肝炎病毒属，HCV呈球形，直径30～60nm，由包膜、衣壳和核心三部分组成，其表面突起。包膜来源于宿主细胞膜，其中镶嵌有病毒包膜蛋白。衣壳主要由核心蛋白构成，核心为一单股正链RNA，约9500个核苷酸组成。HCV在体内的存在形式有4种，即完整HCV颗粒、不完整HCV颗粒、与免疫球蛋白或脂蛋白结合的颗粒和由感染细胞释放含HCV成分的小泡。

HCV传染源包括患者和隐性感染者，传播途径多种多样，包括：①血液传播，如注射毒品、输血或血制品、血液透析、器官移植等；②性接触传播；③母婴传播；④家庭内接触传播，但约近半数HCV感染者传播途径不明。目前HCV占输血后肝炎的80%～90%。丙型肝炎能引起急性和慢性肝炎，且慢性丙型肝炎与原发性肝癌关系十分密切。HCV感染后，血液循环中最早出现的是病毒核酸，几乎同步出现HCV核心抗原，然后出现特异抗体，先是IgM，然后是IgG，IgG抗体出现后，可以长时间高浓度存在于HCV感染者血液循环中，因此，用于判断HCV感染的最常用的特异性血清学标志是抗-HCV抗体。抗-HCV抗体不是中和抗体，没有保护性，仅是感染的标志物。

## 二、丙型肝炎病毒的临床免疫学检验

### （一）检测方法及原理
**1. 抗-HCV IgG** 检测方法主要有酶联免疫吸附试验（ELISA）、化学发光法（CLIA）、胶体金法快速试验法和HCV抗体确认试验法。其中ELISA法包括间接法和双抗原夹心法。
**2. HCV核心抗原** 采用双抗体夹心模式检测，主要有ELISA和CLIA两类方法。
**3. HCV抗原-抗体联合检测** 采用双抗原-抗体夹心ELISA方法。

### （二）方法学评价
健康人群感染HCV后，从体内HCV病毒进行大量复制至产生的抗体含量增加到可检出水平，需要经过6～12周的时间，此阶段即称为HCV感染的"窗口期"，故而当待测标本抗-HCV阴性时，并不能排除所携带HCV具有传染性的可能，也因此抗HCV检测并不能全面反映HCV感染的真实情况。外周血中HCV核心抗原检测可以很大程度上缩短HCV感染后检测的"窗口期"，可将HCV感染后检测的"窗口期"从70天缩短至14天。HCV核心抗原抗体联合检测则可更为有效缩短检测的窗口期。

### （三）质量控制
丙型肝炎病毒的临床免疫学检验常用检测方法同本章第一节中抗-HAV抗体一致，质量控制可参见该节（三）中所述的内容。

### （四）参考区间
抗-HCV IgG阴性；HCV核心抗原阴性。

### （五）结果判读
ELISA、CLIA方法按试剂盒说明书进行。胶体金方法结果判读与前述胶体金试纸条检测方法相同。HCV确认试验法判定结果是每个膜条的实验结果中，对照线-1和对照线-2均必须出现，如果对照线-1和对照线-2均不出现或仅出现一条，则此条的检测结果无效。

### （六）临床应用
HCV是输血后非甲非乙型肝炎的重要病原，HCV感染可导致急性肝炎、慢性肝炎、肝硬化

等多种肝脏疾病。同时丙型肝炎是重要的血液传播疾病之一，是由 HCV 污染血液、血制品引起的输血后肝炎，目前通过抗 HCV 检测筛查献血者，可在很大程度上预防输血后丙型肝炎，但抗 HCV 阴性者经输血导致的 HCV 感染病例仍有发生。因此，进一步提高 HCV 检测方法的灵敏度和特异性，应用新的更灵敏、更特异的检测项目显得尤为重要。

二维码 19-4 知识聚焦三

**案例分析 19-3**

1. 哪些检测指标异常可以用于诊断丙型病毒性肝炎？

丙型肝炎病毒的血清学标志物包括抗-HCV IgG、HCV 核心抗原检测和 HCV 抗原-抗体联合检测。在本案例中，患者抗-HCV 阳性，结合既往史中患者曾经有过输血史，可以诊断为丙型病毒性肝炎。

2. 如何解读该患者的检验报告？

针对患者肝炎进行病因学的调查，临床开具了乙型肝炎及丙型肝炎的血清学标志物检测。乙型肝炎常用的五项标志物结果为：HBsAg 阴性、HBeAg 阴性、HBsAb 阴性、HBeAb 阴性、抗-HBc 阴性，可初步排除患者感染 HBV；抗-HCV 抗体检测为阳性，这提示患者可能感染了丙型肝炎病毒，建议进一步进行 HCV 核心抗原检测。

---- **问题导航四：**

1. 常见的病毒性肝炎类型中，除了甲、乙、丙型病毒性肝炎，还有哪些其他类型？
2. 诊断其他类型的病毒性肝炎，有哪些常用的免疫学检验项目？

# 第四节 其他肝炎病毒感染与免疫检测

引起病毒性肝炎的除最常见的甲型、乙型、丙型肝炎病毒外，还有其他病毒如丁型和戊型肝炎病毒、巨细胞病毒、EB 病毒和单纯疱疹病毒等。本节主要介绍丁型和戊型肝炎感染检测。

## 一、丁型和戊型肝炎病毒生物学特性及流行病学

### （一）丁型病毒性肝炎

丁型肝炎是由丁型肝炎病毒（hepatitis delta virus，HDV）感染引起的一种急、慢性肝脏疾病。HDV 于 1977 年被首次报道，当时它被认为是有严重肝病的 HBV 感染患者的核抗原。这种核抗原后来被认为是乙型肝炎病毒抗原，被称为德尔塔（delta）抗原。随后在黑猩猩中进行的实验表明，丁肝病毒抗原（hepatitis delta antigen，HDV Ag）是病原体的结构部分，需要 HBV 感染才能产生完整的病毒颗粒，整个基因组在 1986 年被克隆和测序。HDV 是一种缺陷病毒，需要依靠 HBV 进行自身复制，因此它只能在存在 HBV 的情况下传播，没有 HBV 就不会出现 HDV 感染，二者合并感染会加快肝脏细胞死亡和肝细胞癌的发展，因此被认为是慢性病毒性肝炎的最严重形式。HDV 最常见的传播方式是血液传播、性传播或其他体液传播，母婴垂直传播情况罕见。

据估计，全球近 5% 的慢性 HBV 感染者染有 HDV，乙型肝炎感染者中约五分之一的肝病和肝癌病例可归因为二者合并感染。但自 20 世纪 80 年代以来，丁型肝炎病毒感染的总体数量在世界范围内已出现下降，这一趋势主要归功于全球乙型肝炎病毒疫苗接种普及。

### （二）戊型病毒性肝炎

戊型病毒性肝炎是一种由戊型肝炎病毒（hepatitis E virus，HEV）感染引起的肝病。HEV 是一种直径为 32～34nm 的单链、无外壳的 RNA 病毒。

HEV 主经粪便-口途径传播，最常见的传播途径为经被污染的饮用水传播。HEV 感染通常

具有自限性，2～6周就可自愈，偶尔发展成重型肝炎（急性肝衰竭），可导致部分患者死亡。在受孕期间染上戊型肝炎时出现重型肝炎的频次较高。患有戊型肝炎的孕妇，尤其是妊娠中期或晚期的孕妇面临较高的急性肝衰竭、流产和死亡风险，据报道，妊娠晚期染上戊型肝炎，高达20%～25%的孕妇感染者会失去生命。

## 二、丁型和戊型肝炎病毒的临床免疫学检验

### （一）检测方法及原理

**1. 丁型肝炎病毒抗-HDV IgM 和抗-HDV IgG** HDV 感染可通过检测血清中 HDV 抗原、抗-HDV IgG、抗-HDV IgM 和抗-HDV 总抗体作出诊断，并通过在血清或肝组织活检中检测到 HDV RNA 确认。由于酶免法对 HDV Ag 的敏感性很差，所以最常见的经济便捷的方法为酶免法检测抗-HDV IgM 和抗-HDV IgG。

**2. 抗-HEV IgM 和抗-HEV IgG** HEV 感染的实验室检查手段主要为检测血清中的抗-HEV。尽管蛋白质印迹法比 ELISA 法具有更高的灵敏性和特异性，但操作方法较复杂，检测所需时间较长。聚合酶链反应（polymerase chain reaction，PCR）亦可用以检测戊型肝炎患者血清和粪便中 HEV RNA，且本法灵敏度高、特异性强，但在操作过程中易发生实验室污染而出现假阳性。还可以利用免疫电镜技术（immunoelectron microscopy，IEM）和免疫荧光（immunofluorescence，IF）法检测戊型肝炎患者粪便、胆汁和肝组织中 HEV 颗粒和 HEV 抗原，但因 HEV 在肝组织、胆汁和粪便中存在时间较短、阳性率较低，不宜作为常规检查。因此，目前在临床应用广泛的依然是 ELISA 方法。

### （二）方法学评价

ELISA 实验具有高灵敏度和特异性，但在极少数情况下，某些 HDV 突变体或亚型仍无法检测到。在疾病的早期阶段和一些免疫抑制个体中，也可能检测不到抗体。HEV 感染有时会因为宿主无应答或应答水平低，血清中的抗体因含量处于较低浓度水平而无法被检测到，因此，必要时仍依赖于 HEV RNA 的扩增实验。

### （三）质量控制

抗-HDV 抗体与抗-HEV 抗体的临床免疫学检验常用检测方法同本章第一节中抗-HAV 抗体的检测方法一致，质量控制可参见该节（三）中所述的内容。

### （四）参考区间

丁型肝炎：抗-HDV IgM 阴性；抗-HDV IgG 阴性。

戊型肝炎：抗-HEV IgM 阴性；抗-HEV IgG 阴性。

### （五）结果判读

按照试剂厂商提供的说明书要求判定结果，一般原则为首先判定阴、阳性对照、校准物和（或）质控物检测值是否符合说明书要求，然后计算结果判定值（CO），最后计算待测样本 S/CO 值，判定结果。样本 S/CO 值≥1.0 时结果为阳性，样本 S/CO 值<1.0 时结果为阴性。

### （六）临床应用

血清中抗 HDV 检测有助于 HDV 感染的诊断。人感染 HDV 后，最先能被检测出的是抗-HDV IgM，它在临床发病的 2 至 3 周即可检测到，但存在时间较短，通常于感染后 2 个月消失。抗-HDV IgG 出现于抗-HDV IgM 下降时，是诊断丁型肝炎的可靠指标，即使 HDV 感染终止后仍可持续多年。因此，抗-HDV IgM 阳性提示近期感染 HDV 或 HDV 感染急性期，有助于本病的早期诊断，并能区别 HBV 和 HDV 同时感染还是重叠感染，同时感染常出现一过性抗-HDV IgM，然后出现或不出现抗-HDV IgG；重叠感染时抗-HDV IgM 持续升高，提示症状加重，预后不良。

人感染 HEV 后，首先出现的是抗-HEV IgM，而后是抗-HEV IgG，急性期过后，抗-HEV IgM

逐渐消失,抗-HEV IgG 可长期存在。因此,抗-HEV IgM 可作为诊断急性 HEV 感染的可靠指标,抗-HEV IgG 则可作为机体既往感染 HEV 或注射过戊型肝炎疫苗有效的标志物。

（黄　晶）

# 第二十章 免疫缺陷病及其免疫检测

由遗传因素或其他原因造成免疫系统发育或免疫应答障碍而导致的一种或多种免疫功能不全称为免疫缺陷，由此所导致的各种临床综合征称为免疫缺陷病（immunodeficiency disease，IDD）。免疫缺陷患者可出现免疫细胞的发育、分化、增生、调节和代谢障碍，并引起机体免疫功能低下或缺陷，临床表现为反复或持续感染，可伴发过敏性疾病和自身免疫病，并有发生恶性肿瘤的倾向。

二维码 20-1 知识导图

**问题导航一：**

1. 免疫缺陷病按病因分为哪几类？
2. 免疫缺陷病的临床表现有哪些特点？

## 第一节 免疫缺陷病的分类和特点

### 一、免疫缺陷病的分类

免疫缺陷病种类繁多，按病因不同分为原发性免疫缺陷病（primary immunodeficiency disease，PID）和获得性免疫缺陷病（acquired immunodeficiency disease，AID）两大类。

#### （一）PID

PID 是主要由单基因突变导致免疫细胞数量异常或功能缺陷，引起感染、过敏、自身免疫、自身炎症及肿瘤易感等主要临床表型的一类疾病。2019 年国际免疫学会联合会（International Union of Immunology Societies，IUIS）专家将 430 种 PID 分为 10 大类疾病：①联合免疫缺陷病（combined immunodeficiency disease，CID）；②伴典型表现的联合免疫缺陷综合征；③抗体免疫缺陷病；④免疫失调性疾病；⑤吞噬细胞缺陷；⑥天然免疫缺陷；⑦自身炎症性疾病；⑧补体缺陷；⑨单基因骨髓衰竭综合征；⑩拟表型免疫疾病。

#### （二）AID

AID 是因感染、肿瘤、理化等因素导致暂时或永久性免疫功能受损，人群发病率较高，各年龄组人群均可发病。

### 二、免疫缺陷病的特点

IDD 患者因免疫细胞发育、分化、增生、调节和代谢异常，出现一系列临床表现：对病原体（细菌、病毒、真菌）甚至条件病原微生物高度易感；对自身免疫病及超敏反应性疾病易感；某些肿瘤特别是淋巴细胞恶性肿瘤的发生率增高。

二维码 20-2 知识聚焦一

**问题导航二：**

1. 原发性免疫缺陷病主要有哪些类型？
2. 常用于原发性免疫缺陷病诊断的检验项目有哪些？

# 第二节 原发性免疫缺陷病

原发性免疫缺陷病（PID）是一组与遗传相关的疾病，过去认为是罕见病，在人群中总的发病率约为 0.01%。然而，随着新发现的先天免疫缺陷和对临床分型的重新定义，这些疾病的总体发病率至少为 1/5000～1/1000。

## 案例 20-1

患儿，男，4 岁 3 个月。主诉：间断发热、咳嗽 1 个月。现病史：患儿 1 个月前出现发热，体温最高为 39℃，伴咳嗽，给予抗生素治疗后好转。1 周前再次出现反复发热、咳嗽，体温最高 39.6℃。1 日前来我院就诊，门诊查：血常规白细胞计数 $9.12×10^9$/L、中性粒细胞百分率 60.1%、淋巴细胞百分率 29.4%、血红蛋白含量 126g/L、血小板计数 $513×10^9$/L。胸片示左肺斑片状阴影，门诊以"左肺肺炎"收住院。既往史：2 岁前体健，1 年前至今易发生呼吸道感染。家族史无异常。辅助检查：IgG、IgA、IgM 均明显下降，总 Ig＜2.0g/L；主诊医师开具外周血淋巴细胞检测，检验结果如下：

### \*\*\* 医院检验报告单

| 姓名：\*\*\* | 病历号：\*\*\* | 标本条码：\*\*\*\*\*\*\*\*\* | | 标本号：\*\*\* |
|---|---|---|---|---|
| 性别：男 | 科别：\*\*\* | 检测仪器：流式细胞仪 | | 样本：全血 |
| 年龄：4 岁 | 床号：\*\*\* | 执行科室：检验科 | | 标本状态：正常 |
| 送检项目：淋巴细胞检测 | | 申请时间：\*\*\*\*\*\* | | 送检医生：\*\*\* |

| 项目名称 | 结果 | 提示 | 单位 | 参考区间 |
|---|---|---|---|---|
| 总 T 细胞（CD3$^+$） | 96.35 | ↑ | % | 50.00～82.00 |
| 总 T 细胞绝对值计数 | 4385 | ↑ | 个/μl | 723.00～2737.00 |
| CD8$^+$ T 细胞（CD8$^+$） | 40.2 | | % | 14.00～41.00 |
| CD8$^+$ T 细胞绝对值计数 | 1795 | ↑ | 个/μl | 220.00～1129.00 |
| CD4$^+$ T 细胞（CD4$^+$） | 50.8 | | % | 24.00～54.00 |
| CD4$^+$ T 细胞绝对值计数 | 2268 | ↑ | 个/μl | 404.00～1612.00 |
| CD4$^+$/CD8$^+$ | 0.73 | | % | 0.70～3.10 |
| NK 细胞（CD16$^+$CD56$^+$） | 3.13 | ↓ | % | 6.00～38.00 |
| NK 细胞绝对值计数 | 145 | ↓ | 个/μl | 150.00～1100.00 |
| 总 B 细胞（CD19$^+$） | 0.07 | ↓ | % | 5.00～21.00 |
| 总 B 细胞绝对值计数 | 3 | ↓ | 个/μl | 90.00～560.00 |
| 备注： | | | | |

| 采集时间： | 送达时间： | 接收时间： | 检测时间： | 审核时间： |
|---|---|---|---|---|
| 采集者： | | 接收者： | 检验者： | 审核者： |

**问题：**

依据该患儿的实验室检查结果并结合临床表现，应如何进行实验室诊断？

# 一、PID 的分类

## （一）联合免疫缺陷病

联合免疫缺陷病（CID）以 T 细胞缺陷为主，同时伴有不同程度的 B 细胞、自然杀伤（natural killer，NK）细胞缺陷，根据疾病严重程度又分为重症联合免疫缺陷病（severe combined immunodeficiency disease，SCID）和普通型 CID 两大类。同时涉及 T 和 B 细胞的免疫功能异常，是对人体免疫系统影响最大的免疫缺陷病，患者对细菌、病毒和真菌都易感。常在婴幼儿期因反复感染而致命，也可因接种某些减毒活疫苗引起全身严重感染而死亡。免疫功能检查可出现多项指标异常。

## （二）伴典型表现的联合免疫缺陷综合征

该组疾病异质性较强，其共同特点是在 CID 的基础上，伴有复杂的特征性临床表型。根据疾病特征分为 9 大类：①遗传性血小板减少性免疫缺陷；②未纳入 CID 的 DNA 修复酶缺陷性疾病；③胸腺缺陷伴先天畸形；④免疫-骨发育不良疾病；⑤高 IgE 综合征；⑥维生素 B12 和叶酸代谢缺陷；⑦无汗性外胚层发育不良伴免疫缺陷病；⑧钙通道缺陷；⑨其他联合免疫缺陷综合征。

## （三）以抗体缺陷为主的原发性免疫缺陷病

这是一类以抗体生成及抗体功能缺陷为特征的疾病，患者一般有血清 Ig 减少或缺乏，出生后 7～9 月龄开始发病，患者对肿瘤和自身免疫病易感，对有荚膜的化脓性细菌易感，但对真菌和病毒则不易感。这类疾病包括：①血清 Ig 和 B 细胞显著降低或缺失；②至少两类血清 Ig 显著降低伴 B 细胞功能正常或降低；③血清 IgG、IgA 显著降低伴 IgM 正常或伴 B 细胞数正常；④Ig 同种型缺陷或轻链缺陷伴 B 细胞数目正常。目前根据 39 种基因突变和 1 种染色体部分缺失分成 45 种原发性抗体缺陷病。

## （四）免疫失调性免疫缺陷病

免疫失调性免疫缺陷病主要是由于免疫失调节所致。分为 7 大类疾病：①家族性噬血淋巴组织细胞增生症；②伴有色素减退的家族性噬血淋巴组织细胞增生症；③调节性 T 细胞病；④伴或不伴淋巴细胞增生的自身免疫病；⑤自身免疫性淋巴细胞增生综合征；⑥合并结肠炎的免疫失调性疾病；⑦对 EB 病毒敏感的淋巴增殖性疾病。

## （五）吞噬细胞数量和（或）功能先天性免疫缺陷病

吞噬细胞缺陷占原发性免疫缺陷的 10%～15%。常影响吞噬细胞（例如单核细胞、巨噬细胞、粒细胞如中性粒细胞和嗜酸性粒细胞）的吞噬杀伤病原体的功能。这类疾病包括中性粒细胞分化缺陷、运动缺陷、呼吸爆发缺陷及其他非淋巴缺陷四种疾病。2019 版分类列出 41 种基因突变所致的 34 种原发性吞噬细胞缺陷性疾病。

## （六）天然免疫缺陷

天然免疫缺陷病是指与人体固有免疫相关的细胞、细胞因子或者受体发生缺陷的疾病。天然免疫缺陷病在原发性免疫缺陷病中占有较重要的位置，但是由于对此病的认识不足，临床上很多天然免疫缺陷的疾病无法确诊。该病分为 9 大类：①孟德尔式易感性分枝杆菌病（Mendelian susceptibility to mycobacterial disease，MSMD）；②疣状表皮发育不良；③严重病毒易感性疾病；④单纯疱疹病毒性脑炎；⑤侵袭性真菌感染；⑥慢性皮肤黏膜念珠菌病；⑦Toll 样受体信号通路缺陷；⑧其他非造血组织相关固有免疫缺陷；⑨白细胞相关固有免疫缺陷。

## （七）自身炎症性疾病

自身炎症性疾病是一组由固有免疫系统缺陷或失调导致的复发性或持续性的系统性炎症性疾病，导致发热（尤其是周期性发热）、皮疹、关节痛、关节炎、眼部病变等各部位炎症反应。分为 3 大类：①Ⅰ型干扰素病；②炎症体相关自身炎症性疾病；③非炎症体相关自身炎症性疾病。

### （八）补体缺陷

补体缺陷病多为常染色体隐性遗传，由补体固有成分、调节蛋白或补体受体中任一成分缺陷引起。补体固有成分缺陷患者表现为系统性红斑狼疮（systemic lupus erythematosus，SLE）样综合征、抗感染能力低下、易发生化脓性细菌感染。补体调节蛋白或补体受体缺陷者表现为抗感染能力降低。

### （九）单基因骨髓衰竭综合征

单基因骨髓衰竭综合征的临床特点包括全血细胞减少、先天性畸形及易患肿瘤，多数还具有反复感染，T、B 或 NK 细胞数量异常或功能缺陷，低免疫球蛋白血症等典型 PID 表型。

### （十）拟表型免疫性疾病

拟表型免疫性疾病包括体细胞基因突变、细胞因子或补体自身抗体产生导致的与经典 PID 表型类似疾病。

## 二、PID 的实验室检查

PID 的确诊依靠实验室免疫学检测和基因分析结果。反复不明原因的感染、起病很早的自身免疫病和阳性家族史提示有原发性免疫缺陷病的可能性，确诊该病必须有相应的实验室检查依据，明确免疫缺陷的性质。目前临床实验室还不可能测定全部免疫功能，一些实验技术仅在科研实验室才能进行。为此，在做该病的实验室检查时，可分为 3 个层次进行，即①初筛试验；②进一步检查；③特殊或研究性试验。其中初筛试验在疾病的初期筛查过程中尤其重要。

### （一）Ig 测定

包括血清 IgG、IgM、IgA 和 IgE。一般而言，年长儿童和成人总 Ig＞6g/L 属正常，＜4g/L 或 IgG＜2g/L 提示抗体缺陷。总 Ig 为 4～6g/L 或 IgG 2～4g/L 者为可疑抗体缺陷，应做进一步抗体反应试验或 IgG 亚类测定。由于个体差异，出生后至 2～3 岁期间各种 Ig 水平可低于同年龄正常范围，如果临床上没有反复感染表现，可暂不考虑免疫缺陷，亦不给予进一步检查。IgE 增高见于某些吞噬细胞功能异常，特别是趋化功能缺陷。

### （二）抗 A 和抗 B 同族凝集素

代表 IgM 类抗体功能，正常情况下，出生后 6 个月的婴儿抗 A、抗 B 滴度至少为 1∶8。湿疹-血小板减少-免疫缺陷综合征，也称威-奥综合征（Wiskott-Aldrich syndrome，WAS）患儿伴有低 IgM 血症时，同族凝集素滴度下降或测不出。

### （三）抗链球菌溶血素 O（ASO）和嗜异凝集素滴度

由于广泛接触诱发自然抗体的抗原，故一般人群嗜异凝集素（IgG）滴度均大于 1∶10。我国人群由于广泛接受抗菌药物，ASO 效价一般较低，若血清 ASO 在 12 岁后仍低于 50 单位可提示 IgG 抗体反应缺陷。

### （四）分泌型 IgA 水平

分泌型 IgA 缺乏常伴有选择性 IgA 缺乏症。一般测定唾液、泪鼻分泌物和胃液中分泌型 IgA。

### （五）外周血淋巴细胞绝对计数

外周血淋巴细胞约 80% 为 T 细胞，因此外周血淋巴细胞绝对计数可代表 T 细胞数量，正常值为 $2\times10^9\sim6\times10^9$/L；＜$2\times10^9$/L 为可疑 T 细胞减少。婴儿期如淋巴细胞绝对计数＜$3\times10^9$/L 应怀疑淋巴细胞减少症并进行复查，如仍＜$3\times10^9$/L，需进行免疫功能评估以明确病因。婴儿期淋巴细胞绝对计数＜$1.5\times10^9$/L 时，应高度怀疑 SCID。

### （六）迟发型皮肤超敏试验

代表 TH1 细胞功能。抗原皮内注射 24～72h 后观察局部反应，出现红斑及硬结为阳性结果，提示 TH1 细胞功能正常。常用的抗原为腮腺炎病毒疫苗、旧结核菌类或结核菌纯蛋白衍化物

（purified protein derivative tuberculin，PPD）、毛霉菌素、白念珠菌素、白喉类毒素。2 岁以内正常儿童可因未曾致敏，而出现阴性反应，故应同时进行 5 种以上抗原皮试，只要一种抗原皮试阳性，即说明 TH1 功能正常。

### （七）四唑氮蓝染料（nitroblue tetrazolium，NBT）试验

NBT 为淡黄色可溶性染料，还原后变成蓝黑色甲䐶（Formazane）颗粒。正常中性粒细胞进行吞噬时，糖代谢己糖磷酸旁路被激活，产生的氢离子和超氧根使 NBT 还原，未经刺激的中性粒细胞具有此还原能力者为 8%～14%，增高时提示细菌感染，慢性肉芽肿病患者通常低于 1%，甚至测不出。髓过氧化物酶缺乏症、中性粒细胞 G-6-PD 缺乏症等吞噬系统缺陷病时，NBT 阳性细胞百分数可明显减少。

### （八）补体 CH50 活性、C3 和 C4 水平

总补体 CH50 活性法测定的正常值为 50～100U/ml。新生儿期 C3 正常值为 570～1160mg/L，1～3 个月为 530～1310mg/L，3 个月至 1 岁为 620～1800mg/L，1～10 岁为 770～1950mg/L。新生儿期 C4 正常值为 70～230mg/L，1～3 个月为 70～270mg/L，3～10 岁为 70～400mg/L。

### （九）基因突变分析和产前诊断

二维码 20-3　知识聚焦二

多数 PID 为单基因遗传，对疾病编码基因的序列分析可发现突变位点和形式，用于确诊及进行家系调查。基因突变分析亦是该疾病产前诊断的重要技术，通过对绒毛膜或羊水进行采样可以对胎儿是否患有该病进行评估。

**案例分析 20-1**

依据该患儿的实验室检查结果并结合临床表现，应如何进行实验室诊断？

根据实验室检验报告单显示 B 细胞（CD19⁺）显著下降，为 0.07%，并且免疫球蛋白总 Ig 显著降低，小于 2.0g/L，T 细胞（CD3⁺）增高，提示该病为原发性 B 细胞缺陷病，结合该患者为男性儿童，反复呼吸道感染，三种免疫球蛋白（IgG、IgA、IgM）均降低，提示该病应该为 X 连锁无丙种球蛋白血症。

**问题导航三：**

诱发获得性免疫缺陷病的因素有哪些？

## 第三节　获得性免疫缺陷病

获得性免疫缺陷病是继发于其他疾病或由其他因素所致的免疫缺陷病。获得性免疫缺陷病的诱因包括：①肿瘤（白血病、淋巴瘤、骨髓瘤等）；②感染（结核分枝杆菌、麻风杆菌、人类免疫缺陷病毒（human immunodeficiency virus，HIV）、EB 病毒、麻疹病毒、风疹病毒、巨细胞病毒和寄生虫）；③外科手术及创伤（脾切除、胸腺切除、麻醉等）；④特殊器官或系统功能不全及消耗性疾病（糖尿病、尿毒症、肾病综合征等）；⑤免疫抑制剂（激素、环孢素 A）；⑥营养不良；⑦衰老等。

### 一、恶　性　肿　瘤

免疫系统肿瘤如霍奇金淋巴瘤、淋巴肉瘤、各类急慢性白血病以及骨髓瘤等，在发生淋巴细胞增殖紊乱同时伴随低丙种球蛋白血症和抗体反应低下，导致易发生化脓性细菌感染，伴有细胞免疫缺陷，使患者对结核分枝杆菌、隐球菌和带状疱疹病毒易感。

## 二、感 染 因 素

许多病原微生物包括病毒、细菌、真菌及原虫等感染常引起机体防御功能低下，使病情迁延且易合并其他病原体感染。如先天性风疹综合征的患儿，伴有 T、B 细胞免疫缺陷和血 IgG，IgA 明显降低；HIV 感染引起的获得性免疫缺陷综合征（acquired immune deficiency syndrome，AIDS）等。

## 三、射 线 和 药 物

射线、细胞毒性药物和免疫抑制剂等会损伤免疫系统，大剂量或长期应用将使机体的免疫功能遭受严重抑制甚至出现免疫缺陷，使机会性感染和肿瘤的发病率增加。大多数淋巴细胞对射线十分敏感，全身主要淋巴组织经 X 射线照射后，可出现持续数年之久的免疫功能低下。

药物引起的免疫缺陷主要与免疫抑制剂应用有关。能够抑制免疫功能的药物称为免疫抑制剂。通常将免疫抑制剂分为三类：抗炎药物（糖皮质固醇类药物）、细胞毒性药物（环磷酰胺、甲氨蝶呤）和真菌或细菌衍生物（环孢素、FK506、西罗莫司）。免疫抑制剂主要用于治疗移植排斥反应、自身免疫病、超敏反应性疾病等。免疫抑制剂的作用广泛，长期或大剂量免疫抑制疗法可使机体免疫功能遭受严重抑制甚至缺陷，导致机会感染和肿瘤的发病率增加。

糖皮质固醇是作用最强的天然免疫调节剂，可抑制多种免疫细胞功能。糖皮质固醇可引起暂时性循环白细胞（单核细胞、中性粒细胞和淋巴细胞）数量显著减少，24 小时后白细胞数恢复至正常水平。然而，嗜酸性粒细胞和嗜碱性粒细胞减少的持续时间则较长。糖皮质固醇抑制 T 细胞合成 IL-2；抑制 B 细胞合成各类 Ig。生理水平和药理水平的糖皮质固醇抑制多种细胞因子（IL-1、IL-2、IL-4、IL-6、IL-10、TNF-$\alpha$ 和 IFN-$\gamma$）的合成，但对细胞因子生物学活性的影响不明显。

环磷酰胺属烷化剂类免疫抑制剂，其本身不能使 DNA 发生烷化，但其代谢产物（环磷酰胺氮芥）能使 DNA 发生烷化。处于增生和分裂阶段的 T 细胞和 B 细胞对烷化剂较敏感。环磷酰胺除了使 T 细胞和 B 细胞数减少外，还抑制 T 和 B 细胞的功能。环磷酰胺对 T 和 B 细胞的作用因剂量不同而异。在低剂量条件下，B 细胞数减少甚于 T 细胞，CD8$^+$ T 细胞数减少甚于 CD4$^+$ T 细胞，CD4$^+$ T 细胞的功能相对增强，所以，低剂量环磷酰胺对免疫功能的影响主要是抑制细胞免疫而不是体液免疫。高剂量条件下各类淋巴细胞数减低程度相近，主要抑制抗体的生成。

甲氨蝶呤（methotrexate，MTX）作用原理：在二氢叶酸还原酶催化下，以还原型烟酰胺腺嘌呤二核苷酸磷酸作为供氢体，二氢叶酸被还原，形成四氢叶酸。四氢叶酸是一碳单位的载体，在嘌呤和嘧啶核苷酸的生物合成中起重要作用。叶酸类似物能与二氢叶酸还原酶发生不可逆结合，阻断了四氢叶酸的生成，从而抑制了有四氢叶酸参与的各种一碳单位转移反应。甲氨蝶呤是叶酸类似物，其主要作用点是胸腺嘧啶核苷酸合成反应中的一碳单位转移反应。长期使用甲氨蝶呤（常于 3 个月后）可引起各类免疫球蛋白合成减少。对 T 细胞及单核-巨噬细胞的影响尚无一致的报告。甲氨蝶呤抑制二氢叶酸还原酶活性导致的另一后果是腺苷的释放。腺苷对活化的多形核白细胞具有很强的抑制作用，因此，甲氨蝶呤也是炎症反应抑制剂。

环孢素 A（cyclosporin A，CsA）、FK506（tacrolimus）、西罗莫司（sirolimus）是导致免疫缺陷的常见免疫抑制药物。CsA 的作用是阻断 IL-2 依赖性 T 细胞增生和分化。作用机制是 CsA 与细胞内的环孢亲和素（cyclosporin）结合，形成的复合物与钙调磷酸酶结合并抑制其活性。对钙调磷酸酶活性的抑制使胞质转录因子 NF-AT 不能向核内转移，从而阻断了 IL-2 基因的转录。

FK506 的结构与 CsA 不同，属大环内酯类药物。但是，FK506 的作用机制与 CsA 相似。也是通过抑制钙调磷酸酶阻断 IL-2 基因的转录。所不同的是 FK506 不与环孢亲和素结合，而与细胞内的 FK 结合蛋白（FKBP）结合。西罗莫司也与 FKBP 结合，形成西罗莫司-FKBP 复合物。与该复合物作用的分子称为西罗莫司靶分子（mammalian target of rapamycin，MTOR）。西罗莫司的作用是抑制 T 细胞增生，机制是抑制 IL-2 依赖性信号转导通路，但确切机制尚待阐明。

# 四、营养不良

营养不良是获得性免疫缺陷最常见诱因之一。

## （一）营养不良的诱因

许多因素可造成营养不良。除食物短缺外，肿瘤恶病质、特殊器官系统功能不全及消耗性疾病等，可引起 Ig 或白细胞丢失；慢性肾病、消化系统疾患等可因营养不良而导致免疫功能障碍。营养不良通常影响细胞免疫、体液免疫、吞噬细胞功能、补体系统及细胞因子（IL-2、TNF 等）的合成。

## （二）营养不良影响免疫功能

营养不良极易造成淋巴样组织的损伤和功能不全。淋巴组织萎缩是营养不良导致的最显著的形态学特征。胸腺对营养不良最为敏感，营养不良儿童的胸腺除了体积和重量明显减低外，组织学观察显示皮质-髓质界限消失，皮质和髓质内淋巴样细胞极少，哈索尔（Hassall）小体增大、变性或钙化。脾萎缩见于脾小动脉周围区，淋巴结萎缩见于副皮质区。

## （三）营养不良的常见种类

**1. 蛋白-能量营养不良（PEM）**　蛋白-能量营养不良（PEM）影响免疫功能，中度/重度 PEM 影响淋巴细胞数量及功能，包括 $CD4^+$ T 细胞数减少；$CD4^+$ T/$CD8^+$ T 细胞比值下降；$CD4^+$ T 细胞对 B 细胞的辅助功能降低；有丝分裂原诱导的淋巴细胞增生性应答降低；外周血中不成熟 T 细胞增多（可能与白细胞脱氧核苷酸转移酶活性增高有关）；胸腺因子（thymulin）活性减低（可能是 T 细胞数量和功能异常的诱因）；常见疫苗诱导的分泌型 IgA 抗体应答减弱（是黏膜感染率升高的原因）。PEM 不影响巨噬细胞对微生物的摄入，但降低其细胞内杀灭微生物的能力。对吞噬功能的影响也与 PEM 导致的 C3、C5 和 B 因子合成减少有关，因为 C3b 是重要的调理素。PEM 患者的溶酶体酶合成轻度减低、黏膜表面有大量细菌黏附，创伤愈合功能受损，表明 PEM 也影响天然免疫。

**2. 微量元素与维生素缺乏**　微量元素与维生素可影响免疫功能。锌缺乏者可见皮肤迟发型超敏反应低下。$CD4^+$ T 细胞/$CD8^+$ T 细胞比值低于正常以及 T 细胞功能缺陷。锌缺乏引起的特殊病症是血清胸腺因子活性减低和淋巴样器官萎缩。锌缺乏引起的另一特殊病症是免疫功能的代间效应（inter-generation effect）。动物实验发现，锌缺乏孕鼠的 F1 代、F2 代，甚至 F3 代小鼠合成 IgM 的细胞数和 IgM 抗体水平均低于正常小鼠，锌缺乏的这种作用称为代间效应。

铁缺乏影响淋巴细胞和吞噬细胞功能，因其需要铁-依赖性酶的参与，所以铁缺乏时中性粒细胞杀伤细菌和真菌的能力下降，有丝分裂原或抗原诱导的淋巴细胞应答水平降低，NK 细胞功能受损。

硒缺乏对于免疫应答很重要。病毒在硒缺乏者体内更易发生突变，致病力也发生变化。例如，从硒缺乏小鼠分离的柯萨奇病毒可引起更为严重的心肌损伤。克山病的心肌损伤与柯萨奇病毒引起的小鼠心肌损伤相似。补充硒可缓解克山病患者的病情。

维生素 A 缺乏导致上皮化生，由于上皮结构的改变使黏附于上皮的细菌数增加。另外，维生素 A 缺乏还能导致某些亚群淋巴细胞数减少和对有丝分裂原的应答水平降低。维生素 B6 和叶酸缺乏可使细胞免疫和体液免疫受损。

## （四）营养不良的治疗现状

营养干预疗法已有可能用于预防高危人群的原发性和继发性感染。营养不良的住院患者是并发机会感染的高危人群。高营养饮食可增强其免疫力，降低发生败血症等并发症的危险和促进创伤的愈合。适度补充微量元素和维生素可提高老年人的免疫力，降低呼吸道感染的发病率和减少抗生素的用量。

二维码 20-4 知识聚焦三

# 五、其 他

获得性免疫缺陷病还可继发于肝肾功能不全性疾病、糖尿病、库欣综合征、大面积烧伤等疾病。

**问题导航四：**

1. HIV 感染的免疫学检验项目有哪些？
2. HIV 感染者的临床分期是什么？

# 第四节　获得性免疫缺陷综合征

获得性免疫缺陷综合征（acquired immune deficiency syndrome，AIDS）是由人类免疫缺陷病毒（human immunodeficiency virus，HIV）感染免疫系统细胞，破坏或损伤其功能，导致免疫系统发生进行性衰退，当免疫系统不能抵抗感染和疾病时，出现"免疫缺陷"，最终导致的以机会性感染、恶性肿瘤和神经系统病变为特征的临床综合征。

**案例 20-2**

患者，男，54 岁，因"间断咳嗽 1 个月，加重伴气短 10 天"入院。患者于 1 个月前受凉后出现间断性咳嗽，伴流涕，无咳痰，无发热。自行服用头孢类药物（具体药物及剂量不详）后流涕症状改善。近 10 天开始，咳嗽较前频繁，较剧烈，伴乏力、气短，尤以活动后明显，夜间无憋醒，可平卧，期间未予重视，未行系统诊治，病程中无发热、肉眼血尿、关节肿痛、口眼干燥、肌痛。今为求明确诊治于我院就诊，门诊以"间质性肺炎"收入院，发病以来睡眠尚可，饮食欠佳、二便如常，近 4 个月体重减轻 10kg。高血压病史 25 年，平素规律服用降压药物，血压控制尚可。吸烟史 25 年。自述戒烟三年，饮酒史 20 年，每日饮酒约半斤。经追问，承认有冶游史。体格检查：体温 36.8℃，脉搏 88 次/分，呼吸 18 次/分，血压 89/51mmHg，一般状态欠佳，意识清楚。浅表淋巴结无肿大，球结膜无充血，睑结膜苍白，口唇苍白，颈静脉无明显充盈，双肺叩诊清音，听诊呼吸音正常，未闻及干湿啰音。心率 88 次/分，节律规整，未闻及病理性杂音，腹软，无压痛和反跳痛。主诊医师开具术前四项检测，检验结果如下：

## ＊＊＊ 医院检验报告单

| 姓名：＊＊＊ | | 病历号：＊＊＊ | 标本条码：＊＊＊＊＊＊＊＊＊ | | 标本号：＊＊＊ |
|---|---|---|---|---|---|
| 性别：男 | | 科别：＊＊＊ | 检测仪器：化学发光免疫分析仪 | | 样本：血清 |
| 年龄：54 岁 | | 床号：＊＊＊ | 执行科室：检验科 | | 标本状态：正常 |
| 送检项目：术前四项 | | | 申请时间：＊＊＊＊＊＊ | | 送检医生：＊＊＊ |
| 项目名称 | 结果 | | 提示 | 单位 | 参考区间 |
| 乙型肝炎病毒表面抗原 | 0.02 | | 阴性 | IU/ml | 0.00～0.05 |
| 丙型肝炎病毒抗体 | 0.02 | | 阴性 | S/CO | 0.00～1.00 |
| HIV 抗原抗体联合检测 | | | | S/CO | 0.00～1.00 |
| 梅毒螺旋体抗体 | 0.02 | | 阴性 | S/CO | 0.00～1.00 |
| 备注：HIV 感染待确定 | | | | | |

| 采集时间： | 送达时间： | 接收时间： | 检测时间： | 审核时间： |
|---|---|---|---|---|
| 采集者： | | 接收者： | 检验者： | 审核者： |

**问题：**

根据检验报告单，患者下一步应该如何进行确定诊断？

# 一、HIV 的感染途径

HIV 的主要传播途径包括：①与感染者发生未保护的性行为；②输入受 HIV 污染的血液；③共用受 HIV 污染的针头、针具或其他锐器；④母婴垂直传播，受 HIV 感染的母亲在妊娠、分娩或哺乳期间可将 HIV 传播给胎儿或婴儿。

# 二、HIV 的致病机制

HIV 属于逆转录病毒科慢病毒属，可分为 HIV-1 和 HIV-2 两型，前者为目前全球范围内流行的主要病毒株。HIV 主要侵犯宿主的 $CD4^+$ 细胞（T 细胞、单核-巨噬细胞、树突状细胞和神经胶质瘤细胞等）。HIV 通过其外膜糖蛋白 gp120 与靶细胞膜表面 CD4 分子结合，介导病毒的吸附和侵入。然而仅有 CD4 本身并不能有效地介导病毒的侵入过程，还必须有辅助因子的参与。HIV 在感染靶细胞时 gp120 先与靶细胞上的 CD4 分子发生特异性结合，引起 gp120 发生构象变化，暴露出（或者新形成）gp120 上与辅助受体结合的区域。与辅助受体结合后，gp120 进一步变构，使 gp41 的融合肽从原来隐藏于 gp120 下被暴露出来，插入靶细胞膜中，病毒包膜与细胞膜融合，病毒得以侵入靶细胞。

## （一）HIV 与辅助受体的相互作用

HIV 的辅助受体为趋化因子受体。趋化因子受体是一组细胞表面的 7 次跨膜的 G 蛋白偶联受体，可分为 CC、CXC、CC/CXC、C、CX3C 几种类型。作为 HIV 辅助受体的有 CCR5、CCR3、CCR2b、CXCR4 等，其中最主要是 CXCR4 和 CCR5。

CCR5 表达在巨噬细胞和某些 T 细胞的表面，当病毒感染巨噬细胞和一些 T 细胞时，巨噬细胞嗜性 HIV 利用 CCR5 作为它们的辅助受体。对于 CCR5 来说，gp120 主要与 CCR5 的 N 端和第二胞外区相互作用。研究表明 V3 环的基部和冠部对 gp120 结合 CCR5 是至关重要的，而单独 V3 环的冠部决定了病毒的嗜性。V1 和 V2 区对病毒在巨噬细胞中进行有效复制也具有重要作用。如果去掉 HIV SF2 株 V2 区的两个 N-糖基化位点，SF2 毒株就由 T 细胞系嗜性变为巨噬细胞嗜性。

CXCR4 表达在许多 T 细胞上，但通常并不存在于巨噬细胞上，也不被巨噬细胞嗜性 HIV 结合。CXCR4 在 HIV 进入 T 细胞过程中起重要作用，与 CCR5 相似，其 N-末端和细胞外区是与 V3 环结合的主要部位。V3 环对 HIV 感染 T 细胞系是必需的，但不是唯一的。一些研究表明，V4、V5 环与 T 细胞系感染有关，另一些研究则显示 V3 环和 V1 环之间的相互作用也与之有关。

## （二）HIV 的变异与免疫逃逸

**1. HIV 的变异机制**　HIV 具有高度变异性，即病毒具有不断改变其关键区域的核苷酸以及氨基酸序列而维持其功能的能力。高度变异是 HIV 及其他逆转录病毒所具有的显著特征，变异主要来自逆转录过程。研究表明，HIV 一个核苷酸位点每年的替换率为 $10^3$，因其复制的三个过程（逆转录、正链 DNA 合成和转录）无一具有校正功能，较大多数真核生物基因的变异速率高 100 万倍，因此，HIV 在核酸复制时不能及时清除错误的核苷酸，发生随机变异。另外，HIV 的高度变异性也来自于宿主免疫选择压力作用。在宿主免疫压力作用下，使能激发宿主体液或细胞免疫的基因组的变异高于其他部位。病毒的基因重组也引起病毒的变异。HIV 的变异水平在所有 RNA 病毒中是最高的。

**2. HIV 的免疫逃逸**　HIV 在体内发生氨基酸序列的改变，可逃逸特异性抗体对其的中和反应。其变异也可使 HIV 在感染的不同阶段利用不同的辅助受体，从而增加了 HIV 逃逸人体免疫系统攻击的可能性。

（1）HIV 包膜糖蛋白上糖基化位点改变：暴露在病毒表面和被感染细胞表面的 HIV 包膜糖蛋白本可成为抗体作用的靶点。随着感染的不断发展，HIV 的包膜基因不断发生突变，引起存在于病毒表面上的多糖位点发生数量和种类的变化，使病毒粒子表面为糖链所覆盖，帮助 HIV 逃逸机体免疫细胞识别和攻击。

（2）HIV 构象改变：当 gp120 和免疫细胞细胞膜上的 CD4 分子结合时，它会发生构象改变且诱发一连串反应使病毒进入细胞内。目前已有研究获得了第一张 gp120 蛋白质在未与 CD4 结合情况下的晶体结构，揭示了自未结合到结合这一过程，该蛋白质经历的显著结构变化，提示此结构的改变造成病毒在进入细胞中能逃脱免疫系统的监测。

## 三、HIV 感染者的临床分期

从感染 HIV 到发病有一个完整的自然过程，临床上将这个过程划分为四个明显的阶段：急性感染期、潜伏期、艾滋病前期、典型艾滋病期。

### （一）急性感染期

HIV 进入人体后经过数小时即可穿过黏膜上皮引起 T 细胞感染，在 24～48 小时内到达局部淋巴结，约 5 天在外周血中可以检测到病毒。临床上伴随短期的类似感冒的症状。在这个阶段由于外周血中产生大量的 HIV，免疫系统通过产生 HIV 抗体和细胞毒性淋巴细胞来抵抗病毒，这个过程表现为血清转换。如果在血清转换完成之前进行 HIV 抗体检测，结果可能是阴性。

### （二）潜伏期

该阶段平均持续 7～10 年，虽然可能出现腺体肿胀表现，但是此阶段临床不易观察到显著症状。在外周血中的 HIV 数量会降到很低的水平，但是感染个体仍然具有传染性，血液中可以检测到 HIV 抗体。研究表明这个阶段的 HIV 并没有处于休眠期，而是在淋巴结中进行活跃的复制。

### （三）艾滋病前期

随着时间的推移，人体的免疫系统会被 HIV 严重破坏，发生这种现象的主要原因有 3 个：①因为 HIV 在个体体内持续多年活动，淋巴结和淋巴组织逐渐被损坏或者"耗尽"；② HIV 发生基因突变并且变得更易致病，导致更多的辅助性 T 细胞被耗损；③机体未能及时替换损失的辅助性 T 细胞。

因为免疫系统的损坏，各种临床症状逐步出现。最初各种临床表现相对轻微，但是随着免疫功能的日渐减低，各种临床症状将相继加重。

### （四）典型艾滋病期

随着免疫系统破坏的进一步加剧，患者 $CD4^+ T$ 细胞数目降至 200 个/μl 以下，此时将表现为艾滋病期相关症状、机会性感染及恶性肿瘤。

## 四、HIV 体外存活时间

离开血液和体液的 HIV 无法长期存活，HIV 在体外的存活时间主要取决于病毒浓度。在实验室培养的病毒浓度高于 HIV 感染者血液病毒浓度 10 万倍以上，这种组织培养液中的 HIV，在室温环境中可以存活 15 天，37℃可存活 11 天。HIV 感染的血液溢洒在环境中，当血液的病毒含量较高时，血液在室温中放置 96 小时，病毒仍然具有活力。注射器内残留的血液，如果遇到新鲜的淋巴细胞，HIV 有可能在其中不断复制、传播。干燥可明显降低 HIV 的生存活力。在灭菌干燥滤纸片上的 HIV，死亡时间大概在 10～20 分钟之间。病毒在不同环境物品表面中感染活力下降速度和存活时间明显不同，在吸水性材料表面可以存活至少 24 小时，然而在表面光滑、不吸水的材料表面可以存活超过 48 小时。干燥后的 HIV 相对脆弱，即便是实验室的高浓度培养物，也会在几小时内快速失活 90%～99%。残留在用过的注射针头的血液 HIV 不易干燥，可使 HIV 残存数天。

## 五、HIV 感染的免疫学检测

HIV 从感染人体到能被检测出的这段时间称为"窗口期"，在此期间的感染者同艾滋病患者一样具有传染性。在 HIV 感染后，各类感染标志物中最先检测到的是病毒 RNA，其次是 p24 抗原，HIV 抗体的检出则为最晚。缩短窗口期，及早发现感染者，对于控制 HIV 流行有重要的作用。随着检测技术的不断进展，目前 HIV 血清标志物的窗口期已逐渐缩短。

## （一）HIV 血清学检测

HIV 的实验室诊断主要依靠血清学检测，是艾滋病诊断的一项重要指标。HIV 特异性抗体检测是 HIV 血清学检测的常规方法，分为筛查试验和确证试验。

**1. HIV 筛查试验** HIV 筛查试验包括酶联免疫吸附试验（ELISA）、化学发光或免疫荧光试验（CLIA/IFA）、快速检测试验、明胶颗粒凝集、免疫层析、免疫渗滤。

（1）检测方法

1）ELISA：检测试剂已经发展到第四代。前两代试剂采用的是间接法，目前已淘汰。第三代利用双抗原夹心法对 HIV 进行检测，将"窗口期"由 10 周缩短至 3 周。1998 年第四代试剂研制成功，在第三代检测基础上增加了对 p24 抗原的检测，进一步提高了试剂敏感性，对于 HIV 感染的早期诊断优于第三代试剂。然而，由于抗原和抗体同时包被在反应板上，存在互相干扰的可能，检测的敏感性和特异性可能会受到影响，出现既检测不到 p24 抗原也检测不到抗体的现象，称为"第 2 窗口期"。尽管这种情况很少见，但也需引起检验人员的注意。

2）CLIA：是近年来筛查 HIV 抗体的新方法，具有灵敏度高、标本随到随查、上机自动化、检测时间短等优点，同时可以检测 HIV-1 p24 抗原，对避免艾滋病的漏诊起到了重要的保障作用，是一种理想的 HIV 抗原抗体检测方法。但是由于化学发光法灵敏度高造成了其特异性相应降低，在实际应用当中难免出现假阳性标本，增加了标本的复检率和检验成本。

3）快速检测试验：这类试验简便快速，适用于应急检测、门诊急诊检测、预防母婴传播和自愿咨询检测门诊（voluntary counseling and testing，VCT）及检测点等。一般 10～30 分钟即可得出结果。

4）明胶凝集试验：将 HIV 抗原致敏明胶颗粒作为载体，与待检样品作用，混匀后保温。当待检样品含有 HIV 抗体时，明胶颗粒与抗体发生凝集反应，根据明胶颗粒凝集情况判读结果。适合于少量标本测定，灵敏度和特异性不如 ELISA 试验。

5）免疫渗滤试验：包括斑点 ELISA 试验和斑点免疫胶体金（或胶体硒）快速试验，其原理是以硝酸纤维素膜为载体，将 HIV 抗原滴在膜上成点状，即为固相抗原。加入血清样本，阳性结果在膜上抗原部位显示出有色斑点。

6）免疫层析试验：以硝酸纤维膜为载体，HIV 抗原线状固定在膜上，待检样品沿着固相载体迁移，阳性结果在膜上抗原部位显示出有色条带。

（2）结果报告

1）HIV 抗体筛查试验：抗体筛查无阳性反应，由实施检测的实验室出具"HIV 抗体阴性"报告。筛查试验呈现阳性反应，不能向受检者出具 HIV 抗体阳性报告，需进行 HIV 抗体复检试验（使用原有试剂双孔/双份检测或使用两种不同试剂进行重复检测）。两次复检试验抗体均无阳性反应，出具"HIV 抗体阴性"报告；复检试验有反应（均有阳性反应或一孔/份有阳性反应，另一孔/份无阳性反应），报告为"HIV 感染待确定"，不能出具阳性报告，需进一步做补充试验（包括 HIV 抗体确证试验或 HIV 核酸检测）。HIV 抗体筛查试验检测流程如图 20-1 所示。

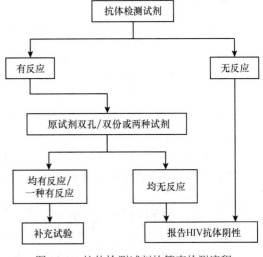

图 20-1 抗体检测试剂的筛查检测流程

2）HIV 抗原筛查试验：HIV 抗原检测分为定性检测和定量检测，其中定性检测又分为筛查试验、中和试验。中和试验主要是 p24 抗原检测的补充试验，还可做 HIV-1 RNA 的定性或定量检测，以排除筛查试验的假阳性。

对于定性检测，HIV-1p24 抗原筛查试验有反应的样品必须经过中和试验确证以后才能判断阳性或阴性。HIV-1p24 抗原阳性仅作为 HIV 感染的辅助诊断依据。HIV-1p24 抗原阴性结果不能排除 HIV 感染。

3）抗体抗原检测试剂的筛查试验：近年来随着检验方法的改进，临床常用的 HIV 血清学检测方法如 ELISA、CLIA 已能满足在一次试验中同时检测 HIV 抗体与抗原的要求。这类抗体抗原检测试剂分为两类，一类是抗体和抗原分别在不同的反应体系内，结果可区分抗体和抗原检测的结果；另一类是抗体和抗原在一个反应体系内，获得抗体抗原总结果，不能区分抗体和抗原检测的结果。

二维码 20-5　扩展阅读

抗原抗体检测试剂筛查结果的报告流程

抗体抗原试剂在筛查试验中的应用价值已越来越受到重视，对此中国疾病预防控制中心在《全国艾滋病检测技术规范（2020 年修订版）》中对其检测流程进行了修订，进一步解释了抗原抗体检测结果应如何进行报告和复核，详细知识请参考以下数字资源"抗原抗体检测试剂筛查结果的报告流程"。

（3）临床意义

1）HIV 抗体检测的临床意义：可用于确定个体 HIV 感染状况，包括临床检测、自愿咨询检测、体检等；为了防止输血传播 HIV，包括献血员筛查和原料血浆筛查；为了解不同人群 HIV 感染率及其变化趋势而进行的监测，包括各类高危人群、重点人群和一般人群。

2）HIV 抗原检测的临床意义：用于处于 HIV 感染窗口期、HIV 抗体不确定者或 HIV 阳性母亲所生婴儿的鉴别诊断；用于第四代 HIV 检测试剂（抗体抗原联合检测试剂）阳性结果的辅助诊断；用于 HIV 分离培养、病毒复制状况的监测；用于接受 HIV 疫苗临床试验受试者 HIV 感染的鉴别诊断。

**2. HIV 抗体确证试验**　包括免疫印迹试验、重组/线性免疫印迹试验（recombination immunoblot assay/line immunoassay，RIBA/LIA）等方法。

（1）检测方法

1）WB 试验：根据硝酸纤维素条膜特异性 HIV 抗原位置上出现的带型不同来判断 HIV 抗体为阳性、阴性和不确定，是确证 HIV 感染的"金标准"。WB 试验相对 ELISA 方法复杂、要求高，且必须在有资格的 HIV 抗体确证实验室进行，因此不能直接用于临床样品的检测，该方法的准确率＞99%，假阳性率约为 0.0006%。

2）RIBA：试验敏感性和特异性比 WB 实验方法高，但费时且技术难度较大，难以普及推广。

3）LIA：试验检测原理与 WB 试验基本相同，只是用重组抗原或合成肽作抗原来替代 WB 的裂解物抗原。该试验的优点是检测时抗干扰强、特异性高，降低了一些非特异性免疫反应的发生概率；缺点是合成抗原不能糖基化，在某种程度上影响了 HIV 抗原检测抗体的能力。

（2）结果报告：符合 HIV-1 或 HIV-2 抗体阳性判断标准，报告"HIV-1 抗体阳性"或"HIV-2 抗体阳性"，并按规定做好检测后咨询和疫情报告；符合 HIV 抗体阴性判断标准，报告"HIV 抗体阴性"。

如出现以下情况，送检样本有必要进行 HIV 核酸检测或在 2～4 周后接受随访复检：①患者疑似"窗口期"感染；②确证试验中出现条带，但不满足 HIV 抗体阳性诊断条件，此时应报告"HIV 抗体不确定"。

## （二）CD4$^+$淋巴细胞检测

CD4$^+$ T 细胞是表达 CD4 分子的辅助性 T 细胞。在 HIV 感染和疾病进展的过程中，CD4$^+$ T 细胞既是发挥抗 HIV 病毒免疫作用的主要细胞，也是 HIV 病毒攻击的靶细胞。HIV 感染后 CD4$^+$ T

细胞降低会导致肠道黏膜屏障破坏、微生物转移、系统免疫激活等一系列反应，与疾病的快速进展密切相关，因此对于 CD4$^+$T 细胞的检测是进行 HIV 感染和 AIDS 的分期和判断疗效的主要指标。

**1.检测方法**　目前最为常用的检测方法是向新鲜采集的外周血样本中加入已知数量的参考微球和荧光标记抗体，结合流式细胞检测技术，对样本中 CD4$^+$T 细胞进行定量，得到绝对数和占总淋巴细胞百分比。每批样本的检测须同时设立标准品保证检测数据的准确和稳定性。

**2.结果报告**　最新版《艾滋病和艾滋病病毒感染诊断》WS 293—2019 标准中，将 CD4$^+$T 细胞检测分为 CD4$^+$T 细胞计数和百分比两类：

CD4$^+$T 细胞计数，即每微升外周血中含有的 CD4$^+$T 细胞的数量，适用于成人及 5 岁以上儿童和青少年。该人群 CD4$^+$T 细胞计数≥500 个/μl，提示无免疫缺陷；350～499 个/μl，提示中度免疫缺陷；<200 个/μl，提示重度免疫缺陷。

CD4$^+$T 细胞百分比即外周血中 CD4$^+$T 细胞占总淋巴细胞的百分比，适用于 5 岁以下儿童。该人群 CD4$^+$T 细胞在外周血 T 细胞中百分比>35%（<12 月龄），或>30%（12～36 月龄），或>25%（37～60 月龄），提示无免疫缺陷；30%～35%（小于 12 月龄），或 25%～30%（12～36 月龄），或 20%～25%（37～60 月龄），提示轻度免疫缺陷；25%～29%（<12 月龄），或 20%～24%（12～36 月龄），或 15%～19%（37～60 月龄），提示中度免疫缺陷；<25%（<12 月龄），或<20%（12～36 月龄）或<15%（37～60 月龄），提示重度免疫缺陷。

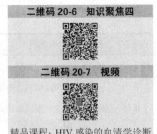

二维码 20-6　知识聚焦四

二维码 20-7　视频

精品课程：HIV 感染的血清学诊断

**3.临床意义**　主要包括以下几个方面：①用于 HIV 感染免疫状态和临床分期；②用于疾病进展监测；③用于机会性感染的风险评估；④用于抗病毒治疗适应证选择及疗效评价；⑤用于免疫重建监测。

---

**案例分析 20-2**

根据检验报告单，患者下一步应该如何进行确定诊断？

该实验室检验报告单未出具 HIV 抗体检测结果，并备注提示"HIV 感染待确定"。这是临床检验工作中向临床发布 HIV 筛查试验阳性的基本报告格式。对于 HIV 筛查试验阳性的样本，须送至上级实验室，如疾控中心，进行确证试验加以进一步证明该患者是否感染 HIV。常用的 HIV 感染确证试验包括：免疫印迹试验、重组/线性免疫印迹试验等。筛查试验阳性送检时应按要求填写复检单，详细填写患者的基本信息及初筛结果，送检后应向临床及患者做好解释工作。

（周海舟）

# 第二十一章　超敏反应性疾病及其免疫检测

　　超敏反应（hypersensitivity），即过高的、异常的免疫应答，是机体与抗原性物质在一定条件下相互作用，产生致敏淋巴细胞或特异性抗体，当机体再次受到相同抗原刺激后，产生过度的抗原特异性免疫反应，造成机体生理功能紊乱和组织损害的免疫病理反应，形成临床症状或疾病，这类疾病就是超敏反应性疾病。

二维码 21-1　知识导图

　　20 世纪 60 年代，盖尔（Gell）和库姆斯（Coombs）根据超敏反应的免疫机制，反应时间等特征将其分为 4 种类型，4 种超敏反应的基本特点见表 21-1。

表 21-1　超敏反应的分类及其特点

| 类型 | 反应特点 | 发生时间（再次接触抗原后） | 反应机制 |
| --- | --- | --- | --- |
| Ⅰ 型 | 速发型 | 2～30 分钟 | 特异性 IgE 所致的致敏细胞脱颗粒效应 |
| Ⅱ 型 | 细胞毒型或细胞溶解型 | 5～8 小时 | 抗体（IgG 和 IgM）、补体介导的细胞毒性反应 |
| Ⅲ 型 | 免疫复合物型或血管炎型 | 2～8 小时 | 中等大小免疫复合物的沉积 |
| Ⅳ 型 | 迟发型 | 24～72 小时 | T 细胞介导的细胞毒性作用 |

　　不同类型的超敏反应性疾病，由于其发生机制不同，实验室辅助诊断的免疫检测方法也各不相同，本章将结合临床案例介绍各种类型超敏反应性疾病的免疫检测方法。

-----　问题导航一：-------------------------------------------------------

1. 血清 IgE 检测常用的方法是什么？
2. 支持诊断超敏反应性疾病的临床免疫学检验项目有哪些？
3. 可用于检测变应原的体内外检测项目包括哪几种？

--------------------------------------------------------------------------

## 第一节　Ⅰ型超敏反应及其免疫检测

　　Ⅰ型超敏反应主要由特异性 IgE 抗体介导产生，可以在第二次接触相同抗原后数分钟内发生反应，发生于局部或全身，也称为过敏反应（anaphylaxis）或速发型超敏反应（immediate hypersensitivity）。对相应抗原易产生 IgE 抗体的患者称为特应性个体或过敏体质个体。Ⅰ型超敏反应发生快，消退也快。通常只导致机体生理功能紊乱，极少引起组织损伤。IgE 介导肥大细胞、嗜碱性粒细胞释放活性介质引起局部或全身反应，其主要病理改变是平滑肌收缩、腺体分泌增加和毛细血管扩张，有明显的个体差异和遗传倾向。

**案例 21-1**

　　患者，男，58 岁，因"面部红斑 1 年余，泛发全身伴瘙痒、疼痛 5 个月余"就诊。入院前 1 年余，患者双侧面颊部出现红斑，伴瘙痒，外用护肤品后左侧好转。其后反复发作并加重，累及对侧面部、眼周，伴渗出、肿胀明显，诊断为"激素依赖性皮炎"，予以"康复新液"外用后病情加重，出现肿胀、渗出、结痂等表现，后予以"地奈德乳膏、复方多黏菌素 B 软膏"治疗后未见好转，红斑进一步累及躯干。

其血常规、肝功能及免疫系统功能的检测结果（部分）如下：

### ***医院检验报告单

| 姓名: *** | 病历号: *** | 标本条码: ********* | 标本号: *** |
|---|---|---|---|
| 性别: 男 | 科别: 皮肤性病科 | 检测仪器: ****** | 样本: 血清 |
| 年龄: 58 岁 | 床号: *** | 执行科室: 检验科 | 标本状态: 正常 |
| 送检项目: ********* | | 申请时间: ****** | 送检医生: *** |

| 项目名称 | 结果 | 提示 | 单位 | 参考区间 |
|---|---|---|---|---|
| 红细胞计数 | 4.9 | | $10^{12}/L$ | 4.3～5.8 |
| 血小板计数 | 289 | | $10^9/L$ | 100～300 |
| 白细胞计数 | 9.08 | | $10^9/L$ | 3.5～9.5 |
| 中性分叶核粒细胞百分率 | 61.8 | | % | 40～75 |
| 淋巴细胞百分率 | 24.6 | | % | 20～50 |
| 单核细胞百分率 | 9.2 | | % | 3～10 |
| 嗜酸性粒细胞百分率 | 10.5 | ↑ | % | 0.5～5 |
| 嗜碱性粒细胞百分率 | 0.4 | | % | 0～1 |
| 总胆红素（TBIL） | 9.2 | | μmol/L | 5.0～28 |
| 直接胆红素（DBIL） | 1.7 | | μmol/L | ＜8.8 |
| 间接胆红素（IBIL） | 7.5 | | μmol/L | ＜20 |
| 丙氨酸转氨酶（ALT） | 18 | | IU/L | ＜50 |
| 门冬氨酸氨基转移酶（AST） | 20 | | IU/L | ＜40 |
| 总蛋白 | 70.6 | | g/L | 65.0～85.0 |
| 白蛋白 | 43.7 | | g/L | 40.0～55.0 |
| 葡萄糖 | 5.4 | | mmol/L | 3.9～5.9 |
| 抗核抗体 | 阴性 | | | 阴性 |
| 免疫球蛋白 G | 12.6 | | g/L | 8.0～15.5 |
| 免疫球蛋白 A | 2110 | | mg/L | 836～2900 |
| 免疫球蛋白 M | 1170 | | mg/L | 700～2200 |
| 总 IgE 测定 | 2680.00 | ↑ | IU/ml | 20～200 |
| 补体 C3 | 1.27 | | g/L | 0.785～1.52 |
| 补体 C4 | 0.34 | | g/L | 0.145～0.36 |

备注：

| 采集时间: | 送达时间: | 接收时间: | 检测时间: | 审核时间: |
|---|---|---|---|---|
| 采集者: | | 接收者: | 检验者: | 审核者: |

**问题：**

1. 患者的检验报告中，嗜酸性粒细胞百分率增高具有怎样的临床意义？

2. 导致患者总 IgE 水平增高的原因有哪些？

# 一、Ⅰ型超敏反应的发生机制

## (一) 参与Ⅰ型超敏反应的成分

**1. 变应原 (allergen)** 能引起超敏反应的抗原物质被称为变应原。变应原常为环境中常见的蛋白质和化学物质，这些物质可以是完全抗原，如异种血清、微生物、寄生虫、花粉等，也可以是半抗原，如青霉素、磺胺等药物及某些化学制剂。变应原按照其来源的不同，可以分为：吸入性变应原，如花粉颗粒、尘螨排泄物、真菌菌丝及孢子、动物皮屑等；食物性变应原，如奶、蛋、鱼虾、贝蟹等食物蛋白或部分肽类物质；某些药物或化学物质，如青霉素、普鲁卡因、磺胺、有碘化合物、昆虫毒液、疫苗等；接触性变应原，如植物提取成分、工业产品及合成物、金属等。大多数变应原的分子量为 10 000～70 000，由于分子量过小的物质不能与靶细胞表面相邻的 IgE 分子桥接，故不能引起肥大细胞等脱颗粒；而分子量过大的物质，则不能穿过黏膜表面与黏膜下层进入机体，引起免疫反应。

**2. 抗体** 正常情况下，IgE 是血清中含量最低的免疫球蛋白，而在Ⅰ型超敏反应患者体内，IgE 含量显著增高，增高的 IgE 通过其 Fc 段与肥大细胞和嗜碱性粒细胞表面相应的 IgE Fc 受体结合，介导细胞脱颗粒反应，引起速发型超敏反应。IgE 主要由扁桃体、鼻咽、气管和胃肠道黏膜下固有层淋巴组织中的 B 细胞产生，这些部位也是变应原易于侵入并引发过敏反应的部位。IgE 为亲细胞抗体，可通过 Fc 段与嗜碱粒细胞和肥大细胞表面相应 IgE Fc 受体结合，使机体处于致敏状态。

**3. 细胞** 肥大细胞和嗜碱性粒细胞是主要参与Ⅰ型超敏反应的细胞。肥大细胞源于骨髓前体细胞，在外周组织中分化为肥大细胞。在骨骼、靠近血管的致密结缔组织以及外周神经中，肥大细胞含量丰富。嗜碱性粒细胞源自骨髓，含量较少，存在于外周循环，通常不出现在组织中。肥大细胞和嗜碱性粒细胞表面都具有高亲和力的 IgE Fc 受体，胞质内都含有具有生物活性介质的颗粒，它们被变应原激活后，释放生物活性介质，介导Ⅰ型超敏反应。

## (二) Ⅰ型超敏反应的免疫反应过程

Ⅰ型超敏反应的发生分为三个阶段：致敏阶段、激发阶段和效应阶段。

**1. 致敏阶段** 当变应原首次进入机体后，可选择性诱导 B 细胞产生 IgE 抗体。该抗体可在不结合抗原的情况下，以其 Fc 段与肥大细胞或嗜碱粒细胞膜表面的 FcεRI 结合，使机体处于该变应原的致敏状态。细胞膜表面结合有特异性 IgE 的肥大细胞和嗜碱粒细胞称为致敏靶细胞。

**2. 激发阶段** 再次进入机体的特异性变应原与致敏靶细胞膜表面结合的两个或两个以上相邻的 IgE 抗体结合，发生 Fc 受体交联，使肥大细胞或嗜碱性粒细胞内各种酶活化，钙离子内流，导致细胞脱颗粒，释放生物活性介质。靶细胞内生物活性介质的合成方式分为靶细胞颗粒内预先合成及细胞内新合成两种。

**3. 效应阶段** 生物活性介质作用于相应的效应器官，引起相应效应器官发生病理变化，导致局部或全身过敏反应。根据效应作用发生的快慢和持续时间的长短，可将过敏反应分为早期相（速发相）反应和晚期相（迟发相）反应两种类型。早期相反应通常在接触相同变应原后数秒或数分钟内发生，可持续数小时。该种反应主要由组胺、前列腺素等引起。晚期相反应主要发生在变应原刺激后 6～12 小时，可持续数天或更长时间。该种反应主要是由新合成的脂类介质如 LTs、血小板活化因子 PAF 等引起。除此之外，嗜酸性粒细胞及其产生的酶类物质和脂类物质，对晚期相反应的形成和维持也起一定的作用。

## (三) Ⅰ型超敏反应的特点

Ⅰ型超敏反应的特点包括：①抗体 IgE 介导；②反应发生快，恢复迅速，通常不遗留组织损伤；③可致效应器官的功能紊乱，但无实质性病理损害；④发病具有明显的个体差异和遗传背景（图 21-1）。

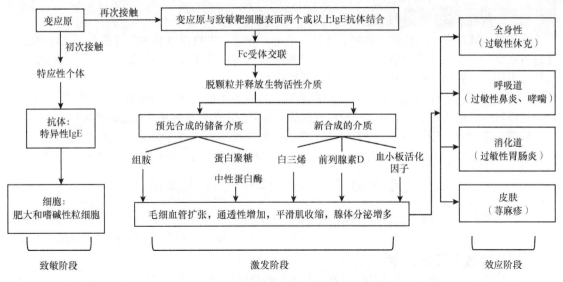

图 21-1　Ⅰ型超敏反应性疾病的发生机制

---

**案例分析 21-1**

　　本节开篇给出的案例 21-1 中，患者有面部红斑及全身瘙痒皮炎，实验室检查中抗核抗体阴性排除自身免疫病，嗜酸性粒细胞显著增高，总 IgE 显著增高，提示患者发生超敏反应，该反应由变应原和抗体 IgE 介导，发生迅速，在变应原刺激下导致机体以皮肤症状为主的Ⅰ型超敏反应性疾病，主要病变以皮疹为主，特点是剧烈瘙痒。

　　1. 患者的检验报告中，嗜酸性粒细胞百分率增高具有怎样的临床意义？

　　嗜酸性粒细胞百分率增高，提示可能存在超敏反应性疾病，如哮喘、荨麻疹、食物过敏等，也可能是寄生虫感染。

　　2. 导致患者总 IgE 水平增高的原因有哪些？

　　总 IgE 升高，可见于Ⅰ型超敏反应相关疾病，如异位性皮炎、哮喘，以及寄生虫感染、间质性肺炎等疾病。

---

## 二、常见的Ⅰ型超敏反应性疾病

　　Ⅰ型超敏反应性疾病可以分为全身超敏反应性疾病和局部超敏反应性疾病两种。

### （一）全身超敏反应性疾病

　　过敏性休克为常见的全身超敏反应性疾病，也是最严重的一种Ⅰ型超敏反应性疾病，可发生于机体再次接触变应原后数秒或数分钟内，若抢救不及时，可导致死亡。

　　**1. 药物过敏性休克**　可引起过敏性休克的常见药物有青霉素、头孢菌素、链霉素、普鲁卡因、有机碘、磺胺类药物等，以青霉素引发的过敏性休克最为常见。青霉素的分子质量较小，无免疫原性，但其降解产物青霉噻唑醛酸或青霉烯酸，与体内组织蛋白共价结合后具有免疫原性，可刺激机体产生特异性 IgE，使肥大细胞和嗜碱性粒细胞致敏。当机体再次接触青霉素时，致敏的肥大细胞和嗜碱性粒细胞脱颗粒，释放生物活性介质，介导机体的病理损伤，严重时可致过敏性休克甚至死亡。因此，对于该类药物的使用应谨慎，用药前的药敏试验尤为重要。

　　**2. 血清过敏性休克**　临床应用动物免疫血清如破伤风抗毒素、白喉抗毒素等进行治疗或紧急预防时，部分患者可因曾经注射过同种动物的血清制剂而致敏，再次接触同种抗原时发生过敏性休克，重者可在短时间内死亡。

## （二）局部超敏反应性疾病

**1. 皮肤过敏反应**  在药物、食物、花粉、皮毛、肠道寄生虫或冷热刺激等因素下均可导致机体以皮肤症状为主的Ⅰ型超敏反应性疾病。主要表现为皮肤荨麻疹、湿疹和血管神经性水肿、接触性皮炎等。病变以皮疹为主，特点是剧烈瘙痒。

**2. 呼吸道过敏反应**  花粉、尘螨、动物毛屑、真菌等变应原或呼吸道病原微生物感染均可导致机体以呼吸道症状为主的Ⅰ型超敏反应性疾病。主要表现为过敏性鼻炎和过敏性哮喘。

**3. 消化道过敏反应**  鱼、虾、蟹、蛋、牛奶等食物或某些药物可引发一系列以消化道症状为主的过敏性胃肠炎，主要表现为恶心、呕吐、腹痛和腹泻等症状，严重者也可发生过敏性休克。

# 三、Ⅰ型超敏反应免疫学检测及其临床意义

确定引起疾病的过敏原，避免再次接触同种过敏原，可以更好地预防同种超敏反应性疾病的发生。常用的过敏原鉴定试验中，主要有过敏原皮肤试验（即"皮试"）和特异性血清IgE的检测。

## （一）过敏原皮肤试验

皮肤试验简称皮试，是在皮肤上进行的体内免疫学试验。

**1. 检测方法及原理**  通过皮肤挑刺、划痕、皮内注射等方法将变应原注入致敏者皮肤，当变应原进入致敏者皮肤时，皮肤中结合有IgE的肥大细胞或致敏T细胞就会与变应原结合，导致肥大细胞或嗜碱性粒细胞脱颗粒，释放生物活性介质，在20~30分钟内局部皮肤出现红晕、红斑、风团以及瘙痒感，数小时后消失，以此可判断为皮试阳性，提示机体对该变应原过敏；若未出现红晕、红斑、风团及瘙痒感者为阴性，即对该变应原不过敏。

（1）皮内试验：消毒皮肤后，用注射器将变应原提取液（如青霉素、花粉、尘螨、动物皮屑、真菌、食物等）注入皮内。多选择受试者前臂内侧注射，操作时应避免注入部位出血或将液体注入皮下。注入量一般为0.01~0.02ml，使皮肤形成直径约2~3mm的皮丘。同时进行数种变应原皮试时，每两种皮试变应原的间距应为2.5~5.0cm（高度可疑敏感的变应原应选择5cm），并于注射后15~25分钟观察结果。

（2）挑刺试验（prick test）：也称点刺试验。主要用于检测Ⅰ型超敏反应变应原。试验时将抗原和对照液滴于受试者前臂内侧皮肤上，使用针尖以与皮肤45°角方向透过抗原液滴进针点刺，以不出血为度，1分钟后拭去抗原液，15分钟后观察结果。

（3）人嗜碱性粒细胞脱颗粒试验（human basophil degranulation test，HBDT）：也可作为Ⅰ型超敏反应性疾病寻找特异性过敏原的有效手段。正常嗜碱性粒细胞内含有大量嗜碱性颗粒，易被阳离子碱性染料甲苯胺蓝或阿利新蓝分别染成紫红色或蓝色，便于辨认和计数。加入特异性抗原后，嗜碱性粒细胞表面特异性IgE抗体与之结合，细胞脱颗粒而不再被染色，通过染色细胞数的减少显示受试者对某种过敏原的过敏状况。

**2. 方法学评价**  皮肤试验是确定特异性过敏原最适宜的方法。皮试过敏原检测的方法应尽可能根据病史所提供的线索进行选择。皮内试验是各种体内特异性试验中应用最广、结果较可靠、测试剂量控制较严格的一种试验方法，是临床上主要用于进行特异性过敏原检查的方法。挑刺试验较皮内试验安全，但敏感性较皮内试验低。当怀疑有吸入性过敏原而挑刺试验阴性或模棱两可时，可应用更敏感的皮内试验。对于食物过敏可单独用挑刺试验作诊断。人嗜碱性粒细胞脱颗粒试验可用于寻找过敏原、研究脱敏治疗的机制及判定脱敏治疗的疗效。

**3. 质量控制**  为排除干扰因素，更准确地反映患者皮肤反应性，皮试时应以阳性和阴性对照液作比较。阳性对照液常用盐酸组胺，阴性对照液一般用变应原的稀释保存液或生理盐水。只有当阳性对照液有反应，阴性对照液无反应时，皮内试验结果才具可信性。试验中一般采用双前臂一侧作对照，另一侧作试验。皮试中由于影响因素多，可出现假阳性和假阴性结果。假阳性的常见原因：①变应原稀释液偏酸或偏碱；②患者有皮肤划痕症；③抗原变质、不纯或被污染；④抗原

量注射过多。假阴性的常见原因：①变应原抗原性丧失或浓度过低；②患者皮肤反应较低；③受试者近期内或正在使用抗组胺类药或激素类药；④注射部位过深或注射量少。挑刺试验同时分析多种抗原时，勿将不同的抗原液交叉污染，以免出现假阳性。

**4. 参考区间**　皮内试验和挑刺试验的阳性结果以风团或红晕为主，具体判定标准见表 21-2。但同时应注意Ⅰ型超敏反应皮试也可引起全身反应，注射后应严密观察，一旦发生严重反应要及时处理。

表 21-2　Ⅰ型超敏反应皮肤试验结果的判定标准

| 反应程度 | 皮内试验 | 挑刺试验 |
| --- | --- | --- |
| − | 无反应或小于对照 | 无反应或小于对照 |
| + | 风团 3～5mm，红晕＜20mm | 红晕＞对照，＜20mm |
| ++ | 风团 6～9mm，伴红晕 | 红晕＞20mm，无风团 |
| +++ | 风团 10～15mm，伴红晕 | 红晕伴风团 |
| ++++ | 风团＞15mm，红晕伴伪足 | 红晕伴伪足和风团 |

**5. 临床应用**　通过皮肤试验确定引起超敏反应的变应原，为防止患者再次发病提供依据。预防药物或疫苗过敏，皮试检测阳性反应者更换其他药物。注射异种抗血清（如破伤风抗血清和狂犬病抗血清）者也应在使用前作皮肤试验，若呈阳性反应就需更换抗体，或进行脱敏治疗，即少量多次注射，以达到暂时耗竭肥大细胞和嗜碱性粒细胞上结合的 IgE，形成机体暂时的脱敏状态。

## （二）血清 IgE 检测

IgE 是介导Ⅰ型超敏反应的重要抗体，对其含量和特异性 IgE 的检测有利于Ⅰ型超敏反应疾病的诊断及特异性变应原的确定。

**1. 检测方法及原理**

（1）血清总 IgE 含量检测：血清总 IgE 含量（tIgE）是血清中对各种抗原 IgE 抗体的总和。正常情况下血清 IgE 含量极微，为 0.1～0.9mg/L。临床上一般选用敏感性较高的化学发光免疫法、免疫比浊法、酶联免疫吸附法进行检测。

化学发光免疫法是用化学发光物质（如 AMPPD）标记抗 IgE 抗体，与血清中 IgE 反应后，通过化学发光分析，计算出血清中总 IgE 含量。

酶联免疫吸附法可用双抗体夹心法测定血清 IgE，即用抗 IgE 抗体包被反应板，血清中 IgE 抗体与之结合，再加入酶标记的二抗（抗 IgE 抗体），显色后测定 A 值，计算血清总 IgE 含量。

免疫比浊法测定是当待测 IgE 与其抗体在特殊稀释系统中反应而且比例合适时，形成的可溶性免疫复合物在稀释系统中的促聚剂（聚乙二醇等）的作用下，自液相析出，形成微粒，使反应液出现浊度。当抗 IgE 抗体浓度固定时，形成的免疫复合物的量随着样品中 IgE 量的增加而增加，反应液的浊度也随之增加，因此可以根据标准曲线，计算血清 IgE 的含量。

（2）特异性 IgE 检测：特异性 IgE（sIgE）是指与某种变应原特异结合的 IgE。检测时采用纯化的特异性变应原替代抗 IgE 抗体进行检测。常用的方法是放射免疫技术、免疫印迹测定法、酶联免疫吸附法测定、Immuno CAP system for detection of specific IgE by phamacla Uni-CAP 100 of Sweden（CAP 检测系统）等。放射变应原吸附试验（radioallergosorbent test，RAST）是将纯化的变应原吸附于固相载体上，加入待测血清及参考标准品，再与用放射性核素标记的抗 IgE 抗体反应，最后测定固相的放射活性。通过标准曲线求算待测血清中特异性 IgE 的含量。若待测血清中放射性活性高于正常人均数加 3 个标准差时为阳性。

免疫印迹测定法是将多种特异性变应原提取物包被在特制的纤维膜条上，与待测样本进行反应，如样本含有 IgE 类特异性抗体，其与变应原结合，加入酶标记单克隆抗人 IgE 抗体后再加入底物，即可出现肉眼可见的颜色，以此和标准膜条比较，确定变应原种类，通过颜色强弱进行半定量。

酶联免疫吸附法的基本原理和步骤与 RAST 基本相同，只是最后加入酶标记的抗 IgE，利用酶底物进行显色，显色后测定 $A$ 值，计算 IgE 含量。

CAP 检测系统所采用的 CAP 是一种很小的塑料帽状物，其内置有多孔性、弹性和亲水性的纤维素粒。纤维素粒多孔的特征有利于吸附更多的变应原。加入血清后，血清中的 sIgE 就会和变应原结合，再依次加入酶标抗人 IgE、荧光显色系统，并在荧光分光光度计上测定荧光强度，便可计算出 sIgE 的含量。

**2. 方法学评价**　对于血清总 IgE 含量检测，化学发光免疫法、免疫比浊法、酶联免疫吸附法都具有较高的敏感性、特异性和稳定性，是临床常用的分析方法。化学发光法和免疫比浊法易实现自动化测定且检测时间短，酶联免疫吸附法不需要特殊仪器，临床上亦十分常用。对于特异性 IgE 的检测，RAST 法的特异性强、敏感性高、影响因素少，其结果与变应原皮试和支气管激发试验之间符合率高达 80% 左右，但 RAST 的检测成本较高、有放射性核素污染、需要特殊检测设备。免疫印迹测定法虽制备纯化抗原有一定难度，但具有无放射性污染、无须特殊设备、操作简单、能一次性确定多种变应原等优点，目前在国内已广泛应用。ELISA 法与 RAST 有相似的优点，而且还有独特的长处，如没有同位素污染、酶标抗体可长期保存，因此在国内应用较多。用 ELISA 测试屋尘和一些花粉的结果与 RAST 符合率较高，且与临床也较符合，但与皮肤试验的符合率可能不够理想。CAP 检测系统通过新型固相载体吸附的蛋白更多，反应速度更快，具有更好的敏感性和特异性，已在临床检测中广泛应用。

**3. 质量控制**　在检测过程中需严格按试剂操作说明书进行，对于患者血清标本应避免反复冻融及污染；脂血、溶血、黄疸等标本会影响检测结果。检查阳性对照结果是否符合，若不符合，则仪器判断试验无效，此时需要检查仪器试剂标本等是否存在问题，再重新检测标本。还应注意免疫印迹法检测特异性 IgE 会受到交叉反应的影响，原因是变应原分子包含能与蛋白质结合的寡聚糖侧链，可以诱导机体产生抗 CCD（交叉反应性糖蛋白决定簇）的特异性 IgE，此抗体不引起过敏反应，但可造成血清学变应原检测呈阳性结果。

**4. 参考区间**　血清总 IgE 抗体是各种特异性抗原 IgE 的总和，正常人血清总 IgE 为 20～200IU/ml。通常情况下，tIgE 与 sIgE 抗体同时阳性，呈现两种抗体同步升高，这为临床分析病情及治疗提供了可靠的依据。若 tIgE 与 sIgE 结果不一致，可能是由于血清抗体与相应的过敏原条带结合后，导致 tIgE 水平受到高滴度 sIgE 影响而出现阴性结果的带现象。

**5. 临床应用**　血清总 IgE 升高常见于过敏性哮喘、过敏性鼻炎、特发性皮炎、湿疹、药物性间质性肺炎、支气管肺曲菌病、寄生虫感染、急慢性肝炎和 IgE 型多发性骨髓瘤等。特异性 IgE 的增高有助于合理解释并有效回避变应原，进而明确疾病诊断，为临床采取特异性的免疫治疗提供实验诊断的依据。因此特异性 IgE 检测对 Ⅰ 型超敏反应疾病的诊断和特异性变应原的确定具有重要价值。

二维码 21-2　知识聚焦一

----- **问题导航二：** ---------------------------------------------

1. 抗球蛋白试验（Coombs 试验）的原理和临床意义？
2. 直接和间接 Coombs 试验有哪些不同的应用价值？

# 第二节　Ⅱ型超敏反应及其免疫检测

Ⅱ型超敏反应由 IgG 或 IgM 抗体和补体介导产生。IgG 或 IgM 与细胞抗原或细胞膜表面抗原结合后，在补体、巨噬细胞和 NK 细胞参与下，通过调理吞噬作用，溶解效应或抗体依赖的细胞毒性作用等方式造成机体组织细胞的免疫病理损伤，因此该反应又称细胞毒型（cytotoxic type）或细胞溶解型（cytolytic type）超敏反应。

**案例 21-2**

患者，女，57岁，因"心累、乏力1周余"就诊，全身皮肤黄染，贫血貌。1周前患者无明显诱因出现发热，最高体温39℃，伴寒战，伴活动后心累、乏力、气促。

其血常规、肝功能、尿含铁血黄素试验、直接抗球蛋白试验的结果（部分）如下：

**\*\*\*医院检验报告单**

| 姓名：\*\*\* | 病历号：\*\*\* | 标本条码：\*\*\*\*\*\*\*\*\* | 标本号：\*\*\* |
|---|---|---|---|
| 性别：女 | 科别：血液科 | 检测仪器：\*\*\*\*\*\* | 样本：血清 |
| 年龄：57岁 | 床号：\*\*\* | 执行科室：检验科 | 标本状态：正常 |
| 送检项目：\*\*\*\*\*\*\*\*\* | | 申请时间：\*\*\*\*\*\* | 送检医生：\*\*\* |

| 项目名称 | 结果 | 提示 | 单位 | 参考区间 |
|---|---|---|---|---|
| 红细胞计数 | 4.57 | | $10^{12}$/L | 4.3～5.8 |
| 血红蛋白 | 34 | ↓ | g/L | 110～150 |
| 血小板计数 | 206 | | $10^9$/L | 100～300 |
| 白细胞计数 | 7.05 | | $10^9$/L | 3.5～9.5 |
| 总胆红素（TBIL） | 7.8 | | μmol/L | 5.0～28 |
| 直接胆红素（DBIL） | 1.8 | | μmol/L | ＜8.8 |
| 间接胆红素（IBIL） | 6.0 | | μmol/L | ＜20 |
| 丙氨酸转氨酶（ALT） | 9 | | IU/L | ＜50 |
| 天冬氨酸转氨酶（AST） | 19 | | IU/L | ＜40 |
| 总蛋白 | 80.3 | | g/L | 65.0～85.0 |
| 白蛋白 | 40.4 | | g/L | 40.0～55.0 |
| 触珠蛋白 | ＜0.05 | | g/L | 0.3～2.0 |
| Rous 试验 | 阴性 | | | 阴性 |
| 直接抗球蛋白试验 | 阳性（+++） | | | 阴性 |
| 备注： | | | | |

| 采集时间： | 送达时间： | 接收时间： | 检测时间： | 审核时间： |
|---|---|---|---|---|
| 采集者： | | 接收者： | 检验者： | 审核者： |

**问题：**
1. 患者检验报告中的血红蛋白显著降低提示什么问题？
2. 直接抗球蛋白试验强阳性具有什么临床意义？

# 一、Ⅱ型超敏反应的发生机制

## （一）参与Ⅱ型超敏反应的成分

**1. 靶细胞及其表面抗原**　正常组织细胞、改变的自身组织细胞和吸附了外来抗原、半抗原或抗原-抗体复合物的组织细胞，均是Ⅱ型超敏反应中被攻击的靶细胞。细胞表面固有的抗原成分有：①同种异型抗原，正常存在于细胞表面的固有抗原，如ABO血型抗原、Rh抗原、HLA抗原、血小板抗原等；②共同抗原，与外源性抗原存在交叉反应的自身组织细胞抗原，如链球菌胞壁多糖抗原与心脏瓣膜，关节组织之间的共同抗原；③变性的自身抗原，感染和理化因素作用（如辐射、热化学制剂等）改变自身细胞或组织抗原。外来抗原有：吸附于组织细胞上的外源性抗原、抗原-抗体复合物或进入机体与细胞或蛋白质结合成为完全抗原的半抗原,均可刺激机体产生特异性抗体。

**2. 抗体**　参与Ⅱ型超敏反应的抗体主要是IgG和IgM,他们的Fc段具有补体结合位点,在抗原抗体结合后,补体结合位点暴露,补体被结合并激活,引发补体参与,形成以抗原-抗体复合物介导为特征的Ⅱ型超敏反应。这些抗体可以是免疫性抗体、被动转移性抗体或自身抗体。

**3. 细胞**　NK细胞通过抗体依赖细胞介导的细胞毒作用(ADCC)发挥靶细胞破坏作用。巨噬细胞在一部分免疫性溶血性贫血患者中破坏红细胞,造成微血管外溶血。

### (二)Ⅱ型超敏反应的免疫反应过程

抗体与靶细胞膜上的相应抗原结合后,杀伤靶细胞或导致靶细胞功能紊乱,主要的免疫反应过程包括以下几种:

**1. 补体介导的细胞溶解**　IgG或IgM类抗体与靶细胞表面抗原特异结合后,通过经典途径激活补体系统,形成攻膜复合物,损伤靶细胞膜,导致细胞溶解死亡。

**2. 炎症细胞的募集和活化**　在抗体所在处由于局部补体活化产生的过敏毒素C3a和C5a对中性粒细胞和单核细胞具有趋化作用,因此常可见有这两类细胞的聚集。这两类细胞的表面均有IgG Fc受体,抗体与靶细胞表面特异性抗原结合后,抗体的Fc段活化,与巨噬细胞、中性粒细胞和NK细胞表面的Fc受体结合,活化的中性粒细胞和巨噬细胞产生水解酶和细胞因子等,引起细胞或组织损伤。

**3. 抗体依赖细胞介导的细胞毒作用(ADCC)**　覆盖有低浓度IgE抗体的靶细胞能通过细胞外非特异性杀伤机制,包括被非致敏淋巴网状细胞非特异性地杀伤。因淋巴网状细胞表面有能与IgG Fc的CH2和CH3功能区结合的特异性受体,抗体与靶细胞表面特异性抗原结合后,Fc段活化,与NK细胞表面相应的Fc受体结合,靶细胞经NK细胞的ADCC效应被杀伤破坏。

**4. 刺激或抑制靶细胞**　抗细胞表面受体的自身抗体与相应受体结合,阻断或刺激了相应靶细胞的正常效应功能,导致细胞功能紊乱,实现受体介导的对靶细胞的刺激或抑制作用。覆盖有抗体的靶细胞被吞噬如自身免疫性溶血性贫血时机体产生了抗自身红细胞的抗体,被自身抗体结合和调理的红细胞易于被肝脾中的巨噬细胞所吞噬,因而红细胞减少引起贫血。

### (三)Ⅱ型超敏反应的特点

Ⅱ型超敏反应的特点主要表现为:①介导抗体为IgG或IgM;②有补体、吞噬细胞、NK细胞参与;③抗原为颗粒性抗原,即抗原存在于细胞表面;④靶细胞被破坏(图21-2)。

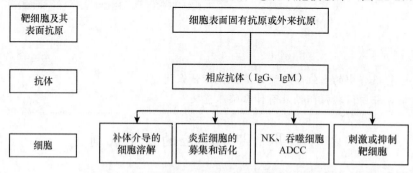

图21-2　Ⅱ型超敏反应性疾病的发生机制

**案例分析 21-2**

本节案例21-2中的患者,于1周前无明显诱因出现发热,最高体温39℃,伴寒战,伴活动后心累、乏力、气促,提示可能存在某些病毒如流感病毒感染。全身皮肤黄染,贫血貌,劳斯(Rous)试验阴性,直接抗球蛋白试验强阳性,提示可能感染后红细胞膜表面抗原改变,刺激机体产生针对变性的红细胞表面抗原的自身抗体。抗体与膜表面抗原变性的红细胞特异性结合，激活补体导致红细胞溶解，引起自身免疫性溶血性贫血，表现为Ⅱ型超敏反应性疾病。

1. 患者检验报告中的血红蛋白显著降低提示什么问题？

血红蛋白减低见于两种情况，一种是生理性减低，另一种是病理性减低。生理性减低，主要见于儿童和老年人，骨髓增生本身就减低一些。病理性的减低，可见于营养不良（铁、维生素B12、叶酸的缺乏），致使血红蛋白的合成减少而引起血红蛋白含量下降；也可见于红细胞的破坏增加，比如溶血性贫血、脾功能亢进的患者；红细胞的丢失，如出血、外伤等也可导致血红蛋白减少。本案例中患者血红蛋白含量减低，结合直接抗球蛋白试验结果，主要考虑自身免疫性溶血性贫血。

2. 直接抗球蛋白试验强阳性具有什么临床意义？

直接抗球蛋白试验阳性表示红细胞上有不完全抗体，试验阳性见于自身免疫性贫血、药物诱发的免疫性溶血性贫血、冷凝集素综合征、新生儿同种免疫溶血病、红细胞血型不合引起的输血反应，另外也可见于传染性单核细胞增多症、SLE、恶性淋巴瘤、慢性淋巴细胞白血病、癌肿、铅中毒、结节性动脉周围炎、伊文氏（Evans）综合征等。

## 二、常见的Ⅱ型超敏反应性疾病

**1. 输血反应**　多发生于ABO血型不合的输血，也可发生在Rh血型不合的输血。以ABO血型不合的输血反应为例，由于A型血的红细胞表面有A抗原，B型血的血清中有天然抗A抗体，当发生A型供血者的血误输给B型受血者时，天然抗A抗体与供者红细胞表面的A抗原结合，激活补体，供血者的红细胞溶解破坏，导致无效输血，并可造成血管内的溶血反应。

**2. 新生儿溶血病**　母子间Rh血型不合，是引起新生儿溶血病的主要原因。如母亲为Rh阴性，胎儿为Rh阳性，在首次分娩时，胎儿血进入母体内，母亲被胎儿的Rh阳性红细胞致敏，产生以IgG类为主的抗Rh抗体。当该母亲再次妊娠时，母体内的Rh抗体便可通过胎盘进入胎儿体内，如胎儿血型为Rh阳性，抗Rh抗体与其红细胞膜上的RhD抗原结合，使红细胞被溶解破坏，引起流产或发生新生儿溶血。对Rh阴性的产妇，初次分娩后，72小时内给母体注射Rh抗体，能及时清除进入母体内的Rh阳性红细胞，可有效预防再次妊娠时发生新生儿溶血病。由ABO血型不合引起的新生儿溶血病症状则较Rh血型不合更轻。

**3. 自身免疫性溶血性贫血**　某些病毒如流感病毒、EB病毒感染或长期服用某些药物如甲基多巴后，红细胞膜表面抗原改变，刺激机体产生针对变性的红细胞表面抗原的自身抗体。抗体与膜表面抗原变性的红细胞特异性结合，激活补体导致红细胞溶解，引起自身免疫性溶血性贫血。

**4. 药物过敏性血细胞减少症**　某些药物如青霉素、磺胺、安替比林、奎尼丁和非那西汀等药物抗原表位在与血细胞膜蛋白或血浆蛋白结合后获得免疫原性，刺激机体产生抗药物抗原表位特异性的抗体。这种抗体与结合有药物的血细胞作用，或与药物结合形成抗原-抗体复合物后，再与具有Fc受体的血细胞结合，可引起药物性溶血性贫血、粒细胞减少症和血小板减少性紫癜等。

**5. 抗肾小球基膜型肾小球肾炎**　肾小球基膜（glomerular basement membrane，GBM）是肾小球滤过蛋白的主要屏障，不但可作为免疫复合物的沉积处，某些成分还可作为抗原产生相应的抗体，引起抗GBM病。由于某种化学毒物或病毒感染，使肾小球基膜中的非胶原成分暴露其抗原性，产生自身抗体，引起自身免疫反应病。经抗原-抗体复合物激活补体或通过调理作用，引起以肺出血和肾小球肾炎为特征的疾病。

**6. 格雷夫斯（Graves）病**　患者体内产生抗甲状腺刺激素（thyroid stimulating hormone，TSH）受体的自身抗体。该抗体与甲状腺细胞表面TSH受体结合，可刺激甲状腺细胞合成分泌甲状腺素，引起甲状腺功能亢进。多认为它是Ⅱ型超敏反应的一种特殊表现形式。

**7. 风湿性心肌炎** 是由抗交叉反应性抗原的抗体所致的疾病，抗链球菌细胞壁蛋白质的抗体与心肌细胞上的交叉抗原结合而引起心肌损伤，心脏瓣膜损伤引起心内膜炎和心肌炎。

## 三、Ⅱ型超敏反应免疫学检测及其临床意义

免疫性的贫血或血细胞减少是临床上常见的Ⅱ型超敏反应，是由于机体产生的抗血细胞抗体与血细胞膜抗原结合后，导致血细胞破坏，引起贫血、粒细胞减少、血小板减少等。抗血细胞抗体的检测对Ⅱ型超敏反应性疾病的诊断具有重要意义，而抗血细胞抗体大多属于不完全抗体，其与相应抗原结合后不出现凝集现象，因此该类抗体的检测主要采用抗球蛋白的检测［即库姆斯（Coombs）直接或间接试验］。

### （一）Rh抗体的检测

**1. 检测方法及原理** Rh抗体检测方法常有盐水凝集法、酶介质法和胶体介质法等。

**2. 方法学评价** 抗D血清有完全抗体和不完全抗体之分，前者可用生理盐水法作血型测定，后者则需用胶体介质法、酶介质法或抗球蛋白法检查。盐水凝集法实验中的生理盐水对血清中的抗体有稀释作用，易导致配血结果假阴性，易受冷凝集素的干扰。胶体介质法操作标准化，定量加样，结果准确。

**3. 质量控制** 实验用标准血清应新鲜，并在有效期内，效价高、凝集力强，严防污染；被检红细胞应新鲜无污染。某些疾病出现假凝集，可加做自身血清和红细胞试验。当疑有血浆成分干扰时可用生理盐水反复洗涤红细胞以除干扰。红细胞浓度按要求配制，同时，反应温度、反应时间、离心时间等都可能影响结果。

**4. 参考区间** 阴性。

**5. 临床应用** 对输血患者输血前检验Rh抗体具有较高的临床价值，能够有效防止发生输血反应，提高输血安全性；妊娠16周应作首次Rh抗体检测，结果为阴性，以后每6～8周再测定。结果为阳性，则第20周重复检测，以后每隔2～4周复查一次，直至分娩。Rh抗体滴度≥1∶16或1∶32时，胎儿很可能发生水肿。Rh抗体超过1∶64即应采取措施，如孕妇血浆交换术等。

### （二）抗球蛋白检测

通常采用抗球蛋白试验（antiglobulin test，AGT）又称Coombs试验进行体内不完全抗体的检测。Coombs试验分为直接Coombs试验和间接Coombs试验。

**1. 检测方法及原理** 直接Coombs试验是直接检测红细胞表面有无不完全抗体吸附的试验，间接Coombs试验是用已知的不完全抗体检测受检红细胞上相应的抗原，或用已知抗原的红细胞检测受检血清中相应的不完全抗体。

**2. 方法学评价** 直接Coombs试验用于检测红细胞是否已被不完全抗体致敏，例如可用于新生儿溶血病、溶血性输血反应、自身免疫性溶血性贫血等疾病的预防和诊断。间接Coombs试验主要用于检测血清中的不完全抗体，如输血、血制品、器官移植、妊娠所致免疫性血型抗体及自身免疫性血型抗体，也用于交叉配血。

**3. 质量控制** 抗球蛋白试剂应按说明书最适稀释度使用，否则可产生带现象，而误判结果；本试验必须设阳性对照和阴性对照，如阳性对照管不凝集，说明抗球蛋白血清失效，应更换血清重做试验；若阴性对照出现凝集，可能由于抗球蛋白血清中含有残余种属抗体或被细菌污染，不能判断结果。受检红细胞要用盐水洗涤三次以上，洗涤时盐水要足量并用力冲入管底，使管底的红细胞松离，以除去混杂的血清蛋白。

**4. 参考区间** 阴性。

二维码21-3 知识聚焦二

**5. 临床应用** 抗球蛋白试验常用于溶血性贫血辅助诊断、血型鉴定、交叉配血等。阳性见于自身免疫病（如自身免疫性溶血性贫血、冷凝集素综合征、阵发性冷性血红蛋白尿症、系统性红斑狼疮、结节性动脉周围炎）、药

物免疫性和同种免疫性溶血性贫血等。溶血性贫血的患者，Coombs 试验检测为阳性，说明体内产生有抗红细胞抗体，可帮助自身免疫性溶血性贫血的诊断。

---- **问题导航三：**-----------------------------------------------------

1. 简述Ⅱ型和Ⅲ型超敏反应机制的相同与不同之处。
2. Ⅲ型超敏反应的主要的免疫学检验项目及其检测方法是什么？

----------------------------------------------------------------

# 第三节　Ⅲ型超敏反应及其免疫检测

　　Ⅲ型超敏反应是由抗原-抗体复合物沉积于局部或全身多处毛细血管基膜，激活补体引起以中性粒细胞浸润为主，局部组织坏死和充血水肿为特征的炎症反应和组织损伤。

**案例 21-3**

　　患者女，70 岁，20 天前患者无明显诱因出现乏力、呼吸困难，伴双下肢疼痛、纳差。神志清楚，表情痛苦，急性病容，腹部膨隆，无压痛及反跳痛，双下肢水肿，右侧腹股沟处可见临时透析导管。诊断为：抗中性粒细胞胞质抗体（ANCA）相关性血管炎，ANCA 相关性肾炎，抗肾小球基膜病，急进性肾小球肾炎。

　　其实验室检查结果（部分）如下：

### \*\*\* 医院检验报告单

| 姓名：\*\*\* | 病历号：\*\*\* | 标本条码：\*\*\*\*\*\*\*\*\* | 标本号：\*\*\* |
|---|---|---|---|
| 性别：女 | 科别：肾脏内科 | 检测仪器：\*\*\*\*\*\* | 样本：血清 |
| 年龄：70 岁 | 床号：\*\*\* | 执行科室：检验科 | 标本状态：正常 |
| 送检项目：\*\*\*\*\*\*\*\*\* | | 申请时间：\*\*\*\*\*\* | 送检医生：\*\*\* |

| 项目名称 | 结果 | 提示 | 单位 | 参考区间 |
|---|---|---|---|---|
| 红细胞计数 | 4.73 | | $10^{12}$/L | 4.3～5.8 |
| 血红蛋白 | 62 | ↓ | g/L | 110～150 |
| 血小板计数 | 265 | | $10^9$/L | 100～300 |
| 白细胞计数 | 12.09 | ↑ | $10^9$/L | 3.5～9.5 |
| 中性分叶核粒细胞百分率 | 78.5 | ↑ | % | 40～75 |
| 淋巴细胞百分率 | 17.2 | ↓ | % | 20～50 |
| 单核细胞百分率 | 3.2 | | % | 3～10 |
| 嗜酸性粒细胞百分率 | 1.2 | | % | 0.5～5 |
| 嗜碱性粒细胞百分率 | 0.3 | | % | 0～1 |
| 总胆红素（TBIL） | 7.8 | | μmol/L | 5.0～28 |
| 直接胆红素（DBIL） | 1.7 | | μmol/L | <8.8 |
| 间接胆红素（IBIL） | 6.1 | | μmol/L | <20 |
| 丙氨酸转氨酶（ALT） | 13 | | IU/L | <50 |
| 天冬氨酸转氨酶（AST） | 9 | | IU/L | <40 |
| 总蛋白 | 74.4 | | g/L | 65.0～85.0 |
| 白蛋白 | 47.4 | | g/L | 40.0～55.0 |
| 尿素 | 3.8 | | mmol/L | 3.1～8.0 |

| 肌酐 | 83 | | μmol/L | 68～108 |
|---|---|---|---|---|
| 肾小球滤过率（eGFR） | 97.66 | | ml/min/1.73m$^2$ | 56～122 |
| 胱抑素 C 测定 | 0.88 | | mg/L | 0.51～1.09 |
| 抗核抗体 | 阴性 | | | 阴性 |
| 抗髓过氧化物酶抗体 | 阳性（+++） | ↑ | | 阴性 |
| 抗肾小球基膜抗体 | 阳性（+++） | ↑ | | 阴性 |
| 抗蛋白酶 3 抗体 | 阴性 | | | 阴性 |
| 直接抗球蛋白试验 | 阳性（+） | ↑ | | 阴性 |
| Ro-52 抗体 | 阳性（+++） | ↑ | | 阴性 |
| 天然 SS-A 抗体 | 阳性（+++） | ↑ | | 阴性 |
| 备注： | | | | |

采集时间：　　　　　　送达时间：　　接收时间：　　　　检测时间：　　审核时间：

采集者：　　　　　　　　　　　接收者：　　　　检验者：　　审核者：

**问题：**

1. 患者检验报告中的抗髓过氧化物酶抗体强阳性具有怎样的临床意义？
2. 患者检验报告中的抗肾小球基膜抗体强阳性具有怎样的临床意义？

# 一、Ⅲ型超敏反应的发生机制

## （一）免疫复合物的形成及致病机制

**1. 中等大小可溶性免疫复合物的形成**　血液循环中的可溶性抗原与相应抗体（主要是 IgG 或 IgM，也可以是 IgA）结合，形成可溶性抗原-抗体复合物。当抗原和抗体比例适当时，形成大分子免疫复合物，其可被单核-巨噬细胞吞噬清除；当抗体多于抗原或抗原高度过量时，形成的小分子可溶性免疫复合物，能通过肾小球滤膜排出体外或长期在血流中循环，这两种免疫复合物对机体通常无致病效应。但当抗原略多于抗体，形成中等大小分子，19S 左右的可溶性免疫复合物，即循环免疫复合物，其不易被吞噬细胞清除，也不能通过肾小球排出，可较长时间存在于血液循环，可随血流沉积于毛细血管基膜，引起Ⅲ型超敏反应。

**2. 中等大小可溶性免疫复合物的沉积**　与中等大小可溶性免疫复合物的沉积相关的因素有：①血流动力学因素，由于肾小球基膜、关节滑膜、心肌等处的毛细血管迂回曲折，血流缓慢，易形成涡流，循环免疫复合物易于沉积并嵌入毛细血管内皮细胞间隙中，引起组织损伤；②毛细血管通透性增加，有助于免疫复合物在毛细血管内皮细胞间隙的沉积和嵌入；③抗原对特异性组织的亲和性影响免疫复合物的组织定位；④免疫复合物的沉积位点也部分依赖于免疫复合物的大小：免疫复合物的大小依赖于抗原的结合位点多少和体内抗体滴度及亲和力大小；⑤补体含量可影响免疫复合物可溶性，补体的缺乏可以减少复合物的清除；⑥单核吞噬细胞系统缺陷可致复合物的持续存在。

**3. 免疫复合物沉积所致的组织损伤**　循环免疫复合物所致的补体、中性粒细胞活化是引起组织损伤的主要机制。

## （二）Ⅲ型超敏反应的特点

Ⅲ型超敏反应的特点主要包括：①由 IgG 或 IgM 抗体介导；②以形成中等大小的免疫复合物为特征，沉积于小血管基膜；③补体活化参与组织损伤；④病理损害以中性粒细胞浸润为主的炎症（图 21-3）。

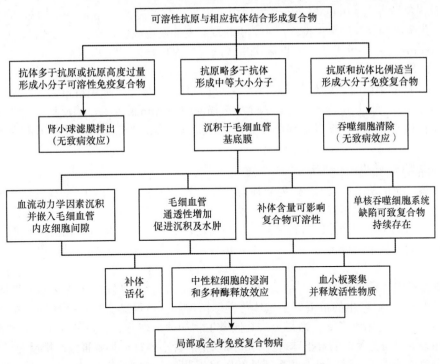

图 21-3 Ⅲ型超敏反应性疾病的发生机制

---

**案例分析 21-3**

本节案例 21-3 中的患者,双下肢水肿,右侧腹股沟处可见临时透析导管,表现为肾脏组织坏死和充血水肿为特征的炎症反应和组织损伤。抗髓过氧化物酶抗体强阳性,抗肾小球基膜抗体强阳性,提示抗体介导,形成免疫复合物沉积于小血管基膜,引起 ANCA 相关性血管炎,ANCA 相关性肾炎,抗肾小球基膜病,急进性肾小球肾炎,属于Ⅲ型超敏反应,可激活补体引起以中性粒细胞浸润为主的炎性损害。

1. 患者检验报告中的抗髓过氧化物酶抗体强阳性具有怎样的临床意义?

抗髓过氧化物酶抗体(MPO)属于抗中性粒细胞胞质抗体(ANCA)的一种,针对中性粒细胞和单核粒细胞的细胞质成分。抗 MPO 抗体主要与原发性血管炎、原发性坏死性新月体性肾小球肾炎(NCGN)、过敏性肉芽肿性血管炎(CSS)相关。MPO 还可见于其他一些疾病,如结节性多动脉炎(PAN)、抗肾小球基膜疾病(抗 GBM 病)、韦格纳肉芽肿(WG)、系统性红斑狼疮(SLE)、类风湿关节炎(RA)、药物性狼疮(DIL)、干燥综合征(SS)和系统性硬化(SS)等。

2. 患者检验报告中的抗肾小球基膜抗体强阳性具有怎样的临床意义?

抗肾小球基膜抗体阳性患者占自身免疫性肾炎的 5%,在肾小球性肾炎、抗肾小球基膜(GBM)抗体相关疾病中有 80% 的阳性检出率,半月体形成性肾小球肾炎患者有 20%～70% 的阳性检出率,也可在增殖性肾炎中检出。

---

# 二、常见的Ⅲ型超敏反应性疾病

## (一)局部免疫复合物病

**1. Arthus 反应** 是一种局部Ⅲ型超敏反应。1903 年阿蒂斯(Arthus)用马血清经皮下免疫家兔数周后,发现当再次注射马血清时,免疫家兔可在注射局部出现红肿、出血和坏死等剧烈炎症反应。此种现象被称为 Arthus 反应。其发病由于小分子免疫复合物可沉积于皮肤、血管或肾脏，活化补体致肥大细胞介导的急性炎症反应，引起皮肤炎症反应或血管炎、肾小球肾炎。

**2. 类 Arthus 反应** 可见于 1 型糖尿病患者，其局部反复注射胰岛素后可刺激机体产生相应 IgG 类抗体，若此时再次注射胰岛素，一至数小时内即可在注射局部出现红肿、充血、出血和坏死等与 Arthus 反应类似的局部炎症反应。当多次注射狂犬病疫苗或使用抗毒素（马血清）也可出现类 Arthus 反应。过敏性肺泡炎也可认为是肺部局部的类 Arthus 现象，因反复吸入含有霉菌孢子或动植物蛋白抗原的粉尘，激发机体免疫应答产生抗体。再次吸入同样物质，肺泡内形成大量免疫复合物并致组织沉积，引起间质性肺炎。

## （二）全身免疫复合物病

**1. 血清病** 通常是在初次大量注射异种动物抗毒素（免疫血清）后 1～2 周发生，其主要临床症状是发热、皮疹、淋巴结肿大、关节肿痛和一过性蛋白尿等。其主要是由于患者体内产生的抗毒素抗体和体内尚未完全排除的抗毒素结合形成可溶性免疫复合物所致。血清病具有自限性，停止注射抗毒素后症状可自行消退。有时大剂量地使用青霉素、磺胺等药物时可出现类似血清病样的反应。

**2. 链球菌感染后肾小球肾炎** 属于免疫复合物型肾炎，一般多发生于 A 族溶血性链球菌感染后 2～3 周内，体内已产生的抗链球菌抗体与链球菌可溶性抗原结合形成循环免疫复合物，沉积在肾小球基膜上，引起免疫复合物肾炎。其他微生物如葡萄球菌、肺炎链球菌、乙型肝炎病毒、疟原虫等感染也可引起类似的肾小球肾炎。80% 以上的肾小球肾炎都属Ⅲ型超敏反应。

**3. 自身免疫病** 类风湿关节炎和系统性红斑狼疮是两个典型的Ⅲ型超敏反应所致的自身免疫病。但他们的病因尚不确定，目前认为，类风湿关节炎由于感染病原体或其代谢产物使体内 IgG 分子变性，刺激机体产生抗 IgG 的自身抗体，该抗体与自身变性 IgG 结合形成免疫复合物，沉积于关节滑膜，引起类风湿关节炎。此类自身抗体临床上称为类风湿因子（rheumatoid factor，RF），以 IgM 为主，也可以是 IgG 或 IgA 类抗体。系统性红斑狼疮主要是体内存在的 DNA-抗 DNA 等多种自身抗体-自身抗原免疫复合物沉积于肾小球、关节或其他部位血管基膜，引起肾小球肾炎、关节炎等多脏器损害。

# 三、Ⅲ型超敏反应免疫学检测及其临床意义

Ⅲ型超敏反应的发生主要源于中等大小可溶性免疫复合物沉积，循环免疫复合物（circulating immune complex，CIC）是一类在抗原量稍过剩时，形成中等大小的可溶性免疫复合物（immune complex，IC），它既不能被吞噬细胞清除，又不能通过肾小球滤孔排出，可较长时间游离于血液和其他体液中，当血管壁通透性增加时，此类 IC 可随血流沉积在某些部位的毛细血管壁或嵌合在肾小球基膜上，激活补体导致免疫复合物沉积（immune complex deposition，ICD）的发生。检查组织内或循环 IC 的存在有助于某些疾病的诊断、发病机制的研究、预后估计、病情活动观察和疗效判断等。

**1. 检测方法及原理** 抗原特异性 CIC 检测常采用的方法为酶联免疫吸附试验和放射免疫分析技术。抗原非特异性CIC的检测方法种类较多，大致可分为物理法、补体法、抗球蛋白法和细胞法。几种方法的原理和特点见表 21-3。

**表 21-3 常见抗原非特异性循环免疫复合物的检测**

| 类别 | 原理 | 方法 | 敏感度（mg/L） |
|---|---|---|---|
| 物理法 | 溶解度 | PEG 比浊试验 | 20 |
| 补体法 | 结合 C1q | C1q 固相试验 | 0.1 |
| 抗球蛋白法 | 结合 RF | mRF 固相抑制试验 | 1～20 |
| 细胞法 | 补体受体 | 拉吉（Raji）细胞法 | 6 |

**2. 方法学评价** 目前尚无一种对所有种类的 CIC 均能有效检测的方法，非特异原因造成的 Ig 聚合物或非免疫因素抵抗补体活性等，均可能影响结果。抗原特异性 CIC 检测法的优点是特异性高，可进一步了解引起免疫复合物抗原的特异性。缺点是需制备专一的抗原特异性抗体、费用昂贵，且只能检测一种特定的免疫复合物。

**3. 质量控制** 在检测测定管标本吸光度前，均应先用相应对照管溶液来校正零点。实验温度对结果有影响。4℃时 CIC 沉淀最佳，室温每升高 1℃，A 值下降 0.02。低密度脂蛋白、高 γ 球蛋白血症或脂肪含量过高，可使浊度增加，故应空腹抽血。标本陈旧或反复冻融等因素均可影响检测结果，故受检血清一定要保持新鲜。置 4℃冰箱保存不能超过 3 天，以防血清污染及聚合 IgG 形成；如于 -20℃保存，有效保存时间可适当延长。ELISA 测定时，每一块板都要测定室内质量控制品。试剂、样品，使用前要平衡，开启时间过长可能长菌，移液器吸样量不足，恒温箱孵育时间和温度、洗涤方式、显色时间等均可能影响测定结果。

**4. 参考区间** 血清抗补体法：为阴性；PEG 沉淀比浊法：血清浊度值等于或小于 8.3。

**5. 临床应用** 目前已经明确系统性红斑狼疮、类风湿关节炎、部分肾小球肾炎和血管炎等疾病为免疫复合物病，CIC 检测对这些疾病是一种辅助诊断指标，对判断疾病活动和治疗效果也有一定意义。在发现紫癜、关节痛、蛋白尿、血管炎和浆膜炎等情况时，可考虑免疫复合物病的可能性，进行 CIC 和组织沉积 IC 的检测。另外，患有恶性肿瘤时 CIC 检出率也增高，但不出现Ⅲ型超敏反应的损伤症状，称之为临床隐匿的 IC 病，然而这种状态常与肿瘤的病情和预后相关。

**二维码 21-4 知识聚焦三**

----- **问题导航四：**

1. 参照案例 21-4，哪项或哪些检验结果可以用于提示患者发生了Ⅳ型超敏反应？
2. 结核菌素皮肤试验的原理和临床意义是什么？

# 第四节 Ⅳ型超敏反应及其免疫检测

Ⅳ型超敏反应又称迟发型超敏反应（delayed type hypersensitivity，DTH），通常在接触相同抗原后 24～72 小时发生，由 T 细胞、树突状细胞、巨噬细胞和细胞因子介导，导致组织细胞损伤为主要特征的炎症反应，持续的抗原接触可最终导致肉芽肿。Ⅳ型超敏反应发生较慢，与抗体和补体无关，而与效应 T 细胞和吞噬细胞及其产生的细胞因子或细胞毒性介质有关。在对胞内寄生菌感染的超敏反应、对某些简单化学物质的接触性皮炎、对移植组织器官的排斥反应中均可见 DTH 反应。该型超敏反应的三种主要反应包括：接触性反应、结合菌素反应、肉芽肿反应（见表 21-4）。

表 21-4 三种主要迟发型超敏反应的反应特征

| 类型 | 反应时间 | 临床症状 | 组织学特点 | 致敏抗原 |
|---|---|---|---|---|
| 接触性反应 | 48～72 小时 | 湿疹 | 淋巴细胞、巨噬细胞聚集，表皮水肿 | 表皮接触型抗原，如镍、橡胶、毒性常春藤 |
| 结核菌素反应 | 48～72 小时 | 局部硬化 | 淋巴细胞、单核细胞、巨噬细胞聚集 | 皮内抗原，如结核菌素 |
| 肉芽肿反应 | 21～28 天 | 皮肤和肺的硬化 | 巨噬细胞、上皮细胞的聚集，纤维化 | 持续性抗原或抗原-抗体复合物或非免疫球蛋白刺激物，如滑石粉 |

**案例 21-4**

患者男，73 岁，因"咳嗽、咯血 5 个月，纳差乏力 3 个月余，皮肤、巩膜黄染 10 天"就诊，5 个月前患者出现咯血、咳嗽、咳痰，给予 HRE/HL2E 抗结核治疗，咯血、咳嗽、咳痰好转；3 个多月前患者抗结核治疗过程中出现纳差、乏力，伴体重减轻，无腹痛、胸痛。10 天前，因乏力加剧伴皮肤巩膜黄染，就诊本院门诊，考虑药物性肝损伤，停止抗结核治疗，给予保肝治疗。

其实验室检查结果（部分）如下：

### *** 医院检验报告单

| 姓名：*** | 病历号：*** | 标本条码：********* | 标本号：*** |
| 性别：男 | 科别：传染科 | 检测仪器：****** | 样本：血清 |
| 年龄：73 岁 | 床号：*** | 执行科室：检验科 | 标本状态：正常 |
| 送检项目：********* | | 申请时间：****** | 送检医生：*** |

| 项目名称 | 结果 | 提示 | 单位 | 参考区间 |
| --- | --- | --- | --- | --- |
| 红细胞计数 | 4.5 | | $10^{12}$/L | 4.3～5.8 |
| 血红蛋白 | 122 | | g/L | 110～150 |
| 血小板计数 | 250 | | $10^9$/L | 100～300 |
| 白细胞计数 | 5.63 | | $10^9$/L | 3.5～9.5 |
| 中性分叶核粒细胞百分率 | 57.2 | | % | 40～75 |
| 淋巴细胞百分率 | 32.1 | | % | 20～50 |
| 单核细胞百分率 | 9.2 | | % | 3～10 |
| 嗜酸性粒细胞百分率 | 1.1 | | % | 0.5～5 |
| 嗜碱性粒细胞百分率 | 0.4 | | % | 0～1 |
| 总胆红素（TBIL） | 8.2 | | μmol/L | 5.0～28 |
| 直接胆红素（DBIL） | 2.1 | | μmol/L | <8.8 |
| 间接胆红素（IBIL） | 6.1 | | μmol/L | <20 |
| 丙氨酸转氨酶（ALT） | 16 | | IU/L | <50 |
| 天冬氨酸转氨酶（AST） | 18 | | IU/L | <40 |
| 总蛋白 | 71 | | g/L | 65.0～85.0 |
| 白蛋白 | 31.3 | ↓ | g/L | 40.0～55.0 |
| 痰涂片查分枝杆菌 | 阴性 | | | 阴性 |
| 结核抗体 | 阳性 | ↑ | | 阴性 |
| Xpert 结核分枝杆菌 | 阳性 | ↑ | | 阴性 |
| 干扰素释 γ 放试验（T-SPOT） | 阳性 | ↑ | | 阴性 |

备注：

| 采集时间： | 送达时间： | 接收时间： | 检测时间： | 审核时间： |
| 采集者： | | 接收者： | 检验者： | 审核者： |

**问题：**

1. 患者痰涂片没有查到分枝杆菌，为何给予抗结核治疗？
2. 结核感染 T 细胞干扰素 γ 释放试验与结核菌素皮试在应用上有什么区别？

# 一、Ⅳ型超敏反应的发生机制

## （一）参与Ⅳ型超敏反应的成分

**1. 致敏抗原**　引起Ⅳ型超敏反应的抗原主要有胞内寄生菌、病毒、寄生虫、化学物质和植物等。这些抗原物质经抗原提呈细胞（APC）摄取、加工处理成抗原肽—MHC 分子复合物表达于 APC 表面，提供给具有特异性抗原受体的 T 细胞识别，使其活化和分化成为效应 T 细胞。

**2. 细胞**　参与Ⅳ型超敏反应的效应 T 细胞主要有 CD4⁺ Th1 细胞和 CD8⁺ CTL 细胞。他们分别具有细胞因子的合成分泌效应和直接的细胞毒性效应。CD4⁺ Th1 细胞识别抗原后活化，可释放 IFN-γ、TNF、淋巴毒素（lymphotoxin，LT）、IL-3、GM-CSF、单核细胞趋化蛋白-1（monocyte chemotactic protein-1，MCP-1）等多种细胞因子。这些细胞因子可发挥细胞趋化效应，和直接的细胞杀伤效应。另外，CD4⁺ Th1 细胞也可借助 Fas-FasL 途径杀伤表达 Fas 的靶细胞。效应 CD8⁺ CTL 细胞与特异性抗原结合后活化、脱颗粒并释放穿孔素和颗粒酶等介质，使靶细胞溶解死亡或凋亡；也可通过活化表达的 FasL，与靶细胞表面表达的 Fas 结合，诱导靶细胞发生凋亡。

## （二）Ⅳ型超敏反应的特点

Ⅳ型超敏反应的特点包括：①炎症反应发生较慢；②该反应与抗体和补体无关；③由效应 T 细胞和炎症细胞因子参与致病；④局部损害以单核细胞、淋巴细胞浸润为主；⑤过程似细胞免疫过程（图 21-4）。

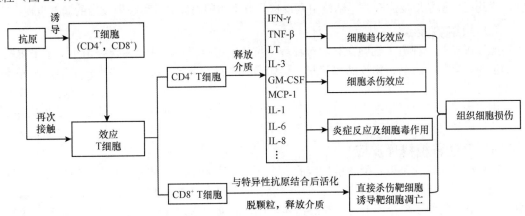

图 21-4　Ⅳ型超敏反应性疾病的发生机制

**案例分析 21-4**

本节案例 21-4 中的患者，咳嗽咯血，结核抗体阳性，Xpert 结核分枝杆菌及利福平耐药检测阳性，结核感染 T 细胞干扰素 γ 释放试验（T-SPOT）阳性，是由于结核感染后，由效应 T 细胞和炎症细胞因子参与致病，引起局部损害以单核细胞、淋巴细胞浸润为主，导致组织细胞损伤，属于Ⅳ型超敏反应性疾病。

1.患者痰涂片没有查到分枝杆菌，为何给予抗结核治疗？

由于痰涂片的检查阳性率很低，如果有结核症状，即使痰涂片没有发现异常，也不能排除结核的可能，医生根据咳嗽、咳痰 2 周以上等可疑症状、肺部影像学空洞等异常检查结果确诊肺结核，被称为病原学阴性肺结核，又叫临床诊断病例的肺结核，此类患者约占肺结核的 50%～70%。此类患者可以结合临床表现、影像检查，或者增加其他敏感性更高的检测帮助诊断。结核抗体、Xpert 结核分枝杆菌及利福平耐药检测，结核感染 T 细胞干扰素 γ 释放试验（T-SPOT），当这些试验阳性时则提示结核感染，需要给予抗结核治疗。

2.结核感染T细胞干扰素γ释放试验与结核菌素皮试在应用上有什么区别？

结核感染T细胞干扰素γ释放试验属于判断结核分枝杆菌感染活动性感染的检测指标之一，数值比正常值明显增高，提示体内可能有活动性的结核，用于筛查潜伏结核时不受卡介苗接种的影响，较少受到非结核感染的影响，但不适用于流行病学筛查，成本昂贵，操作要求高，不推荐以干扰素γ释放试验替代结核菌素皮肤试验用于健康人群公共卫生干预中的筛查手段。

## 二、常见的Ⅳ型超敏反应性疾病

### （一）感染性迟发型超敏反应

病毒、真菌及胞内寄生菌如结核杆菌、麻风杆菌、布鲁氏菌等的感染在激发Th1细胞和CTL抗感染免疫过程中导致以单个核细胞浸润为主的炎症和组织细胞损伤，此即感染性迟发型超敏反应。例如，当胞内感染有结核杆菌时，巨噬细胞在CD4$^+$Th1细胞释放的细胞因子IFN-γ作用下被活化，可将结核杆菌杀死。如果结核杆菌抵抗活化巨噬细胞的杀伤效应，则可发展为慢性炎症，形成肉芽肿。

发生感染性迟发型超敏反应的个体往往已具有对特定病原体的细胞免疫能力。如结核菌素试验阳性者，肺部再次感染结核杆菌时，由于机体的细胞免疫效应使出现的病灶范围比初次感染更局限。结核患者肺空洞形成，干酪样坏死，结核菌素皮试引起的局部组织损伤和麻风患者皮肤肉芽肿形成均与Ⅳ型超敏反应有关。结核菌素皮试是典型的感染性迟发型超敏反应的局部表现。

### （二）接触性皮炎

接触性皮炎是一种由T细胞介导的对环境中抗原的湿疹样皮肤病。通常是由小分子半抗原物质，如油漆、染料、农药、化妆品和某些药物如磺胺和青霉素等引起。这些小分子半抗原与体内蛋白质结合成完全抗原，使T细胞致敏。当机体再次接触相同抗原可发生接触性皮炎，致敏T细胞释放细胞因子并活化巨噬细胞可引起局部皮肤红肿、皮疹、水疱等症状，严重者可出现剥脱性皮炎。该反应具有抗原移除后反应缓解的特点。

### （三）急性移植排斥反应

急性移植排斥反应是迟发型超敏反应的一个典型临床表现。B细胞和T细胞均参与移植排斥反应，在典型同种异体间的移植排斥反应中，受者的免疫系统首先被供体的组织抗原所致敏，克隆增殖后，T细胞到达靶器官识别移植的异体抗原，启动一系列变化，导致淋巴细胞和单个核细胞局部浸润等炎症反应甚至移植器官的坏死。

### （四）自身免疫病

引起自身免疫的主要机制有多克隆淋巴细胞的刺激，与自身抗原部分交叉反应性外来抗原的侵入以及免疫调节的异常。大多自身免疫的确切发病机制仍不明。很多器官特异性自身免疫病认为是由自身反应性T细胞引起的。

## 三、Ⅳ型超敏反应免疫学检测及其临床意义

Ⅳ型超敏反应与机体的细胞免疫功能状态呈一定的水平关系。细胞免疫功能正常者，95%的Ⅳ型超敏反应皮试均阳性，而细胞免疫低下者，Ⅳ型超敏反应皮试为阴性或弱阳性。Ⅳ型超敏反应常见的免疫学检测方法有结核菌素试验、斑贴试验等。

**1.检测方法及原理**

（1）结核菌素试验：与Ⅰ型超敏反应皮肤试验原理相似，用皮内注射、皮肤斑贴等方法使变应原进入致敏机体，体内致敏的T细胞再次接触到相同变应原后活化，释放多种细胞因子，造成以单核细胞和淋巴细胞浸润为主的局部炎症反应。24~48小时后局部出现红肿、硬结、水泡等现象，以此来判断变应原是否引起机体Ⅳ型超敏反应或机体的细胞免疫功能状态。结核菌素皮试是

检测Ⅳ型超敏反应典型的例子。抗原为旧结核菌素（old tuberculin，OT）或结核杆菌的纯蛋白衍生物（purified protein derivative，PPD），于前臂内侧皮内注射一定含量的抗原，48～72小时后观察局部有无红肿硬结，并以硬结的纵横直径判断结果。

（2）斑贴试验（patch test）：主要用于检测Ⅳ型超敏反应，寻找接触性皮炎的变应原。将浸有变应原溶液的纱布贴敷于受检者前臂内侧或背部正常皮肤上，用玻璃纸或蜡纸遮盖住药纱后，再用纱布等固定，24～72h观察结果。如有明显不适，随时打开查看，并进行适当处理。Ⅳ型超敏反应斑贴试验的阳性结果以红肿和水疱为主。

（3）结核感染T细胞干扰素γ释放试验：一种用于结核杆菌感染的体外免疫检测新方法，检查结核感染者体内存在特异的效应T细胞，效应T细胞再次受到结核抗原刺激时会分泌IFN-γ。Th1细胞介导的细胞免疫应答是机体对结核分枝杆菌的主要免疫应答方式，因此，可将结核杆菌特异的T细胞作为结核分枝杆菌感染的检测指标。IFN-γ释放试验利用结核杆菌感染外周血之中存在结核杆菌特异性T细胞，而这些T细胞一旦再次接触结核杆菌，抗原就会发生增殖和分化，从而释放IFN-γ。

**2. 方法学评价**　结核菌素试验对青少年、儿童及老年人结核病的诊断和鉴别有重要作用，是较为重要的辅助检查方法。可以为接种卡介苗提供依据，结核菌素试验阳性时，表明体内已感染过结核菌，无须再接种卡介苗；结核菌素试验阴性者为卡介苗的接种对象。斑贴试验虽然敏感度不太高，但假阳性的发生率较低。结核IFN-γ释放试验（TB-IGRA）在实验时间及排除诊断上有明显的优势，它可用于诊断结核杆菌感染，但不能区分活动性结核病和非活动性，对疑似结核病患者具有辅助诊断作用，阴性结果对排除感染有一定帮助，它用于筛查时不受卡介苗接种的影响，但是不适用于流行病学筛查，不推荐以IGRA代替PPD试验用于健康人群公共卫生干预中的筛查。

**3. 质量控制**　影响结核菌素皮肤试验结果减弱的个体因素包括：微生物感染、活病毒疫苗预防接种、代谢紊乱、淋巴系统疾病、新生儿和老年人年龄因素、应激状态等。结核菌素试剂的影响包括：试剂生产质量不符合要求、稀释不当或污染、没有在冷藏条件运输和保存。注射和查验反应的影响，主要包括：抗原注入剂量不足、PPD试剂开瓶后放置时间过长、试剂吸入针管后放置时间过长等。接种卡介苗有假阳性情况，应注意排除和鉴别。

**4. 参考区间**　结核菌素皮试的结果判定标准见表21-5。

表 21-5　Ⅳ型超敏反应皮肤试验结果的判定标准

| 反应程度 | 皮内试验 | 斑贴试验 |
| --- | --- | --- |
| − | 无反应或小于对照 | 无反应或小于对照 |
| + | 仅有红肿 | 轻度红肿、瘙痒 |
| ++ | 红肿伴硬结 | 明显红肿，时有红斑 |
| +++ | 红肿、硬结、水疱 | 红肿伴豆疹、水疱 |
| ++++ | 大疱或（和）溃疡 | 红肿、水疱、溃疡 |

**5. 临床应用**　Ⅳ型超敏反应皮试可以帮助明确致病变应原，阻断相同变应原的再接触防止超敏反应的发生。既可反映机体是否对注射抗原的过敏情况，也可反映机体细胞免疫功能状况。对某些传染病，用该种病原体特异性抗原进行皮试，可起到诊断或鉴别诊断的作用。结核菌素皮试还可以了解机体是否对结核杆菌有免疫力及接种卡介苗后的免疫效果观察。

二维码 21-5　知识聚焦四

上述四型超敏反应各具特征，Ⅰ型主要由IgE抗体介导，故补体不参与，由肥大细胞等释放的介质引起组织损伤，症状发生和消退在四个型中最快，与遗传关系也最明显。Ⅱ型由抗组织和细胞表面抗原的IgG或IgM类抗体介导，血细胞是主要靶细胞，补体活化、炎症细胞聚集和活化以及靶细胞功能异常为该型反应机制。Ⅲ型由循环可溶性抗原与 IgM 或 IgG 类抗体形成的复合物介导，补体参与反应，白细胞聚集和被激活。Ⅰ～Ⅲ型均可经血清抗体转移。Ⅳ型超敏反应由 T 细胞介导（无须补体或抗体的参与），引起组织损伤的机制是巨噬细胞和淋巴细胞的局部浸润、活化及细胞因子的产生。

不同类型的超敏反应由于发病机制不同，其免疫学检测方法也有所不同，见表 21-6。

表 21-6　不同类型的超敏反应的免疫学检测方法

| 反应类型 | 反应机制 | 检测内容 |
| --- | --- | --- |
| Ⅰ型 | 特异性 IgE 所致的致敏细胞脱颗粒效应 | 特异性 IgE，总 IgE |
| Ⅱ型 | 抗原-抗体复合物或补体作用下的细胞毒作用 | 检测特异性抗体，补体含量 |
| Ⅲ型 | 中等大小免疫复合物的沉积 | 循环免疫复合物 |
| Ⅳ型 | T 细胞介导的细胞毒性作用 | 局部皮肤试验 |

（陈　捷）

# 第二十二章 自身免疫病及其免疫检测

自身免疫病（autoimmune disease，AID）是指机体对自身抗原发生免疫反应而导致自身组织损害所引起的疾病。正常情况下，机体能识别"自我"，对自身的组织细胞成分不产生免疫应答，或仅产生微弱的免疫应答，这种现象称为自身免疫耐受（autoimmune-tolerance）。在某些情况下，自身免疫耐受遭到破坏，机体免疫系统对自身成分发生免疫应答，这种现象称为自身免疫（autoimmunity）。自身免疫病则是自身免疫应答达到一定强度，机体组织和细胞发生病理损害，表现出一系列临床症状的一大类疾病。自身免疫病的诊断很大程度上依赖自身抗体的检测及一些免疫相关指标的检测。

二维码 22-1 知识导图

问题导航一：

1. 自身免疫病的病因是什么？
2. 出现哪些临床症状，可能提示患者有必要接受自身抗体检测？

## 第一节 概 述

### 一、自身免疫病简介

随着医学的进步，许多疾病相继被列为自身免疫病，自身免疫病总体患病率占世界人口的3%，估计中国有3000万～4000万自身免疫性病患者。自身免疫病危害人群极为广泛，发病也存在地区差异。大部分自身免疫病患者为女性，约占患者群的85%。自身免疫病在我国表现为高发病率、高致残率、高致死率和低知晓率。

### 二、临床常见自身免疫病及其分类

目前对自身免疫病尚无统一的分类标准。一般按受累组织的范围将自身免疫病分为器官特异性和非器官特异性（表22-1）。器官特异性自身免疫病是指病变局限于某一特定器官或组织；非器官特异性自身免疫病是指侵犯多种组织器官或系统的一组疾病。

表 22-1 常见自身免疫病分类

| 类别 | 病名 |
| --- | --- |
| 非器官特异性 AID | 类风湿关节炎 |
| | 干燥综合征 |
| | 系统性红斑狼疮 |
| | 系统性硬化 |
| | 多发性肌炎/皮肌炎 |
| | 抗磷脂综合征 |
| | 血管炎 |
| 器官特异性 AID | Graves 病 |
| | 1 型糖尿病 |
| | 溃疡性结肠炎 |

续表

| 类别 | 病名 |
|------|------|
| 器官特异性 AID | 自身免疫性肝病 |
| | 抗肾小球基膜型肾小球肾炎 |
| | 多发性硬化 |

## 三、自身抗体检测适用人群及结果的解释

自身抗体（autoantibody）是指自身免疫病患者血液中出现的针对自身组织器官、细胞及细胞内成分的抗体。自身抗体是自身免疫病的主要标志。每种自身免疫病通常伴有特征性的自身抗体谱。需要结合患者病史、症状、体征及自身抗体水平等对自身免疫病进行诊断及鉴别诊断。

对临床疑似自身免疫病的患者，特别是多器官受累的系统性自身免疫病，需检测自身抗体，即针对靶抗原的特异性自身抗体。非自身免疫病患者或少数健康人群也可以出现低滴度的自身抗体。因此，这些自身抗体的阳性结果不一定与自身免疫病相关。当自身抗体检验结果与临床情况不符时，建议结合患者性别、年龄、病史及其他实验室指标等特点，对检验结果作出适当解释及下一步建议。对临床高度疑似自身免疫病的患者，如果某一种方法检测自身抗体结果与患者临床特点不符时，建议使用另一种检测方法对结果加以确认。若偶然发现某种自身抗体存在，而无临床表现，应评估该抗体对疾病预测的价值及个体预后的影响，并结合患者基本情况及其他检查指标综合评价。由于某些自身抗体可出现在临床表现之前，因此必要时需定期复诊，并可对阳性指标进行定期监测。

二维码 22-2　知识聚焦一

---

**问题导航二：**

1. 哪些抗核抗体的出现与系统性红斑狼疮密切相关？
2. 常见的自身免疫病包括哪些？其特征性的自身抗体有哪些？
3. 抗核抗体的出现与自身免疫病活动期是否相关？

---

# 第二节　常见的自身免疫病

## 一、非器官特异性自身免疫病

非器官特异性自身免疫病，又称全身性或系统性自身免疫病，病变多涉及多种器官及结缔组织，故以前也被称为结缔组织病或胶原病，如系统性红斑狼疮、类风湿关节炎及干燥综合征等。

### （一）系统性红斑狼疮（systemic lupus erythematosus，SLE）

SLE 是一种累及多器官、多系统的小血管结缔组织疾病，易发于年轻女性，病程中往往复发与缓解交替出现。患者体内可产生针对核酸、核蛋白和组蛋白的抗核抗体及其他自身抗体，这些抗体与相应抗原结合，形成免疫复合物，沉积在心血管、结缔组织、肾小球基膜等多种脏器的小血管壁上。免疫复合物在局部激活补体，吸引中性粒细胞浸润，造成局部组织的慢性炎性损伤。故 SLE 患者常有多系统、多器官的损害。临床常表现为发热、面部红斑、多形性皮疹、光过敏、多发性口腔溃疡、关节炎、血管炎、肾炎以及中枢神经系统症状等。

SLE 在免疫方面的显著特点为抗核抗体（antinuclear antibody，ANA）的出现。目前已发现有几十种抗核内不同成分的抗体，其中以抗 dsDNA 抗体和抗 Sm 抗体对诊断 SLE 最为特异，两者均是 SLE 的标志性抗体。在未治疗的 SLE 患者中，抗 dsDNA 抗体的诊断特异性为 70%～90%，敏感度为 60%～90%。滴度与疾病活动呈正相关，高滴度抗体人群中 90% 以上为活动期，可作

为判断 SLE 病情变化及预后评估的参考指标。但应当注意，抗 dsDNA 抗体阴性并不能排除 SLE 的诊断。抗 Sm 抗体属于 ANA 中抗非组蛋白抗体亚类的一种，对 SLE 诊断特异性很强，几乎达 100%，但敏感性较低，达 30%～40%。另外抗核小体抗体（anti nucleosome antibody，AnuA）、抗核糖体 P 蛋白抗体（anti-ribosome RNP，rRNP）、抗增殖细胞核抗原（anti-proliferating cell nuclear antigen，anti-PCNA）抗体、抗 Ku 抗体、抗 SSA/Ro 和抗 SSB/La 抗体等也有重要意义。

ANA 在 SLE 活动期间，阳性率可达 95%～100%，非活动期为 80%～100%，通常作为 SLE 的筛选实验。一般认为，ANA 的产生在症状出现之前，因此早期检测 ANA 对早期发现 SLE 有重要帮助，但是 ANA 阴性不能除外 SLE。对 ANA 阳性者需进一步检查各亚类 ANA 抗体，对于明确诊断、判断病情、预后评估有重要意义。

自身抗体检测方法一般分为两个水平，间接免疫荧光（indirect immunofluorescence，IIF）试验作为第一水平测试，针对非器官特异性抗体测定而言，其抗原谱较完整，可检测 100～150 种抗体，可作为自身免疫病的筛选实验，也是目前 ANA 检测的金标准。报告中应包括特异的荧光核型和抗体的滴度，不同的荧光核型又对应不同的靶抗原（详见第三节）。特异性抗体确认试验作为第二水平测定，可对部分自身抗体进行抗原特异性区分。临床医师可根据需要选择合适的 ANA 检测方法。

## （二）类风湿关节炎（rheumatoid arthritis，RA）

类风湿关节炎的特征是手脚小关节向心性对称发病，关节外表现包括血管炎、皮肤和肌肉萎缩、皮下结节等。多发于青壮年，女性多于男性。患者体内产生的变性 IgG 作为自身抗原刺激免疫系统，产生多种抗变性 IgG 的自身抗体，即类风湿因子（rheumatoid factor，RF），变性 IgG 与类风湿因子结合形成的免疫复合物沉积在关节滑膜等部位，激活补体，在局部引起慢性渐进性免疫炎症性损害。

RF 是针对变性 IgG 的 Fc 段决定簇的自身抗体，也是最早用来诊断 RA 的自身抗体。RF 具有 IgM、IgG、IgA、IgD 和 IgE 5 种类型，以 IgM 为主。临床上对 RA 的诊断、分型和疗效观察通常以检测 IgM 型 RF 为主。RF 除存在于 RA 患者的血液，关节滑液中也可检出，但阳性率低于血清。临床上 RA 患者的 RF-IgM 的阳性率在 70%～80%，但特异性较差。目前，RF 是 RA 分类标准中的血清学指标之一，但 RF 不能作为 RA 诊断的唯一或特异性指标，RF 阳性必须结合临床及其他免疫学、急性时相反应蛋白检查才能作出判断。在其他自身免疫病或正常个体中也可出现 RF 阳性，且随着年龄增大，阳性率逐渐增加。持续高滴度 RF 常提示 RA 疾病活动，且骨侵蚀发生率高，常伴有皮下结节或血管炎等全身并发症，提示预后不佳。RF 滴度下降，可作为病情好转的指标之一。RF 阴性不能排除 RA，必须结合其他实验室检测指标及临床体征进行综合分析。抗环瓜氨酸肽抗体和抗角蛋白抗体对于 RA 诊断有重要意义，与 RF 联合检测可提高 RA 诊断的特异性。

## （三）干燥综合征（Sjögren syndrome，SS）

SS 典型特征为腺体分泌功能异常，导致皮肤和黏膜的干燥，泪腺和唾液腺最常被侵犯，从而产生眼干与口干。约一半患者有如鱼鳞样的皮肤干燥，女性患者阴道黏膜可干燥萎缩，有瘙痒感。部分患者可出现皮肤坏死性静脉炎，表现为紫癜或荨麻疹，好发于下肢，多在运动后出现，伴色素沉着与溃疡。不合并其他诊断明确的结缔组织病的干燥综合征为原发性干燥综合征（primary Sjögren syndrome，pSS），继发于另一诊断明确的结缔组织病或特殊病毒感染等的为继发性干燥综合征（secondary Sjögren syndrome，sSS）。pSS 好发于女性，男女比为 1∶10～1∶9，任何年龄均可发病，好发年龄是 30～60 岁。

抗 SSA 和抗 SSB 抗体是诊断 pSS 的重要免疫学指标。抗 SSA 抗体又称为抗干燥综合征抗原 A 抗体或抗 Ro 抗体，其靶抗原为细胞质内的小 RNA 和 60kDa 或 52kDa 的蛋白成分。抗 SSA 抗体在 pSS 的阳性率为 40%～95%。抗 52kDa 蛋白的抗 SSA 抗体主要与 SS 有关，抗 60kDa 蛋白的抗体与 SLE 相关。抗 SSA 抗体特异性较差，阳性除见于 SS 外，还可见于亚急性皮肤性红斑狼疮、抗核抗体阴性狼疮、新生儿狼疮、光过敏、肾炎以及伴有干燥综合征的 SLE、RA。抗 SSB 抗体对应的抗原为 RNA 多聚酶转录中的小 RNA 磷酸化蛋白，对 SS 的特异性很高，因此，对于 SS 诊断抗 SSB 抗体较 SSA 抗体更特异也更为重要。

### （四）系统性硬化

系统性硬化曾称硬皮病（scleroderma，Scl），是一种原因不明，临床上以局限性或弥漫性皮肤增厚和纤维化为特征，可影响心、肺和消化道等器官的全身性疾病。当病变侵害少量皮肤时，称局限性硬皮病。全身性病变时则称为进行性系统性硬化病（progressive systemic sclerosis，PSS）。75% 的 PSS 患者有抗核抗体阳性，抗 Scl-70 抗体是 PSS 的特异性抗体，80%～95% 的局限性硬皮病患者抗着丝点抗体阳性。

### （五）多发性肌炎（polymyositis，PM）及皮肌炎（dermatomyositis，DM）

多发性肌炎是以损害肌肉为主要表现的自身免疫病，如果同时有皮肤损害，则称为皮肌炎。多发性肌炎以成人多见，皮肌炎在儿童中有较高的发生率，该病临床表现通常为近端肌群无力，伴有触痛，随病情发展，患者可有呼吸困难，甚至危及生命。多发性肌炎及皮肌炎患者有多种自身抗体，其中较特异的有抗 Jo-1 抗体和抗 Mi 抗体，主要见于多发性肌炎；而抗 PM-1 抗体及抗 Ku 抗体多见于多发性肌炎与硬皮病的重叠。

### （六）抗磷脂综合征（anti-phospholipid syndrome，APS）

APS 包括一组广泛的自身免疫病群，临床表现主要为动静脉血栓形成、血小板减少症、反复自然流产、心肌病、大脑和肾脏坏死以及肺张力过高等。APS 又可分为原发性和继发性两大类，临床诊断 APS 的主要血清学指标为抗心磷脂（anti-cardiolipin，ACL）抗体、抗 $\beta_2$ 糖蛋白 1（anti-$\beta_2$-glycoprotein 1，$\beta_2$-GP1）抗体、狼疮抗凝物（lupus anticoagulant，LA）。抗磷脂抗体阴性不能排除 APS 诊断，单纯抗磷脂抗体阳性也不能诊断 APS，2%～6% 的正常人群、其他自身免疫病、某些感染如梅毒等也可出现 ACL 阳性，某些药物和恶性肿瘤也可以诱导出抗磷脂抗体。

### （七）血管炎（vasculitis）

血管炎可分为原发性和继发性两类。原发性血管炎（primary vasculitis，PV）是一类以血管壁炎症和坏死为基本特征的疾病，临床表现为血管病变导致的组织、器官供血不足，而组织器官的供血情况取决于受累血管的类型、大小、部位和病理变化。原发性血管炎表现复杂、病因未明，可能由于各种因素所致免疫复合物沉积于血管壁，或细胞介导的免疫异常引起血管壁的炎症性损伤。各类血管炎临床表现缺乏特异性，实验室检查能够为血管炎提供参考的指标很少，血清 ANCA 检测有助于 ANCA 相关血管炎的诊断。病变部位的 IgA 免疫复合物对于 IgA 相关性血管炎有提示作用。

## 二、器官特异性自身免疫病

器官特异性自身免疫病的病变仅限于某一个器官，临床上常见的有抗肾小球基膜型肾小球肾炎、自身免疫性肝病、1 型糖尿病、Graves 病、重症肌无力、多发性硬化、溃疡性结肠炎、慢性萎缩性胃炎等。不同类型的疾病的临床表现差异很大，虽然病变发生在某个器官，但控制不当的话，可发展为全身性疾病，本部分将着重介绍抗肾小球基膜型肾小球肾炎与自身免疫性肝病及其相关自身抗体检测，其他器官特异性自身免疫病的相关内容将展示在数字教学资源（详见二维码22-6）中。

### （一）抗肾小球基膜型肾小球肾炎（anti-glomerular basement membrane glomerulonephritis）

大部分为肺出血肾炎综合征患者，即肾小球肾炎与出血性肺炎同时发生，患者血液中可检测到抗肾小球基膜Ⅳ型胶原抗体，该抗体的效价与肾组织损害的严重程度呈正相关。由于肺泡基膜与肾小球基膜有共同抗原，所以该抗体可同时作用于肺组织。此病发病率不高，可发生于任何年龄，以青少年男性多见。

## （二）自身免疫性肝病（autoimmune liver diseases）

自身免疫性肝病主要包括三种与自身免疫密切相关的，以肝、胆损伤为主的疾病：自身免疫性肝炎（autoimmune hepatitis，AIH）、原发性胆汁性胆管炎（primary biliary cholangitis，PBC）和原发性硬化性胆管炎（primary sclerosing cholangitis，PSC）。AIH 常伴有循环自身抗体和高免疫球蛋白血症，病因未明，呈慢性炎性坏死的肝脏疾病；PBC 是以自身免疫介导的肝内胆管损伤，以后呈肝纤维化，最终导致肝功能衰竭为特征的一类病因不明的自身免疫性肝脏疾病；PSC 是一种原因不明的慢性综合征，其特征是肝外和（或）肝内胆管弥漫性炎症、纤维化所引起的慢性胆汁淤积症。

二维码 22-3　知识聚焦二

------

**问题导航三：**

1. 抗核抗体（荧光法）检测需要报告哪些内容？如何进行核型结果判读？
2. 抗核抗体都包括哪些？临床意义是什么？
3. 抗 Sm 抗体与抗 dsDNA 抗体在 SLE 诊断及病情监测中的应用价值有哪些？
4. 抗环瓜氨酸肽抗体检测阳性的临床意义是什么？
5. 抗中性粒细胞质抗体检测方法及临床应用有哪些？

------

# 第三节　常用自身抗体检测项目及临床应用

血清抗体的检测起始于 1907 年应用于梅毒血清测试的卡恩试验。自 20 世纪 40 年代，血清自身抗体检测项目逐渐建立，包括狼疮细胞、抗核抗体、抗心磷脂抗体和类风湿因子等。自身抗体检测方法也跟随检测项目的拓展不断革新，从间接免疫荧光法、双向免疫扩散、免疫印迹、酶联免疫吸附法、免疫微球法到化学发光法等，从单标志物检测到多标志物同时检测，从低通量检测到高通量检测，从手工操作到自动化仪器检测。自身抗体检测项目和方法学的发展为自身抗体检测方法增添了标准化、多元化与自动化的特色，提高了自身抗体在自身免疫病诊疗中的临床价值。

**案例 22-1**

患者女，56 岁，2 年来，双手关节肿胀，活动后好转。近半年，开始出现呼吸困难，伴胸闷、胸痛，与活动相关。近 3 个月，双下肢水肿伴乏力。查体：眼睑及口唇苍白，面部可见红斑；右上肢可见瘀斑，双下肢对称性凹陷性水肿，可见散在皮疹。诊室医生给患者开具了"抗核抗体谱"检测，结果回报如下：

### \*\*\* 医院检验报告单

| 姓名：*** | 病历号：*** | 标本条码：********* | 标本号：*** |
|---|---|---|---|
| 性别：女 | 科别：*** | 检测仪器：****** | 样本：血清 |
| 年龄：56 岁 | 床号：*** | 执行科室：检验科 | 标本状态：正常 |
| 送检项目：抗核抗体谱 | | 申请时间：****** | 送检医生：*** |

| 项目名称 | 缩写 | 结果 | 单位 | 参考区间 |
|---|---|---|---|---|
| 抗核抗体（荧光法） | ANA | 阳性（核均质型） | | |
| 滴度 | | 1：320 | | 小于 1：100 |
| 抗双链 DNA 抗体（酶免法） | anti-dsDNA | 490.0 | IU/ml | 0～100.0 |
| 抗双链 DNA 抗体（印迹法） | anti-dsDNA | 阳性 [+] | | 阴性 [−] |
| 抗核小体抗体（印迹法） | anti-nuA | 阳性 [+] | | 阴性 [−] |

| | | | | | |
|---|---|---|---|---|---|
| 抗组蛋白抗体（印迹法） | anti-His | 阳性 [+] | | | 阴性 [-] |
| 抗 Sm 抗体（印迹法） | anti-SmD1 | 阳性 [+] | | | 阴性 [-] |
| 抗增殖细胞核抗原抗体 | anti-PCNA | 阴性 [-] | | | 阴性 [-] |
| 抗核糖体抗体（印迹法） | anti-PO | 阳性 [+] | | | 阴性 [-] |
| 抗 ss-A60 抗体（印迹法） | anti-ss-A60 | 阳性 [+] | | | 阴性 [-] |
| 抗 ss-A52 抗体（印迹法） | anti-ss-A52 | 阴性 [-] | | | 阴性 [-] |
| 抗 ss-B 抗体（印迹法） | anti-ss-B | 阴性 [-] | | | 阴性 [-] |
| 抗着丝点抗体（印迹法） | anti-CENP B | 阳性 [+] | | | 阴性 [-] |
| 抗硬皮病抗体（印迹法） | anti-Scl-70 | 阴性 [-] | | | 阴性 [-] |
| 抗 RNP 抗体（印迹法） | anti-U1-RNP | 阴性 [-] | | | 阴性 [-] |
| 抗合成酶抗体（印迹法） | anti-Jo-1 | 阴性 [-] | | | 阴性 [-] |
| 抗 PM-Scl 抗体（印迹法） | 抗 PM-Scl 抗体（印迹法） | 阴性 [-] | | | 阴性 [-] |
| 抗 Mi-2 抗体（印迹法） | anti-Mi-2 | 阴性 [-] | | | 阴性 [-] |
| 抗 Ku 抗体（印迹法） | anti-Ku | 阴性 [-] | | | 阴性 [-] |
| 抗线粒体抗体 M2 亚型（印迹法） | anti-AMA-M2 | 阴性 [-] | | | 阴性 [-] |
| 抗线粒体抗体 M2 亚型（酶免法） | anti-AMA-M2 | <25 | RU/ml | | 0~25 |
| 采集时间： | 送达时间： | 接收时间： | 检测时间： | 审核时间： | |
| 采集者： | | 接收者： | 检验者： | 审核者： | |

**问题：**

1. 如何解读该抗核抗体全项检测报告单？抗核抗体（荧光法）与印迹法检测结果是否相符？
2. 抗 dsDNA 抗体及抗 Sm 抗体阳性对该患者的诊断有何意义？

# 一、抗核抗体的检测及临床应用

抗核抗体（antinuclear antibody，ANA）是指抗细胞核抗原成分的自身抗体的总称，目前广义的概念是指一组抗真核细胞内所有抗原成分自身抗体的总称。根据靶抗原不同，将 ANA 分为抗 DNA 抗体、抗组蛋白抗体、抗 DNA 组蛋白复合物抗体、抗非组蛋白抗体、抗核仁抗体、抗细胞其他成分抗体 6 类。每一大类又因不同的抗原特性，再分为许多亚类，其分类如下：①抗 DNA 抗体：抗双链 DNA 抗体、抗单链 DNA 抗体；②抗组蛋白抗体：抗组蛋白亚单位（H1、H2B、H3、H4）及其复合物抗体；③抗 DNA 组蛋白复合物抗体：狼疮细胞、抗 DNP 抗体和抗核小体抗体；④抗非组蛋白抗体，抗 ENA 抗体：抗 Sm、nRNP、SSA/Ro、SSB/La、rRNP、Scl-70、Jo-1、PCNA、Ku、PM-1、RA33、Ki、SRP、RANA、Mi-2、PL-7、PL-12、P80 和 SP100 等抗体；抗染色体 DNA 蛋白抗体；抗着丝点抗体；⑤抗核仁抗体：抗 RNA 多聚酶 I/II/III、原纤维蛋白、NOR-90 和 Th/To 等抗体；⑥抗其他细胞成分抗体：抗核孔复合物、板层素、线粒体、高尔基体、溶酶体、肌动蛋白、波形纤维蛋白、原肌球蛋白、细胞角蛋白、中心体、纺锤体、中间体等抗体。

ANA 主要存在于血清，也可存在胸腔积液、关节液和尿液中。ANA 亚型主要是 IgG，也有 IgM、IgA、IgD 等。ANA 在结缔组织疾病的诊断灵敏度较高，但特异性较低。

**1. 检测方法** 多采用间接免疫荧光试验检测，可作为自身免疫病的"筛查"试验，是协助完成自身免疫病初筛的重要手段。

**2. 结果判定**

（1）阴性：荧光显微镜下观察细胞片，仅见模糊、暗淡的非特异性荧光；

（2）可疑：荧光显微镜下细胞片产生一定强度的荧光，但无法辨别荧光模型；

（3）阳性：荧光显微镜下可见明亮清晰的细胞荧光着色，并可于 HEp-2 细胞底片中辨别荧光模型。

目前间接免疫荧光法检测 ANA 可出现 20 多种荧光模型，其代表不同种类的自身抗体，常见的 ANA 荧光模型及临床意义如下：

（1）均质型（homogeneous，H）：细胞核均匀着染，有些核仁部位不着色，分裂期细胞染色体部位着染。与均质型相关的自身抗体主要有抗组蛋白抗体、抗 dsDNA 抗体及抗核小体抗体等。高滴度均质型主要见于 SLE 患者。

（2）颗粒型（speckled，S）：又称斑点型，细胞核内出现颗粒状荧光，分裂期细胞染色体无荧光显色。与颗粒型相关的自身抗体涉及抗核糖体核蛋白颗粒抗体，如抗 Sm、抗 U1RNP、抗 SSB 等抗体，与可溶性核抗原（ENA）抗体有关。高滴度的颗粒型常见于混合性结缔组织病，也可见于 SLE、硬皮病、SS 等自身免疫病。

（3）核膜型（membranous，M）：又称周边型（rim），荧光着色主要显示在细胞核的周边形成荧光环，或在均一的荧光背景上核周边荧光抗体增强。相关抗体主要是抗板层素抗体，抗 gp210 抗体等。高滴度的周边型与自身免疫性肝病有关，且提示病情活动。

（4）核仁型（nucleolar，N）：荧光着色主要在核仁区，分裂期细胞染色体无荧光着色。相关抗体是抗核仁特异的低分子量 RNA、抗 RNA 聚合酶-1、抗 U3RNP、抗 PM-Scl。核仁型在硬皮病的阳性率最高，也见于雷诺现象，偶尔也出现于 SLE。

（5）胞质型（cytoplasmic pattern）：分裂间期细胞胞质荧光染色阳性，又可分为线粒体型（胞质粗颗粒型）、核糖体型（胞质细颗粒型或均质型，有时可见核仁）、Jo-1 型（核、浆颗粒型）、细颗粒型（PL-7、PL-12）等。

（6）混合型（mixed pattern）：指两种或两种以上混合的荧光染色模型。有时一份血清内含多种抗体，可出现不同的染色模型。用不同稀释度的血清检测或注意观察不同分裂期细胞的荧光染色特点，有助于区分所含有的各种荧光染色模型。

除上述常见荧光染色模型（图 22-1）外，还可见一些少见的荧光染色模型。ANA 的荧光模型分析对自身免疫病的鉴别诊断具有提示作用，但要明确具体的自身抗体亚类，必须做 ANA 谱系分析检测，不能仅凭荧光模型作出相关自身抗体的判断。

ANA（IIF 法）检测结果报告应包括检测方法、定性结果（阳性或阴性）、荧光模型、滴度及必要的临床建议。对于混合荧光模型，荧光模型的报告优先级顺序为细胞核荧光模型、细胞质荧光模型、细胞有丝分裂期荧光模型。相同优先级的荧光模型，建议按滴度高低顺序依次报告。基于 ANA 荧光模型的国际分类和命名原则，结合国内 ANA 检测的临床实践现状，抗核抗体检测的临床应用专家共识建议必报荧光模型 13 种，选报模型 15 种，具体见图 22-2。

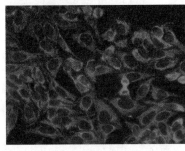

胞质颗粒型
HEp-2

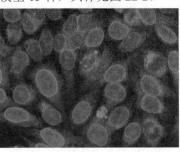

核膜型
HEp-2

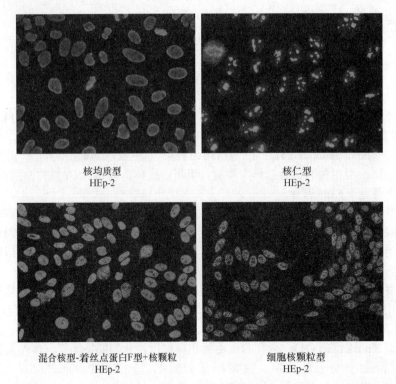

核均质型
HEp-2

核仁型
HEp-2

混合核型-着丝点蛋白F型+核颗粒
HEp-2

细胞核颗粒型
HEp-2

图 22-1　ANA 常见荧光模型

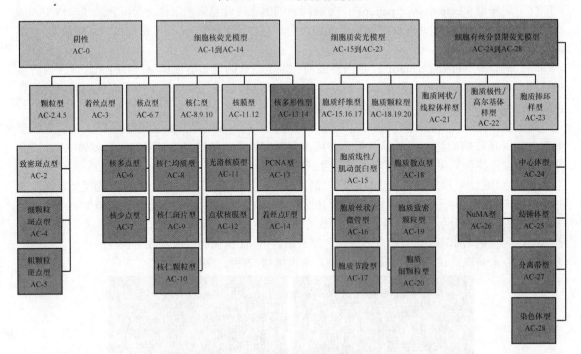

图 22-2　IIF-ANA 荧光模型分类及命名

AC 指抗细胞（anti-cell），基于抗核抗体的国际分类和命名原则，结合我国目前检测的临床现状，建议浅灰色部分为必报荧光模型，
深灰色部分为选报荧光模型

**3.临床应用**　ANA 阳性的疾病很多，最常见于弥漫性结缔组织病，某些非结缔组织病也可阳性，如慢性活动性肝炎、重症肌无力、慢性淋巴性甲状腺炎等。正常老年人也可出现低滴度的 ANA 阳性。ANA 检测在临床上是一个极重要的筛查试验，ANA 阳性高滴度提示自身免疫病的可能性。

## 二、可提取核抗原检测及临床应用

可提取核抗原（extractable nuclear antigens，ENA）是指利用生理盐水或磷酸盐缓冲液从细胞核中提取的一组酸性核糖核蛋白，包括许多小分子 RNA 与各自对应的蛋白质，但不包括组蛋白和 DNA。ENA 抗原中主要包括 Sm、RNP、SSA、SSB、Jo-1、Scl-70 等抗原。

**1. 检测方法**　检测抗 ENA 抗体谱的方法很多，目前临床上最常用的方法是免疫印迹技术（IBT）。

**2. 临床应用**　目前，临床上通常检测的 ENA 谱主要包括以下几种。

（1）抗 RNP 抗体（anti-ribonucleoprotein，anti-RNP）：是诊断混合性结缔组织病（mixed connective tissue disease，MCTD）的重要血清学依据，低滴度抗体在多种自身免疫病中出现，其不具疾病诊断特异性。

（2）抗 Sm 抗体：仅在 SLE 患者中发现，是 SLE 的血清标志性抗体，已列入 SLE 的诊断标准。但其敏感度较低，阴性不能排除 SLE。

（3）抗 SSA、SSB 抗体：抗 SSA、SSB 抗体是 SS 患者最常见的自身抗体，两个抗体同时检测，可提高 SS 的诊断率。部分 SLE 患者也有抗 SSA、SSB 抗体的检出。抗 SSA 抗体可通过胎盘进入胎儿，引起新生儿狼疮综合征，出现典型的 SLE 皮损和不完全性心脏传导阻滞。

（4）抗 Scl-70 抗体：主要与系统性硬化有关，很少出现于局限性硬化症及其他自身免疫病患者中。疾病早期即可检测出该抗体，并提示预后不良。

（5）抗 Jo-1 抗体：对诊断 PM/DM 具有特异性，并常合并肺纤维化，部分出现多关节炎。抗 Jo-1 抗体被认为是肺病相关肌炎的标志性抗体。

## 三、抗 dsDNA 抗体的检测及临床应用

抗 dsDNA 抗体与细胞核的反应位点是位于 DNA 脱氧核糖磷酸框架上。检测抗 dsDNA 抗体最特异和最敏感的方法，是使用马疫锥虫或绿蝇短膜虫作为抗原基质进行间接免疫荧光检测。因为这些血鞭毛寄生虫的虫体呈圆形或椭圆形，其动基体由纯净的环状 dsDNA 构成，除此以外，通常不含有其他细胞核抗原。能与动基体起反应的自身抗体只有抗 dsDNA 抗体，因而具有高度的特异性。

**1. 检测方法**　抗 dsDNA 抗体常用检测方法是间接免疫荧光法、放射免疫法或 ELISA 方法。间接免疫荧光法简单实用，是目前广泛使用的用于检测高亲和力和中等亲和力抗 dsDNA 抗体的方法，但是不能提供抗体准确的定量信息。ELISA 的检测敏感度高于间接免疫荧光法和放射免疫法，也能够定量检测抗体，但有可能检测到没有临床意义的低亲和力抗体。有条件时，实验室可以用两种方法对抗 dsDNA 抗体进行检测，以相互印证。

**2. 临床应用**　抗 dsDNA 抗体是 SLE 患者的特征性标志抗体，该抗体阳性为 SLE 的重要诊断标准之一，抗 dsDNA 抗体效价与疾病的活动程度有相关性，尤其是与狼疮性肾炎密切相关，且抗体水平的升高可以出现在疾病复发之前，因此定量监测抗 dsDNA 抗体有助于 SLE 患者的临床病情评估。

## 四、抗核小体抗体的检测及临床应用

核小体是真核生物细胞核染色质的基本单位，分子质量大小约为 262kDa，由两对组蛋白 H2A、H2B、H3、H4 组成的八聚体核心，外绕 145～147 个碱基对的 DNA 组成。凋亡细胞是核小体的重要来源，细胞凋亡过程中，核染色质经核酸内切酶切割后释放，形成 180～200 个碱基对或其倍数的寡聚核小体。当 SLE 患者的吞噬细胞对凋亡细胞的清除能力受损或降低，导致核小体在患者体内大量存积，多聚核小体与活化的单核细胞结合后被抗原提呈细胞呈递给 CD4$^+$ Th2 细

胞，Th2 细胞增殖活化，激活 B 细胞产生抗核小体抗体（anti-nucleosome antibody，AnuA）。

**1. 检测方法**　临床上通常采用 ELISA 法进行检测。

**2. 临床应用**　AnuA 具有同抗 dsDNA 抗体相同的诊断特异性，可达 95%，在系统性硬化中，可有 20%～50% 的低浓度阳性率，其他自身免疫病中均为阴性。

# 五、类风湿关节炎相关自身抗体检测及临床应用

**案例 22-2**

女性患者，42 岁，1 年来，手掌指关节近端指间关节、双腕关节对称性肿痛，后逐渐累积双膝、双踝、双足趾、双肘、双肩等周身多处关节，晨僵超过 1 小时，伴眼干；近 1 个月，症状加重，以双膝关节为主，伴双下肢肌肉疼痛，乏力。查体：双侧前臂可见瘀斑，双手关节肿胀；双下肢肌肉捏痛阳性，双膝关节肿胀，压痛阳性。诊室医生给患者开具了"抗核抗体、类风湿因子、CRP 和抗环瓜氨酸肽（CCP）抗体、红细胞沉降率"检测，结果回报如下：

**\*\*\* 医院检验报告单**

| 姓名：*** | 病历号：*** | 标本条码：********* | 标本号：*** |
| --- | --- | --- | --- |
| 性别：女 | 科别：*** | 检测仪器：****** | 样本：血清 |
| 年龄：42 岁 | 床号：*** | 执行科室：检验科 | 标本状态：正常 |
| 送检项目：抗核抗体+RF+CRP+ESR | | 申请时间：****** | 送检医生：*** |

| 项目名称 | 缩写 | 结果 | 单位 | 参考区间 |
| --- | --- | --- | --- | --- |
| 抗核抗体（荧光法） | ANA | 阳性（核颗粒型） | | |
| 滴度 | | 1∶100 | | 小于 1∶100 |
| 抗 RNP 抗体（印迹法） | anti-U1-RNP | 阳性 [+] | | |
| 类风湿因子（免疫比浊法） | RF | 20.00 | IU/ml | 0.00～20.00 |
| C 反应蛋白（免疫比浊法） | CRP | 18.29 | mg/L | 0.00～10.00 |
| 抗 CCP 抗体 | | 61 | U/ml | 0～25 |
| 红细胞沉降率 | ESR | 62 | mm/h | 0～20 |

| 采集时间： | 送达时间： | 接收时间： | 检测时间： | 审核时间： |
| --- | --- | --- | --- | --- |
| 采集者： | | 接收者： | 检验者： | 审核者： |

**问题：**

1. RF 检测结果与患者的临床表现是否相符？

2. 类风湿因子与抗 CCP 抗体联合检测的优势有哪些？

## （一）类风湿因子（rheumatoid factor，RF）

**1. 检测方法**　可使用胶乳凝集法、免疫比浊法及 ELISA 法。

**2. 临床应用**　欧洲和美国风湿病学会对 RA 的诊断标准，主要依据临床表现（累及关节数及滑膜炎）和实验室检测（RF、抗 CCP 抗体、CRP 及 ESR 检测）进行综合判断。当患者疑诊为 RA 时，除临床表现外，实验室检测对 RA 的诊断至关重要。应检测患者的炎性标志物（CRP 和 ESR）及两个自身抗体（RF 及抗 CCP 抗体）。当两个炎性指标均为阴性，应考虑骨性关节炎或其他关节性疾病；若 CRP 和（或）ESR 阳性，则结合 RF 及抗 CCP 抗体的阳性结果，即可基本诊断 RA。需要注意的是，并非所有的 RA 患者 RF 和（或）抗 CCP 抗体都会出现阳性，其他自身抗体如抗角蛋白抗体（AKA）和抗核周因子对 RA 的诊断具有重要意义。

## （二）抗环瓜氨酸肽抗体（anticyclic citrullinated peptide antibody）

**1. 检测方法**　临床上常采用 ELISA 法及化学发光法检测抗 CCP 抗体。

**2. 临床应用**　抗 CCP 抗体对 RA 具有高度的特异性，在 RA 的早期阶段即可出现阳性。抗 CCP 抗体阳性通常早于 RF 出现，甚至在亚临床阶段即可呈阳性，其可协助早期诊断 RA。抗 CCP 抗体也是侵蚀性、非侵蚀性 RA 鉴别的灵敏指标，抗 CCP 抗体阳性者通常出现或易发展成较抗体阴性者更严重的关节骨质破坏。抗体含量（或滴度）与 RA 严重程度、骨关节破坏程度以及病情进展呈正相关，高抗 CCP 抗体含量（或滴度）往往提示预后不良。抗 CCP 抗体在其他风湿性疾病中阳性率较低，与 RF 联合检测可提高 RA 诊断的特异性。值得注意的是，虽然抗 CCP 抗体诊断 RA 的敏感性、特异性都较高，但仅凭抗 CCP 抗体阳性不能作出临床诊断，必须结合临床表现和其他实验室检查。

## （三）抗角蛋白抗体（antikeratin antibody，AKA）

**1. 检测方法**　目前检测方法通常为间接免疫荧光法。

**2. 临床应用**　AKA 抗体的靶抗原角蛋白是一组不溶性的纤维蛋白，属于细胞骨架成分。一般认为 AKA 抗体诊断 RA 的敏感度为 40%～60%，特异性可达 95% 以上。在非类风湿关节炎的自身免疫病患者 AKA 抗体检出率极低，且 AKA 抗体可见于早期 RA 患者。因此，AKA 对于 RA 早期诊断有重要意义。与 RF 同时检测可提高 RA 的诊断特异性，弥补 RF 的不足。AKA 抗体也与 RA 病情严重程度有关，高水平抗体提示病情严重，预后不良。

二维码 22-4　视频

精品课程：类风湿关节炎及其免疫学检测

# 六、血管炎相关自身抗体检测及临床应用

血管炎可分为原发性和继发性两类。原发性血管炎分类繁多（表 22-2）、表现复杂、病因未明，可能由于各种因素所致免疫复合物沉积于血管壁，或细胞介导的免疫异常引起血管壁的炎症性损伤。

**表 22-2　2012 年 CHCC 血管炎新分类标准**

| 分类 | 疾病 |
| --- | --- |
| 累及大血管的血管炎 | 多发性大动脉炎、巨细胞动脉炎 |
| 累及中等血管的血管炎 | 结节性多动脉炎、川崎病 |
| 累及小血管的血管炎 | |
| ANCA 相关性血管炎 | 显微镜下多血管炎、肉芽肿性多血管炎、变应性肉芽肿性多血管炎 |
| 免疫复合物相关性血管炎 | 抗肾小球基膜抗体病、冷球蛋白性血管炎、IgA 相关性血管炎、低补体荨麻疹性血管炎 |
| 变异性血管炎 | 白塞病、科根综合征 |
| 单器官受累的血管炎 | 皮肤白细胞破碎性血管炎、皮肤动脉炎、原发性中枢神经系统血管炎、孤立性动脉炎、其他 |
| 与系统性疾病相关血管炎 | 狼疮性血管炎、类风湿性血管炎、结节病性血管炎 |
| 可能病因相关血管炎 | 丙型肝炎病毒相关性冷球蛋白血症性血管炎、乙型肝炎病毒相关性血管炎、梅毒相关性主动脉炎、药物相关性免疫复合物性血管炎、药物相关性 ANCA 相关性血管炎、肿瘤相关性血管炎 |

## （一）抗中性粒细胞胞质抗体（antineutrophil cytoplasmic antibody，ANCA）

**1. 检测方法**　总 ANCA 通常采用间接免疫荧光法检测，特异性 ANCA 通常采用 ELISA 法或免疫印迹法进行检测。

**2. 结果判定**

（1）间接免疫荧光法检测总 ANCA：在荧光显微镜下观察荧光模型。甲醛固定的中性粒细胞

可以判断是否有甲醛抵抗的 ANCA 的存在，并可协助判断 ANA 对 ANCA 是否有影响，但无法区别 ANCA 的荧光模型，其荧光模型总表现为中性粒细胞胞质颗粒型荧光。乙醇固定的中性粒细胞可以区分为三种不同的荧光模型：

第一种是胞质型（cytoplasmic ANCA，cANCA）：乙醇固定的中性粒细胞胞质可见均匀分布的颗粒型荧光，位于中性粒细胞嗜苯胺蓝颗粒中，但部分粒细胞无反应，细胞核无荧光。肝组织基质片可在肝血窦区见到粒细胞产生强荧光，其主要的靶抗原是蛋白酶 3（PR3）。

第二种核周型（perinuclear ANCA，pANCA）：乙醇固定的中性粒细胞核周围的平滑带状荧光，肝组织基质片同样可在肝血窦区见到粒细胞产生强荧光。pANCA 可由多种抗原引起，主要靶抗原是髓过氧化物酶、人白细胞弹性蛋白酶、乳铁蛋白、组织蛋白酶 G 和杀菌/通透性增强蛋白等。这些抗原和乙醇固定的中性粒细胞核膜有很高的亲和力，在温育过程中，抗原从颗粒中扩散至核周，形成核周型荧光。

第三种为非典型 ANCA（atypical ANCA，aANCA）：它代表了 pANCA 和 cANCA 两者之间的非典型表现。至于是何种特异性抗体，需要通过纯化抗原的 ELISA 或免疫印迹法进行确认。

（2）ELISA 法检测特异性 ANCA：主要的靶抗原是蛋白酶 3（PR3）和髓过氧化物酶（MPO），根据显色结果判定。

**3. 临床应用**　90% 以上病情活动的肉芽肿性多血管炎（granulomatosis with polyangiitis，GPA）患者血清中 cANCA 阳性，而 pANCA 只有 10% 左右阳性，且 cANCA 与 GPA 病情活动高度相关。在肺嗜酸性肉芽肿性多血管炎，又称许尔-斯特劳斯综合征（Churg-Strauss syndrome，CSS）中 70% 的患者可有 ANCA 阳性，但 ANCA 阴性不能排除 CSS 的诊断。约 80% 的显微镜下多血管炎（microscopic polyangiitis，MPA）患者 ANCA 阳性，ANCA 阳性可作为 MPA 诊断的重要依据，对 MPA 活动的判定有一定的参考价值。

## （二）抗内皮细胞抗体（anti-endothelial cell antibodies，AECA）

**1. 检测方法**　主要采用间接免疫荧光法进行检测。也可采用放射免疫法、ELISA 法、免疫印迹法及免疫沉淀法测定。

**2. 临床应用**　该抗体为血管受损和血管炎的标志物，主要见于原发性或继发性血管炎等疾病，主要是系统性血管炎、系统性红斑狼疮、皮肌炎、多发性肌炎及系统性硬化等，且与疾病病情活动呈正相关，对疾病病情判断、诊断和治疗的监测，尤其是对器官移植及慢性排斥反应发生的提示、生存时间的评估都具有重要的意义。

# 七、抗磷脂抗体检测及临床应用

抗磷脂综合征（APS）可分为原发性和继发性两大类，临床诊断 APS 的主要血清学指标为抗心磷脂（anti-cardiolipin，ACL）抗体、抗 $\beta_2$ 糖蛋白 1（anti-$\beta_2$-glycoprotein 1，anti-$\beta_2$-GP1）抗体、狼疮抗凝物（lupus anticoagulant，LA）。检测方法有 ELISA 法、免疫印迹法和固相放射免疫分析。其中以 ELISA 法应用较广泛，可同时检测 IgG、IgA 和 IgM 类抗体。LA 为功能性检测，ACL、抗 $\beta_2$-GP1 为抗体检测。

## （一）抗心磷脂抗体（ACL）

**1. 检测方法**　ACL 检测方法有放射免疫测定、ELISA 法和化学发光法等，临床上通常采用 ELISA 法或化学发光法进行检测。

**2. 临床应用**　在诊断为 APS 的患者中，ACL 的敏感度高达 97%，可作为原发性 APS 的筛选指标之一，但它的特异性只有 75% 左右。中、高浓度的 ACL IgG 和 IgM 抗体是临床诊断 APS 的重要指标。另外，有证据表明高浓度的 ACL IgG 型抗体与血小板减少症高度相关，而高浓度的 ACL IgM 型抗体和溶血性贫血高度相关。ACL 见于 50% 的 SLE 患者和 5%~40% 的其他结缔组织病患者。检出 ACL 的患者有发展为静脉和动脉血栓的风险。对于自发性流产、死胎和早产患者，经常可检出抗心磷脂抗体，与是否存在自身免疫病的症状无关。心肌或大脑梗死后检出高浓度的ACL预示出现其他血管并发症的危险性增高，也是梗死后病情和预后监测的指标。

### （二）抗 $\beta_2$ 糖蛋白 1 抗体（抗 $\beta_2$-GP1）

**1. 检测方法** 临床上通常采用 ELISA 和化学发光法检测抗 $\beta_2$-GP1 抗体。

**2. 临床应用** 抗 $\beta_2$-GP1 抗体阳性主要见于抗磷脂综合征和系统性红斑狼疮患者。同时测定抗 $\beta_2$-GP1 和 ACL，可使抗磷脂综合征的诊断率达 95%。IgA 型抗 $\beta_2$-GP1 抗体在有临床表现的 APS 患者中阳性率（22%）高于其他抗体（14%）；部分动脉血栓患者中 IgA 型抗 $\beta_2$-GP1 抗体是唯一存在的抗磷脂抗体；IgA 型抗 $\beta_2$-GP1 抗体更多见于原发性 APS，IgG 型抗 $\beta_2$-GP1 抗体更多见于继发于自身免疫病的 APS。此外，抗 $\beta_2$-GP1 抗体升高还可见于习惯性流产、类风湿关节炎和川崎病等。

### （三）狼疮抗凝物（LA）

**1. 检测方法** 用蛇毒试剂激活 X 因子，加入钙离子和低浓度磷脂，观察血浆发生凝固的时间，称为罗素蛇毒时间（Russel viper venom time，RVVT），若该时间明显延长时，提示有凝血因子缺陷或存在 LA。RVVT 作为 LA 的筛查试验，筛查试验比值=患者筛查试验结果/筛查试验正常均值。如果筛查试验凝血时间在正常范围内，则无须对 LA 进一步确认。如果待测血浆的筛查试验凝血时间比筛查试验正常均值长 20%（即比值＞1.2），则可能存在 LA，应通过确认试验进行确证。加入高浓度磷脂中和 LA，可使延长的 RVVT 缩短或恢复正常，确证血浆中存在 LA，称为 LA 的确认试验。确认试验比值=患者确认试验结果/确认试验正常均值。LA 中和比值=筛查试验比值/确认试验比值。

**2. 结果判读** LA 中和比值超过 2.0 为强阳性；比值在 1.5～2.0 为中度阳性；比值在 1.2～1.5 为弱阳性。

**3. 临床应用** LA 存在见于 SLE、自发性流产、多发性血栓形成、血小板减少症、恶性肿瘤和药物所致的免疫反应等。此外，自身免疫病或淋巴增生性恶性损害的患者，以及正在接受长期精神性药物治疗的患者也可有狼疮抗凝物发生。如果检测结果阳性，需在几周后复查以观察抗体是否只是短期存在。LA 存在，但在临床不见出血征象，而是伴有高血栓形成倾向，与此同时存在 ACL 或抗 $\beta_2$-GP1，此类患者即为抗磷脂综合征。

## 八、肾炎相关自身抗体检测及临床应用

肾小球基膜（glomerular basement membrane，GBM）是由内外透明层及中间致密层构成的网状结构，以糖蛋白为主体，主要由 IV 型胶原、层粘连蛋白、板层素、蛋白聚糖和内肌纤蛋白等组成。其中 IV 型胶原是抗 GBM 抗体的主要靶抗原，为 3 个 a 链亚单位组成的聚合体。肺肾综合征抗原位于 a3 链 NC1 结构域，该抗原定位于 GBM 的内层，亦见于肺、晶状体、耳蜗、脑及睾丸组织中，并与肺泡基膜中的 IV 型胶原成分相似，因此为交叉反应性抗原。以下是抗肾小球基膜抗体（抗GBM）的检测方法及其临床应用：

**1. 检测方法** 抗 GBM 抗体的检测方法包括间接免疫荧光法和 ELISA 法。

**2. 临床应用** 抗 GBM 抗体型肾小球肾炎临床病程与抗体水平相关，高滴度的抗 GBM 抗体提示疾病将恶化。在抗 GBM 抗体阴性，但仍怀疑为抗 GBM 抗体型肾小球肾炎时，应进行肾脏组织活检。抗 GBM 抗体亦可见于其他多种肾脏病患者，包括肾移植后排斥反应，并有助于肾小管间质疾病的鉴别诊断。另外，在抗 GBM 抗体阳性者中，有 20%～35% 的患者可同时检测出pANCA，这类患者常伴有急进性肾小球肾炎或坏死性肉芽肿性血管炎。

## 九、自身免疫性肝病相关自身抗体检测及临床应用

### （一）抗平滑肌抗体（anti-smooth muscle antibody，ASMA）

**1. 检测方法** ASMA 通常采用间接免疫荧光法进行检测。

**2. 临床应用** ASMA 可见于多种肝脏疾病及非肝脏疾病，无疾病诊断特异性。但 ASMA 对 Ⅰ 型 AIH 的诊断有重要意义，高滴度的 ASMA（＞1∶160）对 AIH 诊断敏感性较高，高滴度的 ASMA 还可见于 AIH 和 PBC 重叠综合征患者。在 AIH 特异性抗体中，以 F-肌动蛋白为靶抗原的 ASMA 阳性率高达 97%。而低滴度的以非肌动蛋白为靶抗原的 ASMA（以 IgM 为主），可非特异性出现于某些感染性疾病、系统性自身免疫病及炎症性肠病等多种疾病中。

## （二）抗线粒体抗体（anti-mitochondrial antibody，AMA）及其 M2 型

**1. 检测方法** 间接免疫荧光法是检测 AMA 的筛查方法，当 AMA 阳性时，需用纯化抗原作为包被抗原的免疫印迹法或 ELISA 法进行线粒体抗体分型。间接免疫荧光法不能分型，敏感性和特异性都较低，与胞质内线粒体以外其他抗原成分反应的自身抗体对实验有干扰。

**2. 临床应用** 抗 M2 抗体是诊断 PBC 的较好监测指标，AMA（主要指抗 M2、M4 及 M9 抗体）与 PBC 有关，尤其是抗 M2 抗体与 PBC 的关系最为密切。90% 的 PBC 患者为中年女性，年龄在 35 岁～60 岁。抗 M2 抗体对 PBC 的敏感性为 95%～98%，特异性为 70%～80%，但与 PBC 的病情、严重程度、治疗效果及预后无明确关系。抗 M2 抗体还可见于其他疾病，如慢性活动性肝炎、进行性全身性硬化症等，但以低滴度为主。抗 M4 患者在 PBC 患者中的阳性率高达 55%，多见于活动期、晚期患者，常与抗 M2 抗体同时阳性，该抗体可能是疾病迅速发展的风险指标。抗 M9 抗体主要见于 PBC 疾病早期抗 M2 抗体阴性患者（阳性率为 82%），当抗 M2 抗体为阳性时，抗 M9 抗体的阳性率下降为 37%，因此抗 M9 抗体有助于 PBC 的早期诊断。此外，抗 M9 抗体亦可见于其他急、慢性肝炎患者。

## （三）抗肝肾微粒体抗体（anti-liver-kidney microsomal antibody，anti-LKM antibody）

**1. 检测方法** 抗肝肾微粒体抗体常用间接免疫荧光法、免疫印迹法和 ELISA 法进行检测。

**2. 临床应用** 检测抗 LKM 抗体对 AIH 诊断分型具有重要意义。抗 LKM-1 抗体为 AIH-Ⅱ 型血清特异性抗体，敏感性为 90%，在 AIH 中检出率较低（约 10%）。AIH 中 LKM-1 抗体阳性患者，较多具有典型的自身免疫现象，大多为青年女性，自身抗体滴度较高；HCV 感染伴有抗 LKM-1 抗体阳性患者，大多年龄较大，女性并不多见，自身抗体滴度较低。抗 LKM-2 抗体仅见于应用药物替尼酸治疗后诱发的肝炎患者。由于该药物已停用，故抗 LKM-2 抗体已不存在。抗 LKM-3 抗体见于 10%～15% 慢性丁型肝炎患者，大约有 10% 的 AIH-Ⅱ 型患者既有抗 LKM-1 抗体，也有抗 LKM-3 抗体。抗 LKM-3 抗体在 AIH-Ⅱ 型患者中滴度较高，而在丁型肝炎患者中滴度较低。

## （四）抗 gp210、sp100 抗体

**1. 检测方法** 临床上通常采用免疫印迹法和 ELISA 法进行检测。

**2. 临床应用** 抗 gp210 抗体诊断 PBC 的敏感性为 10%～41%。约 1/4 PBC 患者中，抗 gp210 抗体可与抗线粒体抗体（AMA）同时出现。抗 gp210 抗体也存在于 20%～47% AMA 阴性的 PBC 患者中。对于临床、生化和组织学表现疑诊 PBC 而 AMA 阴性的患者，或 AMA 阳性而临床症状不典型、存在重叠综合征的患者，抗 gp210 抗体检测有重要价值。抗 gp210 抗体与 PBC 患者的肝外临床表现有一定的相关性，抗体阳性较阴性患者发生关节炎的概率增高。抗 gp210 抗体也可作为 PBC 患者预后的指标。

抗 sp100 抗体对 PBC 患者有较高的敏感性和特异性，在 PBC 患者中阳性率为 10%～30%，其他肝病患者均为阴性。抗 sp100 抗体亦少见于风湿性自身免疫病患者，但阳性率低（一般＜3%），且阳性患者多与 PBC 密切相关，在临床上常出现于肝损伤之前。

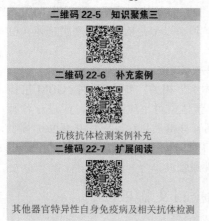

二维码 22-5 知识聚焦三

二维码 22-6 补充案例

抗核抗体检测案例补充

二维码 22-7 扩展阅读

其他器官特异性自身免疫病及相关抗体检测

----- 问题导航四：
1. 临床常用哪些方法进行自身抗体检测？
2. 影响抗核抗体（荧光法）滴度检测的影响因素有哪些？操作过程中应注意哪些事项？
3. 哪些因素会影响类风湿因子（免疫比浊法）检测结果？

# 第四节 自身抗体检测的常用方法

自身抗体常用的检测方法包括间接免疫荧光法、免疫印迹法、ELISA 法、免疫比浊法、化学发光法、胶体金法、胶乳凝集法、放射免疫法和免疫斑点法等。自身抗体检测方法的选择取决于实验室具体条件、方法学性能、试剂成本以及操作者的经验等。

目前自身抗体检测在国内尚无统一标准，国外临床常规检测已达上百种，国内常规开展只有几十种甚至十几种，且手工操作比重大，自动化程度低，定性检测多，定量检测少，质量管理缺乏标准化，这给临床应用带来了不便，因此实现自身抗体检测自动化变得迫在眉睫。自动化的解决方案不仅能够减少人为操作带来的误差，提升检测效率，更重要的是可以实现自身抗体的定量检测及判读标准化，因此未来采用标准化自动化仪器检测将是自身抗体实验室检测的必然趋势。

检测方法的敏感性和特异性相互依存的关系，决定了检测的效能和结果的可靠性。在实际工作中，应该根据设定的临界值（cut-off）和检测方法本身固有的特性，合理选择合适的检测方法。如果作为一种筛查试验，敏感性高的检测方法应作为首选，并对假阳性的情况加以甄别；在确认试验中，应该选取特异性高的检测方法。当同一种抗体用不同方法检测的结果不同时，应通过更特异的检测方法进行确定。

## 一、间接免疫荧光法

**1. 检测原理** IIF 检测目前最常用的是核质丰富的培养细胞——HEp-2 细胞作为抗原，用于检测 ANA。培养 HEp-2 细胞作为抗原固定于载玻片上，与受检血清反应，血清中 ANA 与核抗原结合，形成抗原-抗体复合物，此时再加入 FITC 标记的抗人 IgG，反应后，标记抗人 IgG 与抗原-抗体复合物结合形成标记抗体-抗原-抗体复合物，在荧光显微镜下可观察到抗原片上 ANA 荧光着染强度和免疫荧光图形（图 22-3）。IIF 法不仅在临床工作中有重要作用，在探索新自身抗体中也有重要意义。

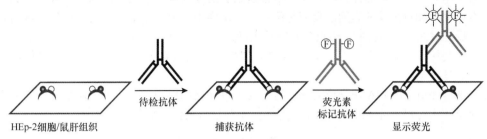

HEp-2细胞/鼠肝组织　　待检抗体　　捕获抗体　　荧光素标记抗体　　显示荧光

图 22-3　IIF 检测示意图

**2. 注意事项**

（1）试剂准备：试剂不经复温直接使用会降低反应温度而影响反应效果。

（2）标本要求：血清标本应新鲜，置于 2～8℃，需在 48 小时内使用，超过 48 小时，需–20℃保存。溶血、脂血、黄疸对检测影响较小。

（3）操作要求：操作过程中不能直接接触生物薄片，否则会影响检验结果；标本加样量应准确，否则会造成假阴性或假阳性结果；每次加载标本例数不宜过多，以减少不同标本反应区之间时间差异；反应时间应严格控制，延长或缩短反应时间，将影响检测结果；洗涤不充分，将会增加非特异染色，从而影响结果判断；荧光染色应尽可能及时观察，否则应 4℃ 避光保存，以减少荧光淬灭。

（4）试剂、荧光显微镜、人员要求：不同厂家底物片所用抗原种类、纯度、固定方法和荧光抗体效价等都可导致结果差异，各实验室所用荧光显微镜光源强度有所差异，可造成报告结果具有一定的偏差；每次实验必须同步检测阴阳性对照及质控，检测结果标准化。

（5）起始滴度确定：各实验室需在自己的实验条件下检测一定数量的正常人群，确定正常人的滴度上限作为检测的起始滴度，采用厂商推荐的起始滴度应进行验证。

**3. 方法学评价** ANA 检测是许多自身免疫病诊断的首选筛查项目。荧光模型对特异性自身抗体的推断及相关自身免疫病的诊断具有指导价值，但有些荧光模型为两种或两种以上抗体混合的表现模型，因此，原则上不能以荧光模型作为某种自身抗体的报告，必须进一步采用纯化抗原进行抗体确认，才能明确自身抗体的类型。

IIF 检测技术中的荧光核型判读及滴度确定是体现检验人员检测技术水平的关键，也是检测结果中存在争议较多的部分，一个合格的荧光判读人员至少需要有一年的阅片经验，但即使是两名具有多年经验的阅片人员，对相同荧光片判读的结果仍存在一定的差异，如何客观及准确获得荧光判读的结果是提升自身抗体检测标准化的关键。目前全球最先进的技术是采用 3D 数学建模分析技术，利用当前的高科技手段针对不同的荧光核型形成独特的 3D 建模公式，利用此公式快速计算未知样本核型的结果。除此之外，现市面上还已研发出全自动荧光核型与滴度判读系统，也可实现 IIF 检测技术的自动化。

# 二、酶联免疫吸附试验

**1. 检测原理** 采用纯化的某抗原包被 ELISA 板孔，待测标本中的抗体与此抗原发生抗原-抗体反应，洗涤去除非特异性结合物，然后加入酶标记的抗免疫球蛋白抗体，该抗体与已和固相抗原反应的抗体再特异性结合，洗涤去除过量的游离酶标二抗后，加入底物，酶催化生成显色产物，显色深浅与标本中该抗体的浓度成正比。

**2. 注意事项**

（1）标本要求：血清标本应新鲜，置于 2～8℃，需在 48 小时内使用，超过 48 小时，应置于 -20℃ 保存。冻存标本取出后于室温中融化，轻轻混匀，切勿强烈振摇，更不能反复冻融。

（2）操作要求：标本加样应准确，否则会造成假阴性或假阳性结果；每次加载标本例数不宜过多，否则会增加每个反应孔间的反应时间差异；洗涤不充分，会增加非特异染色，从而影响结果判断；反应时间应严格控制，否则将影响检测结果。

（3）试剂保存：试剂应储存于 2～8℃，切勿冷冻。试剂盒应复温至 20～25℃ 再使用，未用完试剂应及时冷藏。

**3. 方法学评价** ELISA 法操作简单快速、易于自动化和检测大量样本，连续变化的吸光度值可以估计患者体内相应抗体的水平，缺点是不能了解自身抗体的细胞内定位。

# 三、免疫印迹技术

**1. 检测原理** IBT 属于膜载体酶免疫技术，固相载体为吸附有抗原的硝酸纤维膜。常用于抗 ENA 或 ANA 抗体谱检测。基本原理是将从小牛或兔胸腔提取的 ENA 抗原，经 SDS-聚丙烯酰胺凝胶电泳（SDS-PAGE），按分子量大小分离成区带，经参照对应分子量标准物质确定每一抗原区带的分子量。然后将各抗原区带转印至硝酸纤维素膜上制成抗原吸附载体膜。将待检血清加在已切成细条的硝酸纤维膜上，待检血清中存在的抗 ENA 抗体分别与硝酸纤维膜上的相应抗原区带结合，当加入酶标抗人 IgG 抗体后形成抗原-抗体-酶标抗体复合物，此后加入酶的底物，凡抗 ENA

抗体与膜上抗原有特异性结合，该位置上会因酶促反应而呈现颜色。

**2. 注意事项**

（1）试剂准备：试剂须平衡至室温方可使用，否则会降低反应温度而影响检测结果。

（2）标本要求：标本应新鲜，置于2～8℃须在48小时内使用，超过48小时应至–20℃保存。

（3）操作要求：膜条温育过程中应注意保持膜条湿润，不要用手接触膜条；标本加样量必须准确，否则会造成假阴性或假阳性结果；每次加载标本例数不宜过多，否则会增加不同反应槽温育时间的差异，而影响检测的重复性；反应时间应严格控制；洗涤不充分会增加非特异染色，从而影响结果判读；膜条与标本温育后，倾倒反应液时应注意避免交叉污染；每次检测均应加入阴性和阳性对照及质控品，以判断检测系统的有效性。

**3. 方法学评价** 免疫印迹法不需要纯化单个抗原，并可在同一载体上作多项抗原分析，灵敏度高、特异性强，是目前各临床实验室广泛采用的检测抗ENA抗体谱的方法。

## 四、化学发光免疫测定

**1. 检测原理** 化学发光免疫测定含有免疫分析和化学发光分析两个系统。免疫分析系统是将化学发光物质或酶作为标记物，直接标记在抗原或抗体上，经过抗原与抗体反应形成抗原-抗体复合物。化学发光分析系统是在免疫反应结束后，加入氧化剂或酶的发光底物，化学发光物质经氧化剂的氧化后，形成一个处于激发态的中间体，会发射光子释放能量以回到稳定的基态，发光强度可以利用发光信号测量仪器进行检测。根据化学发光标记物与发光强度的关系，可利用标准曲线计算出被测物的含量。化学发光免疫分析法根据标记物的不同可分为三大类，即化学发光免疫分析、化学发光酶免疫分析和电化学发光免疫分析法。

**2. 注意事项**

（1）患者准备：对于接受生物素治疗的患者，如果使用生物素标记的检测系统，必须在末次生物素治疗8小时后才能采集标本。

（2）标本准备：标本应新鲜，置于2～8℃须在48小时内使用，超过48小时应置于–20℃保存，待测标本和质控品禁用叠氮化物防腐，以防影响免疫反应。

（3）试剂准备：冷藏试剂使用前须预温至20℃，并避免产生气泡；不同批号试剂不能混用，每批试剂应分别制作标准曲线。

（4）结果对比要求：在疗效或随访监测中，测定值的比较必须使用相同的检测方法和试剂，否则必须使用新旧两种方法和试剂进行平行测定，确定无差异方可进行比较分析。

（5）γ球蛋白、轻度脂血、溶血的影响：高γ球蛋白血症中病理性的IgG对检测有影响，可导致假阴性。轻度脂血、溶血不影响结果。

**3. 方法学评价** 化学发光检测在自身免疫诊断中的应用刚刚起步，该技术可较大程度保证实验结果的准确性和操作的便捷性，能够快速做出定量的检测结果。自动化、定量检测方法是未来抗体检测发展的必然趋势。CLIA与ELISA相比具有较高的敏感度和特异度，且具备快速、自动化、标准化、定量检测及变异系数小等优点，已逐步应用于国内的临床实验室。

## 五、免疫比浊法

**1. 检测原理** 主要用于类风湿因子的测定。将待测标本中的RF与试剂中变性IgG结合，形成变性IgG-抗变性IgG免疫复合物，引起溶液的浊度变化。采用透射比浊或散射比浊法，通过比较标准曲线即可检测出标本中RF的浓度。

**2. 注意事项**

（1）试剂要求：试剂盒应复温至20～25℃再使用，未用完试剂应及时冷藏，试剂盒不得冷冻保存。

（2）标本要求：2～8℃保存的标本应于48小时内检测，否则应−20℃冻存。冻存标本取出后于室温中融化，轻轻混匀，切勿强烈振摇，避免反复冻融。脂血、溶血对结果有影响。

二维码22-8　知识聚焦四

（3）结果保证要求：不同厂家、不同批号的试剂不能混用。

**3. 方法学评价**　免疫比浊法可对RF进行定量检测，测定结果的准确性、敏感性均显著高于胶乳凝集法，但需特殊的检测设备。

----- 问题导航五： -----------------------------------------------------

C反应蛋白、红细胞沉降率、免疫球蛋白、补体等免疫学检验项目在自身免疫病中的应用价值有哪些？

--------------------------------------------------------------------------

# 第五节　自身免疫病相关的其他检验项目及临床应用

## 一、免疫球蛋白、补体检测的临床应用

### （一）免疫球蛋白检测的临床应用

AID的发生是机体对自身抗原发生免疫反应而导致自身组织损害所引起的疾病，常伴随着自身抗体水平的升高，因此，免疫球蛋白表达量往往会增多，最常见的是IgG的升高，有时IgM与IgA也会升高。在AID病程中，免疫球蛋白的含量往往可出现动态变化，常与病情变化相关，因此，免疫球蛋白检测可辅助分析病情变化。

### （二）补体检测的临床应用

作为免疫系统的重要成分，补体与AID的发病过程密切相关，目前认为补体缺陷或功能异常是自身免疫系统疾病的主要诱因之一。在SLE、RA、抗磷脂综合征及原发性小血管炎等疾病活动期，补体会被过度激活，进而表现为补体水平降低。因此，补体检测有助于AID活动性判断。

## 二、淋巴细胞检测的临床应用

虽然AID的发病机制尚不十分明了，但大量研究表明AID患者体内存在多种免疫异常，特别是效应T细胞紊乱及细胞因子网络失衡。自身反应性T细胞增殖和B细胞活化，可产生大量炎性因子和自身抗体引起免疫损伤。由于本病患者的$CD8^+$T细胞与NK细胞功能失调而不能产生抑制$CD4^+$T细胞的作用，导致$CD4^+$T细胞不断刺激，B细胞持续活化产生自身抗体，T细胞功能异常又致新抗原不断出现，使自身免疫反应持续存在，相应组织损伤越来越重。因此，淋巴细胞亚群改变可以从一定程度上反映患者的病情，为临床治疗提供参考。

## 三、C反应蛋白检测的临床应用

在SLE、多发性肌炎、混合性结缔组织病等疾病中，CRP可轻度升高，如果患者CRP显著升高，强烈提示并发了细菌感染。RA患者疾病的严重程度与CRP相关性最好，RA早期和活动期，CRP含量明显增加，且CRP水平与疾病的严重程度、关节咬合程度及受累关节数相关。溃疡性结肠炎患者CRP含量与病情活动性、病情分型及内镜表现分级呈正相关，活动期时CRP水平显著高于缓解期。克罗恩病患者血清CRP升高，且与病情严重程度呈正相关，病变仅累及小肠者的CRP升高程度显著低于结肠病变者；溃疡性结肠炎活动期的CRP较缓解期升高，但升高幅度低于克罗恩病。且CRP与慢性自身免疫病死亡率（包括RA、银屑病、强直性脊柱炎和银屑病关节炎）呈正相关，CRP水平增高的人群较CRP水平正常的人群死亡危险比增加21%，在RA和银屑病患者中尤为明显。

## 四、细胞因子检测的临床应用

由于细胞因子参与 AID 发生的过程，且参与的细胞因子众多，包括 IL-2、IL-12、IL-4、IFN-γ、TGF-β 等，因此细胞因子的检测对 AID 病情活动性及严重程度的判定具有一定的参考意义。

## 五、循环免疫复合物检测的临床应用

通常血液循环中大分子循环免疫复合物迅速被单核-巨噬细胞系统清除，小分子循环免疫复合物在血液循环中难以沉积，通过肾脏时被排出体外，因此二者均无致病作用。一般来讲，只有中等大小的可溶性免疫复合物形成并长期存在于血液循环中，才有可能沉积于毛细血管基膜，引起相应疾病。检测血液中循环免疫复合物的存在及含量变化对某些自身免疫病有较好的参考价值。

二维码 22-9　知识聚焦五

---

**案例分析 22-1**

1. 如何解读该抗核抗体全项检测报告单？抗核抗体（荧光法）与印迹法检测结果是否相符？

首先看 ANA（荧光法）检测结果，高滴度（1∶320）阳性，核型为核均质型，与均质型相关的自身抗体主要有抗组蛋白抗体、抗 dsDNA 抗体及抗核小体抗体等。高滴度均质型主要见于 SLE 患者。接下来看印迹法检测结果，抗 dsDNA 抗体（+）、抗核小体抗体（+）、抗组蛋白抗体（+）、抗 Sm 抗体（+）、抗核糖体抗体（+）、抗 SS-A 60 抗体（+）、抗着丝点抗体（+）、抗 RNP 抗体（+），印迹法检测结果与荧光法检测所得核型结果相符。其中抗 dsDNA 抗体、抗 Sm 抗体是 SLE 诊断的标志性抗体，其他抗体阳性也可见于 SLE。

2. 抗 dsDNA 抗体及抗 Sm 抗体阳性对该患者的诊断有何意义？

抗 dsDNA 抗体及抗 Sm 抗体是 SLE 的标志性抗体。根据 2020 中国系统性红斑狼疮诊疗指南建议，SLE 的诊断可参考 2019 年欧洲抗风湿病联盟/美国风湿病学会（EULAR/ACR）制定的 SLE 分类标准对疑似 SLE 者进行诊断，其中抗核抗体（ANA）滴度 ≥ 1∶80（HEp-2 细胞方法）即可入围 SLE 评分标准，SLE 分类标准要求至少包括 1 条临床分类标准以及总分 ≥ 10 分可诊断，该患者有关节受累，计 6 分，抗 dsDNA 及抗 Sm 抗体阳性，也计 6 分，因此根据该诊疗标准，该患者可诊断为 SLE。可见抗 dsDNA 及抗 Sm 抗体检测在 SLE 的诊断中权重较大。

---

**案例分析 22-2**

1. RF 检测结果与患者的临床表现是否相符？

根据患者的临床表现，推断患者可能患有"类风湿关节炎"，抗核抗体检测用于筛查可能的自身免疫病。该患者 ANA（荧光法）检测阳性，滴度为 1∶100，核型为核颗粒型，滴度处于临界值，在正常人或合并感染的人群也可出现，如果仅有该项目检测结果阳性则应定期监测。对临床高度疑似 RA 的患者，RF 阴性，首先应从分析前、分析中及分析后的相关信息中查找原因，以排除假阴性结果，必要时建议使用另一种检测方法对结果加以确认。在排除假阴性结果后，RF 阴性同样不能排除 RA，应结合其他检测结果进行综合判断。

2. 类风湿因子与抗 CCP 抗体联合检测的优势有哪些？

在排除假阴性结果后，RF 阴性同样不能排除 RA，应结合其他检测结果，如抗 CCP 抗体，抗 CCP 抗体对 RA 具有高度的特异性，在 RA 的早期阶段即可出现阳性。抗 CCP 抗体阳性通常早于 RF 出现，甚至在亚临床阶段即可呈阳性，可协助早期诊断 RA。同时，抗 CCP 抗体也是侵蚀性、非侵蚀性 RA 鉴别的灵敏指标，抗 CCP 抗体阳性者更易出现严重的关节骨质破坏。抗体含量（或滴度）与 RA 严重程度、骨关节破坏程度以及病情进展呈正相关，高抗 CCP 抗体含量（或滴度）往往提示预后不良。抗 CCP 抗体在其他风湿性疾病中阳性率较低，与 RF 联合检测可提高 RA 诊断的特异性。

（关秀茹）

# 第二十三章　免疫增殖性疾病及其免疫检测

　　免疫系统是机体免疫功能的物质基础，由免疫器官、免疫细胞和免疫分子构成，其异常增生可导致机体免疫功能紊乱而引发疾病。免疫增殖性疾病（immunoproliferative diseases）主要是由于淋巴细胞异常增殖所致。正常情况下，淋巴细胞受特异性抗原刺激后发生增殖分化，增殖的淋巴细胞受机体反馈机制的抑制。淋巴细胞一旦逃脱机体正常的调控就会异常增殖，进而引起免疫增殖性疾病。依据增殖细胞表面存在的不同表面标志可以将免疫增殖性疾病分为淋巴细胞白血病、淋巴瘤和浆细胞病。免疫增殖性疾病的重要临床表现包括免疫球蛋白异常和免疫功能异常，通过对异常免疫球蛋白的检测可以对该类疾病的诊断提供重要依据。免疫增殖性疾病包括良性增生和恶性增生，良性增生多表现为多克隆增殖性疾病；恶性增生多表现为单克隆增殖性疾病。本章着重介绍单克隆浆细胞恶性增殖性疾病及其相关异常免疫球蛋白检测。

二维码 23-1　知识导图

---

## 案例 23-1

　　患者女，69 岁。因"头晕，视物模糊，尿中泡沫增多，伴乏力 2 个月"入院。患者 2 个月前无明显诱因出现头晕和视物模糊，尿中泡沫增多，未予特殊处理，自发病以来上述表现反复出现，未见好转，遂入院诊疗。

　　入院查体：中度贫血貌，余无异常。

　　辅助检查：外周血标本有自身凝集现象，血常规：红细胞计数 $2.82×10^{12}$/L（↓），血红蛋白含量 91g/L（↓），白细胞计数、血小板计数正常，淋巴细胞百分率 55%（↑），外周血涂片可见浆细胞样淋巴细胞。血沉 108mm/h（↑）。血免疫球蛋白：IgM 50.30g/L（↑）、IgG 10.80g/L、IgA 1.57g/L、轻链 κ 7890mg/dl（↑）。尿轻链 κ 19.60mg/dl（↑），尿轻链 κ/λ 比值 15.32（↑）。免疫固定电泳：血清单克隆球蛋白 IgM 型，尿轻链 κ 阳性。病理检查：（骨髓）骨髓局部增生活跃，浆细胞占 12%（↑），形态大致正常，可见浆细胞样淋巴细胞。流式细胞仪检测 CD38（＋）、CD138（＋）、CD19（＋）、CD20（＋）、IgM（＋）。

　　（注：病例 23-1 辅助检查结果中的"↑"示该项目的检查结果高于所用检测方法的参考区间，"↓"示该项目的检查结果低于所用检测方法的参考区间。）

　　问题：

　　1. 上述病例的辅助检查结果如何分析？

　　2. 上述病例的临床诊断及其诊断依据是什么？

---

问题导航一：

1. 免疫增殖性疾病如何分类？

2. 免疫增殖性疾病主要的免疫损伤机制是什么？

3. 恶性单克隆免疫球蛋白病与 MGUS 的鉴别要点有哪些？

---

# 第一节　概　　述

　　免疫增殖性疾病是机体免疫系统的免疫器官、免疫组织或免疫细胞异常增生所致机体免疫紊乱和免疫功能障碍的一组疾病。其主要的临床表现之一为免疫球蛋白数量和功能的异常，对这些异常的免疫球蛋白等进行检测可辅助临床诊断免疫增殖性疾病。

# 一、免疫增殖性疾病的分类

免疫增殖性疾病包括多克隆免疫增殖性疾病和单克隆免疫增殖性疾病两类。多克隆免疫增殖性疾病即为多克隆免疫球蛋白增多病，指两种或以上免疫球蛋白产生细胞增殖，或虽仅有一种免疫球蛋白增多，如 IgG 或 IgA 或 IgM 等，但 κ/λ 比值不变。多克隆免疫球蛋白增多病可见于慢性肝病、肝硬化、结缔组织病、慢性感染、恶性肿瘤、艾滋病、淋巴母细胞性淋巴结病等。单克隆免疫增殖性疾病即为单克隆免疫球蛋白增多病，是一个 B 细胞在某一分裂阶段发生突变，然后急剧分化、增殖，表达某种单一的免疫球蛋白且异常增多，多呈恶性发展趋势。

案例 23-1 中则表现为单一性的 IgM 升高（50.30g/L，↑）。单克隆免疫球蛋白异常增多也可继发于某些疾病，表现为良性增多，某些淋巴系统的增殖性疾病也可分泌单克隆免疫球蛋白。本章重点介绍单克隆免疫球蛋白增多病，其分类见表 23-1。

表 23-1　单克隆免疫球蛋白增多病的分类

| 分类 | 疾病名称 |
| --- | --- |
| 原发性恶性单克隆免疫球蛋白病 | 多发性骨髓瘤 |
| | 原发性巨球蛋白血症 |
| | 重链病 |
| | 轻链病 |
| | 淀粉样变性 |
| | POEMS* 综合征 |
| | 孤立性浆细胞瘤 |
| | 恶性淋巴瘤 |
| | 慢性淋巴细胞白血病 |
| 原发性良性单克隆免疫球蛋白病 | 一过性单克隆免疫球蛋白病 |
| | 持续性单克隆免疫球蛋白病 |
| 继发性单克隆免疫球蛋白病 | 冷球蛋白血症 |
| | 非淋巴网状系统肿瘤 |
| | 单核细胞白血病 |
| | 风湿性疾病 |
| | 慢性炎症 |
| | 原发性巨球蛋白血症性紫癜 |
| | 丘疹性黏蛋白沉积症 |
| | 家族性脾性贫血 |

*POEMS：P 代表多发性周围神经病变，O 代表脏器肿大，E 代表内分泌异常，M 代表蛋白血症，S 代表皮肤改变

# 二、免疫增殖性疾病的免疫损伤机制

机体在正常情况下，免疫细胞增殖是生理性的。但当免疫细胞异常增殖时，产生大量单克隆性免疫球蛋白或其片段，这类免疫球蛋白或片段无正常的免疫活性，多为一种类型或为重链或为轻链，其含量远高于机体生理状态下的免疫球蛋白，并抑制正常浆细胞的克隆增殖，使机体生理状态下的免疫球蛋白合成和分泌减少，造成免疫系统的直接损害或通过其分泌的有关物质进一步损害正常的免疫细胞和其他组织，从而导致疾病。免疫增殖性疾病的免疫损伤机制主要是由于患

者的浆细胞异常增殖、正常体液免疫抑制和病理损伤所致。这些异常增殖的免疫球蛋白或其片段可以沉积于组织，造成组织变性和淋巴细胞浸润，导致相应器官的功能障碍，因其在血液中浓度过高而导致血液黏稠度增加，产生一系列直接或间接的病理损害。浆细胞恶性增生相关的免疫损伤主要由以下四种机制介导：

**1. 浆细胞异常增殖** 是指单克隆浆细胞异常增殖并伴有单克隆免疫球蛋白或其多肽链亚单位合成异常。浆细胞异常增殖的原因与其他相关的肿瘤或血液系统疾病类似，可以概括为内因与外因相互作用的结果。在临床研究中发现骨髓瘤（浆细胞异常增殖所导致的疾病）与 HLA 抗原有关，进一步研究证明骨髓瘤患者细胞染色体存在脆弱位点，其主要发生于 1 号、11 号和 14 号染色体，使 B 细胞向浆细胞增殖分化过程中容易发生易位、缺失等变异，但尚未发现有特异的改变。同时，这些变化可以引发癌基因的活化，几乎所有患者有 *c-myc*、*bcl-2* 等癌基因的过度表达，以上机制共同构成了浆细胞克隆异常增殖的内因。在此基础之上，物理、化学及生物等外在因素进一步刺激，即能诱导浆细胞可发生不可逆性改变。

**2. 正常体液免疫抑制** 正常的体液免疫是 B 细胞的增殖分化产生效应的过程，一系列细胞因子将有序地启动上述过程，其中 IL-4 启动休止期的 B 细胞进入 DNA 合成期；IL-5 促进 B 细胞继续增殖；IL-6 促使 B 细胞分化成浆细胞。正常条件下，IL-6 可以反馈性抑制 IL-4 控制 B 细胞的增殖分化过程，上述过程构成了一个生物信息调节回路，从而控制体液免疫应答的有序进行。浆细胞瘤患者体内 IL-6 水平异常增高，其最直接的效应是抑制 IL-4 的产生，从而抑制了整个体液免疫反应过程。

另外，浆细胞瘤细胞可以分泌大量的无抗体活性的免疫球蛋白，其 Fc 段与正常 B 细胞和原浆细胞以及其他有 Fc 受体的细胞结合，这些细胞表面将被无活性的免疫球蛋白封闭，影响其对其他生物信息的接收，并可阻断 B 细胞的增殖、发育和影响抗原提呈。

**3. 异常免疫球蛋白增生所致的病理损伤** 单克隆浆细胞异常增殖产生大量的单克隆异常免疫球蛋白或免疫球蛋白片段，如轻链和重链。但是这些异常免疫球蛋白或片段不具有正常免疫功能，其在组织的沉淀可造成组织变性和淋巴细胞浸润，进而导致相应器官的功能障碍。单克隆免疫球蛋白浓度过高，常可导致血液黏稠度增加，产生一系列直接或间接的病理损害。临床表现为视力障碍、脑血管意外、紫癜、肾衰竭等。本病例中有"头晕，视物模糊"等临床表现。

**4. 溶骨性病变** 浆细胞瘤患者大多伴有溶骨性破坏，因此也称为骨髓瘤。溶骨性破坏可能是由于骨质形成细胞调节功能紊乱的结果，因为骨损害的组织中并没有发现大量浸润生长的浆细胞，而破骨细胞的数目却明显增多，在发病早期已有骨质吸收增加。研究表明患者体内原发性的高水平 IL-6 是使破骨细胞数量增多和功能亢进的重要因子，不过其具体过程有待深入研究。溶骨性破坏与浆细胞的发生和发展相互作用、相互影响、相互促进，是骨髓瘤患者病情恶化的重要原因之一。

# 三、常见单克隆免疫球蛋白增多病

单克隆免疫球蛋白增多性疾病特指由浆细胞的异常增殖而导致的免疫球蛋白异常增多进而造成机体病理损伤的一组疾病。常见的单克隆免疫球蛋白增多病包括多发性骨髓瘤、原发性巨球蛋白血症、重链病、轻链病、意义未明单克隆丙种球蛋白血症、淀粉样变、冷球蛋白血症和 POEMS 综合征等。

## （一）多发性骨髓瘤

多发性骨髓瘤（multiple myeloma，MM）是以浆细胞在骨髓中恶性增殖并伴有单克隆免疫球蛋白增多为特征的疾病，也称为浆细胞骨髓瘤，是免疫增殖性疾病中最常见的一种。本病多于 40～70 岁的中老年人，肿瘤多侵犯骨质和骨髓，产生溶骨性病变。根据血清单克隆免疫球蛋白（M 蛋白）的类别不同，可将多发性骨髓瘤分成不同类型，其中 IgG 型占 50%～60%，IgA 型占 20%～25%，IgD 型占 1%～2%，IgE 型占 0.01%，非分泌型占 1%～5%，轻链型占 20%。有少数骨髓瘤患者有两个克隆的浆细胞同时恶性变，可出现双 M 蛋白。

**1.临床表现** 多发性骨髓瘤起病缓慢，患者早期可无特殊症状，可有数月至十多年无症状期。随着疾病的进展，骨髓瘤细胞负荷和（或）M蛋白水平逐渐增加，出现各种症状和体征：①骨痛是最常见的早期症状，约见于80%的首诊病例，部分患者出现病理性骨折；②由于其他类型免疫球蛋白合成障碍，而伴发免疫功能缺陷，患者往往发生反复的病原体感染；③由于M蛋白增高，患者可出现高黏滞血症；④循环中的M蛋白成分沉积于某些组织器官，可引起淀粉样变性，若累及神经或营养神经的血管，则可致患者出现多发性周围神经病变，如头晕、耳鸣、手指麻木等；⑤其他：如贫血、出血、肾功能不全等。

**2.实验室检查**

（1）血液检查：①多为正细胞正色素性贫血，由于红细胞自身电荷及血浆中的异常单克隆球蛋白增多，常可见红细胞缗钱状形成（erythrocyte rouleau formation）；②外周血涂片白细胞分类常可见淋巴细胞百分率相对增加；③可见少数骨髓瘤细胞，一般<5%，若骨髓瘤细胞>20%，则视为多发性骨髓瘤伴发浆细胞白血病；④血沉常明显加快；⑤血清$\beta_2$微球蛋白及血清乳酸脱氢酶活力均高于正常。血尿素氮、肌酐和尿酸常增高。患者发生骨质破坏后，钙、磷释放到血液中，引起血清钙含量增高。肾功能严重受损时，常由于排出受阻而导致血清磷含量增高。

（2）骨髓检查：①骨髓增生活跃或明显活跃，主要是浆细胞异常增生伴质的改变。②骨髓瘤细胞的数目不等，一般>15%，高者可达70%～90%或更高。瘤细胞形态近似成熟浆细胞者病情进展缓慢，瘤细胞形态分化不良者病情进展较快。③粒细胞系、红细胞系不同程度受抑制，细胞形态染色大致正常。④随病情进展可见巨核细胞减少。⑤可见红细胞缗钱状排列。

（3）免疫学检查：①免疫球蛋白测定，相应单克隆IgG、IgA、IgM、IgD、IgE升高。②血、尿轻链测定，相应轻链κ或λ升高，κ/λ比值异常。约80%的多发性骨髓瘤患者可查到轻链尿。骨髓瘤细胞所合成的异常Ig其轻链与重链的比例失衡，过剩的轻链可自肾小球滤过而从尿液中排出，即为轻链尿或称本周蛋白（Bence-Jones protein，BJP）尿。尿液免疫电泳分析可区分κ链或λ链，当κ/λ大于4:1时，提示κ型MM可能性大，当κ/λ小于1:1时，提示λ型MM可能性大。③血清蛋白电泳，>90%的患者可在血清蛋白电泳的γ球蛋白区或β或$\alpha_2$球蛋白区出现一高含量的异常单克隆蛋白区带，即M蛋白或称为M成分。④免疫固定电泳，免疫固定电泳不同泳道出现相应的异常条带，可对M蛋白进行免疫球蛋白（Ig）或轻链分类，多为单克隆性异常Ig和（或）轻链增多，因而可以对多发性骨髓瘤进行进一步的鉴定和分型。⑤免疫表型分析，骨髓瘤细胞基本不表达B细胞标志，CD38表达极强，CD56多为阳性。用CD19和CD56双标记可区分B细胞和骨髓瘤细胞，前者CD19$^+$CD56$^-$，后者CD19$^-$CD56$^+$。

（4）细胞遗传学分析：荧光原位杂交（fluorescence in situ hybridization，FISH）可发现90%以上的MM患者存在细胞遗传学异常。MM有很高频率染色体数目异常，多表现为DNA非整倍体性。13号染色体异常（C13A）荧光原位杂交（FISH）检出率约为33.3%。14号染色体易位和/或14q32异常检出率约6.0%。单因素分析显示克隆性染色体畸变（CA）、非超二倍体和C13A都使患者的总体生存时间（OS）和疾病进展时间（TTP）显著缩短。13染色体单体、亚二倍体、t（4;14）、t（14;16）或17p-均提示预后差。

（5）影像学检查：包括X线、CT或MRI，可见骨质疏松、溶骨性损害和病理性骨折。

**3.临床诊断**

（1）主要标准：①组织活检证实有浆细胞瘤；②骨髓浆细胞增多>30%；③血清M蛋白增多（IgG>35g/L，IgA>20g/L）或尿中本周蛋白>1g/24h。

（2）次要标准：①骨髓浆细胞增多（10%～30%）；②血清M蛋白增多但未达到上述水平；③有溶骨病变；④正常免疫球蛋白IgM<0.5g/L，IgA<1.0g/L，或IgG<6.0g/L。

（3）具有至少1项主要标准和1项次要标准或具有3项次要标准可确诊为多发性骨髓瘤。

二维码 23-2 视频

精品课程：多发性骨髓瘤及其免疫学检验

## （二）原发性巨球蛋白血症

原发性巨球蛋白血症又名瓦尔登斯特伦巨球蛋白血症（Waldenström macroglobulinemia，WM）是一类具有合成和分泌单克隆性 IgM 能力的淋巴样浆细胞恶性增殖的 B 细胞肿瘤。本病好发于老年人，男性患者多于女性患者，中位年龄 65 岁。本病多无溶骨性改变，可与多发性骨髓瘤相鉴别。

**1. 临床表现**　大多患者无症状，淋巴样浆细胞增殖、浸润以及过剩的巨球蛋白即 IgM 引发的高黏滞综合征为其临床特征，表现为肝、脾、淋巴结肿大，头痛、头晕、视物模糊及出血倾向等。当心、肺功能异常为主时，是由于血浆容量的增加造成患者外周循环损害所致。对寒冷过敏或雷诺现象可能与冷球蛋白或冷凝集素有关。有些患者主要表现为反复发生的细菌感染。检查时可发现全身淋巴结肿大、紫癜、肝脾肿大、视网膜静脉明显充血和局限性狭窄。5% 的患者发生淀粉样变性。

**2. 实验室检查**

（1）血液检查：①红细胞和血红蛋白显著减低，多为正细胞正色素性贫血。②白细胞和血小板一般正常。外周血涂片细胞分类时可见淋巴细胞增多并能见到少量淋巴样浆细胞及幼稚粒细胞和幼红细胞。常可见红细胞呈缗钱状排列。③ ESR 常明显加快，但若巨球蛋白含量明显增高时，则会造成 ESR 正常甚至减慢。④约 10% 患者可检出冷球蛋白。⑤全血黏度及血浆黏度可因 IgM 含量增高而明显增高。

（2）骨髓检查：骨髓呈增生活跃或明显活跃，主要为淋巴样浆细胞增生，常 >10%，小淋巴细胞、浆细胞也可同时增多。此三类细胞所占百分比例不定，不同病例可相差甚远。粒系细胞、红系细胞常见减低，巨核细胞正常或减少，组织嗜碱细胞常增多。常可见红细胞缗钱状排列。肥大细胞也常增加。

（3）免疫学检查：①血清蛋白电泳在 β、γ 球蛋白区可见高而窄的尖峰或密集带，免疫电泳证实为单克隆 IgM，75% 的 IgM 带为 κ 轻链，亦可有低分子量 IgM 存在；②免疫表型分析：淋巴样浆细胞表达 B 细胞标志，CD19、CD20、CD22、CD79a 及 sIg 阳性，而 CD5、CD10 和 CD23 多为阴性，CD38 和 CD138 阳性，免疫表型能够更进一步明确 WM 的诊断。

（4）尿液检查：有单克隆轻链存在。

**3. 临床诊断**　该疾病的诊断应该满足以下两个条件：一是骨髓中出现 ≥10% 的小淋巴细胞，表现浆细胞样和/（或）浆细胞的分化特征；二是外周血中有 IgM 的增高。

由于慢性淋巴细胞性白血病、大细胞性淋巴瘤、意义未明单克隆丙种球蛋白血症等在内的许多疾病患者外周血中均可出现高 IgM 血症，且本病患者的 IgM 值变化度很大，故诊断本病时不应仅依靠 IgM，还要在骨髓中检测到淋巴样浆细胞的浸润。WM 的最终诊断往往需要骨髓活检和流式细胞仪和/（或）细胞组织化学免疫分型来证实。

从本病例的多种临床表现和实验室检查情况分析，初步符合"原发性巨球蛋白血症"的诊断标准。

## （三）重链病

重链病（heavy chain disease，HCD）是一组淋巴细胞和浆细胞恶性增生或淋巴浆细胞样恶性肿瘤。其特征为单克隆免疫球蛋白重链过度生成，患者所产生的单克隆免疫球蛋白为不完整的重链，且缺乏轻链。

依据重链抗原性的不同将重链病分为 IgA（α 链）重链病、IgG（γ 链）重链病、IgM（μ 链）重链病和 IgD（δ 链）重链病，IgE（ε 链）重链病尚未见报道。其中 IgA（α 链）重链病最多，IgG（γ 链）重链病次之，IgM（μ 链）重链病罕见。

**1. 临床特征**

（1）IgA（α 链）重链病：又称塞利格曼（Selingman）病在世界各地几乎均有报道。主要好发于卫生条件较差的国家和地区。大多数病例集中于北非、以色列、中东及地中海地区，少数病例见于中非和南非、中美洲和南美洲及东亚地区。以 10～30 岁患者常见，仅有 5% 患者年龄大于 40 岁，男性略多于女性。本病起病急，进展快。以弥漫性腹部淋巴瘤及吸收不良综合征为主要表现，少数可有腹部包块，晚期可出现肠梗阻。肝、脾和淋巴结多无肿大，骨 X 线检查未见溶骨性病损。组织病理学检查可见小肠固有层绒毛的萎缩以及淋巴细胞、浆细胞或免疫母细胞的大量浸润还有少数患者表现为反复呼吸道感染，可伴有胸腔积液和纵隔淋巴结肿大。目前无特殊治疗方法，放疗和化疗对某些患者有一定疗效。少数可自行缓解。

（2）IgG（γ 链）重链病：是最早发现的重链病，于 1964 年由富兰克林（Franklin）首先报道，故又称 Franklin 病。目前文献报道约 200 例，发病年龄高峰在 60 岁以上，发病者主要是老年男性。起病隐秘，常有发热，贫血和肝、脾、淋巴结肿大。常见反复感染，骨 X 线检查罕见溶骨性病损，淀粉样沉着在尸检中罕见。部分患者可并发自身免疫病如类风湿关节炎、自身免疫性溶血性贫血、干燥综合征、系统性红斑狼疮等。

（3）IgM（μ 链）重链病：发现较晚，首例由福特（Forte）和巴拉德（Ballard）于 1920 年报道，至今文献报道 30 例。男性发病率多在 40 岁以上，男性略多于女性。中国报道 2 例。几乎所有病例均合并慢性淋巴细胞性白血病或非霍奇金淋巴瘤。可有内脏受累（肝、脾及腹腔淋巴结肿大），但几乎无外周淋巴结病。少数可有骨髓破坏及病理性骨折。

（4）IgD（δ 链）重链病：至今国际仅报道 1 例。其临床表现与多发性骨髓瘤相似，骨髓浆细胞明显增多及颅骨溶骨性病损。

（5）IgE（ε 链）重链病：至今未见报道。

**2. 实验室检查**

（1）血、尿电泳检查

1）IgA（α 链）重链病：血清蛋白电泳示 γ 球蛋白显著降低，在 $\alpha_2$ 与 β 区之间可见一条异常增大较宽的区带，血清免疫电泳显示与抗 α 重链抗血清反应，而不与抗轻链血清反应。IgA（α 链）重链病多数属 $\alpha_1$ 亚型，由于本病不能合成轻链，故尿本周蛋白阴性。

2）IgG（γ 链）重链病：血清蛋白电泳示在 β 与 γ 之间出现一条非均质性异常 M 蛋白，免疫电泳显示异常蛋白可与特异的抗 γ 重链抗血清起反应，而与抗 κ 或 λ 轻链抗血清不起反应。

3）IgM（μ 链）重链病：血清蛋白电泳在 $\alpha_2$ 区或 α～β 之间出现单株峰，血清免疫电泳显示快速移动的双弧曲线，与抗 μ 链血清起反应，而与抗轻链血清不发生反应者可以确诊。约 10%～15% 的患者尿中可检测到本周蛋白，多为 κ 型。2/3 的患者骨髓出现特征性含有空泡的浆细胞。

4）IgD（δ 链）重链病：血清蛋白电泳在 β 和 γ 之间可见一小段窄带，被认为是 δ 重链的四聚体，可与单一特异性抗 δ 重链的抗血清反应，而不与其他抗重链或抗轻链的抗血清反应。无蛋白尿。

（2）血清蛋白质检查：IgA（α 链）、IgG（γ 链）、IgM（μ 链）重链病均可有低蛋白血症和正常免疫球蛋白下降。

（3）外周血检查：IgA（α 链）重链病、IgM（μ 链）重链病常有轻至中度贫血，IgG（γ 链）重链病几乎所有病例均有轻或中度贫血，部分有重度贫血。部分病例可见白细胞减少和粒细胞减少，分类可见异型淋巴细胞、浆细胞和嗜酸粒细胞增多，15%～25% 病例可同时伴有血小板减少。

（4）骨髓检查：IgA（α 链）重链病的骨髓通常不受侵犯。IgG（γ 链）重链病的骨髓象，60% 病例可有浆细胞、淋巴细胞或浆细胞样淋巴细胞增多。IgM（μ 链）重链病骨髓检查以淋巴细胞增多为主，同时伴浆细胞增多，且多数浆细胞内有空泡。

（5）Coombs 试验：少数病例可有 Coombs 试验阳性的自身免疫性溶血性贫血。

（6）其他检查：血沉（ESR）增快，IgA（α 链）重链病常有低钾、低钠和低镁血症。

**3. 临床诊断**　重链病罕见，且缺乏特异性临床表现，确诊依赖于 M 蛋白检查。

## （四）轻链病

轻链病（light chain disease，LCD）也称为轻链沉积病（light chain deposition disease，LCDD），

是一种浆细胞异常增殖性疾病，是多发性骨髓瘤的一个重要亚型，约占其总数的20%。由于异常浆细胞产生过多的轻链，而重链的合成相应减少，过多游离的轻链片段在血清或尿液中大量出现称为轻链病。一旦免疫球蛋白轻链在全身组织中沉积，引起相应的临床表现，即为轻链沉积病。

**1.临床表现**　本病起病多缓慢，多发于中、老年人，80%的致病轻链为κ链。临床可表现为不明原因的贫血、发热、周身无力、出血倾向，浅表淋巴结及肝、脾大，继而出现局限性或多发性骨痛、病理性骨折或局部肿瘤。X线检查可见骨骼局限性骨质破坏或缺损。一旦免疫球蛋白轻链在全身组织中沉积，引起相应的临床表现，即为轻链沉积病。其临床表现与单克隆免疫球蛋白轻链沉积的部位及程度相关，大多数典型病例存在心脏、神经、肝和肾脏受累，其他诸如皮肤、脾脏、甲状腺、肾上腺和胃肠道等也可受累。肾脏受累时常有明显的肾小球病变，半数以上表现为肾病综合征。

**2.实验室检查**

（1）血液检查：可见程度不一的贫血，晚期常见严重贫血。白细胞计数可以正常或异常。血小板计数大多减低。并发骨髓瘤的患者，可出现少数骨髓瘤细胞。患者可出现巨球蛋白血症。

（2）生化检查：慢性肾功能不全时可出现肾功能异常，血肌酐、尿素增高。由于骨质广泛破坏可出现高钙血症。血磷主要由肾脏排出，故肾功能正常时血磷正常，但晚期尤其是肾功能不全的患者，血磷可显著升高。因骨髓瘤主要是骨质破坏，而无新骨形成，血清碱性磷酸酶大多正常或轻度增高，此与骨转移癌有显著区别。

（3）免疫学检查：各种免疫球蛋白正常或减少，轻链κ/λ比值异常；血清蛋白电泳可能出现轻链带；免疫固定电泳各重链泳道均无免疫沉淀带，只有轻链出现异常免疫沉淀带。

（4）尿液检查：伴或不伴镜下血尿，尿中可排出单克隆轻链蛋白，尿轻链κ/λ比值异常。并发骨髓瘤的患者，大多数本周蛋白可阳性。

**3.临床诊断**　符合下列条件，并根据以上临床表现及具有典型LCDD肾活检组织病理特点可以确诊本病。

（1）正常的免疫球蛋白不变或下降。

（2）血中或尿中的轻链经电泳后出现超常带。

（3）伴有临床多发性骨髓瘤症状。

（4）尿中的本周蛋白阳性，且属于κ或λ型。

但轻链病应与原发性淀粉样变、重链病及糖尿病肾病等相鉴别。

## （五）意义未明单克隆丙种球蛋白血症

意义未明单克隆丙种球蛋白血症（monoclonal gammopathy of undetermined significance，MGUS）是一种因单克隆浆细胞增殖而导致血清免疫球蛋白增高的疾病。该症是非伴发于恶性浆细胞病的单克隆免疫球蛋白血症，M蛋白的水平长期保持稳定，一般保持3年以上基本不变。因此，本病曾称为"良性单克隆免疫球蛋白病"。但部分患者可在数年后发展为恶性浆细胞病，故其"良性"只是相对的。

**1.临床特征**　本病约占有M蛋白患者的一半以上，发病率随年龄增长而增高。50岁以上发病率约为1%，70岁以上为3%，男女无明显差别。患者多无相关的临床表现，无骨质破坏和肾功能不全，常因其他疾病就诊时发现。M蛋白升高，但有一定限度。

**2.实验室检查**

（1）血液检查：无贫血，血钙、肌酐、尿素也正常。

（2）骨髓检查：浆细胞增多，但比例＜10%，且均为成熟浆细胞，形态正常。

（3）血清蛋白电泳：在γ球蛋白区带内可见高而窄的尖峰或密集带，免疫电泳证实为单克隆M带，M蛋白以IgG型最多，约占60%，IgA和IgM型各占20%，未见IgD和IgE型MGUS的报道。M蛋白浓度增高，但IgG＜30g/L，IgA＜15g/L，IgM＜15g/L，轻链及尿本周蛋白＜1.0g/24h。

（4）尿液检查：没有或仅有微量M蛋白。

**3. 临床诊断**　2003 年国际骨髓瘤工作组（IMWG）提出的 MGUS 的统一诊断标准为：①血清 M 蛋白＜30g/L；②骨髓浆细胞＜10%；③无高钙血症、肾功能不全、贫血和骨质破坏。以上 3 条须全部满足才能诊断 MGUS。

## （六）淀粉样变性

淀粉样变性（amyloidosis，AL）是由多种原因造成的淀粉样物质（amyloid）在体内各个脏器沉积，致使受累脏器功能逐渐衰竭的一种临床综合征。淀粉样物质遇碘时，可被染成棕褐色，再加硫酸后呈蓝色，与淀粉遇碘时的反应相似，故由此得名。由于沉积的淀粉样蛋白种类和受累的器官有所不同，因此其临床表现多样。本病常侵犯的器官包括：肾脏（如肾脏体积增大、蛋白尿、肾功能不全等）、心脏（如心脏扩大、心功能衰竭、心律失常）、消化道（如食管运动异常、舌肥大）、皮肤（如半透明样改变）、肺（如局限性肺结节、气管/支气管损伤）等。

**1. 分型及其临床特征**

（1）原发性淀粉样变性：病因尚不清楚，可能与浆细胞异常增生有关，即浆细胞产生的单克隆免疫球蛋白所致，可以是完整的免疫球蛋白（以 IgG 多见），也可以是免疫球蛋白的 κ 或 λ 轻链，统称为本周蛋白。多发性骨髓瘤可能也与此类型淀粉样变性有关。此型又可称为系统性轻链淀粉样变性（AL 型）。

（2）继发性淀粉样变性：此型是源于肝脏对炎症反应产生的一种淀粉样蛋白 A（或称血清淀粉样蛋白）的沉积，故又可称为淀粉蛋白 A（AA）系统性淀粉样变。常继发于其他疾病，如慢性感染、自身免疫病、恶性肿瘤等。

（3）遗传性淀粉样变性：为常染色体显性遗传，沉积的淀粉样蛋白是由于一些相关编码基因突变，形成异常的淀粉样蛋白小纤维沉积于组织间隙中而致淀粉样变。如载脂蛋白-1（ApoA1）基因突变，纤维蛋白 Aa 及溶酶基因突变等。常影响神经系统和某些器官。

（4）老年性淀粉样变性：此型主要发生在老年人，可见于阿尔茨海默病。其沉积的淀粉样蛋白有多种来源。独特的老年性心脏病淀粉样变沉积蛋白为甲状腺素转运蛋白（TTR）。

（5）透析相关的淀粉样变性：此型常见于因尿毒症透析 10～15 年及以上的患者。在组织间隙中沉积的淀粉样蛋白为 $\beta_2$ 微球蛋白，它是人类白细胞抗原（HLA）一类复合物的轻链。由于此种蛋白 95% 从肾脏排泄，且不能通过透析膜清除，故可在体内堆积而引起淀粉样变。

**2. 实验室检查**

（1）血液检查：血常规多正常，但有毛细血管脆性增加、凝血异常及纤维蛋白溶解异常。在疾病晚期，生化检查常发现肝肾功能异常。

（2）骨髓检查：60% 的原发性系统性淀粉样变性患者骨髓中浆细胞不足 10%。

（3）免疫学检查：约 80% 原发性系统性淀粉样变性患者血清和尿中有单克隆免疫球蛋白成分，最常见为游离单克隆轻链。

（4）病理学检查：此项检查是诊断本病的必需条件，须包括：①在光学显微镜下可见无定形淀粉样物质广泛沉积在组织细胞之间，经刚果红染色后在偏振光下呈绿色折光；②经酶标或荧光标记的抗λ抗体或抗κ抗体的免疫组化检查，证实沉积于细胞之间的淀粉样物质是λ轻链或κ轻链。

上述第①点只能证实是否为淀粉样变性，但不能分型；第②点则是原发性系统性淀粉样变性和伴发于多发性骨髓瘤的淀粉样变性所特有的，其他类型的病变尚需结合临床具体分析。

**3. 临床诊断**　淀粉样变性临床表现多样，缺乏特异性，诊断必须依靠活体组织病理检查及刚果红染色证实。组织标本刚果红染色，可见特征性的绿光双折射或红绿双折射。诊断确定后须进行特异的免疫组织化学技术检测，以明确淀粉样变性的生化类型。本病必须注意与轻链沉积病、重链沉积病及重链淀粉样蛋白等疾病相鉴别。

## （七）冷球蛋白血症

当血中含有冷球蛋白时称为冷球蛋白血症（cryoglobulinemia）。

**1. 分型及其临床特征**

（1）第一型：即单纯单克隆型，约占总数的25%，以IgM最为多见，少数为IgG或IgA，多伴有骨髓瘤、巨球蛋白血症等。

（2）第二型：即混合单克隆型，约占总数的25%，其冷球蛋白是具有抗自身IgG活性的单克隆免疫球蛋白，主要是IgM，偶为IgG或IgA，具有类似类风湿因子样的抗体作用，即可与多克隆IgG形成混合性免疫复合物，多见于淋巴增殖性疾病、慢性感染、病毒性肝炎等。

（3）第三型：即混合多克隆型，约占总数的50%，为具有类风湿因子样作用的多克隆IgM与多克隆的IgG、IgA或非免疫球蛋白成分（如补体、病毒抗原等）结合，形成冷沉淀物。IgA偶尔也可称为具有抗体作用的冷球蛋白，多见于系统性红斑狼疮、类风湿关节炎、病毒感染等。

近年来发现，混合型冷球蛋白血症与HCV有很强的相关性。慢性HCV感染可导致自身免疫功能受到影响和引起淋巴瘤。HCV可诱导B细胞增殖，目前一般认为慢性炎症刺激可能导致抗细胞凋亡癌基因 *bcl-2* 激活，从而延长了B细胞的生存期，致使某些克隆的B细胞增生，产生更多的具有类风湿因子活性的IgM。在遇冷时，IgM和IgG结合形成免疫复合物在血管和组织中沉积，并激活补体引起弥漫性血管炎，常累及皮肤、肾脏、关节、淋巴结、肝脏、脾脏和神经系统。冷球蛋白血症患者除原发疾病外，多有因为冷球蛋白遇冷沉淀所引起的高黏血症、血栓形成等病理现象。常见症状包括雷诺现象、皮肤紫癜、关节痛等。

二维码 23-3　补充病例

冷球蛋白血症相关病例补充及其分析

**2. 实验室检查**　冷球蛋白是指温度低于30℃时易于自发形成沉淀、升温后又可溶解的免疫球蛋白，不包括冷纤维蛋白原、C反应蛋白与白蛋白的复合物和肝素沉淀蛋白等具有类似特性的血清蛋白质。其特性是4℃时自发沉淀，升温至37℃后溶解。实验室利用冷球蛋白的这个特性进行血清中冷球蛋白检测。

**3. 临床诊断**　当患者血清中检测到冷球蛋白时，即可作出冷球蛋白血症的诊断。但须与寒冷性多形红斑、冷纤维蛋白原血症、冻疮相鉴别。

## （八）POEMS 综合征

POEMS综合征是一种与浆细胞有关的多系统病变，临床上以多发性周围神经病变（peripheral neuropathy，P）、脏器肿大（organomegaly，O）、内分泌异常（endocrinopathy，E）、M蛋白血症（M-protein，M）及皮肤病变（skin changes，S）为特征，该病可累及机体的多个脏器，是一类免疫增殖性疾病。20世纪50年代科罗（Crow）就认识到了浆细胞病与周围神经病变间存在相关性，1980年Bardwick取本病常见临床表现的首字母将其命名为POEMS综合征。其早期诊断对于降低死亡率具有重要意义。

**1. 临床表现与实验室检查**　POEMS综合征中位发病年龄为51岁，男女比例约为2∶1。本综合征的临床表现可随着时间推移逐渐出现，由于其临床表现的多样性和非特异性，常易误诊。

（1）多发性周围神经病变：周围神经病变可见于所有POEMS综合征患者，为本病最常见的临床表现。症状常由足部首发，可包括麻木、感觉异常、疼痛及发冷等。运动神经系统受累出现于感觉异常之后，由远端开始，呈对称性并逐渐由远端进行性向近端扩散，有些患者也可表现为快速进展的过程。

（2）脏器肿大：半数POEMS综合征患者可触及明显肿大的肝脏，脾脏肿大及淋巴结病也较为常见。部分POEMS综合征患者往往被误诊为卡斯尔曼（Castleman）病。

（3）内分泌疾病：糖尿病及性腺功能异常是最为常见的内分泌病变，肾上腺皮质功能减退及甲状旁功能异常也可见。

（4）M蛋白血症：所有确诊的患者均存在单克隆性浆细胞增生，但由于M蛋白量较少，因此近1/3的患者检测不到M蛋白。M蛋白多为λ型，以IgG和IgA常见，极少数为IgM。

（5）皮肤病变：皮肤病变可见于50%～90%的患者，皮肤色素沉着是最为常见的皮肤改变。

可见手足毛发增粗、变长、变黑。其他的皮肤改变包括迅速沉积的毛细血管瘤、多血症、皮肤增厚、灰甲及杵状指等。

（6）其他表现：骨硬化性破坏见于约95%的本病患者，半数患者为孤立性硬化性损害，至少1/3的患者为多发性硬化性骨损害。硬化性骨病变及溶骨性骨病变混合出现也较为常见。约50%的患者可出现血小板增多，甚至有些患者被误诊为真性血小板增多症。与典型的多发性骨髓瘤相比，本病中贫血并不常见，且轻度的红细胞增多可见于20%的POEMS综合征患者。经有效治疗后，全血细胞计数可恢复正常。约55%的患者出现视乳头水肿，表现包括视盘水肿（常为两侧）及盲点。肢端凹陷性水肿常见，约1/3的患者可出现腹水及胸腔积液。

POEMS综合征呈慢性病程，最为常见的死因为心肺功能衰竭、进行性营养不良、感染、毛细血管漏出样综合征及肾衰竭等。

二维码23-4　知识聚焦一

**2. 临床诊断**　POEMS综合征目前尚无统一的标准，检测M蛋白是诊断标准之一。本病诊断多参照2003年迪斯彭齐里（Dispenzieri）诊断标准（表23-2），符合2项主要标准和至少1条次要标准便可诊断为POEMS综合征。

表 23-2　POEMS 综合征的诊断标准

| 标准 | 病理改变 |
| --- | --- |
| 主要标准 | 多发性神经病变 |
|  | 单克隆性浆细胞异常增殖 |
| 次要标准 | 硬化性骨病变 |
|  | Castleman 病 |
|  | 脏器肿大（脾肿大、肝肿大或淋巴结病） |
|  | 水肿（水肿、胸腔积液或腹水） |
|  | 内分泌病变（肾上腺、甲状腺、垂体、性腺、甲状旁腺及胰腺） |
|  | 皮肤改变（色素沉着、多毛、充血、毛细血管扩张、白甲） |
|  | 视乳头水肿 |

**知识拓展 23-1**

1. 免疫增殖性疾病是否仅属于浆细胞病或成熟 B 细胞肿瘤？
2. M 蛋白检测在免疫增殖性疾病的诊断、危险度分层、疗效评估等具有非常重要的临床价值。

**问题导航二：**

1. 案例 23-1 中哪些检验项目属于 M 蛋白检测？
2. 冷球蛋白检测的临床意义是什么？

# 第二节　免疫增殖性疾病的常用检验项目及其临床意义

免疫增殖性疾病主要的临床表现之一为免疫球蛋白数量和功能的异常。异常免疫球蛋白是免疫增殖性疾病的常用检验项目，如 M 蛋白、轻链、冷球蛋白等检测。这些项目的检测结果是辅助诊断免疫增殖性疾病的重要依据。通过对异常免疫球蛋白的检测，可实现对免疫增殖性疾病的早期诊断、病情监控和预后判断。

# 一、M 蛋白检测及其临床意义

M 蛋白（monoclonal Protein，MP）是由单克隆 B 细胞或浆细胞大量增殖产生的具有相同氨基酸顺序和蛋白质结构的免疫球蛋白分子或其片段。M 蛋白是浆细胞或 B 细胞单克隆大量增殖时所产生的一种异常免疫球蛋白，其氨基酸组成及排列顺序十分均一，空间构象、电泳特征也完全相同，本质为免疫球蛋白或其片段（轻链、重链等）。由于它产生于单克隆（monoclone），又常出现于多发性骨髓瘤、巨球蛋白血症、恶性淋巴瘤患者的血或尿中，故称 M 蛋白。1948 年古特曼（Gutman）首先使用这一名词。这些 M 蛋白大多无抗体活性，所以又称为副蛋白（paraprotein）。70 岁以上的老年人发生率约为 3%。

M 蛋白有 3 种存在形式：①有轻链和重链所组成的完整的 IgG、IgA 或 IgM；②只有游离的 κ 或 λ 轻链；③只有游离的三类重链中的某一类。无论哪种形式，由于 M 蛋白的电泳特征均一，因此在血清蛋白电泳时可检出 M 蛋白，但不能区分为哪型 M 蛋白，而通过免疫固定电泳可检出 M 蛋白并分型。

恶性单克隆免疫球蛋白血症患者血清常表现出某一类免疫球蛋白显著增高，大多在 30g/L 以上。而良性单克隆免疫球蛋白血症患者血清标本中，M 蛋白的升高幅度一般低于恶性单克隆免疫球蛋白血症，多在 20g/L 以下，血中增高的 M 蛋白常为 IgG，但也可为其他类型，或尿中出现单克隆性轻链，偶可见多克隆性免疫球蛋白增高，约 1/4 病例可发展为恶性疾病，如果尿中出现本周蛋白，往往是危险信号。对 M 蛋白含量的动态监测，可为异常免疫球蛋白血症患者的病情和疗效判断提供一定的价值。一般情况下，M 蛋白含量的多少常反映病情的轻重，M 蛋白含量明显增高常提示病情严重。若治疗有效，M 蛋白含量会逐渐下降，而正常免疫球蛋白的含量则逐渐升至正常。

在案例 23-1 的实验室检查中，M 蛋白为 IgM 型，定量结果为 50.30g/L（＞30.00g/L）。

# 二、轻链检测及其临床意义

在正常的免疫球蛋白合成过程中，重链（H 链）和轻链（L 链）的氨基酸数量相差很大，正常合成的速度也不同。合成一条重链（H 链）需要 18 分钟，合成一条轻链（L 链）只需 10 分钟，组成一条完整的免疫球蛋白时则有一条以上的轻链（L 链）过剩。因此，健康人群尿中始终有微量轻链排出。当发生免疫球蛋白异常合成时，则合成一条重链（H 链）只需 2.5 分钟，合成一条轻链（L 链）只需 1 分钟，合成时间明显缩短。每合成 1 分子免疫球蛋白则会剩余 3 条轻链，多余的轻链由尿中排出，可达 1mg/ml 以上。过剩的游离轻链（free light chain，FLC）分子通过肾小球滤过而从血液中快速清除 [半衰期 2～6 小时，远低于完整的免疫球蛋白（2～25 天）]，然后被近端肾小管重吸收和分解。在远端小管黏膜表面，特别是尿道黏膜可以分泌一些 FLC，所以在正常的尿中只含有少量的 FLC、分泌型的 IgA 和其他免疫球蛋白，常用的检测方法多难以检出。当机体发生免疫增殖性疾病时，血液中可出现大量的 M 蛋白，M 蛋白可以是 IgG、IgM、IgA、IgD 或 IgE，也可以是轻链 κ 或 λ 中的任何一型。若轻链 κ 或 λ 的合成超过重链时，则血清中 FLC 增加，易从尿中排出，称本周蛋白。检测本周蛋白对轻链病的诊断是必不可少的项目，并对多发性骨髓瘤、原发性巨球蛋白血症、重链病等疾病的诊断、鉴别和预后判断均有一定帮助。

案例 23-1 的实验室检查结果为血轻链 κ7890mg/dl（↑），尿轻链 κ19.60mg/dl（↑），尿轻链 κ/λ 比值 15.32（↑）。

本周蛋白在 pH=5.0 的条件下，加热至 50～60℃时出现沉淀，继续加热至 90℃后又重新溶解，故又称之为凝溶蛋白。利用这一特点，经典的检测方法是将尿液标本（一般是尿蛋白阳性的尿液）置 56℃水浴 15 分钟，如有浑浊或沉淀，再将试管放入沸水中煮沸 3 分钟，如果混浊变清则提示本周蛋白阳性。该方法虽简便易行，但敏感性低（约 30%～40% 检出率），并且不能确定轻链的类型。为提高检出率可使用免疫电泳分析法，其尿液标本可先用聚乙二醇通过半透膜浓缩后，再

与抗 λ 或 κ 型轻链抗血清进行免疫电泳分析，确定轻链的类型。也可直接采用定量检测方法（如免疫比浊法）对尿中轻链 κ 和轻链 λ 进行定量分析。

值得注意的是，轻链病患者尿中可测得本周蛋白，但血中反而呈阴性，其原因是本周蛋白分子量小，极易迅速自肾脏排出，血中含量并不升高。同时，在某些情况下血中轻链发生聚合，不易从肾脏排出，尿液轻链检测呈阴性。

## 三、冷球蛋白检测及其临床意义

冷球蛋白是血清中的一种特殊蛋白质，在 4℃ 时自发沉淀，加温至 37℃ 时又可溶解，故常利用这种可逆性冷沉淀的特性对其进行测定。取患者外周血，分离出血清置 4℃ 冰箱中，一般在 24～72 小时出现沉淀，若 1 周仍不出现沉淀者方可判断为阴性。如形成沉淀，再置 37℃ 温育使其复溶，也可将冷沉淀物离心洗涤后做定性与定量分析。

进行冷球蛋白检测时，必须注意以下事项：①部分单克隆冷球蛋白可在低于 10℃ 时发生沉淀，故标本采集时必须将注射器和容器预温，离心及整个操作过程中也都要注意保温；②部分冷球蛋白在冷的条件下可迅速沉淀，但有一些则需数天，因此，这些血清需在 4℃ 下放置 1 周；③大部分健康人血清也含有多克隆冷球蛋白，但通常在是 80μg/ml 以下；④冷纤维蛋白原、C 反应蛋白-蛋白复合物和肝素沉淀蛋白等也具有冷沉淀特性，实验时应加以区别。

冷球蛋白属于一种病理性蛋白，人体内含量比较少，如果有升高，多提示有免疫增殖性疾病

二维码 23-5　知识聚焦二

或自身免疫病或者肿瘤。其中第一型冷球蛋白升高，可以见于多发性骨髓瘤、淋巴瘤等血液系统肿瘤。第二型冷球蛋白升高可以见于类风湿关节炎、干燥综合征、血管炎、淋巴增殖性疾病；第三型冷球蛋白升高可以见于系统性红斑狼疮、类风湿关节炎、干燥综合征、链球菌感染后肾炎、原发性胆汁肝硬化等疾病。

### 知识拓展 23-2

1. 如何区分冷球蛋白与 M 蛋白？
2. 总轻链与游离轻链的关系是什么？为什么要检测游离轻链？

- - - - ( 问题导航三: )

1. 异常免疫球蛋白的免疫学检验方法有哪些？
2. 简述这些免疫学方法所检测的项目及其在诊断免疫增殖性疾病领域的临床应用。

# 第三节　异常免疫球蛋白的检测与应用

异常免疫球蛋白常应用免疫学方法进行检测，如免疫比浊法、血清蛋白电泳、免疫固定电泳等。依据临床应用的目的不同，分别或联合选择不同的免疫学方法，以实现对不同的异常免疫球蛋白进行筛查和确认。

## 一、免疫比浊法

免疫比浊法常用于血清或尿液免疫球蛋白及其轻链的定量检测（详见第十七章），成为免疫球蛋白异常增多病诊断、判断病情和观察疗效的重要手段。免疫球蛋白及其轻链的定量分析对诊断免疫球蛋白异常增多病具有重要价值，若某一类型免疫球蛋白明显高出参考区间，应考虑血清中有 M 蛋白的存在，宜进一步做亚型分析及轻链检测，对轻链比例分析往往可以较准确地判断出有关疾病，健康人血清中 κ/λ 比例约为 2:1，当 κ/λ 比例 >4:1 或 <1:1 时应考虑 κ 型或 λ 型 M 蛋白血症。

## 二、血清蛋白区带电泳

血清蛋白区带电泳常用于血清白蛋白和球蛋白的定性分类检测，其特点如下：

**1. 检测方法及原理** 在碱性环境中（pH=8.6）血清蛋白质均带负电，在电场中向阳极移动，因各种蛋白质分子大小、等电点及所带电荷不同，泳动速度也不同，形成不同的蛋白区带。电泳后从阳极开始依次为白蛋白、$\alpha_1$ 球蛋白、$\alpha_2$ 球蛋白、$\beta$ 球蛋白、$\gamma$ 球蛋白五个区带，与正常的电泳图谱进行比较分析，很容易发现异常的蛋白区带。将这些区带电泳图谱扫描（图 23-1），可计算出异常蛋白的总量和百分比。

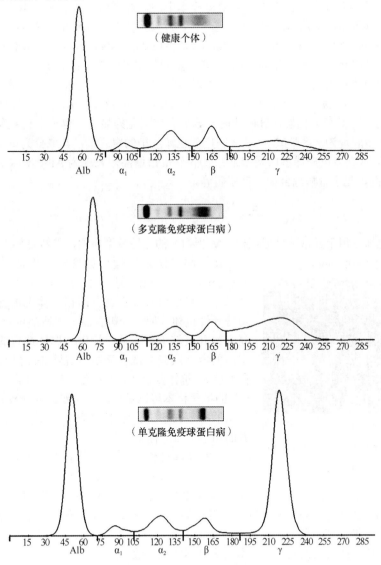

图 23-1 血清蛋白区带电泳图谱

**2. 方法学评价** 血清蛋白区带电泳应用方便、费时短，是筛选 M 蛋白的常用方法。但是血清蛋白区带电泳对非 $\gamma$ 区 M 蛋白判断困难，且不能对免疫球蛋白进行分型，其分型需用免疫固定电泳进行鉴定。

单克隆免疫球蛋白增多病患者，在血清蛋白区带电泳中出现狭窄而浓集的蛋白区带，即 M 蛋白区带。扫描时可见基底较窄，呈现高而尖锐的蛋白峰。在 $\gamma$ 区蛋白峰的高与宽之比≥2（$\gamma$ 峰），

在 β 区和 $\alpha_2$ 区≥1（β 峰），这是由于恶性增殖的单克隆浆细胞所分泌的免疫球蛋白或其他片段，在化学结构高度均一的情况下，其电泳迁移率十分一致，蛋白表现为浓集现象。此 M 蛋白区带可因免疫球蛋白的种类不同而出现在 $\gamma \sim \alpha_2$ 的任何区域，较多见于 γ 或 β 区。

**3. 质量控制** 血清蛋白区带电泳属于定性检测方法，应按照定性检测方法的室内质量控制要求实施质控。每个检测日或每个检测批，使用阴性质控物（健康人血清）和阳性质控物（如确诊为单克隆免疫球蛋白增多病的患者血清）进行质控，质控结果的判断标准：阴性为阴性、阳性为阳性，否则为失控。积极参加室间质评，成绩合格；若成绩不合格应分析原因，采取纠正措施，进行有效分析处理。

待测的血清标本若存在干扰因素，如溶血样本中的血红蛋白、陈旧血清中聚合的 IgG、类风湿因子等，常可导致蛋白电泳出现假的狭窄蛋白区带，易与 M 蛋白区带相混淆，应注意区别。

**4. 参考区间** 白蛋白（Alb）61%～71%，$\alpha_1$ 球蛋白 3%～4%，$\alpha_2$ 球蛋白 6%～l0%，β 球蛋白 7%～11%，γ 球蛋白 9%～l8%（醋酸膜法）。其含量的分布见图 23-1：健康个体。

**5. 临床应用** 不同的血清电泳异常图谱代表不同的疾病类型：①多克隆 γ 球蛋白增多，包括慢性肝炎、肝硬化、肝癌（多合并肝硬化），表现为血清 Alb 及 $\alpha_1$、$\alpha_2$、β 球蛋白减少，γ 球蛋白增加。慢性活动性肝炎和失代偿性肝硬化时 γ 球蛋白增加尤为显著。也见于自身免疫病等；②单克隆 γ 球蛋白增多表现为 γ 区带或 $\gamma \sim \beta$ 之间出现色泽深染的窄区带，其成分为单克隆免疫球蛋白（M 蛋白），见于单克隆免疫球蛋白增多病；③β 球蛋白增高，表现为 Alb、γ 球蛋白降低下降而 $\alpha_2$、β 球蛋白增高，见于肾病综合征、糖尿病等。

# 三、免疫固定电泳

免疫固定电泳常用于异常免疫球蛋白（M 蛋白）的定性分型检测，其特点如下：

**1. 检测方法及原理** 免疫固定电泳（immunofixation electrophoresis，IFE）是一种用于分析样品中特异性抗原的技术。即将蛋白质混合物在固相载体上进行区带电泳，再与特异性抗体反应，经孵育后，在适当位置产生抗原-抗体复合物并沉淀下来，从而检出与抗体结合的相应抗原。固定后的电泳凝胶在洗脱液中漂洗除去未结合的蛋白质，仅保留抗原-抗体复合物，经染色显现电泳谱带，并进行分型。IFE 的检测标本可以是血清、尿液、脑脊液或其他体液中蛋白质的检测与鉴定。图 23-2 为某一原发性巨球蛋白血症患者的图谱（血清标本）。

原发性巨球蛋白血症：IgM κ 型

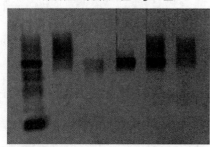

SPE　IgG　IgA　IgM　κ　λ

图 23-2　免疫固定电泳图谱（原发性巨球蛋白血症：IgM κ 型）

**2. 方法学评价** 免疫固定电泳包括琼脂糖凝胶电泳和免疫沉淀两个过程，此法实质上是常规免疫电泳的一种衍生方法。免疫固定电泳后的区带为单一免疫复合物沉淀带，与仅电泳而未经免疫固定的标本比较，其可判明蛋白为何种成分，以对样本成分及其性质进行分析、鉴定。免疫固定电泳广泛用于单克隆蛋白的鉴定和分型，其敏感性高、分辨率好，M 蛋白在免疫固定电泳中显示狭窄而界限明确的区带，而多克隆增生或健康人血清 γ 球蛋白区带则比较弥散。

免疫固定电泳结合了蛋白质电泳的高分辨率和抗原-抗体反应的特异性，且测定时间短、结果直观，易于分析和判定，已成为单克隆抗体定性和分型鉴定的首选方法。

需要注意的是，以致密条带作为 M 蛋白的唯一判断原则存在局限性。当免疫球蛋白聚合时会造成谱带增宽，免疫球蛋白分子构型特点造成轻链位点不能结合，还有免疫增殖性疾病治疗后谱带变化多样，都会干扰结果的判读。

**3. 质量控制** 免疫固定电泳属于定性检测方法，应按照定性检测方法的室内质量控制要求实施质控。每个检测日或每个检测批，使用阴性质控物（健康人血清）和阳性质控物（如单克隆免疫球蛋白增多病患者血清）进行质控，质控结果阴性为阴性，阳性为阳性，否则为失控。积极参加室间质评，成绩合格；若成绩不合格应分析原因，采取纠正措施，进行有效处理。

血标本要求清晨空腹抽取的静脉血，分离血清，忌用溶血标本及血浆标本；最好也不要用有分离胶和促凝剂的血清管，某些特殊患者的血清和分离胶混在一起，不能分离。尿标本必须清洁无污染，24h 尿标本最适合检测，也可使用晨尿。

**4. 参考区间**　异常免疫球蛋白（M 蛋白）：阴性。

**5. 临床应用**　主要应用于异常免疫球蛋白（M 蛋白）的检测及其分型的确认。本病例免疫固定电泳结果为"血清单克隆球蛋白 IgM 型，尿轻链 κ 阳性"。

免疫球蛋白异常增多病的检测流程，对可疑患者，一般先进行免疫球蛋白定量、轻链定量检测或尿本周蛋白定性检测和血清蛋白区带电泳作为初筛实验。对于阳性者进一步开展免疫固定电泳、免疫球蛋白亚型定量等检测作为确证实验。再结合临床表现、影像学检查和病理学检查，对疾病做出正确的诊断。免疫球蛋白异常增高往往是免疫球蛋白异常增多病的首发异常指征，因此，对于发现的免疫球蛋白异常增高，应做进一步的检查，以便疾病的确诊，达到早期诊断和及时治疗。

二维码 23-6　知识聚焦三

---

**知识拓展 23-3**

1. 异常免疫球蛋白分型（类）的检测有何临床意义？

2. M 蛋白的存在是否干扰实验室常规项目的检测结果？

3. 请绘制单克隆免疫球蛋白检测流程图。

---

**案例分析 23-1**

1. 上述病例的辅助检查结果如何分析？

（1）外周血标本有自身凝集现象，红细胞减少，血红蛋白降低，淋巴细胞百分率偏高，外周血见有浆细胞样淋巴细胞，ESR 增快，尿轻链 κ 升高，尿轻链 κ/λ 比值升高，病理检查骨髓增生活跃，浆细胞偏高，免疫表型分析 CD38$^+$、CD138$^+$、CD19$^+$、CD20$^+$、IgM$^+$。这些实验室检查结果为免疫增殖性疾病的常见表现。

（2）血 IgM 过高，免疫固定电泳血清 IgM 型阳性，尿轻链 κ 阳性，是原发性巨球蛋白血症的突出表现。

2. 上述病例的临床诊断及其诊断依据是什么？

该病例的临床诊断：原发性巨球蛋白血症。

诊断依据：骨髓浆细胞 12%（≥10%），外周血 IgM 50.30g/L（>30g/L）、血轻链 κ 7890mg/dl（↑）；尿轻链 κ 19.60mg/dl（↑），尿轻链 κ/λ 比值 15.32（↑）；免疫固定电泳：血清单克隆球蛋白 IgM 型，尿轻链 κ 阳性；流式细胞仪检测 CD38（＋）、CD138（＋）、CD19（＋）、CD20（＋）、IgM（＋）。满足原发性巨球蛋白血症的诊断标准（诊断条件）。

（冯珍如）

肿瘤免疫学（tumor immunology）是研究机体免疫功能与肿瘤发生发展、机体免疫应答的抗肿瘤效应机制以及肿瘤的免疫诊断与防治的一门科学。随着肿瘤免疫基础理论研究的深入和相关技术临床应用的推广，肿瘤免疫学已经成为免疫学最重要的分支学科之一。同时，肿瘤免疫学理论的丰富也有助于拓宽肿瘤免疫诊断和治疗的思路。

**二维码 24-1  知识导图**

肿瘤免疫学检验是通过免疫学方法进行肿瘤的辅助诊断、疗效观察和复发监测以及对患者免疫功能状态的评估。

**案例 24-1**

患者，男，63 岁，20 余年前无明显诱因下出现腰痛不适，未予诊治，近 1 月来疼痛加重，就诊于当地医院，腰椎磁共振提示多发骨质异常信号灶，考虑多发骨转移，PET-CT 提示骨骼系统原发性恶性肿瘤（如多发性骨髓瘤等）与多发性转移瘤等之间相鉴别。随后该患者拟"骨痛待查，多发性骨髓瘤可能"收住血液科。入院后其他血液学检查排除骨骼系统原发性恶性肿瘤的可能；B 超提示膀胱未见明显结石及占位，前列腺增生伴钙化；男性肿瘤标志物 8 项组合检测结果如下：

### *** 医院检验报告单

| 姓名：*** | 病历号：*** | 标本条码：********* | | 标本号：*** |
|---|---|---|---|---|
| 性别：男 | 科别：*** | 检测仪器：化学发光分析仪 | | 样本：血清 |
| 年龄：63 岁 | 床号：*** | 执行科室：检验科 | | 标本状态：正常 |
| 送检项目：男性肿瘤标志物 8 项 | | 申请时间：****** | | 送检医生：*** |

| 项目名称 | 结果 | 提示 | 单位 | 参考区间 |
|---|---|---|---|---|
| 癌胚抗原（CEA） | 2.82 | | ng/ml | 0.00～6.50 |
| 甲胎蛋白（AFP） | 1.83 | | ng/ml | 0.00～7.00 |
| 糖类抗原 19-9（CA19-9） | 4.62 | | U/ml | 0.00～30.00 |
| 糖类抗原 125（CA125） | 9.67 | | U/ml | 0.00～35.00 |
| 细胞角蛋白 19 片段（CYFRA21-1） | 2.91 | | ng/ml | 0.00～3.30 |
| 神经元特异性烯醇化酶（NSE） | 11.21 | | ng/ml | 0.00～16.30 |
| 总前列腺特异性抗原（t-PSA） | ＞100.000 | ↑ | ng/ml | 0.000～4.400 |
| 游离前列腺特异性抗原（f-PSA） | 45.930 | ↑ | ng/ml | 0.000～0.930 |
| f-PSA/t-PSA | 0.46 | | | 0.21～1.00 |

| 采集时间： | 送达时间： | 接收时间： | 检测时间： | 审核时间： |
|---|---|---|---|---|
| 采集者： | | 接收者： | 检验者： | 审核者： |

2019-01-24 在局麻下行 B 超定位前列腺穿刺活检术，术后病理提示前列腺癌，给予"醋酸戈舍瑞林缓释植入剂"对症处理，患者恢复尚可，疼痛症状略好转。2019-01-31 予办理出院，随后定期进行戈舍瑞林联合比卡鲁胺内分泌治疗，定期复查肝肾功能、PSA 等。2019 年 9 月起监测结果如下：

| 日期 | t-PSA（ng/ml） |
|---|---|
| 2019-09-03 | 7.800 ↑ |
| 2019-11-04 | 38.350 ↑ |
| 2019-11-28 | 70.430 ↑ |
| 2019-12-09 | 84.210 ↑ |

血清 PSA 水平从 2019 年 9 月起进行性升高，提示前列腺癌进展，12 月再次入院，更换为戈舍瑞林联合阿比特龙内分泌治疗，随后定期监测 PSA，2020 年 3 月至 10 月 PSA 水平均维持在参考范围内，2020 年 11 月起再度升高，结果如下：

| 日期 | t-PSA（ng/ml） | f-PSA（ng/ml） | f-PSA/t-PSA |
|---|---|---|---|
| 2020-11-02 | 4.630 ↑ | | |
| 2020-12-08 | 16.510 ↑ | 3.150 ↑ | 0.19 ↓ |
| 2020-12-17 | 29.310 ↑ | 5.150 ↑ | 0.18 ↓ |

2020 年 12 月经戈舍瑞林联合阿比特龙治疗 1 年，病情进展。随后进行"多西他赛+DDP"方案化疗，监测 PSA：

| 日期 | t-PSA（ng/ml） | f-PSA（ng/ml） | f-PSA/t-PSA |
|---|---|---|---|
| 2021-01-11 | 68.220 ↑ | | |
| 2021-02-03 | 28.450 ↑ | 4.230 ↑ | 0.15 ↓ |
| 2021-03-01 | 47.760 ↑ | | |
| 2021-03-10 | 18.700 ↑ | | |
| 2021-03-31 | 7.060 ↑ | | |
| 2021-04-20 | 4.170 | | |

2021-04-21 起改用"泼尼松+多西他赛"化疗，每月监测 PSA，截至 2021 年 7 月，PSA 水平均维持在参考范围内。化疗过程顺利，后续按期入院治疗。

问题：

1. 该患者为何需要持续进行 PSA 水平的监测？

2. 如何解读该患者的 PSA 水平所经历的升高和降低过程？

---

**问题导航一：**

1. 肿瘤标志物是否等同于肿瘤抗原？

2. 案例 24-1 中的男性肿瘤标志物 8 项组合里的各项指标分别属于哪一类肿瘤标志物？其产生机制是什么？

---

# 第一节　概　　述

## 一、肿瘤抗原

肿瘤抗原（tumor antigen）是指在肿瘤发生、发展过程中新出现的或过度表达的抗原物质。肿瘤抗原有多种分类方法，普遍接受的是按肿瘤抗原的特异性或肿瘤抗原的产生机制分类。

## （一）根据肿瘤抗原的特异性分类

**1. 肿瘤特异性抗原（tumor specific antigen，TSA）** 是肿瘤细胞所特有的新抗原，只表达于肿瘤细胞，而不存在于正常组织细胞。TSA 可存在于不同个体的同一组织学类型的肿瘤中，如黑色素瘤相关排斥抗原（MARA），但它不存在于正常黑色素细胞。此类抗原数量较少，免疫原性弱，难以激发有效的免疫反应。

**2. 肿瘤相关抗原（tumor associated antigen，TAA）** 是指非肿瘤细胞所特有的，正常组织或细胞也可表达的抗原物质，但此类抗原在癌变细胞的表达水平远超过正常细胞。肿瘤细胞表达 TAA 仅表现为量的增加，而无肿瘤特异性，如胚胎抗原、分化抗原和过表达的癌基因产物等均属于此类。

## （二）根据肿瘤抗原产生的机制分类

**1. 理化因素诱发的肿瘤抗原** 在化学致癌剂（如氨基偶氮染料、二乙基亚硝胺等）或物理因素（如紫外线、X 射线等）的作用下，机体某些基因突变，诱发产生肿瘤抗原。

**2. 病毒诱发的肿瘤抗原** DNA 病毒或 RNA 病毒，尤其是逆转录病毒的核酸可整合到宿主细胞的基因组 DNA 中，诱导细胞表达突变基因的产物，即为病毒诱发的肿瘤抗原。此类肿瘤抗原具有病毒特异性，如原发性肝癌与乙型肝炎病毒，宫颈癌与人乳头瘤病毒，鼻咽癌与 EB 病毒等。

**3. 自发性肿瘤抗原** 自发肿瘤是指未阐明其发生机制的肿瘤，人类大多数肿瘤属于此类。自发性肿瘤抗原多数为突变基因的产物，包括癌基因（如 *ras* 等）、抑癌基因（如 *p53* 等）的突变产物，或者产生融合基因（如 *bcr-abl* 等）。

**4. 正常细胞成分异常表达** 主要包括：①分化抗原；②过度表达的抗原；③胚胎抗原；④细胞突变产生独特型抗原。

# 二、肿瘤标志物

自从 1846 年本斯·琼斯（Bence-Jones）发现本周蛋白可以作为多发性骨髓瘤的实验室诊断指标以来，人们就开始了对肿瘤标志物的漫长研究之路。直到 1965 年戈尔德（Gold）发现了癌胚抗原，肿瘤标志物检测才开始广泛应用于临床。近年来，随着研究不断深入，人们又提出了近百种特异性较强、具有临床价值的肿瘤标志物。

**1. 肿瘤标志物的定义** 肿瘤标志物（tumor marker，TM）是指在肿瘤的发生和增殖过程中，由肿瘤细胞本身所产生的或是由机体对肿瘤细胞反应而产生的，反映肿瘤存在和生长的一类物质，包括蛋白质、激素、酶（同工酶）、多胺及癌基因产物等。肿瘤抗原可以是肿瘤标志物，但肿瘤标志物不一定是肿瘤抗原。

**2. 理想肿瘤标志物的特性** 理想的肿瘤标志物应具备：①灵敏度高，一旦微小肿瘤出现就能从体液中检出，可以早期诊断肿瘤；②特异性好，能准确区分肿瘤和非肿瘤患者，能鉴别良恶性肿瘤；③具有器官特异性，对肿瘤能准确定位；④体液中肿瘤标志物的浓度与瘤体大小、临床分期相关；⑤半衰期短，能反映体内肿瘤的动态变化，监测治疗效果、复发和转移。

**3. 肿瘤标志物的分类** 肿瘤标志物可存在于细胞表面、细胞质、细胞核和细胞外（血液、体液）。肿瘤标志物的命名尚未完全统一，一般分为以下几类（表 24-1）：

（1）胚胎抗原类：是从肝癌、结肠癌的组织中发现，而胚胎期的肝、胃肠管组织也能合成，并存在于胎儿血液中，故称为胚胎抗原，如 AFP、CEA 等。

（2）糖类抗原类：是用各种肿瘤细胞株制备单克隆抗体来识别肿瘤相关抗原，大多是糖蛋白和黏蛋白，如 CA125、CA15-3、CA19-9、CA72-4 等。

（3）激素类：正常情况下不产生激素的组织在发生癌变时能生成和释放一些肽类激素（异位内分泌激素），导致相应综合征，这些激素可作为肿瘤标志物。如小细胞肺癌能分泌促肾上腺皮质激素，甲状腺髓样癌引起降钙素升高等。

（4）酶和同工酶类：肿瘤细胞代谢异常，使酶或同工酶合成增加；或由于肿瘤组织压迫和浸润，导致某些酶排泄受阻，使血清酶活性异常升高。如肝癌时 $\gamma$-GT 升高。

（5）蛋白质类：蛋白质类肿瘤标志物是临床常用肿瘤标志物，如 $\beta_2$ 微球蛋白、铁蛋白等在肿瘤发生时会升高，本周蛋白在多发性骨髓瘤时阳性。

（6）癌基因产物类：癌基因的激活和抑癌基因的变异可使正常细胞发生恶性变，导致肿瘤发生。如 Ras 蛋白、Myc 蛋白、P53 蛋白等。

（7）其他肿瘤标志物：蛋白组学、基因组学、代谢组学、测序等技术的发展使更多肿瘤标志物被发现，如肿瘤易感基因 *BRCA1* 和 *BRCA2* 突变检测已被推荐为乳腺癌和卵巢癌高危人群筛查，microRNA 和 lncRNA 检测也成为与肿瘤诊断和预后相关的热点问题。

二维码 24-2　知识聚焦一

表 24-1　肿瘤标志物分类和主要应用范围

| 分类 | 名称 | TM 相关脏器及肿瘤 |
|---|---|---|
| 胚胎抗原 | 甲胎蛋白 | 肝细胞、胚细胞（非精原细胞瘤） |
| | 癌胚抗原 | 结直肠、胰腺、肺、乳腺 |
| 糖类抗原 | CA125 | 卵巢、子宫内膜 |
| | CA15-3 | 乳腺、卵巢 |
| | CA72-4 | 胃肠、卵巢、乳腺 |
| | CA19-9 | 胰腺、胃肠、肝 |
| | CA549 | 乳腺、卵巢 |
| | CA27-29 | 乳腺 |
| | CA242 | 胰腺、胃肠 |
| 酶类 | 前列腺特异性抗原 | 前列腺癌 |
| | 神经元特异性烯醇化酶 | 肺、神经母细胞瘤等 |
| | 碱性磷酸酶 | 骨、肝、白血病等 |
| | 乳酸脱氢酶 | 肝、淋巴瘤、白血病等 |
| 激素类 | 促肾上腺皮质激素 | 库欣综合征、肺（小细胞）癌 |
| | $\beta$-hCG | 胚胎绒毛膜、睾丸（非精原细胞瘤） |
| | 降钙素 | 甲状腺髓样癌 |
| 蛋白类 | $\beta_2$ 微球蛋白 | 多发性骨髓瘤、B 细胞淋巴瘤、慢性淋巴细胞白血病、巨球蛋白血症 |
| | 本周蛋白 | 多发性骨髓瘤、游离轻链病 |
| | 铁蛋白 | 肝、肺、乳腺、白血病 |
| 基因类 | *c-myc* | 乳腺癌、胃腺癌、肺癌、结肠腺癌、白血病 |
| | *K-ras* | 结肠癌、骨肉瘤、膀胱癌、胰腺癌、卵巢癌 |
| | *p53* | 肺癌、结肠癌、胃癌 |
| | *C-erb-2* | 胃腺癌、肾腺癌、乳腺癌 |

----- 问题导航二：

1. 案例 24-1 中的男性肿瘤标志物 8 项组合里的各项指标分别具有怎样的临床意义？

2. 肺癌相关肿瘤标志物对辅助判断肺癌组织分型有何意义？

# 第二节 常见恶性肿瘤疾病与相关肿瘤标志物

目前，恶性肿瘤是全世界的主要死亡原因之一，已经成为严重危害人类生命健康、制约社会经济发展的一大类疾病。近年我国恶性肿瘤的防治形势严峻，以多种恶性肿瘤出现高发地区和高危人群为主要特点。临床常见恶性肿瘤有肺癌、肝癌、胃癌、结直肠癌、乳腺癌、卵巢癌、前列腺癌、膀胱癌、白血病、鼻咽癌等，而相关肿瘤标志物的检测在这些恶性肿瘤的高危筛查、辅助诊断、治疗监测、判断预后中起到越来越重要的作用。但如何正确认识、准确测定以及科学应用肿瘤标志物是临床医生和实验室人员所共同面临的重要问题。鉴于此，结合我国肿瘤的发生现状，中华医学会检验分会、卫生健康委员会（原卫生部）临床检验中心以及中华检验医学杂志编委会于2012年发布了我国肿瘤标志物的临床应用建议。

## 一、肺 癌

肺癌是全球发病率最高的恶性肿瘤，在我国发病率呈逐年上升趋势，也是国内男性和女性死亡率最高的恶性肿瘤。原发性肺癌在组织类型上可分为非小细胞肺癌（non-small-cell lung cancer, NSCLC）和小细胞肺癌（small-cell lung cancer, SCLC），NSCLC又可细分为鳞癌、腺癌和大细胞癌。原发性肺癌中超过85%是NSCLC，五年生存率仅15.9%。目前常用的肺癌相关肿瘤标志物有CYFRA21-1、ProGRP、NSE、SCCA、CEA等。其中，CYFRA21-1、SCCA多用于NSCLC的诊断，而ProGRP、NSE多用于SCLC的诊断。由于缺乏组织特异性，现有的这些肺癌肿瘤标志物均不适用于体检人群或高危人群的肺癌筛查，其临床主要用途是肺癌鉴别诊断和治疗监测。

**1. 细胞角蛋白19片段（cytokeratin fragment 19, CYFRA21-1）** 是由抗细胞角蛋白19片段单克隆抗体BM19-21和Ks19-1识别的两个可溶性抗原片段，广泛分布于支气管上皮细胞等正常组织表面，肿瘤发生时因细胞溶解破坏而释放入血，是辅助诊断NSCLC的首选肿瘤标志物。CYFRA21-1对鉴别肺良性和恶性病变具有一定价值，其诊断鳞癌、腺癌、大细胞癌的阳性率分别为67%、46%、67%，对良性病变的阳性率仅4.4%。化疗的肺癌患者血清CYFRA21-1水平下降提示疗效较好，病情稳定，CYFRA21-1水平升高则提示病情进展，因此CYFRA21-1也可作为判断疗效和监测复发的有效指标。健康成人血清CYFRA21-1＜3.3ng/ml（电化学发光免疫分析法）。

血清CYFRA21-1不受年龄、性别、月经周期、吸烟等生物学因素影响。需要注意的是，严重外伤累及富含细胞角蛋白的组织时可引起血清CYFRA21-1水平升高，气管插管和长期正压通气可能导致CYFRA21-1浓度升高；此外，慢性肾功能不全的患者也会出现明显升高。

**2. 癌胚抗原（carcinoembryonic antigen, CEA）** 是由胎儿胃肠道上皮组织、胰和肝细胞合成的一种可溶性糖蛋白，分子质量为180kDa，通常在妊娠前6个月内含量很高，出生后血清含量降至很低水平。非吸烟健康成年人血清CEA浓度一般低于5.0ng/ml（电化学发光免疫分析法）。细胞发生恶性变时，肿瘤细胞异常合成CEA进入血液循环，引起血清CEA水平升高。

CEA是一种广谱的肿瘤标志物，不能作为诊断某种肿瘤的特异性指标，在恶性肿瘤中的阳性率依次为结肠癌（70%～90%）、胃癌（60%～90%）、胰腺癌（70%～80%）、肺癌（56%～80%）、肝癌（62%～75%）、乳腺癌（40%～68%）、泌尿系肿瘤（31%～46%）。CEA在肺腺癌的表达水平明显高于鳞癌和SCLC，且与肿瘤分期呈正相关。尽管血清CEA不是诊断肺癌的特异性指标，但联合其他肿瘤标志物如CYFRA21-1、SCCA、NSE、ProGRP等，在肺癌的鉴别诊断方面有重要临床价值。值得注意的是，血清CEA浓度与年龄和吸烟习惯有关，长期吸烟者有3.9%的人CEA＞6.5ng/ml。

**3. 鳞状细胞癌抗原（squamous cell carcinoma antigen, SCCA）** 是1977年由凯托（Kato）等从宫颈上皮细胞癌中分离出的一种糖蛋白，分子质量约48kDa，是肿瘤相关抗原TA-4的亚片段。SCCA广泛存在于正常组织和恶性病变的上皮细胞中，在正常鳞状上皮细胞中抑制细胞凋亡，在肿瘤细胞中参与肿瘤生长。健康成人血清 SCCA＜1.5ng/ml（化学发光分析法）。

SCCA 是最早用于鳞癌诊断的肿瘤标志物，具有较高的特异性，对所有起源于鳞状上皮细胞肿瘤的诊断以及监测疗效、复发有重要意义。SCCA 对原发性宫颈鳞癌和复发癌具有高灵敏度和特异性，其血清水平与肿瘤发展、侵犯程度和是否转移相关。SCCA 在肺鳞癌阳性率为 46.5%，其水平与肿瘤进展程度相关，与 CYFRA21-1 和 CEA 联合检测能提高肺癌诊断的灵敏度。此外，SCCA 在食管鳞癌、鼻咽癌、头颈癌、外阴癌、皮肤癌等方面也有较高的诊断价值。银屑病、肾功能不全以及肺、肝脏、乳腺的良性疾病亦可导致血清 SCCA 水平升高。

**4. 胃泌素释放肽前体（pro-gastrin-releasing peptide，ProGRP）** 是胃泌素释放肽（GRP）的前体结构，GRP 是从猪的胃组织中分离出的一种具有促胃泌素分泌作用的脑肠肽。ProGRP 主要表达于胃肠道、呼吸道和中枢神经系统，健康成人血清 ProGRP＜50pg/ml（化学发光分析法）。

SCLC 患者的肿瘤细胞可在其释放的 GRP 刺激下进行生长，而 ProGRP 作为 GRP 前体，已成为 SCLC 的特异性肿瘤标志物，不仅可用于 SCLC 的早期诊断，还有助于判断治疗效果及早期发现肿瘤复发。

**5. 神经元特异性烯醇化酶（neuron-specific enolase，NSE）** 是烯醇化酶的一种同工酶，烯醇化酶同工酶根据亚基不同，可分为 αα、ββ、γγ、αβ、αγ 五种二聚体同工酶。γγ 亚基组成的同工酶是神经元和神经内分泌细胞特有，故称为神经元特异性烯醇化酶。此酶在正常人脑组织中含量最高，起源于神经内分泌细胞的肿瘤也有异常表达。健康成人血清 NSE＜20ng/ml（电化学发光免疫分析法）。

NSE 参与糖酵解和甘油分解，肺癌组织糖酵解作用增强，细胞增殖周期加快，细胞内 NSE 释放入血，导致血中 NSE 浓度升高。SCLC 患者 NSE 水平明显高于 NSCLC 患者，因此 NSE 已成为公认的 SCLC 特异性和灵敏度较好的肿瘤标志物，可用于不同类型肺癌的鉴别诊断。SCLC 治疗有效时 NSE 浓度降低，复发时升高，可用作 SCLC 放化疗后的疗效监测指标。NSE 可存在于正常红细胞中，标本溶血会导致检测结果假性升高。

**知识拓展 24-1**

1. 利用下一代测序技术（NGS）技术进行 EGFR 突变检测是目前广泛应用的肺癌个体化靶标检测，酪氨酸激酶抑制剂是以 EGFR 为靶标的针对 NSCLC 的小分子靶向药物。

2. 研究发现，miRNA 可作为原癌基因或肿瘤抑制因子调控肿瘤进展，如 miR-107 和 miR-185 能阻断 NSCLC 的细胞周期，miR-221 和 miR-222 能促进 NSCLC 的转移。因此肺癌相关 miRNA 也可作为肿瘤标志物进行辅助诊断和治疗监测手段。

# 二、肝　癌

我国是肝癌大国，患者数约占全球的 55%，发病率有缓慢上升趋势。肝癌早期症状隐匿，出现临床症状时多为中晚期，肿瘤标志物检测是早期发现肝癌的重要手段。AFP 是目前唯一推荐在临床常规使用的肝癌肿瘤标志物，结合肝脏超声对高危人群进行筛查，有助于肝癌的早期诊断。

**1. 甲胎蛋白（alpha-fetoprotein，AFP）** 是一种由卵黄囊和胚胎肝脏产生，在血清蛋白电泳中位于 α 球蛋白区的单一多聚体肽链糖蛋白，分子质量约为 70kDa。在胎儿血清中，AFP 浓度以 4~5 个月胎儿血清含量最高，之后随胎龄增长逐渐下降，出生后迅速下降，出生 1 年的婴儿血清 AFP 含量接近成人。健康成人血清 AFP＜7.0ng/ml（电化学发光免疫分析法）。

AFP 的临床意义主要包括：①肝癌较敏感和特异的肿瘤标志物，用于肝癌的辅助诊断。当肝癌发生时，约 80% 的患者血清 AFP 水平升高（＞300ng/ml），且比临床症状出现早 3~8 个月。连续多次测定 AFP 有助于肝癌的诊断。② AFP 是筛选和诊断无临床症状小肝癌的最主要方法。对乙型肝炎性或丙型肝炎性肝硬化患者，须每 6 个月随访 AFP 水平和腹部超声，以便早期发现直径小于 2cm 的包块。AFP 含量显著升高，大于 500ng/ml 持续 4 周，或大于 200ng/ml 持续 8 周，或由低浓度逐渐升高不降，在排除妊娠和生殖腺胚胎瘤的基础上，一般提示肝癌。③ AFP 是肝癌治疗效果和预后判断的敏感指标。一般手术切除肝癌后 2 个月，AFP 水平应该降至 20ng/ml 以下，若降低程度小或降而复升，提示切除不彻底或有复发转移的可能。70%～95% 的肝癌患者越到晚期，AFP 水平越高，阴性不能排除肝癌诊断。AFP 水平异常高者提示预后不良，含量上升提示病情恶化。④ AFP 含量检测对其他恶性肿瘤监测也有重要价值。胃癌、胰腺癌等消化道肿瘤，以及睾丸癌、畸胎瘤、生殖腺胚胎瘤等生殖腺肿瘤也会出现血清 AFP 水平升高。

根据 AFP 含有的糖链和凝集素 LCA 的结合特性可以分为不同的 AFP 异质体，分别为 AFP-L1、AFP-L2、AFP-L3，AFP-L1 多见于良性肝病，AFP-L2 多见于孕妇，约 35% 的小肝癌患者血清可检测到 AFP-L3。利用 AFP 异质体可提高检出肝癌的灵敏度和特异性，尤其适用于 AFP 阴性或持续低值（20～200ng/ml）人群的早期筛查。需要注意的是，少部分肝癌患者 AFP 检测始终阴性或升高不显著，需要与其他标志物联用以提高诊断的准确性。妊娠妇女 AFP 水平的升高与妊娠周数有关，第 32～36 周达到峰值，分娩后进一步降低。

**2. 去饱和-γ-羧基-凝血酶原（des-γ-carboxy-prothrombin，DCP）** 又称为 PIVKA Ⅱ，是 1984 年从肝癌患者检出的一种缺乏凝血活性的异常凝血酶原，可由维生素 K 缺失或 Ⅱ 型拮抗剂诱导产生，具有促进肝癌细胞有丝分裂的作用。DCP 与肿瘤大小、分级相关，在鉴别肝硬化和肝癌方面，其灵敏度和特异性均高于 AFP，特别对 AFP 阴性和 AFP 低浓度的肝癌和小肝癌的早期诊断有积极意义。此外，血清 DCP 检测还可用于肝癌患者的临床动态监测、疗效和预后判断。当严重梗阻性黄疸或维生素 K 活性受损时，DCP 检测可出现假性升高。

**3. 高尔基体糖蛋白-73（Golgi protein-73，GP73）** 是存在于高尔基体的跨膜糖蛋白，又称为 Ⅱ 型高尔基体膜蛋白。GP73 主要表达于正常肝脏的胆管上皮细胞，在肝细胞中几乎不表达。当肝癌发生时，肝细胞 GP73 表达水平明显上升，患者血清 GP73 含量可相应检测到升高。

---

**知识拓展 24-2**

1. 原发性肝癌的其他血清标志物还包括 α-岩藻糖苷酶（AFU）、γ-谷氨酰转肽酶（γ-GT）、转化生长因子 β1（TGF-β1）、胰岛素样生长因子（IGF）、循环 DNA（甲基化）等。

2. 近年有学者提出 miR-199a/b-3p 可作为肝癌防治的新靶标，miR-29a、miR-29c、miR-133a 等可作为肝癌的早期预警指标。

---

# 三、胃 癌

胃癌是起源于胃黏膜上皮细胞的恶性肿瘤，能用于胃癌辅助诊断的肿瘤标志物主要有CA72-4、CA19-9、CEA、PGⅠ、PGⅡ等。但这些标志物在胃癌早期诊断的灵敏度低，故不适用于胃癌筛查。

**1. 糖类抗原 72-4（carbohydrate antigen 72-4，CA72-4）** 是一种高分子的黏蛋白，由乳腺癌肝转移细胞为免疫原制备的单克隆抗体 B72.3 和结肠癌培养细胞产生的 TAG-72 抗原为免疫原制备的单克隆抗体 CC49 所识别。健康成人血清 CA72-4＜6U/ml（电化学发光免疫分析法）。

CA72-4 是目前诊断胃癌较好的肿瘤标志物之一，对胃癌有较高的特异性，但敏感性不高，与 CA19-9 和 CEA 联合检测可以监测 70% 以上的胃癌。CA72-4 含量与胃癌的分期相关，一般在 Ⅲ～Ⅳ 期胃癌患者升高，伴有转移的胃癌患者 CA72-4 水平明显高于非转移者。CA72-4 水平在胃癌手术后降低，70% 的复发病例首先出现 CA72-4 水平升高。此外，CA72-4 在其他胃肠道肿瘤、乳腺癌、肺癌、卵巢癌中也有不同程度的检出率。

**2. 糖类抗原 19-9（carbohydrate antigen 19-9，CA19-9）** 是一种能与单克隆抗体 1116-NS-19-9 反应的低聚糖类肿瘤相关抗原，健康成人血清 CA19-9＜30U/ml（电化学发光免疫分析法）。

CA19-9 是胰腺癌、胃癌、结直肠癌、胆囊癌的肿瘤标志物，85%～95% 的胰腺癌患者呈阳性，故 CA19-9 可用于胰腺癌的鉴别诊断和疾病监测。CA19-9 在胃癌的阳性率为 30%～40%，与 CA72-4 和 CEA 联合检测能提高胃癌的阳性检出率。CA19-9 在胃癌术后出现转移时显著升高，亦可作为复发指标。胃肠道和肝脏的良性病变和炎症可引起血清 CA19-9 浓度一过性升高，应注意鉴别。

**3. 胃蛋白酶原（pepsinogen，PG）**　是胃黏膜分泌的胃蛋白酶前体，由胃主细胞及颈黏液细胞合成，在胃的酸性环境中形成有活性的胃蛋白酶，小部分 PG 可通过胃毛细血管直接入血。胃几乎是 PG 的唯一来源，因此 PG 变化可作为胃黏膜病变的指标。

依据其免疫原性不同，可分为 PGI 和 PGII 两型。胃酸分泌增多可使 PGI 升高，分泌减少或胃黏膜腺体萎缩时 PGI 降低；PGII 升高与胃底腺管萎缩、胃上皮化生或异型增殖有关。当胃恶性肿瘤存在时，患者血清 PGI 和 PGI/II 比值显著降低，是胃癌的辅助诊断指标。PG 在胃癌早期筛查的灵敏度为 77%，特异性为 73%，可见 PG 在胃癌高危人群的早期诊断方面具有较大的潜在价值。

> **知识拓展 24-3**
>
> 研究指出，血清 miR-106b 和 miR-21 可作为幽门螺杆菌根除后早期胃癌风险评估的有效标志物。近期又发现，miR-627、miR-629、miR-652 联合检测用于胃癌诊断的敏感性和特异性分别为 86.7% 和 85.5%。

## 四、结直肠癌

结直肠癌的发病率在消化系统肿瘤中仅次于胃癌、食管癌和肝癌，有逐年上升的趋势。粪便隐血虽不是真正意义的肿瘤标志物，但其作为公认的筛查指标，在结直肠癌早期诊断中发挥积极作用。目前尚无特异性指标用于结直肠癌的诊断，肿瘤标志物 CEA、CA242 等对结直肠癌的疗效评价和复发监测具有一定意义。

**1. 癌胚抗原（CEA）**　是一种重要的非器官特异性肿瘤相关抗原，分泌 CEA 的肿瘤大多位于空腔脏器，如胃肠道、呼吸道、泌尿道等，因此 CEA 常用于消化系统恶性肿瘤如结直肠癌、胰腺癌、胆管癌、胃癌等的辅助诊断。血清 CEA 水平与肿瘤大小、有无转移存在一定关系。手术切除肿瘤后，一般 6 周 CEA 可恢复正常；术后有残留和微转移者，CEA 水平可降低，但不会恢复正常，故 CEA 可作为治疗效果监测的指标。对 CEA 恢复正常的患者，可长期随访，定期监测血清 CEA 含量，监测其复发和转移。除吸烟因素外，消化系统的良性病变如慢性萎缩性胃炎、溃疡病、结肠息肉等也可使 CEA 升高，但升高水平不及恶性肿瘤。

**2. 糖类抗原 242（carbohydrate antigen 242，CA242）**　是被人结直肠癌细胞系 COLD205 免疫所获得的单克隆抗体识别的一种黏蛋白，具有唾液酸化的糖类结构。健康成人血清 CA242 < 20U/ml（电化学发光免疫分析法）。

CA242 在临床上常用于胰腺癌和直肠癌的诊断，以及肠癌患者预后判断和复发监测。CA242 在消化道恶性肿瘤（如胰腺癌、肠癌、肝癌、胃癌）患者中异常升高，对胰腺癌的特异性达 90%，在胰腺癌和结直肠癌分别有 86% 和 62% 的阳性检出率。与单独检测 CEA 相比，CEA 与 CA242 联合检测可提高诊断结直肠癌的敏感性。CEA 与 CA242 无相关性，具有独立诊断价值，二者之间具有互补性。

> **知识拓展 24-4**
>
> 1. 美国化学学会、联邦协作组等联合发布指南提出，粪便 DNA 能作为结直肠癌筛查的标志物，其敏感性高于粪便隐血检测。
>
> 2. k-ras 基因可作为结直肠癌的个体化靶标，野生型 k-ras 基因检测可用于提示患者能否受益于 EGFR 抗体治疗。

## 五、乳　腺　癌

乳腺癌是我国女性第一大恶性肿瘤，也是全球女性死亡率最高的恶性肿瘤。肿瘤标志物在乳腺癌早期诊断的敏感性较低，通常只用于监测术后复发和转移。目前临床常用肿瘤标志物是 CA15-3，其他标志物有 CA549、CA27-29 等。

**1. 糖类抗原 15-3（carbohydrate antigen 15-3，CA15-3）** 是同时被单克隆抗体 115D8 和 DF3 所识别的糖类抗原，两种单克隆抗体识别同一抗原的不同表位，故命名为 CA15-3。CA15-3 由分泌性上皮细胞（如乳腺、肺、胃肠道、子宫）分泌，是乳腺细胞膜表面糖蛋白的变异体，健康成人血清 CA15-3＜25U/ml（电化学发光免疫分析法）。

CA15-3 是乳腺癌辅助诊断最重要的肿瘤标志物，约 30%～50% 的乳腺癌患者出现 CA15-3 明显升高，但早期患者阳性率较低，故不宜用于乳腺癌的早期筛查。血清 CA15-3 是乳腺癌治疗监测的最佳指标，CA15-3 水平升高常比临床发现术后复发早 3～4 个月，动态监测 CA15-3 有利于乳腺癌治疗后复发的早期发现。同时，CA15-3 对转移性乳腺癌诊断的敏感性和特异性均优于 CEA，可比影像学诊断更早发现肿瘤转移，其血清含量升高程度越大则提示远处转移的可能性越大，是诊断转移性乳腺癌的首选指标。此外，CA15-3 升高亦可见于肺癌、胃肠道癌、子宫内膜癌、卵巢癌等患者，少数乳腺良性疾病和妊娠妇女也会发生轻度升高，应注意鉴别。

**2. 糖类抗原 549（carbohydrate antigen 549，CA549）** 是两种单克隆抗体 BC4E549 和 BC4N154 识别的大分子酸性糖蛋白。CA549 和 CA15-3 是来自相同复合物分子的不同抗原决定簇，故两者特性有很多相似之处。健康成年女性血清 CA549 一般＜12U/ml（化学发光免疫分析法）。

CA549 也是乳腺癌的辅助诊断标志物，因其阳性预测值不高，所以和 CA15-3 一样不能作为早期筛查的指标。但 CA549 特异性较高，CA549 升高常被认为是乳腺癌复发的信号，CA549 水平突然升高则提示有转移的可能。乳腺良性疾病和妊娠妇女 CA549 会轻度升高，非乳腺癌患者如卵巢癌、前列腺癌、肺癌患者 CA549 也可升高。

**3. 糖类抗原 27-29（carbohydrate antigen 27-29，CA27-29）** 是由乳腺癌转移至腹水中的肿瘤细胞作为抗原诱导的抗体 B27-29 所识别的糖类黏蛋白，B27-29 和 DF3 抗体均可与 CA27-29 和 CA15-3 抗原结合，故 CA27-29 和 CA15-3 抗原具有同源性。CA27-29 也是乳腺癌的辅助诊断标志物，和 CA15-3 在发现乳腺癌复发方面的敏感性略有差别，美国临床肿瘤协会在乳腺癌应用指南上提出 CA27-29 发现复发的敏感性高于 CA15-3。

---

**知识拓展 24-5**

1. 乳腺癌易感基因 *BRCA1* 和 *BRCA2* 突变者患癌风险远高于普通群体，其检测对于乳腺癌和卵巢癌的风险评估、早期诊断与及时治疗具有重要意义。

2. 雌激素受体（ER）、孕激素受体（PR）、人类表皮生长因子受体 2（HER-2）及细胞色素 P450 2D6（CYP 2D6）等是常规推荐的乳腺癌个体化标志物。

---

# 六、卵 巢 癌

卵巢癌是女性死亡的主要原因之一，位于女性肿瘤死亡率前十位。卵巢癌最常见的肿瘤类型是上皮来源性，目前临床常用的肿瘤标志物也跟卵巢上皮性肿瘤相关，主要有 CA125 和 HE4 等。

**1. 糖类抗原 125（carbohydrate antigen 125，CA125）** 是从上皮性卵巢癌中检出的可被单克隆抗体 OC125 识别的一种糖蛋白，分子质量约 200kDa，存在于上皮性卵巢癌组织中，可从患者血清检出。健康成人血清 CA125＜35U/ml（电化学发光免疫分析法）。

CA125 是上皮性卵巢癌和子宫内膜癌的首选标志物，但是用于无症状女性筛查的敏感性和特异性不高，须联合超声和其他肿瘤标志物进行早期诊断。CA125 可用于鉴别良恶性卵巢包块，尤其是绝经后女性，当 CA125＞95U/ml，阳性预测值可达 95%。其次，治疗后动态监测血清 CA125 水平有利于疗效判断和复发预测。卵巢癌经治疗后，CA125 水平可明显降低，若不能恢复正常范围，提示有肿瘤残存的可能。当卵巢癌复发时，血清 CA125 水平升高可早于临床确诊几个月，且发生转移的患者 CA125 水平会显著增高。此外，CA125 升高还可见于透明细胞癌、输卵管癌、未分化卵巢癌等肿瘤患者，且妇科良性疾病（卵巢囊肿、子宫肌瘤、宫颈炎等）、妊娠、月经周期等因素也能引起 CA125 升高。

**2. 人附睾蛋白 4（human epididymis protein 4，HE4）**　是 1991 年发现于附睾上皮组织的一种分泌型糖蛋白，在良性肿瘤和正常组织中含量较低，常在卵巢癌和子宫内膜癌高表达，健康成人血清 HE4＜140pmol/L（化学发光免疫分析法）。

HE4 用于卵巢良恶性肿瘤鉴别诊断的价值优于 CA125，对上皮性卵巢癌诊断效能高，可用于卵巢癌患者的治疗监测，与卵巢癌分期显著相关。当 HE4 与 CA125 联合应用时，能减少卵巢癌的漏诊，更好地区分卵巢良恶性疾病。国内多中心研究发现 HE4、CA125 联合孕酮、雌二醇多标志物检测可以鉴别诊断良恶性盆腔包块。值得注意的是，肾衰竭患者血清 HE4 水平显著上升，且 HE4 水平也与年龄、吸烟、是否绝经等因素相关。

**知识拓展 24-6**

卵巢癌风险评估法则（ROMA）是由 HE4 和 CA125 采用特定公式计算的值，ROMA 值可减少 30%～50% 生物标志物阴性卵巢癌的漏诊。

# 七、前　列　腺　癌

前列腺癌是男性生殖系统最常见的恶性肿瘤，也是男性第二大常见肿瘤，发病率和死亡率仅次于肺癌。PSA 是辅助诊断前列腺癌最有效的肿瘤标志物，其结合直肠指诊已普遍用于前列腺癌的筛查。

前列腺特异性抗原（prostate-specific antigen，PSA）是一种由前列腺上皮细胞分泌的蛋白酶，主要存在于精液中，正常人血清含量极微。发生前列腺癌时，前列腺腺管组织受到破坏，血清中 PSA 含量上升。血清中的 PSA 以两种形式存在：5%～40% 为游离 PSA（f-PSA），其余部分与 $\alpha_1$-抗糜蛋白酶、$\alpha_2$ 巨球蛋白等结合形成复合 PSA（c-PSA）。临床测定的总 PSA（t-PSA）包括血清 f-PSA 和 c-PSA。健康成人血清 t-PSA＜4.0ng/ml，f-PSA＜0.93ng/ml，f-PSA/t-PSA＞25%（电化学发光免疫分析法）。

PSA 的临床意义主要包括：① PSA 可作为前列腺癌筛查和辅助诊断的标志物。当 t-PSA＞10ng/ml，建议做前列腺穿刺活检进一步诊断；当 t-PSA 为 4～10ng/ml，若 f-PSA/t-PSA＜25%，应做穿刺活检，若 f-PSA/t-PSA＞25%，则建议每年随访；若 t-PSA 和 f-PSA 同时升高，而 f-PSA/t-PSA＜10%，则考虑患有前列腺癌的可能。② PSA 作为监测前列腺癌病情变化和疗效的重要指标。血清 PSA 含量随病情的进展而增高，并与恶性程度相关。在前列腺癌手术后，PSA 水平逐步下降，若再次升高，则有肿瘤复发或转移的可能。③ 前列腺肥大、前列腺炎、肾脏和泌尿系统疾病患者，以及女性乳腺癌患者，血清 PSA 水平也会升高。值得注意的是，前列腺按摩会引起 PSA 轻度升高，故用于检测的血标本最好于前列腺按摩前或按摩一周后采集。

**知识拓展 24-7**

1. 目前正在研究的前列腺癌血清标志物还有 PSA 亚组、人类激肽释放酶（hk2）、胰岛素样生长因子（IGF-1）、胰岛素样生长因子结合蛋白-3（IGFBP-3）。

2. 前列腺癌尿液标志物包括人血小板相关补体 3（PAC3）、尿液甲基化谱等，但尚未推荐常规应用于临床。

# 八、其他恶性肿瘤相关肿瘤标志物

除了上述七种高发病率的常见恶性肿瘤，其他恶性肿瘤如胰腺癌、淋巴造血系统肿瘤、甲状腺肿瘤等也具有相关的肿瘤标志物，其相应肿瘤标志物的检测对肿瘤辅助诊断、疗效监测和预后判断有重要意义。其他恶性肿瘤相关肿瘤标志物如表 24-2 所示。

表 24-2　其他恶性肿瘤相关标志物

| 恶性肿瘤 | 相关标志物 |
|---|---|
| 胰腺癌 | CA19-9，CA242 |
| 骨髓瘤、淋巴瘤 | $\beta_2$ 微球蛋白（$\beta_2 M$） |
| 甲状腺髓样癌 | 降钙素（CT） |
| 头颈部鳞癌 | SCCA |
| 膀胱癌 | 尿核基质蛋白 22（NMP22），膀胱肿瘤抗原（BTA），组织多肽抗原（TPA） |

二维码 24-3　知识聚焦二

综上所述，机体不同部位的肿瘤各有其相关的肿瘤标志物，一种肿瘤可以有多种肿瘤标志物，同一肿瘤标志物也可见于不同的肿瘤。区分肿瘤标志物的系统分布，对肿瘤部位和类型的辅助判断有重要意义。

----- 问题导航三：

1. 案例 24-1 中的患者进行血清 PSA 检测时应注意哪些检验前的影响因素？
2. 患者初诊时发现血清 PSA 水平升高是否可以立即诊断为前列腺癌？
3. 临床肿瘤标志物检测有哪些常用方法？
4. 如何看待案例 24-1 中的患者长期监测 PSA 水平的临床意义？
5. 该患者初诊时进行男性肿瘤标志物 8 项组合检测是否有助于提高肿瘤的检出率？

# 第三节　肿瘤标志物的检测与临床应用

随着研究的进展，肿瘤标志物已从蛋白水平深入到分子基因水平，检测方法逐渐多样化，检测的敏感性和特异性亦不断提高。需要注意的是，肿瘤标志物的主要临床应用是疗效判断和复发监测，而用于高危人群筛查目前只有 AFP 和 PSA 等少数标志物。

## 一、临床常用肿瘤标志物检测项目

研究发现的肿瘤标志物种类繁多，但临床实验室检测常用的肿瘤标志物仅有数十种。这些肿瘤标志物具有较高的特异性，其含量的改变能辅助诊断相关肿瘤的发生，并对疗效、复发和预后进行监测。常用肿瘤标志物的临床意义和非恶性肿瘤疾病的影响如表 24-3 所示。

表 24-3　常用肿瘤标志物检测项目的临床意义

| 检测项目 | 相关肿瘤检测的意义 | 非恶性肿瘤疾病的影响 |
|---|---|---|
| AFP | 肝癌高危人群筛查，原发性肝癌早期诊断、疗效监测、预后判断；消化道肿瘤、生殖系统肿瘤和胚胎性肿瘤也可升高 | 肝脏良性病变、妊娠、新生儿等 |
| CEA | 消化系统肿瘤（结直肠癌、胃癌、胰腺癌、胆管癌）、肺癌、乳腺癌等的疗效监测和预后判断 | 消化系统良性病变、肾衰竭、吸烟等 |
| PSA | 前列腺癌的人群筛查、辅助诊断、疗效监测、复发预测等 | 前列腺炎、前列腺增生、前列腺按摩等 |
| CYFRA21-1 | NSCLC 辅助诊断、疗效监测、预测复发的首选标志物；其他上皮性肿瘤、淋巴瘤等也可升高 | 肾衰竭、肝脏疾病、气管插管等 |
| SCCA | NSCLC、宫颈鳞癌、头颈部鳞癌、皮肤癌等起源于鳞状上皮的肿瘤的辅助诊断和疗效监测 | 宫颈、肺、阴道、皮肤等鳞状上皮组织 |
| NSE | SCLC 的鉴别诊断和疗效监测；嗜铬细胞瘤、肾母细胞瘤、甲状腺髓样癌等也可升高 | 肾衰竭、神经病变、溶血等 |

续表

| 检测项目 | 相关肿瘤检测的意义 | 非恶性肿瘤疾病的影响 |
| --- | --- | --- |
| ProGRP | SCLC 的鉴别诊断和疗效监测；神经内分泌肿瘤也可升高 | 肾衰竭、慢性肝病 |
| CA72-4 | 胃癌的辅助诊断、分期、疗效监测、预测转移复发；其他消化道肿瘤、乳腺癌、肺癌、卵巢癌也可升高 | 胃炎、急性胰腺炎、胆囊炎等 |
| CA19-9 | 消化系统肿瘤如胰腺癌、胆管癌、胃癌等的辅助诊断、疗效监测、预测转移复发等 | 慢性胰腺炎、胆石症、肝硬化等 |
| CA15-3 | 乳腺癌治疗监测的最佳指标，以及乳腺癌的复发转移预测；肺癌、胃肠道癌、子宫内膜癌、卵巢癌等也可升高 | 乳腺良性疾病、肝硬化、妊娠等 |
| CA125 | 上皮性卵巢癌和子宫内膜癌的首选标志物，卵巢癌的疗效监测、复发预测等；透明细胞癌、输卵管癌、未分化卵巢癌等也可升高 | 妇科良性疾病、妊娠等 |
| HE4 | 卵巢癌的辅助诊断、分期和疗效监测，联合 CA125 鉴别诊断卵巢良恶性肿瘤 | 肾衰竭、年龄、吸烟等 |

## 二、肿瘤标志物的检测方法

　　肿瘤标志物的检测方法主要有免疫检测法和生物化学比色法（酶法），免疫检测法中，化学发光免疫分析技术因灵敏度高且易于自动化而逐渐成为临床肿瘤标志物检测的主要方法。

　　**1.化学发光免疫分析（CLIA）**　是将发光分析和免疫反应相结合而建立起来的一种新的检测微量抗原或抗体的标记免疫分析技术。通常样本中的肿瘤标志物抗原会与生物素化的特异性单克隆抗体和化学发光剂标记的特异性单克隆抗体反应生成夹心复合物，随后加入亲和素包被的磁珠微粒，夹心复合物则通过生物素与亲和素的结合作用固定于磁珠微粒表面；磁珠微粒在电磁作用下聚集，未与磁珠结合的物质经洗涤除去；复合物上的化学发光剂在适当的条件下发光，由检测器测得发光强度，经定标曲线计算得到待测肿瘤标志物的浓度。常用的化学发光剂有三联吡啶钌、吖啶酯、鲁米诺等。由于 CLIA 无放射性污染，且已实现自动化流水线作业，目前广泛用于临床肿瘤标志物的检测。

　　**2.荧光免疫分析（FIA）**　灵敏度高，不受样品自然荧光干扰，可测定小分子物质。但标志物和荧光增强剂制备难度大，且荧光增强剂含有毒物质，必须严格处理实验废弃物。

　　**3.液相芯片检测技术**　融合了免疫学、分子生物学、激光检测、微流体等先进技术，以细胞大小的塑料颗粒为载体，在短时间内同时对多项肿瘤标志物进行快速检测，时间短、速度快，但目前尚未广泛应用，阳性结果还需 CLIA 等经典方法验证。

　　**4.放射免疫分析（RIA）**　以放射性同位素 $^{125}$I、$^{131}$I、$^{3}$H 等作为标志物，是早期应用于临床的肿瘤标志物检测方法。但放射性核素存在污染，试剂效期短，故已逐步被化学发光免疫技术取代。

　　**5.其他技术**　包括利用流式细胞术检测细胞表面分化抗原进行血液系统肿瘤的诊断，利用分子生物学技术检测基因类肿瘤标志物，二代测序技术检测肿瘤易感基因和个体化靶标，芯片技术进行肿瘤标志物联合检测等。

## 三、肿瘤标志物的临床应用原则

　　由于血清样本取材简便，检测方法日趋自动化，故肿瘤标志物检测已广泛应用于临床诊疗，这也体现了肿瘤标志物的积极意义和临床价值。正确认识肿瘤标志物在早期筛查、辅助诊断和疗效监测中的作用，有利于临床工作者及时获取肿瘤发生、发展、转移的相关信息，使肿瘤标志物检测更科学地服务于广大群众。

　　**1.高危人群的筛查**　肿瘤的早期诊断、早期治疗是防治肿瘤的最佳办法。肿瘤标志物检测是发现无症状肿瘤患者的重要线索，在某些肿瘤高发区或有肿瘤家族史的人群中进行筛查，有助于亚临床期肿瘤的早期发现。在常用肿瘤标志物中，目前只有 AFP 和 PSA 可用于普查。对慢性乙型肝炎、慢性丙型肝炎及肝硬化患者进行 AFP 检测，可以早期发现肝癌。PSA 检测结合直肠指诊已普遍用于前列腺癌的筛查。但是大部分肿瘤标志物在敏感性和特异性方面都无法满足早期诊断的要求，这也是肿瘤标志物在防癌早筛中的局限性。

**2. 肿瘤的辅助诊断和鉴别诊断**　常用的肿瘤标志物在多种恶性肿瘤的辅助诊断上有广泛应用，例如 AFP 与原发性肝癌、PSA 与前列腺癌、CA125 和 HE4 与卵巢癌、CA19-9 与胰腺癌、本周蛋白与多发性骨髓瘤等。同种肿瘤也可根据肿瘤标志水平进行不同病理类型的鉴别，如 CYFRA21-1、SCCA 与 NSCLC 相关，而 NSE、ProGRP 与 SCLC 相关。但需要注意的是，肿瘤标志物不能替代影像学和病理学检查，只有临床获得患者可能患有某种肿瘤的证据时，肿瘤标志物检测才能作为辅助诊断指标，提供区分良恶性肿瘤以及鉴别肿瘤类型的信息。

**3. 肿瘤的疗效评价、复发监测**　目前肿瘤标志物主要的临床应用价值是疗效评价和复发监测。当治疗后肿瘤标志物浓度降低到参考范围内，说明肿瘤全部去除或病情缓解；若浓度下降但持续在参考范围以上，提示肿瘤有残留或转移；若肿瘤标志物浓度下降到参考范围一段时间后，又重新升高，则提示有肿瘤复发或转移。动态监测患者血清肿瘤标志物的水平，对评估和调整肿瘤治疗方案有重要意义。

**4. 肿瘤标志物的联合应用**　一种肿瘤能产生多种肿瘤标志物，不同的肿瘤或同种肿瘤的不同病理类型也可有相同的肿瘤标志物。且不同患者体内肿瘤标志物的质和量变化较大。因此单独检测一种肿瘤标志物存在阳性率不高、特异性不强的问题。选择敏感性好、特异性高，可以互补的肿瘤标志物联合检测，对提高肿瘤的检出率具有重要意义。临床常用肿瘤标志物的联合检测组合如表 24-4 所示。

**表 24-4　常用肿瘤标志物的联合检测项目组合**

| 肿瘤 | 联合检测项目组合 |
| --- | --- |
| 肺癌 | CYFRA211、CEA、SCCA、NSE、ProGRP、CA125 |
| 肝癌 | AFP、CEA、GP73、PIVKA Ⅱ、AFU、γ-GT |
| 胃癌 | CA72-4、CA19-9、CEA、PGⅠ、PGⅡ、PGⅠ/PGⅡ、CA50 |
| 结直肠癌 | CEA、CA19-9、CA242、CA50 |
| 乳腺癌 | CA15-3、CA549、CEA、CA125 |
| 卵巢癌 | CA125、HE4、CEA、β-hCG |
| 前列腺癌 | t-PSA、f-PSA、f-PSA/t-PSA |
| 胰腺癌 | CA19-9、CA242、CEA、CA50 |
| 膀胱癌 | TPA、BTA、NMP22 |
| 宫颈癌 | SCCA、CA125、CEA、TPA |
| 骨髓瘤 | $\beta_2$M、本周蛋白 |

# 四、肿瘤标志物检测的注意事项

　　肿瘤标志物作为肿瘤辅助诊断、疗效评价、复发监测的重要检测项目，其检测结果与患者的生存状态息息相关。虽然临床实验室的检测方法已经成熟运用，但肿瘤标志物的检测依然受到多种因素的影响。建立肿瘤标志物测定的质量保证体系，对提高测定结果的准确性和稳定性有重要作用。

## （一）检验前过程的影响因素

　　检验前误差是实验室最难控制的误差来源，分析前的影响因素主要包括以下几点。

**1. 标本的采集**　标本的采集受到其他检查和患者本身状态的影响。前列腺按摩、前列腺穿刺、膀胱镜等检查会导致患者血清 PSA 水平升高，故采血前不应做此类检查。某些化疗药物会导致肿瘤标志物水平一过性升高，吸烟会使 CEA 水平轻度升高。

**2. 标本的处理**　溶血会导致 NSE 等指标结果升高，故用于 NSE 检测的标本应避免振荡，且在采集后尽快分离血清。酶类和激素类肿瘤标志物不稳定，半衰期短，如 f-PSA、β-hCG，采血后应及时测定。若不能及时检测，应保存于 4℃，并在 24 小时内检测。

**3. 生物学因素**　患者的年龄、性别、生理周期等生物学因素也可对肿瘤标志物的检测造成影响。某些指标如 APF、CEA、PSA 随年龄的增长而升高，激素类肿瘤标志物会因性别而异，女性在月经期和妊娠期 CA125 可升高。

### （二）检验过程的影响因素

**1. 检测方法和试剂**　肿瘤标志物的检测方法很多，每种方法有自己的精密度和重复性。手工方法重复性差，误差大；自动化仪器重复性好，误差小。不同的试剂盒所使用的单克隆抗体针对的抗原位点不同，测定结果也存在差异。因此，日常工作中应尽量使用同一方法、同一仪器和同一厂家的试剂盒进行持续监测。

**2. 交叉反应**　某些肿瘤标志物有多种亚型，了解交叉反应有助于对检验结果的准确性判断。

**3. 携带污染**　在测定高浓度标本后，携带污染会导致下一样本的假阳性结果，此时应及时进行复查。全自动化学发光免疫分析仪一般采用一次性耗材，很大程度上杜绝了携带污染。

**4. 钩状效应**　利用免疫学方法进行检测时，当待测标本中的抗原浓度过高，会出现抗原浓度高于抗体浓度的后带现象，称为钩状效应。此时免疫反应被抑制，可能出现结果偏低或假阴性结果。此时需要对样本适当稀释后重新测定。

**5. 嗜异性抗体**　当检测结果与临床判断不一致，且无法解释时，在排除其他因素影响的情况下，应考虑患者血清中存在嗜异性抗体（抗 IgG 抗体或抗鼠抗体），此类抗体能与检测试剂中的单克隆抗体发生反应，导致结果假性增高。

### （三）检验后过程的影响因素

**1. 参考范围**　肿瘤标志物的诊断价值应通过流行病学方法获得的 cut-off 值与公认的"金标准"诊断方法比较而得出。不同标本如血液、尿液、胸腹水等有不同的参考范围，不同地区、人群、方法、试剂、仪器均应建立自己实验室的参考范围。

二维码 24-4　知识聚焦三

**2. 结果报告和解释**　检验人员对结果数据进行分析审核时，应结合患者自身情况和临床实际，准确判断结果是否可靠、是否受到其他因素影响、是否需要复查，实验室的质量管理是保证检验结果准确性的根本。

---

**问题导航四：**

1. 人体内抗肿瘤的细胞免疫机制有哪些？
2. 如果要对肿瘤患者的免疫功能状态进行评估，应建议患者接受哪些免疫学检验项目？

---

# 第四节　肿瘤患者免疫功能检测及其临床应用

肿瘤的发生与机体的免疫功能状态密切相关，虽然对肿瘤患者的免疫功能状态的评估不能直接反映机体抗肿瘤免疫效应，但对动态观察肿瘤生长转移及判断预后有一定价值。一般来说，免疫功能正常者预后较好，晚期肿瘤或广泛转移的肿瘤患者免疫功能常显著降低。了解机体抗肿瘤免疫的效应机制，并对患者的免疫功能状态进行检测，对评价肿瘤治疗效果、判断预后和及时调整治疗方案有重要意义。

# 一、机体抗肿瘤免疫的效应机制

机体抗肿瘤免疫的效应机制非常复杂，包括非肿瘤特异性免疫和肿瘤特异性免疫，二者共同参与肿瘤免疫监视和机体抗肿瘤免疫效应。

## （一）抗肿瘤的细胞免疫机制

细胞免疫机制在抗肿瘤免疫应答中发挥最主要的作用。

**1. T 细胞**　介导的细胞免疫在抗肿瘤免疫应答中发挥重要作用，包括 T 细胞的多个亚群：① CD4$^+$ T 细胞，肿瘤特异性的 CD4$^+$ T 细胞识别由抗原提呈细胞以 MHC Ⅱ类分子提呈的肿瘤抗原，经双信号活化后，分泌 IFN-γ、TNF-α、IL-2 等细胞因子，促进 CD8$^+$ T 细胞、巨噬细胞、NK 细胞、树突状细胞的活化，进而发挥抗肿瘤作用；② CD8$^+$ T 细胞，具有杀伤活性的 CD8$^+$ T 细胞是抗肿瘤免疫的最主要细胞，其识别肿瘤细胞表面的 MHC Ⅰ类分子所提呈的肿瘤抗原，活化增殖分化为杀伤性 CTL 细胞，通过穿孔素、颗粒酶、Fas/FasL 途径介导肿瘤细胞凋亡；③ γδ$^+$ T 细胞，γδ$^+$ T 细胞与 CTL 相似，能直接杀伤肿瘤细胞，但不受 MHC 限制。此类细胞还分泌 IL-2、IL-4、IL-5、GM-CSF、TNF-α 等细胞因子，发挥抗肿瘤作用。

**2. NK 细胞**　是机体抗肿瘤的第一道防线，其没有 MHC 限制性，能直接杀伤肿瘤细胞，杀伤的机制主要有：①释放穿孔素、颗粒酶诱导肿瘤细胞坏死或凋亡；②通过 Fas/FasL 途径介导肿瘤细胞凋亡；③释放 NK 细胞毒性因子和 TNF 与肿瘤细胞表面受体结合而杀伤肿瘤细胞；④ NK 细胞表面的 FcγR 可与肿瘤细胞表面的抗体 Fc 段结合，通过 ADCC 杀伤肿瘤细胞；⑤分泌 IFN-γ、IL-1、IL-2 等细胞因子，增强抗肿瘤作用。

**3. 巨噬细胞**　也是肿瘤微环境中重要的一员，肿瘤微环境与巨噬细胞的相互作用可导致巨噬细胞的表型转换，不同表型的巨噬细胞具有不同的抗肿瘤和促肿瘤作用。巨噬细胞的抗肿瘤机制有：① ADCC；②通过非特异性膜受体直接与肿瘤细胞结合，发挥杀伤作用；③激活的巨噬细胞可分泌 TNF-α、IFN-γ、蛋白酶、NO 等生物活性分子，直接杀伤肿瘤细胞；④非特异性杀伤和吞噬肿瘤细胞。

**4. 树突状细胞**　是经典的抗原提呈细胞之一，高表达 MHC Ⅰ、MHC Ⅱ、CD80、CD86 以及多种细胞黏附分子，参与肿瘤抗原的提呈，能激发初次和再次 T 细胞免疫应答。

## （二）抗肿瘤的体液免疫机制

免疫系统针对肿瘤抗原产生特异性抗体，发挥抗肿瘤作用。与细胞免疫应答相比，体液免疫起辅助作用，而非主要效应机制。

**1. 补体依赖的细胞毒效应**　细胞毒性抗体（IgM）和某些 IgG 亚类（IgG1、IgG3）与肿瘤细胞结合后，通过激活补体经典途径溶解肿瘤细胞。

**2. 抗体依赖细胞介导的细胞毒作用（ADCC）**　NK 细胞、巨噬细胞和中性粒细胞表面的 FcγR 与抗肿瘤抗体结合发挥 ADCC 效应，进而杀伤肿瘤细胞。

**3. 抗体的免疫调理作用**　抗肿瘤抗体（IgG 类）与吞噬细胞表面的 FcγR 结合，促进吞噬细胞对肿瘤细胞的吞噬作用。

**4. 抗体封闭肿瘤细胞表面某些受体**　抗体可通过封闭肿瘤细胞表面某些受体而影响肿瘤细胞的生物学行为。

**5. 抗体干扰肿瘤细胞黏附作用**　某些抗体可阻断肿瘤细胞与血管内皮细胞（和其他细胞）表面黏附分子之间的相互作用，进而阻止肿瘤细胞生长、黏附和转移。

**6. 其他机制**　抗体可与肿瘤抗原形成免疫复合物，IgG 的 Fc 段可与抗原提呈细胞表面的 FcγR 结合，富集抗原，有利于抗原提呈细胞向 T 细胞提呈肿瘤抗原，进一步激发机体的特异性抗肿瘤免疫效应。

## 二、肿瘤患者的免疫功能检测

关于机体抗肿瘤免疫的效应机制研究已然比较深入，且部分理论成果已经应用于肿瘤患者的临床诊治。但肿瘤免疫逃逸的精确机制仍然不清楚，监测肿瘤患者的免疫功能状态对评价肿瘤治疗效果、判断预后及及时调整治疗方案有重要价值。判断机体免疫功能状态的常用指标包括 T 细胞及其亚群测定、T 细胞增殖试验、巨噬细胞功能测定、NK 细胞活性测定、T 细胞介导的细胞毒性测定以及血清中的抗体、补体和细胞因子（IL-2、TNF、IFN 等）测定，详见第十五、十六、十七章。

**1. T 细胞及其亚群测定**　T 细胞是参与机体抗肿瘤免疫应答的主要细胞，对肿瘤患者的 T 细胞功能进行评估，有助于预测患者预后、指导选择治疗方案。利用流式细胞术对外周血 CD4$^+$ 和 CD8$^+$ T 细胞及其比值（CD4/CD8）进行检测，有利于根据 T 细胞亚群的比例判断机体的免疫功能状态。恶性肿瘤患者免疫功能低下，常表现为 CD4$^+$ T 细胞比例降低，甚至出现 CD4/CD8 比值倒置的情况。随着流式分析技术的发展，目前已实现对 T 细胞亚群的绝对计数，为肿瘤患者的 T 细胞功能评价提供更精准的数据。

**2. NK 细胞活性测定**　NK 细胞在抗肿瘤免疫中的作用不容小觑，可通过诱导靶细胞凋亡、释放效应细胞因子和毒性因子、ADCC 等作用对肿瘤细胞进行杀伤，抑制肿瘤细胞的生长和转移。近年研究发现，肿瘤微环境中浸润的 NK 细胞比例显著高于外周血，且肿瘤浸润的 NK 细胞具有更强的抗肿瘤活性。若肿瘤中 NK 细胞大量浸润，则提示预后较好。目前以 NK 细胞为中心的细胞免疫治疗研究正在逐步开展，这可能为肿瘤生物治疗提供一种新的方式。

**3. 巨噬细胞功能测定**　血液循环中的单核细胞进入组织后分化为巨噬细胞，目前认为其一方面作为专职抗原提呈细胞和固有免疫细胞具有抗肿瘤作用，另一方面，可被肿瘤细胞分泌的某些物质"教育"成为免疫抑制性巨噬细胞，促进肿瘤的发展。这些非特异性免疫细胞产生的众多不同免疫调节作用的免疫分子以及其本身受肿瘤微环境影响而导致的功能变化是其在肿瘤免疫中具有复杂性的主要原因。

二维码 24-5　知识聚焦四

---

**案例分析 24-1**

1. 该患者为何需要持续进行 PSA 水平的监测？

该患者最初由 PSA 水平显著升高联合病理结果诊断为前列腺癌，体现了 PSA 作为肿瘤标志物的辅助诊断价值。该患者的血清 PSA 水平经历了两次进行性升高，治疗后又降低至参考范围的过程。当治疗后肿瘤标志物浓度降低到参考范围，说明肿瘤全部去除或病情缓解；若浓度下降但持续在参考范围以上，提示肿瘤有残留或转移；若肿瘤标志物浓度下降到参考范围一段时间后，又重新升高，则提示有肿瘤复发或转移。动态监测患者血清肿瘤标志物的水平，对评估和调整肿瘤治疗方案有重要意义。长期动态监测 PSA 水平的变化也体现了肿瘤标志物的疗效评价和复发监测作用。

2. 如何解读该患者的 PSA 水平所经历的升高和降低过程？

该患者初诊时（2019 年 1 月）t-PSA 和 f-PSA 均出现显著升高，这与病理确诊"前列腺癌"结果是相一致的，而经过戈舍瑞林联合比卡鲁胺治疗，到 2019 年 9 月 3 日血清 t-PSA 降低至 7.800ng/ml，这说明治疗是具有成效的。在随后的肿瘤诊治过程中，该患者的 PSA 经历了多次升高和降低，其中 t-PSA 进行性升高出现了 2 次，并可伴随 f-PSA 水平升高和 f-PSA/t-PSA 比值降低，在这些项目结果异常的基础上结合临床症状与影像学检查，均可诊断为前列腺癌病情进展、抗肿瘤疗效欠佳。针对上述情况，临床及时调整了治疗策略，采取了更换化疗药物和联合内分泌治疗等措施（针对第一次 PSA 升高，使用了戈舍瑞林联合阿比特龙内分泌治疗；针对第二次 PSA 升高，采用了多西他赛+DDP 方案进行化疗），并很快取得了明显效果，患者在更改治疗方案后，t-PSA 水平均明显下降并能在一定时期内得到控制。由此，我们不难发现，通过动态观察患者血清 PSA 水平是有助于监测前列腺癌病情变化和抗肿瘤治疗的疗效的，这将为临床及时调整治疗方案提供重要的实验室依据。

（王保龙）

# 第二十五章 移植免疫及其免疫检测

移植免疫是指将供者的组织或器官移植到受者后，移植物和受者之间相互作用所产生的免疫应答。异体移植物上识别的外来抗原称为异体抗原。识别异体抗原并活化的淋巴细胞称为异体活化的淋巴细胞。同种异体移植排斥反应反映了机体抵抗外来移植物的一种自我保护机制，也反映了机体通过免疫系统识别外来抗原。本章主要阐述移植免疫相关概念、移植排斥反应的种类及发生机制、器官移植前的组织配型与应用、排斥反应的免疫监测、常用免疫抑制剂及其血液药物浓度监测等。

二维码 25-1 知识导图

## 案例 25-1

患者，男性，25 岁，因"发现肌酐升高 3 年余"收入院，患者 3 年前无明显诱因出现头痛，无寒战、发热，就诊当地医院，查肌酐 300μmol/L，曾给予降血压、保肾等对症治疗，效果不佳，肌酐缓慢升高，尿量逐渐减少。查体：无异常。主诊医师开具移植免疫相关检验，检验结果如下：

### \*\*\* 医院检验报告单

| 姓名：\*\*\* | 病历号：\*\*\* | 标本条码：\*\*\*\*\*\*\*\*\* | 标本号：\*\*\* |
| --- | --- | --- | --- |
| 性别：男 | 科别：\*\*\* | 检测仪器：\*\*\*\*\*\* | 样本：全血 |
| 年龄：\*\* 岁 | 床号：\*\*\* | 执行科室：检验科 | 标本状态：正常 |
| 送检项目：移植配型 | | 申请时间：\*\*\*\*\*\* | 送检医生：\*\*\* |

| 项目名称 | 结果 | 提示 | 单位 | 参考区间 |
| --- | --- | --- | --- | --- |
| ABO 血型 | A | | | |
| RhD 血型 | + | | | |
| HLA 基因分型 | A2/11，B75/46，DR12/12 | | | |
| 群体反应性抗体（PRA） | 阴性 | | | |
| 淋巴细胞毒试验（CDC） | 5% | | | <10% |
| 他克莫司（FK506） | 9.3 | | ng/ml | 5～10 |

| 采集时间： | 送达时间： | 接收时间： | 检测时间： | 审核时间： |
| --- | --- | --- | --- | --- |
| 采集者： | | 接收者： | 检验者： | 审核者： |

### 问题：

1. 以该案例中涉及的检验报告为例，请阐述移植免疫相关项目的检验报告应该如何审核？
2. 如何解读该患者的检验报告？

---

**问题导航一：**

1. 案例 25-1 中的患者需要进行 HLA 基因分型检测，请简要介绍 HLA 基因。
2. 请简述 HLA 基因的分类。

---

# 第一节 概 述

器官移植是指应用自体或异体的正常细胞、组织、器官置换病变的或功能缺损的细胞、组织、器官，以维持和重建机体生理功能。自18世纪以来，陆续有不同的移植实验出现。20世纪中期陆续开展了人类肝、肾、肺、脾、心脏、胰腺、小肠等同种器官移植，此后，器官移植进入临床快速发展阶段。

# 一、移植的基本概念

移植（transplantation）是指将健康细胞、组织或器官从原部位移植到自体或异体的一定部位，用以替代或补偿机体所丧失的结构和（或）功能的现代医疗手段。

移植物（graft）指被移植的细胞、组织或器官。提供移植物的个体称为供者（donor），接受移植物的个体称为受者（recipient）或宿主（host）。

# 二、移植的分类

## （一）根据供者和受者遗传基因的差异程度分类

**1. 自体移植（autologous transplantation）** 移植物取自受者自身。

**2. 同系移植（syngeneic transplantation）** 指遗传基因完全相同或基本近似个体间的移植，一般不发生排斥反应。如临床应用中的单卵孪生者之间的移植。

**3. 同种异体/异基因移植（allogeneic transplantation）** 指同种内遗传基因不同的个体间移植，临床移植多属该类。因供、受者遗传学上的差异，术后如不采用合适的免疫抑制措施，受者对移植物不可避免地发生排斥反应。

**4. 异种移植（xenogeneic transplantation）** 指不同种属个体间的移植，移植后可能发生严重的排斥反应。

## （二）根据移植物植入部位分类

**1. 原位移植（orthotopic transplantation）** 将移植物移植到受者该器官原来的解剖位置。如绝大多数常规原位心脏移植和肝移植等，移植前需将受者原来的病变器官切除。

**2. 异位移植（heterotopic transplantation）** 将移植物移植到非该器官的解剖位置。如绝大多数常规肾移植和胰腺移植等。一般情况下，异位移植术不必将受者原来病变器官切除。

## （三）根据移植物性质分类

**1. 细胞移植** 将有活力的细胞移植到另一个部位或个体，如包括多种类型的细胞群移植（如胰岛细胞、脾细胞、骨髓移植等）和单一类型细胞移植（如红细胞输注、胰岛β细胞株移植）。

**2. 组织移植** 手术切取有活力的组织从一个部位或个体移植到另一部位或另一个体，如皮肤、肌腱、筋膜、血管、淋巴管移植等。

**3. 器官移植** 将某一个体有活力的器官（部分、一个或多个）用手术方法转移到另一个体或自体的某一部位，如肾移植、肝移植、心脏移植和肺移植等。

**4. 多器官联合移植** 如肝肾、胰肾、肝心、肝心肺和肝胰肾等联合移植。实际上是为同一受者施行的2个或3个标准的、互无关联的移植手术。

# 三、移植抗原

移植抗原是指移植免疫反应中起关键作用的细胞表面遗传性蛋白质，即组织相容性抗原，包括主要组织相容性复合体（MHC）和非主要组织相容性复合体（non-MHC）。编码这些蛋白的基因称为组织相容性基因。MHC是机体保护自我，识别非己抗原的主要分子之一。

在人类，MHC位于第6号染色体短臂上，由一群具有多功能的连锁基因组成，长度约4Mb。MHC的主要免疫学功能是呈递外来抗原片段，形成复合物进而被T细胞特异性抗原受体识别。MHC分子表达在细胞膜上，当外来抗原与MHC分子结合时，抗原特异性T细胞受体识别MHC分子中的外来抗原片段，从而将抗原信息呈递至T细胞。成熟T细胞识别外来抗原并与之反应，但不与自身蛋白质反应，因为在免疫系统成熟过程中，自身反应性T细胞在胸腺中被剔除，诱导自身耐受。

人类MHC基因编码的细胞表面的多态性分子，称为人类白细胞抗原（human leukocyte antigen，HLA）。HLA基因通过共显性复等位方式遗传。HLA系统中至少包含6个独立的基因位点。根据HLA分子的细胞分布、化学和晶体衍射结构、免疫学功能，可将其分为Ⅰ类、Ⅱ类和Ⅲ类分子。

Ⅰ类MHC位于端粒端，Ⅱ类MHC位于着丝端，Ⅲ类MHC位于前两类中间。HLA-Ⅰ类抗原（A、B、C）存在于所有有核细胞表面，是一种膜糖蛋白。Ⅰ类和Ⅱ类分子均结合外来抗原，形成复合物被抗原特异性T细胞识别。Ⅰ类分子呈递内源性合成的外来抗原，如病毒蛋白和肿瘤抗原。与Ⅰ类分子结合的抗原可被细胞毒性$CD8^+$T细胞识别。在同种移植中，Ⅰ类抗原的主要作用是决定$CD8^+$CTL及靶细胞的特异性。Ⅰ类抗原A、B位点与移植排斥反应有很强的关联，是经典的移植抗原。

Ⅱ类基因位于D区MHC分子的着丝点附近，长度约10kb。Ⅱ类抗原（HLA-DR、DP、DQ）主要表达于抗原提呈细胞（APC）上，如淋巴细胞、单核-巨噬细胞和其他抗原提呈细胞上，与免疫应答及免疫调节有关。Ⅱ类分子在启动移植抗原的免疫反应中起关键作用，在排斥反应中似乎比Ⅰ类更重要。Ⅱ类抗原配型对于提高器官存活率是十分必要的。

Ⅲ类抗原基因位于Ⅰ类和Ⅱ类之间，长约1.1Mb，Ⅲ类基因编码C4a、C4b、C2、Bf等补体成分和一些细胞因子，生物学功能也涉及免疫反应。

临床实践发现，供受者HLA完全配合的移植仍有患者发生急性排斥反应，说明除HLA外，还有一个抗原系统引起移植排斥反应，该系统是non-MHC抗原系统（即次要组织相容性抗原，MiHA）。人体性染色体、血小板抗原、路易斯（Lewis）抗原和P抗原等均属该系统。由于non-MHC抗原性弱，普通方法难以检查，需用non-MHC特异的细胞株进行检测，可能成为今后non-MHC配型的方法之一。

# 四、移植排斥反应

移植排斥反应（transplantation rejection）是针对移植抗原产生免疫应答，从而导致移植物功能丧失或受者机体损害的过程。排斥反应有两种类型：宿主抗移植物反应和移植物抗宿主反应，临床上多见前者。根据排斥反应发生的时间、免疫损伤机制和临床表现等，排斥反应分为超急性排斥反应、急性排斥反应和慢性排斥反应。

器官移植的成败主要取决于机体是否发生移植排斥反应及强弱程度，选择与受体组织相容性抗原高度一致的供体是移植物长期存活的关键，但由于主要组织相容性抗原及其他抗原系统的复杂性及多样性，除自身移植外，移植术后多难以避免发生排斥反应。

尽管免疫抑制剂的应用从一定程度上提高移植物的存活率，但排斥反应和感染等仍是目前存在的难题，合理选择移植的实验室检测对诊断和监测排斥反应的发生及指导治疗具有重要作用。

> **二维码25-2　知识聚焦一**

---

**知识拓展25-1　　　　　我国肾移植发展简史**

春秋战国时期，《列子·汤问第五》记载名医扁鹊为赵鲁二人互换心脏的故事，这是人类对于器官移植的最早设想。

我国于1956年开始肾移植实验研究工作，1960年吴阶平教授等进行2例尸体肾移植，术后移植肾即有排尿功能，这是我国首次临床肾移植，但由于缺少有效的免疫抑制药物，术后3~4周切除了移植肾。20世纪70年代末、80年代初，异体肾移植在我国大城市兴起，至1981年12月全国肾移植达869例次，1年人/肾存活率约50%，形成我国临床肾移植的第一个高潮。1984年，环孢素A开始在我国几家医院应用于肾移植抗排斥反应中，效果良好。2002

年全国年内肾移植总数达5501例次。至2009年底，我国160个医疗单位完成肾移植10万余例次。

　　目前，我国不但拥有简便、高效的肾脏保存液，先进的组织配型技术和肾移植手术器械及自产的CsA、西罗莫司等特异性免疫抑制剂，而且有技术熟练、经验丰富的肾移植工作队伍。今后肾移植工作将由高速度增长向高质量发展转变。

---

**问题导航二：**

1. 案例25-1中的患者移植术后可能会发生哪些类型的排斥反应？
2. 哪种移植排斥反应可以通过适当的治疗缓解？
3. 哪种移植排斥反应常见于骨髓移植患者？
4. 哪种移植排斥反应可以通过术前检查有效避免？

---

# 第二节　排斥反应的种类及发生机制

同种异体移植是目前临床组织器官移植的主要类型，本节主要介绍同种异体移植排斥反应的发生原理和种类。

移植排斥反应是由于移植物被认为是非我抗原所致，排斥反应包括局部和系统性免疫反应，涉及CD4$^+$ T细胞、CD8$^+$ T细胞、B细胞、NK细胞、巨噬细胞和细胞因子；MHC表达增加，造成局部炎症损害，最终造成移植器官功能损害、移植组织的损害和坏死。

由于MHC分子的高度多态性，供受者之间MHC完全相同概率极小，这种差异是造成急性移植排斥反应的主要原因；HLA完全相同的供受者之间进行移植所产生的排斥反应，主要由次要组织相容性抗原MiHA所致，尤其是骨髓干细胞移植后引起的移植物抗宿主反应。其他参与排斥反应的抗原，主要包括人类ABO血型和特异性表达于某一器官、组织或细胞表面的抗原，如血管内皮抗原和皮肤抗原。

同种异体细胞、组织或器官移植排斥反应，本质上是一种针对异体移植抗原（主要是HLA抗原）的适应性免疫应答，包括T细胞介导的细胞免疫和B细胞介导的体液免疫等。同种反应性T细胞是参与同种异体排斥反应的关键效应细胞，它通过直接和间接途径识别同种异型抗原活化后，通过CD8$^+$ CTL效应引起移植细胞的凋亡或死亡，引发急性排斥反应；通过CD4$^+$ Th1细胞分泌IL-2、IFN-γ和TNF-α等促炎细胞因子，募集单核-巨噬细胞等炎性细胞，导致迟发型超敏反应性炎症损伤；通过Th17细胞释放IL-17，募集中性粒细胞，促进局部组织产生炎症因子和趋化因子（IL-6、IL-8、MCP-1等）并表达基质金属蛋白酶，介导炎性细胞浸润和组织破坏。同种异型的抗原激发B细胞介导的体液免疫应答，产生针对同种异型抗原的抗体，并且与MHC抗原结合成抗原-抗体复合物，激活补体，直接溶解靶细胞，释放的补体片段造成移植物局部炎症反应加重。

同种异体移植排斥反应包括宿主抗移植物反应（host versus-graft reaction，HVGR）和移植物抗宿主反应（graft versus host reaction，GVHR）两大类。HVGR指受者免疫系统对供者移植物产生的排斥反应，见于一般器官移植。GVHR指移植物中免疫细胞对受者组织器官产生的排斥反应，主要见于免疫组织或器官的移植，如同种异型骨髓移植、造血干细胞移植和胸腺移植等。

## 一、宿主抗移植物反应

根据移植排斥反应发生的快慢和病理变化特点，可将HVGR分为超急性排斥反应、急性排斥反应和慢性排斥反应。

### （一）超急性排斥反应

超急性排斥反应是指移植器官在血液循环恢复几分钟至24小时内发生的不可逆性体液排斥反

应，由受者体内预存的抗供者 HLA 抗原、ABO 血型抗原、血管内皮细胞抗原的抗体引起。抗体结合于移植物动脉的内皮细胞表面，激活补体，导致严重的血管损伤，包括移植物血管血栓形成和通透性增加。内皮细胞刺激产生冯·维勒布兰德（von Willebrand）因子，介导血小板黏附和聚集。补体激活多种炎症介质并产生凝集反应，最终导致移植组织产生不可逆的缺血损伤。目前移植受者 ABO 血型相配已消除了抗 ABO 抗体造成的超急性排斥反应的风险，多数超急性排斥反应是由于受者体内预存对供者 HLA 抗原致敏的抗体（天然的移植物抗体）所致。

在临床上，由于移植术前交叉配型技术的广泛普及，其中抗 HLA 抗原的群体反应性抗体检测的应用，筛选移植手术的适应人群，现在临床上已极少见超急性排斥反应的发生。

## （二）急性排斥反应

移植排斥反应中最常见的类型是急性排斥反应，急性排斥反应主要发生在移植术后的半年之内，半年之后较少发生，临床表现为发热、寒战、肌痛和关节痛等炎症反应。炎症发生与细胞因子释放有关。在典型的间质浸润前出现 IL-2 和 IFN-γ 增高。如果急性排斥反应得到及时诊断，加以适当的治疗，可以阻止发生不可逆的损害。病理表现为组织、器官实质性细胞坏死并伴有淋巴细胞和巨噬细胞浸润。

急性排斥反应主要由 T 细胞介导，它是由 T 细胞识别异体抗原、活化后所致的一系列免疫应答过程引起的。在急性排斥反应过程中，受体免疫系统对移植物产生的免疫排斥反应可分为 3 个阶段：①受者幼稚 T 细胞抗原识别；② T 细胞的活化和扩增；③效应阶段导致移植物病理损伤。T 细胞受移植抗原刺激而致敏，即进入附近淋巴结中，一部分转化为淋巴母细胞，并迅速增殖分化为致敏淋巴细胞，其中致敏的 CD8$^+$ CTL 可直接杀死移植物；激活的 CD4$^+$ Th 细胞可释放多种细胞因子直接或间接地损伤靶细胞。

约有 90% 的急性排斥反应由细胞介导，较之抗移植物抗体介导的排斥反应，更易于通过适当的治疗而得以逆转。

## （三）慢性排斥反应

慢性排斥反应指发生在移植后数月，甚至数年的排斥反应，可导致移植器官功能逐渐减退，最后完全丧失功能，是影响器官长期存活的障碍，发病机制尚不完全清楚，对免疫抑制疗法不敏感。刺激因素包括反复发作的急性排斥、迟发性超敏反应导致慢性移植器官损伤、慢性缺血、抗体形成、钙调节抑制因子和增强 TGF-β 分泌药物的毒性作用。其病变特征是组织结构损伤、纤维增生和血管平滑肌细胞增生，导致移植器官功能进行性丧失。慢性排斥反应发生过程可概括为四个阶段：①由抗原依赖性或非抗原依赖性因素所导致的损伤，启动受者产生免疫应答；② T 细胞及随后的巨噬细胞、B 细胞等免疫效应细胞活化、增殖和分化；③不断产生效应分子，并作用于移植器官；④在这一调节和反应过程中，器官血管壁慢性炎症反应，刺激血管平滑肌细胞增生，导致血管壁增厚、管腔狭窄或堵塞。

# 二、移植物抗宿主反应

移植物抗宿主反应（GVHR）是由移植物中的免疫活性细胞对宿主组织器官的排斥反应。临床上可出现移植物抗宿主疾病（graft versus host disease，GVHD），是骨髓移植后的常见并发症。

GVHR 的发生一般需要以下几个条件：①移植物中有足够的能识别宿主移植抗原的免疫活性细胞；②宿主具有移植物所缺少的移植抗原；③宿主免疫系统缺乏或丧失排斥移植物的功能。根据临床表现和病理改变，可将 GVHD 分为急性 GVHD 和慢性 GVHD。

## （一）急性 GVHD

急性 GVHD 是指移植后数天或 2 个月内发生的 GVHD。病理表现为细胞凋亡、死亡和炎细胞的浸润，主要引起皮肤、肝脏和肠道等多器官细胞坏死，临床表现为食欲减退、消化不良、腹泻、发热以及皮疹、严重者皮肤和肠黏膜剥落，甚至死亡。70% 骨髓移植患者可出现 GVHR，其中 20% 非常严重，主要由 CTL 介导的细胞毒效应和 Th1、Th17 介导的炎症反应，NK 细胞、DC、巨噬细胞和中性粒细胞在细胞因子的作用下活化聚集参与该过程。

**二维码 25-3　知识聚焦二**

### （二）慢性 GVHD

慢性 GVHD 是一种长期影响移植后患者生存质量的最严重的并发症。移植 100 天后的患者中 20%～70% 发生慢性 GVHD。其发病机制尚不清楚，病理表现为身体器官的纤维增生性改变。

**知识拓展 25-2**

对于移植患者哪种检测项目术前需检测和术后需定期监测？

----- **问题导航三：** -----

1. 案例 25-1 的检验报告中，哪些属于器官移植前常用的检验项目？
2. 临床常用哪些方法检测 HLA 基因分型？
3. 案例 25-1 中的患者是否适合进行肾移植？

# 第三节　器官移植前的组织配型与应用

本章案例 25-1 中的检验报告主要涉及 ABO 血型、RhD 血型、HLA 基因分型、群体反应性抗体（PRA）、淋巴细胞毒试验（CDC），这些都是器官移植前常用的试验，下面我们一起了解这些试验的相关知识。

## 一、ABO 血型

人类 ABO 血型抗原是一类糖蛋白，基因位于第 9 号染色体，是复等位基因。ABO 血型分型以红细胞所含的凝集原为依据，分为 A、B、AB 和 O 四种血型。在 ABO 血型中还有几种亚型，如 A 型可分 A1 和 A2 两种亚型，AB 型可分 A1B 和 A2B 两种亚型。

**1. 检测方法及原理**　详细内容参见本系列教材《临床输血学检验技术》。

**2. 方法学评价**　详细内容参见本系列教材《临床输血学检验技术》。

**3. 质量控制**　详细内容参见本系列教材《临床输血学检验技术》。

**4. 临床应用**　在临床移植中，血型的选择原则是相同或相容，即 O 型受体接受 O 型供体的器官，A、B 型受体接受 O 型和相同血型的器官，AB 型受体接受任何血型供体的器官。

从 20 世纪 90 年代开始，ABO 血型不合的肾移植亦取得一些进展。ABO 血型不合肾移植主要指 ABO 血型不相容和交叉配血阳性的肾移植。需要指出的是 ABO 血型不合的肾移植必须去除抗 A 和/或抗 B 抗体。目前已有许多方法，如血浆置换或免疫吸附、脾切除术、免疫抑制剂等用于控制和避免 ABO 血型不合的移植排斥反应，延长移植肾的生存时间，保护移植肾的功能。ABO 血型不合肾移植较少发生完全排斥反应，推测可能的原因是：①经过处理后受者体内抗移植物的抗体减少，引起体液排斥的抗原-抗体反应减弱；②抗体或补体连续刺激，造成内皮细胞对损伤的敏感性降低，从而导致移植肾的适应反应和长期存活。

## 二、Rh 血型

继 ABO 血型发现后临床意义最大的一个血型即 Rh 血型，是最复杂、最富有多态性的红细胞血型系统。Rh 血型系统常见的抗原有 D、C、c、E、e 五种，分别由 RHD 基因和 RHCE 基因编码。使用相应的抗 D、抗 C、抗 c、抗 E 和抗 e 五种血型试剂可以鉴定这些抗原。临床上，D 抗原是 Rh 抗原中免疫原性最强的抗原，也是最具有临床意义的抗原，一般只作 D 抗原鉴定，凡带有 D 抗原者称为 Rh 阳性，不带 D 抗原者称为 Rh 阴性。

**1. 检测方法及原理**　详细内容参见本系列教材《临床输血学检验技术》。

**2. 方法学评价**　详细内容参见本系列教材《临床输血学检验技术》。

**3. 质量控制**　详细内容参见本系列教材《临床输血学检验技术》。

**4. 参考区间**　详细内容参见本系列教材《临床输血学检验技术》。

**5. 临床应用**　在进行 Rh（D）定型时，可能遇到弱 D 型患者。弱 D 型患者与 Rh（D）阴性患者一样，同样也有可能产生抗 D 抗体。如果患者还未产生抗 D 抗体，在条件许可的情况下，主张选择 Rh（D）阳性的供者。而患者已经产生抗 D 抗体时，则须选择 Rh（D）阴性的供者。

## 三、HLA 基因分型

主要组织相容性复合体（major histocompatibility complex，MHC）基因编码的抗原称为人类白细胞抗原（HLA）。HLA 是调节人体免疫反应和异体移植排斥作用的一组基因，位于第六号染色体的短臂上，至少包括 239 个基因座。目前研究较充分的有 HLA-A、B、C、DR、DQ 和 DP 位点。

**1. 检测方法及原理**　目前常用的 DNA 分型方法有聚合酶链反应-序列特异性引物（PCR-sequence specific primer，PCR-SSP）、聚合酶链反应-序列特异的寡核苷酸（PCR-sequence-specific oligonucleotide，PCR-SSO）、聚合酶链反应-限制性酶切片段长度多态性（PCR-restricion fragment length polymorphism，PCR-RFLP）、聚合酶链反应-单链构象多态性（PCR-single strand conformation polymorphism，PCR-SSCP）、基于序列的 HLA 分型法（sequence-based HLA typing，SBT）等。

编码各种 HLA 抗原表型的等位基因均可用相应的序列特异性引物进行扩增，扩增产物可通过琼脂糖凝胶电泳检出（PCR-SSP）；或将扩增产物用多种内切酶消化切割成不同大小片段，直接在凝胶电泳上分辨（PCR-RFLP）；或将扩增产物在不含变性剂的中性聚丙烯酰胺凝胶电泳时，分析单链 DNA 因碱基顺序不同形成不同构象，具有不同的电泳迁移率（PCR-SSCP）；或将扩增产物用标记的人工合成序列特异的寡核苷酸探针进行杂交分析；或将扩增产物进行核酸序列测定判断 HLA 型别（SBT）。

此外，其他 HLA DNA 分型技术还包括 PCR 指纹图谱（PCR finger print）、嵌合体测定（chimera testing）、差异显示 PCR 及基因芯片技术等。

**2. 方法学评价**　PCR-SSP 是目前检验工作中最常用的基因分型方法，优点是简便、迅速、分辨度高、结果容易判读，但 PCR-SSP 技术也存在不足，如需要大量模板和设计大量的引物，对引物的设计和 PCR 条件要求高，容易造成污染，产生假阳性，且 PCR-SSP 仅能检测已知多态性序列，不能检测新的等位基因，给临床应用带来了不便。

PCR-RFLP 法准确性好，但选择怎样的核酸内切酶来消化和区分所有等位基因是该技术的关键问题。目前 PCR-RFLP 分型技术主要用于 HLA-DQA1、DQB1、DPB1、DRB1 和 HLA-B44 亚型和 HLA-C 分型。然而，复杂的分型方法学和结果判断程序限制了 PCR-RFLP 技术的广泛应用。如检测的多态性位点，必须正好处于酶切位点上才可分辨，否则无法检出。有时由于实验条件等原因，扩增产物有不被内切酶消化切割的可能。对具有高度多态性的等位基因，如对 DRB1 及杂合体进行分型时，所获酶切图谱复杂，需用多种内切酶才可分辨，且不能提供高分辨的分型结果，在这种情况下，与 PCR-SSP 或组特异性扩增的方法联合使用较为合适。

PCR-SSCP 法适合小样本量的标本，用于 PCR-SSO、PCR-SSP、PCR-RFLP 很难区分的型别的鉴定，或可作为检测是纯合子还是基因缺失的补充实验。在要求精确配型的异基因骨髓移植中，PCR-SSCP 已初步显示优越性，但在实体器官移植的临床配型中，检测技术与结果的判断程序太复杂影响了该技术的实际应用。该方法具有较高识别力和敏感性，对于分析小于 400bp 的 PCR 扩增产物十分有效，而高于 400bp 的 DNA 片段，该方法却不能满足。同时，该法仅能检测基因变异的存在，检出未知的基因型，而无法确定变异的确切位置及突变类型；当 PCR 产物小于 200bp 时，检出率会降低。在 PCR-SSCP 分析中，电泳温度、凝胶总浓度和交联度、电流强度等诸多因素会影响其识别力，因此在实际 HLA 分型中应用较少。

PCR-SSO 具有灵敏度高、特异性强、所需样品量少等优点，其缺点包括操作费时、影响因素多、技术要求高、不能进行单体型分析等。

DNA 序列测定（SBT）之所以优于 PCR-SSP 和 PCR-SSO，主要在于它能分析包括非多态性位点在内的整个基因组序列，不但可以对 DNA 测序，也可对 cDNA 测序来分析基因的表达。随着 DNA 测序技术的普及，该方法越来越受到重视。PCR-SBT 法无论在分型精确度、工作效率还是自动化程度都明显优于其他几种分型方法，目前已有专门的 HLA 分型软件与自动上样的固相测序试剂盒，而且测序费用大大降低。因此，PCR-SBT 法是科研工作中最理想的 HLA 分型方法，随着自动核酸测序成本的降低，这一分型技术将被广泛应用。

**3. 质量控制**　HLA 基因分型技术需要分析前、中、后的质量管理，确保 HLA 基因分型结果的准确性。

（1）分析前：样本质量直接影响分型结果的准确性和可靠性。检测人员需对样本进行核查验收登记，包括样本的唯一性标识、样本数量、种类、样本状况等。

（2）分析中：实验操作应严格按照标准操作规程执行，减少操作误差，保证实验的稳定性。所有实验操作步骤均双人核对。通过室内质量控制和室间质评确保实验室结果的准确性。

（3）分析后：为了确保结果的准确可靠，实验室对样本的检测结果进行反复核对，如发现漏检、错检、样品资料不符等情况，应及时查对纠正。对有疑问或较异常结果经复查后才可确定结果。

**4. 参考区间**　无。

**5. 临床应用**　HLA 基因分型对提高移植患者的长期存活率具有重要意义。临床肾移植中，Ⅰ类抗原主要影响长期存活，尤以 HLA-B 抗原重要。Ⅱ类抗原对长期存活和短期存活均有影响，但以 1～3 年存活率的影响最明显。尸肾移植中 HLA-DR 抗原最为重要。

# 四、群体反应性抗体

群体反应性抗体（panel reactive antibody，PRA）是患者血清中产生的针对人类白细胞抗原（HLA）的一系列抗体，是各种组织器官移植术前筛选致敏受者的重要指标，临床上常因受孕、输血或接受器官移植而产生，与移植排斥反应和存活率密切相关。

**1. 检测方法及原理**　PRA 的检测方法包括酶联免疫吸附试验和流式细胞术等。

ELISA 法是将纯化的包括当地人种绝大部分的 HLA 特异性抗原预先包被在检测板上，利用酶联免疫的原理，将患者待检血清加入抗原板上，孵育一定时间后，加入酶标记的抗人 IgG 或 IgM 的单克隆抗体，再加入酶作用的底物显色，根据颜色的深浅，测定 HLA 抗体的特异性和滴度。

流式细胞术检测法包括普通流式细胞仪分析方法（FCXM）和免疫磁珠流式细胞仪分析方法（Flow PRA beads）。1983 年 FCXM 方法开始应用于 HLA 抗体的筛选，可分为 T 细胞 FCXM 和 B 细胞 FCXM，该技术具有较高的敏感性，但特异性有争议，且重复性不稳定，同时该技术难以检测到 HLA-Ⅱ 类抗体；FCXM 操作烦琐、技术难度大，对该技术在一般实验室的推广带来一定的障碍。Flow PRA beads 技术是该领域的最新进展。Flow PRA beads 技术是基于荧光流式细胞仪和免疫标记技术相结合的免疫学技术，纯化 HLA 抗原分别包被在数十个微颗粒免疫磁珠上，这些颗粒珠与待检血清孵育一段时间后与带有荧光标记的抗人 IgG 抗体结合，通过流式细胞仪检测血清标本中 HLA 抗体的特异性及强度。

**2. 方法学评价**　ELISA 法中的 LATM 技术具有快速简便，价格低廉并能同时测出Ⅰ类和Ⅱ类抗体的优点，但该技术不能确定抗体水平和分辨特异性，PRA-STAT 技术对Ⅱ类抗体的分辨存在一定困难，而 LAT 技术所需要的活淋巴细胞运输与保存不便。在酶联免疫实验中，不同的试剂制造商可能采用不同的 cut-off 值计算法和结果判读方式，因此方法学上亟待标准化。Flow PRA beads 技术能实现应用 1 个试剂同时检测 1 份标本中 1～100 个指标，极大简化临床检测流程，降低临床检测成本，不仅能测出 PRA 含量，而且能指定 PRA 的种类，具有灵敏度高、特异性好、自动化、智能化且简便省时等优点。目前仍存在所需仪器比较昂贵的问题，已有较大的实验室将该技术作为常规方法用于 PRA 的检测。

**3. 质量控制**

（1）分析前的质量控制：

1）样本采集、处理和保存的要求：采用促凝管采集外周血 2～3ml，混匀后短暂室温放置，溶血及脂血样本必须重新采集。在收到新鲜血液标本后 2500r/min，离心 5～10 分钟，离心后的标本不能含有任何颗粒或残存纤维蛋白，吸取上层血清至 1.5ml 离心管中，在-20℃冰箱中保存不超过 1 个月。

2）样本核收和查询临床信息：双人核对样本来源及相关信息，针对治疗或移植前后送检的样本，特别需要查询临床信息（潜在供者的 HLA 基因分型结果、治疗时间和方案等）。

（2）分析中的质量控制：实验室对收到的试剂需进行质控，试剂质控通过才可用于临床检测。对于不同批号、相同批号不同到货时间试剂必须进行质控。

实验室应用流式细胞术进行抗体检测，必须建立严格的仪器维护和校正体系，因仪器的激光信号系统、光路系统、数据收集系统均可直接影响抗体检测结果，因此，每个月都必须采用标准微珠校正试剂进行仪器维护，每半年由专业工程师对仪器进行维护和校正。因目前国内还没有机构可提供抗 HLA 抗体检测的室间质控品，故可选择美国组织相容性与免疫遗传学协会（ASHI）、美国医师协会（ACP）等权威机构提供的抗体质控血清作为实验室的外部质控标本，以评估该实验室在抗体检测方面的实验操作、结果分析和判断的水平。

由于 PRA 抗体检测受技术人员能力影响较大，故必须由经过相关技术培训的高年资技术人员操作。

（3）分析后的质量控制：在 PRA 抗体报告单中除了包括患者的基本信息、临床诊断、移植时间、清除抗体治疗时间、送检时间、检测试剂、实验方法外，还需要报告患者初次检测抗体的时间和结果、患者随访过程中抗体检测的时间和结果、抗体筛查的结果、特异性抗体的结果分析，以及实验结果的解释和说明，便于临床医生理解。

认真分析影响 PRA 抗体检测结果的关键因素，必要时应进行复测。①设立判断抗体阳性的 cut-off 值。由于各实验室选择检测方法、选用的抗原来源和类型不同，故须建立本实验室判断抗体阳性和划分抗体强度的 cut-off 值。无论应用何种方法检测抗体，在判断结果时会存在 cut-off 值灰区。因此，在抗体报告单中必须备注说明，建议临床进行确认实验以明确抗体是否为阳性，实验室也可以采用两种以上的试剂复查抗体结果。②设定样本阴性对照可接受的平均荧光强度值。样本阴性对照值过高，可对检测结果造成干扰，导致假阴性、假阳性结果。推荐选择以下方法降低阴性对照背景值：冷冻血清经超速离心去除血清中的脂肪微粒；将血清使用样品稀释缓冲液包被吸附；使用吸附珠子包被，吸附后的血清再重新检测抗体，推荐使用珠子吸附的办法降低阴性对照值。如果实验室对于同一份血清标本采用两种试剂检测后阴性对照背景值高低不一致时，多数为技术人员洗板不干净或洗涤强度不足所致。③因抗原和抗体的结合达到一定的饱和度时无法正确检测到抗体的荧光强度值，故当患者血清中抗体的荧光强度值＞10000 时，须对血清进行稀释后再检测。④患者在移植前后抗体动态监测中一旦发现抗 HLA 抗体结果发生变化，特别是对于接受 HLA 错配供者移植的患者，即使是抗体荧光强度值处于实验室判断结果的 cut-off 值灰区，也需要在报告单中进行备注，以便临床综合分析和重视。

**4. 参考区间**　阴性。

**5. 临床应用**　临床 HLA 配型（检测 HLA 抗原）和 PRA 百分比（检测 HLA 抗体）是影响肾移植存活率的主要因素。PRA 检测能帮助临床医生系统了解体内抗体水平并及时有效地选择器官和决定移植时机。对于降低术后超急性排斥和急性排斥反应的发生率，提高移植肾的存活率具有重要意义。

移植物受者体内含有高水平循环抗 HLA 抗体称为致敏。根据抗体水平的高低，分为未致敏（PRA 0%～10%）、轻度致敏（PRA 10%～50%）、中度致敏（PRA 50%～80%）和高度致敏（PRA＞80%）。致敏抗体与肾移植超急性排斥反应、急性排斥反应、移植物功能延迟和移植物存活降低有关。

由于抗体的波动性，应定期检测，一般为每月检测一次。尤其是对于首次移植失败、术前有输血史和妊娠史的受者，更应密切监测。移植后 HLA 抗体水平的监测，有助于判断机体的免疫状态，帮助调整免疫治疗方案及指导免疫抑制剂的应用。

对于抗体阳性的受者，需采用适当的治疗方法改善机体的免疫状态，待抗体水平降到允许范围后再考虑移植。HLA 抗体阳性的受者，移植前一定要行交叉配型。确定抗体的特异性，避免应用具有相应靶抗原的供体器官。

# 五、淋巴细胞毒试验

淋巴细胞毒试验即补体依赖的细胞毒试验，采用供者活淋巴细胞（外周血或脾脏来源）作为抗原，与受者的血清共同孵育，如存在相应抗体，在补体的作用下，发生抗原-抗体反应导致淋巴细胞死亡。根据淋巴细胞死亡数量百分比判断交叉配型结果。

**1. 检测方法及原理**　供者活性淋巴细胞与受者血清共同孵育时，如果受者血清含有针对供者活性淋巴细胞的特异性抗 HLA 抗体，则抗体上的可变区蛋白将结合抗原形成抗原-抗体复合物，加入兔补体后，补体的 C1q 结合在抗体补体结合位点，激活一系列补体成分，淋巴细胞失去活性呈阳性反应。加入荧光终止液后，在荧光显微镜下观察，活细胞显示绿色，死细胞显示红色。

**2. 方法学评价**　CDC 试验是供者的 HLA 抗原与受者血清的直接反应结果，其反应具有针对性、直接性的优点，建议移植前将 PRA、CDC 试验联合检测是避免移植后发生超急性排斥反应的有效途径。

**3. 质量控制**

（1）本试验的每一步均需小心，仔细操作，以使血清、淋巴细胞和补体充分混合。

（2）为保证淋巴细胞分离纯度，要求尽量减少多核细胞、红细胞及血小板的污染，污染过多的多核细胞和血小板会吸收抗体而出现假阴性结果，造成读数误差。

（3）淋巴细胞浓度应在（2～6）×$10^9$/ml 的范围（在显微镜下观察淋巴细胞有间隙而不成堆分布或散在），浓度过稀或过密都将影响试验的正确性。

（4）为保证细胞-补体-血清的充分反应，加板后一定要轻轻振荡摇匀。

（5）试剂开封使用后，考虑到荧光终止剂、阳性血清、淋巴细胞分离液的稳定性，建议 2 个月内用完。

二维码 25-4　知识聚焦三

**4. 参考区间**　小于 10%。

**5. 临床应用**　患者体内存在直接杀死或溶解 T 细胞抗体（T 细胞 CDC 阳性）是移植的禁忌证；而 B 细胞 CDC 阳性在一些报道中是可做移植的，因为 B 细胞抗体是免疫增强抗体，对移植物有保护作用。

**知识拓展 25-3**

1. 为何要进行 HLA 基因分型检测？
2. 影响 PRA 抗体检测结果的关键因素有哪些？
3. 群体反应性抗体有什么临床应用？

---- **问题导航四：** --------------------------------------------------------

1. 案例 25-1 中的患者如果进行肾移植，如何及时发现术后移植排斥反应？
2. 什么是供者特异性抗体？

--------------------------------------------------------

# 第四节　排斥反应的免疫监测

排斥反应发生时，受者体内的免疫应答将发生一系列变化，因此检测机体的免疫状态可帮助临床医生诊断或推测排斥反应的发生。

## 一、体液免疫水平监测

### （一）特异性抗体水平的检测

受者体液免疫水平的测定，对各种类型的排斥反应均有诊断意义，尤其是急性、超急性排斥反应。

**1. 相关的免疫指标**　ABO 血型和 HLA 抗体、抗供者组织细胞抗体、血管内皮细胞抗体、冷凝集素等。

**2. 检测方法**　交叉配型、补体依赖的细胞毒试验、群体反应性抗体等。

**3. 临床应用**　血清 PRA 水平可判断器官移植时受体对移植物的敏感程度，高 PRA 血清，可针对多个 HLA 抗原发生反应，故 PRA 阳性的受体对所接受的移植器官将构成较大的威胁，尤其在实体器官移植时。基于细胞毒试验的 PRA 测定，被作为心脏移植前的常规项目，若 PRA 超过 5%，则应进行供者淋巴细胞与受者血清的交叉配型，以尽可能预防或减少移植排斥反应发生的机会。

### （二）补体水平和活性的检测

**1. 检测方法**　溶血法、免疫比浊、免疫电泳、免疫标记技术等。

**2. 临床应用**　补体活性与急性排斥反应的发生有关。当移植物发生排斥时，补体成分的消耗增加，导致血清中总补体或单个补体成分的减少。此外，补体的裂解产物，如 C3a、C3b、C3d、C4d 等的测定，对了解补体的活性也很有帮助。目前已明确 C4d 与体液性排斥反应存在关系。

### （三）供体特异性抗体的检测

供者特异性抗体（donor specific antibody，DSA）是指受者接受器官/组织移植后体内产生的针对供者组织抗原的特异性抗体，主要包括 HLA 抗体和非 HLA 抗体（如抗内皮细胞抗体、抗波形蛋白抗体、抗 MICA 抗体和抗 MICB 抗体等）。

**1. 检测方法及原理**　血清与 EDTA 按照 19∶1 振荡混匀备用；每孔加入蒸馏水润板、抽滤；微珠充分混匀后每孔加入 20μl 微珠，对应血清 10μl，敲击板子边缘，将挂壁溶液流入孔底；室温避光振荡孵育；用确认的洗液配制二抗，洗板三次；每孔加入二抗（HLA Ⅰ类或Ⅱ类）；室温避光振荡孵育 30 分钟；每孔加入洗液，吹吸混匀后上机检测。

**2. 质量控制**　样本新鲜备检，在 18～25℃的室温环境中，8 小时内完成检测。为保持样本的稳定性，2～8℃保存最多不超过 7 天，–20℃低温可保存 11 个月，避免反复冻融。

**3. 参考范围**　阴性。

**4. 临床应用**　近年来研究报道，肾移植术后 HLA 抗体阳性患者的移植效果明显低于抗体阴性患者，DSA 检测结果平均荧光强度值越高，发生排斥反应的风险越大，移植物生存越差。因此，肾移植术后受者体内 DSA 动态观察，为临床早期诊断、合理制定个体化治疗方案以及评估治疗效果提供客观的参考依据，同时也有助于检测机体对治疗的反应，以及制定精准化的个体治疗方案。

## 二、细胞免疫水平检测

细胞免疫水平的测定，包括细胞数量、功能和细胞因子水平的检测。不同检测指标对检测移植排斥反应的发生、判断排斥反应的类型等均具有一定的临床意义。

### （一）外周血 T 细胞亚群检测

**1. 检测方法**　免疫荧光法、流式细胞仪、淋巴细胞转化试验。

**2. 质量控制** 流式细胞术的质量控制是全过程质量控制。细胞的获取、抗体染色和洗涤，到数据采集、存储、分析到最终出具报告，牵涉很多步骤，每个步骤均存在不稳定因素，监控每个步骤中的可变因素是确保获得准确、全面的分析结果的必要前提。

**3. 临床应用** 在急性排斥反应临床症状出现前 $1\sim5$ 天，T 细胞总数和 $CD4^+/CD8^+$ 比值升高，巨细胞病毒感染时此比值可降低。一般认为 $CD4^+/CD8^+$ 比值大于 1.2 时，预示急性排斥反应即将发生，比值小于 1.08 时则提示发生感染的可能性大。若进行动态监测，对急性排斥反应和感染具有鉴别诊断的意义。

### （二）NK 细胞活性测定

**1. 检测方法** 细胞毒试验。

**2. 临床应用** 移植后因免疫抑制剂的应用，影响了受者杀伤细胞的活性，但在急性排斥时明显升高。试验时，供者的淋巴细胞经灭活以作刺激细胞，而受者淋巴细胞为反应细胞，两种细胞混合反应后观察刺激细胞被破坏的情况，结果显示的是 CTL 和 NK 细胞共同作用的结果。动态监测 NK 细胞活性意义更大。

### （三）血清细胞因子测定

**1. 相关细胞因子** IL-1、IL-2、IL-4、IL-6、IFN-γ 和 IL-2R 等。

**2. 检测方法** ELISA。

**3. 临床应用** 在移植排斥反应中，上述细胞因子的水平均可升高。尽管由于个体间血清 IL-2R 的含量差别显著，无公认的诊断标准，但可比较受者接受移植物前后的细胞因子水平。此外，环孢素具有肾毒性，其应用可导致肾功能减退，此时血清肌酐值增高，而 IL-2R 却明显降低。若血清肌酐值和 IL-2R 同时增高，则对急性排斥反应的发生有诊断意义。巨细胞病毒感染时，IL-2R 血清含量的升高更明显。

### （四）细胞黏附分子及其配体的检测

免疫细胞以及血管内皮细胞等细胞膜表面黏附分子及其配体的表达，与急性排斥反应的发生密切相关，例如 ELAM-1、VCAM、ICAM 和 HLA 分子等。

## 三、尿微量蛋白检测

**1. 相关蛋白**

（1）血浆蛋白：如白蛋白、IgG、IgA、IgM、轻链（κ、λ）、$\beta_2$ 微球蛋白、补体 C3、$\alpha_1$ 微球蛋白、$\alpha_2$ 巨球蛋白、转铁蛋白、游离血红蛋白、肌红蛋白及其他血浆蛋白和酶。

（2）非血浆蛋白：如 T-H 蛋白（Tamm-Horsfall protein）、sIgA、肾小球基膜（GBM）抗原等。

**2. 检测方法** 免疫扩散、免疫电泳、免疫比浊、放射免疫、ELISA 等；高效检测技术（高效液相层析、毛细管电泳、质谱等）；新型生物芯片（如生物电子芯片、毛细管电泳或层析芯片、PR 芯片）等。

**3. 临床应用** 尿微量蛋白的检测有助于判断器官移植，尤其是肾移植时排斥反应的发生；亦可作为免疫抑制剂肝肾毒副作用的观察指标。尿 $\alpha_1$ 微球蛋白是较早反映肾功能损害的指标，尿 $\alpha_1$ 微球蛋白和尿 IgG 与肾移植受者短期肾功能关系密切。

## 四、急性时相反应物检测

二维码 25-5 知识聚焦四

临床同种异基因干细胞移植时发现，受者血清 C 反应蛋白（CRP）水平增高，在移植后发生细菌或真菌感染时更为显著。此外，在肝、肾移植中，CRP 与器官移植后并发症的发生相关，且 CRP 水平似乎比白细胞计数或发热更能敏感地反映发生并发症的可能。

**知识拓展 25-4　　排斥反应的监测新项目：供体来源游离 DNA 的浓度测定**

供体来源游离 DNA（donor-derived cell-free DNA，ddcfDNA）是指器官移植术后受者循环体液中来自凋亡或坏死供体细胞的游离 DNA。近年来关于 ddcfDNA 在移植肾损伤方面研究的不断深入，ddcfDNA 有望成为肾移植排斥反应无创检测的生物标志物。ddcfDNA 在移植肾缺血再灌注（IRI）损伤、移植肾功能延迟恢复（DGF）、不同类型急性排斥反应（体液性排斥和细胞性排斥）和多瘤病毒相关性肾病（BKVAN）等领域取得一些研究进展。

- - - - - **问题导航五：**- - - - - - - - - - - - - - - - - - - - - - - - - - - - - - - - - - - - - - - - - -

　　1. 案例 25-1 中的 FK506 是什么药物？应如何选择其血药浓度的样本？
　　2. 免疫抑制剂根据作用机制有哪几种分类？
　　3. 影响免疫抑制剂血药浓度波动的因素有哪些？
- - - - - - - - - - - - - - - - - - - - - - - - - - - - - - - - - - - - - - - - - - - - - - - - - - - - - - - -

# 第五节　常用免疫抑制剂及其血液药物浓度监测

　　免疫抑制剂（immunosuppressive agent，ISA）是指一类具有影响机体的免疫应答和免疫病理反应而抑制机体免疫功能的药物。因此，临床上用以治疗某些自身免疫病，以及在器官移植中预防和治疗术后移植物引起的排斥反应和移植物抗宿主病（GVHD）。

　　免疫抑制剂共同的不良反应有：①长期应用可降低机体的抗感染免疫力，易诱发细菌、病毒和真菌感染。②致畸胎及不育，以细胞毒类药物最为严重。妊娠期用药可致胎儿畸形，也可引起卵巢功能降低和闭经。男性可致精子缺乏或无精子症。③长期用药可增加肿瘤的发病率。此外，此类药物尚具有特殊的毒副作用，故宜采用多种药物小剂量联合应用，以增效减毒。

## 一、免疫抑制剂分类

　　根据药物制备来源进行分类：
　　**1. 微生物酵解产物**　环孢素 A、他克莫司、西罗莫司、咪唑立宾等。
　　**2. 有机合成化合物**　激素类、硫唑嘌呤、环磷酰胺（CTX）、来氟米特、布列奎钠等。
　　**3. 半合成化合物**　吗替麦考酚酯、脱氧精胍素（DSG）等。
　　**4. 生物制剂**　兔抗人胸腺细胞球蛋白（r-ATG）、抗人 T 细胞（猪）免疫球蛋白（ATG-P）和兔抗人 T-细胞系淋巴母细胞免疫球蛋白（ATG-F）、单克隆抗 T 细胞抗体、利妥昔单抗、硼替佐米、卡非佐米等。
　　**5. 中药制剂**　雷公藤总苷、百令胶囊等。

## 二、常用免疫抑制剂

### （一）皮质类固醇
　　皮质类固醇是肾上腺皮质激素的一种，具有免疫抑制作用，是临床使用最早的免疫抑制剂，是预防和治疗器官移植急性排斥反应的关键药物。毒副作用是容貌改变、向心性肥胖、高血压、糖尿病等，儿童常引起生长迟滞；老年患者易发生骨质疏松、病理性骨折、骨坏死等。

### （二）硫唑嘌呤
　　硫唑嘌呤主要用于预防各种器官移植排斥反应，对已发生的急性排斥反应无治疗作用。主要不良反应是骨髓抑制，导致白细胞和血小板减少，引起感染和出血；肝毒性作用，主要表现为转氨酶和总胆红素可逆性升高；恶心、呕吐等消化道症状和脱发。

## （三）霉酚酸

霉酚酸是免疫抑制剂骁悉与霉酚酸钠肠溶片的活性成分，毒副作用主要是胃肠道毒性、骨髓抑制及感染的发生率增加。

## （四）环磷酰胺

环磷酰胺是烷化剂中研究较多的免疫抑制剂，与其他细胞毒药物相比，免疫抑制作用强而持久，故应用广泛。毒副作用常见于骨髓抑制、胃肠道反应、泌尿系统并发症、生殖系统并发症。

## （五）咪唑立宾

咪唑立宾是一种咪唑类核苷，具有免疫抑制、抗病毒、抗癌作用，主要不良反应是高尿酸血症。

## （六）来氟米特

来氟米特为人工合成的异噁唑衍生物类抗炎及免疫抑制剂。毒副作用可有胃肠道反应、高血压、头昏、瘙痒、皮疹、消瘦、白细胞减少及可逆性脱发等不良反应。

## （七）环孢素 A

环孢素 A（CsA）是一种强效免疫抑制剂，临床主要用于防治实体器官移植和骨髓造血干细胞移植等同种异体移植时的排斥反应。由于其口服吸收不完全、用药时间长、个体差异大、治疗窗较窄、毒副作用较多、且血药浓度易受多种因素影响，因此临床需定期进行药物浓度监测，以实现个体化给药。肾毒性是最突出的毒副作用，其次为消化道不良反应、肝毒性、血糖增高、糖耐量降低、高血压等。

## （八）他克莫司

他克莫司又称 FK506，是从筑波链霉菌的培养基中分离获得的一种大环内酯类抗生素，具有显著的免疫抑制作用，在肾移植的预防性免疫抑制治疗中 FK506 是主要的环孢素 A 替代药物。FK506 不良反应及发生率与环孢素 A 相似，但 FK506 较少引起高脂血症、高血压、齿龈增生、多毛等面容改变的表现。

## （九）西罗莫司

西罗莫司又称雷帕霉素，属于基础免疫抑制剂，应用于肾移植术后患者，可有效防止急性排斥反应，毒副作用可引起高脂血症、贫血、白细胞减少或血小板减少。

# 三、免疫抑制剂剂监测

治疗药物监测（therapeutic drug monitoring，TDM）是在药代动力学原理的指导下，应用现代先进的分析技术，通过测定生物体液（主要是血液）中的药物浓度，用于设计或调整给药方案，实现最佳的治疗效果，并尽可能减少药物的毒副作用。

## （一）免疫抑制剂剂监测的临床意义

目前临床常用的免疫抑制剂的治疗窗窄、效用强度大，加之患者本身的个体差异、饮食、用药时间和次数、合并用药等因素影响，致使不同患者甚至是同一患者不同时期的血药浓度都有很大差异。因此，对移植患者需在常规监测血药浓度的情况下随时调整给药剂量，并通过对血药浓度的观察，掌握药代动力学的情况，对充分发挥防治器官移植排斥作用和减少毒副作用具有重要意义。

## （二）免疫抑制剂药代动力学监测点

临床上常使用谷浓度（C-0）来进行 CsA、FK506 等治疗药物监测。所谓谷浓度系指服药后最低的血药浓度，即服药前的全血浓度。由于此时的血药浓度是每服药后最低的，故只要保证 C-0 在有效的药物浓度以上，则不会发生排斥反应。自 CsA 应用以来，国际上一直将 C-0 作为药物监测的指标。

药物暴露量，即药物浓度时间曲线下面积（area under the curve，AUC），与 C-0 相比能更有效地监测急性移植排斥反应，是更精确的监测指标。然而 AUC 监测需频繁采集血样，高额的费用限制了其临床应用。

## （三）免疫抑制剂药物浓度检测方法（TDM）

TDM 方法包括色谱法和免疫法，免疫法是目前检测免疫抑制剂浓度的主流方法，包括化学发光微粒子免疫分析法、均相酶免疫放大分析法、电化学发光法。高效液相色谱法（high performance liquid chromatography，HPLC）特异性、灵敏度和重复性均较好，但操作较为烦琐、分析时间较长，不适合血药浓度的定量检测。液相色谱-质谱联用技术（LC/MS）具有专属性、灵敏性、准确性和特异性高等优点，是测定 FK506 浓度的"金标准"，然而，LC/MS 的仪器及维护较免疫法成本高、难以保养，一般实验室难以普及，且每个实验室建立的 LC/MS 方法各不相同，缺乏规范化的操作规程，TDM 结果互认难，导致无法得到广泛应用。

影响免疫抑制剂浓度波动的因素包括依从性、药物相互作用和 TDM 方法等因素，可分为分析前、分析中、分析后因素。

**1. 分析前**　依从性差的受者存在饮食、用药不规律，TDM 采样时间不合理及擅自增减剂量等情况。不正确的服药方式会引起血药浓度的不规则波动。例如：① FK506 亲脂性，其吸收易受油腻性食物的影响，需空腹服用；②药物相互作用，肾移植受者 FK506 和 CsA 代谢受肝脏 CYP450 酶基因多态性代谢，吸收受 ABCB1 基因多态性影响，易发生药物相互作用，进而导致免疫制剂血药浓度异常波动；③药品制剂因素，不同厂家、不同批号、不同剂型可能有较大差别；④标本因素，EDTA-K2 抗凝全血是环孢素和他克莫司理想的 TDM 标本，目前认为测定全血 CsA 浓度比测定血清或血浆 CsA 浓度容易得到稳定的结果，且能反映临床的治疗效果和不良反应。

**2. 分析中**　主要包括检测方法原理、室内质量控制、试剂性能、环境因素以及操作的规范性等。不同的实验室选择不同的 TDM 仪器和方法，容易导致 TDM 结果发生偏差，故受者应尽可能地选择同一家实验室和同一种检测方法检测免疫抑制剂浓度。当 FK506 和 CsA 排泄受阻（例如胆汁淤积）时，其代谢产物可能会蓄积，会重吸收进入血液循环系统，导致免疫法检测的浓度可能偏高。

二维码 25-6　知识聚焦五

**3. 分析后**　检验专业人员应分析检测结果是否符合规律，实验室应建立复检流程，必要时可与临床医生沟通联系，保证结果的可靠性。

---

**知识拓展 25-5**

TDM 的申请流程是什么？

---

**案例分析 25-1**

1. 以该案例中涉及的检验报告为例，请阐述移植免疫相关项目的检验报告应该如何审核？

该患者肌酐升高，尿量减少，尿毒症的诊断明确。为进一步做移植手术，患者除进行血尿粪常规、肝肾功、电解质、出凝血等常规检查外，还应进行器官移植前的特殊检查。

（1）应该分析 ABO 血型和 RhD 血型，该患者经正反定型，确定血型为 A 型，RhD 阳性，表明为非稀有血型；

（2）审核 HLA 基因分型结果，本案中 HLA 基因分型检测采用 PCR-SSP 方法检测，扩增条带清晰，经软件判读，分型结果明确。临床在选择供者时尽量选择与分型结果位点匹配的供体，可显著提高移植成功率；

（3）是审核群体反应性抗体（PRA），本案采用酶联免疫吸附试验，检测结果为阴性，表明体内没有抗 HLA 抗体，可以进行移植手术；

（4）审核淋巴细胞毒试验（CDC），此试验可在移植前反映供受者匹配度，本案中 CDC 结果仅为 5%，表明供受者匹配性较好，可以开展移植术；

（5）审核移植后他克莫司（FK-506）血药浓度，检测结果为一个定量值，需长期监测，审核报告时注意浏览患者既往检测的历史结果，必要时与临床沟通免疫抑制剂的使用用量和时间。

2. 如何解读该患者的检验报告？

该患者肾移植前的检验项目表明在有合适供者时，该患者可进行肾移植手术。建议该患者在接受移植的治疗过程中，于同一家医院，采用同样的检测方法，监测免疫抑制剂浓度的变化，避免实验室间及方法学间的差异影响治疗措施的正确选择。

（周　琳）

# 第二十六章 抗体药物与免疫靶向治疗的临床应用

抗体药物（antibody-based drugs）是以细胞工程技术和基因工程技术为主体的抗体工程技术制备的药物。抗体药物亦称单克隆抗体治疗剂（monoclonal antibody therapeutics）。针对特定的分子靶点，可以制备相应的靶向抗体药物。抗体药物在感染、心血管疾病、自身免疫病等多种疾病的治疗，特别在肿瘤治疗中有巨大的潜力与应用前景。当前，抗体药物的研究与开发已成为生物技术药物领域的热点，治疗性抗体已成为生物制药业发展最快的领域之一。

免疫靶向治疗主要包括免疫检查分子治疗和细胞靶向治疗。免疫检查点在免疫系统中发挥保护作用，类似"刹车"的作用，防止 T 细胞过度激活导致的炎症损害。而肿瘤细胞可利用此特性，通过免疫检查分子如细胞毒 T 细胞抗原 4（CTLA-4），PD-L1，吲哚胺 2,3-双加氧酶（IDo），T 细胞免疫球蛋白等过表达抑制人体免疫系统反应，逃脱人体免疫系统的监视与杀伤。目前研究和应用最广泛的免疫检查分子包括抗 PD-1、PD-L1 及 CTLA-4 抗体。免疫检查分子治疗可以通过抑制免疫检查点的活性，不仅可解除肿瘤细胞对免疫细胞抑制，还可在肿瘤局部活化淋巴细胞并促进抗肿瘤记忆 T 细胞的产生，从而达到抗肿瘤效应。目前基于免疫检查点抑制剂（immune checkpoint inhibitor）的免疫靶向疗法在实体瘤中取得了不俗的成绩。

细胞靶向治疗目前临床常用的方法有 CAR-T（chimeric antigen receptor T cell）疗法和 TCR-T 治疗。CAR-T 细胞是将 T 细胞在体外进行设计、改造和扩增，令其识别肿瘤细胞表面的抗原，回输入体内后进行扩增并杀伤具有相应特异性抗原的肿瘤细胞。CAR-T 在治疗某些白血病方面效果显著，在实体瘤方面应用却遇到障碍。TCR-T 细胞免疫治疗指利用病毒或者非病毒载体系统将特异性识别肿瘤抗原的 TCR 基因转导至患者外周血来源的 T 细胞中，经过体外培养、大量扩增后回输给患者，从而发挥主要组织相容性复合体（MHC）依赖性抗肿瘤效应的一种治疗技术。而 TCR-T 细胞治疗在实体瘤中成功应用，被认为是迄今最有前景的肿瘤免疫细胞的治疗方法之一。

二维码 26-1 知识导图

---

**案例 26-1**

患者，男，46 岁，因"反复上腹胀痛 1 个月"入院。当地医院行上腹部 CT 提示"腹腔肿块，脾多发占位"。考虑腹腔恶性肿瘤。

外科行剖腹探查，后腹膜可及数个肿大淋巴结，部分融合成块。肝门肿大淋巴结侵犯门静脉及胆道，无法分离。行脾切除+腹腔肿块活检术，病例报告弥漫大 B 细胞淋巴瘤，免疫组化：CD20++，CD22++，CD79a++，CD3-，CD5-，CyclinD1-，CD10++，Bcl-6+，MUM-1-，Bcl-2+，Ki-67（+70%），ALK-，CK-，EMA-。诊断：弥漫大 B 细胞淋巴瘤（GCB 型）ⅣB 期 IPI 评分 4 分。患者患有 HBeAg 阴性慢性乙型肝炎。

初始给予 CHOP 方案化疗，拉米夫定抗病毒治疗。化疗后患者腹部胀痛未缓解，大便呈白陶土样，提示肝门肿大淋巴结压迫胆管导致阻塞性黄疸。肝功能异常，丙氨酸转氨酶（ALT）150U/L，乙型肝炎血清学检测：HBsAg 阳性、HBeAg 阳性，HBV DNA 1.5E+07IU/ml。

经讨论改用 R-CHOPE 方案化疗，患者胀痛缓解，ALT 明显降低，大便转黄。继续给予 R-CHOPE 方案化疗 7 疗程，PET-CT 检查提示完全缓解。建议自体造血干细胞移植，但是患者拒绝。遂接受美罗华维持治疗，每 3 个月一次，共 8 次。

目前随访4年，患者维持完全缓解。

问题：

1. 美罗华治疗的原理是什么？美罗华治疗的临床指征有哪些？

2. 化疗和靶向治疗前为什么要进行乙型肝炎和肝功能的相关检测？

----- **问题导航一**：

1. 免疫治疗的概念和基本的策略是什么？

2. 免疫分子治疗和免疫细胞治疗各有哪些措施？

# 第一节　概　　述

机体的免疫系统是一个复杂、平衡、有机的统一整体。在正常情况下，机体能发挥自身的免疫调节作用，抵抗外来病原体，消灭机体发生的癌变细胞，及时清除自身反应性淋巴细胞，从而防止感染、肿瘤和自身免疫病的发生。当机体免疫功能低下或亢进可导致多种疾病的发生，例如自身免疫病、免疫缺陷病、肿瘤和感染性疾病等。

免疫治疗（immunotherapy）是指利用免疫学的原理，针对疾病的发生机制，人为地干预或调整机体的免疫功能，达到治疗或缓解疾病的目的。传统的免疫治疗按照不同的分类方法分为免疫增强或免疫抑制治疗，主动或被动免疫治疗，特异或非特异性免疫治疗，不同类型的免疫治疗存在交叉。随着生物技术的发展，重组细胞因子或免疫细胞可以用于临床治疗，更新了免疫治疗的概念。

免疫治疗的基本策略是从分子、细胞和机体整体水平干预或调整机体的免疫功能。研究方向主要包括：①干预分子的研究，治疗性疫苗、基因工程抗体、细胞因子、受体/配体及其拮抗剂、信号转导分子及其拮抗剂等；②对细胞的干预和细胞输入，调控免疫细胞的分化和增殖、调控细胞的迁移、调控细胞的活化和凋亡等，输入树突状细胞、干细胞、各种淋巴细胞、巨噬细胞等；③增强或抑制整体免疫功能，如应用免疫增强剂或免疫抑制剂，诱导免疫应答或免疫耐受等。

## 一、分子治疗

分子治疗指给机体输入分子制剂，以调节机体的免疫应答，例如抗体、细胞因子以及微生物制剂等。

### （一）分子疫苗

治疗性疫苗包括肿瘤抗原疫苗和微生物抗原疫苗。人工合成的肿瘤相关抗原多肽能激活特异性 T 细胞，诱导特异性 CTL 的抗瘤效应；乙型肝炎病毒多肽疫苗可诱导抗病毒感染的免疫效应。

### （二）抗体

**1. 多克隆抗体**　是用传统方法将抗原免疫动物制备的血清制剂，包括以下两类。

（1）抗感染的免疫血清：抗毒素血清主要用于治疗和紧急预防细菌外毒素所致疾病；人免疫球蛋白制剂主要用于治疗丙种球蛋白缺乏症和预防麻疹、传染性肝炎等。

（2）抗淋巴细胞丙种球蛋白：用人 T 细胞免疫动物制备免疫血清，再从免疫血清中分离纯化免疫球蛋白，将其注入人体，在补体的参与下使 T 细胞溶解破坏。该制剂主要用于器官移植受者，阻止移植排斥反应的发生，延长移植物存活时间，也用于治疗某些自身免疫病。

**2. 单克隆抗体（单抗）**　1986 年美国 FDA 批准了第一个治疗用的抗 CD3 鼠单抗进入市场，但鼠源性的抗体不仅不能很好地激活人体的效应系统，而且会促使人体产生人抗鼠抗体，影响治疗。随着分子生物学技术的发展，实现了对抗体的人源化改造，使得治疗性单抗的制备及应用进入了新的阶段。目前美国 FDA 已批准了多个治疗性抗体，用于治疗肿瘤、自身免疫病、感染性疾病、心血管疾病和抗移植排斥等。

（1）抗细胞表面分子的单抗：这类抗体能识别表达该分子的免疫细胞，在补体的参与下使细胞溶解。例如，抗 CD20 单抗可选择性破坏 B 细胞，已用于治疗 B 细胞淋巴瘤。近年来，应用针对免疫细胞检查点（immune checkpoint）分子 PD-1、CTLA-4 的单抗阻断它们对免疫应答的抑制效应，已成为有效的抗肿瘤免疫治疗手段，在晚期黑色素瘤、非小细胞肺癌、头颈鳞状细胞癌等实体瘤治疗方面取得了显著的疗效。

（2）抗细胞因子的单抗：TNF-α 是重要的炎症介质。抗 TNF-α 单抗可特异性阻断 TNF-α 与其受体的结合，减轻炎症反应，已成功用于治疗类风湿关节炎等慢性炎症性疾病。

（3）抗体靶向治疗：以肿瘤特异性单抗为载体，将放射性核素、化疗剂以及毒素等细胞毒性物质靶向携带至肿瘤病灶局部，可特异地杀伤肿瘤细胞，而对正常细胞损伤较轻。

## （三）细胞因子

**1. 细胞因子治疗**　重组细胞因子已用于肿瘤、感染、造血障碍等疾病的治疗。例如 IFN-α 对毛细胞白血病的疗效显著；G-CSF 和 GM-CSF 用于治疗各种粒细胞低下等。

**2. 细胞因子及其受体的拮抗疗法**　通过抑制细胞因子的产生、阻止细胞因子与相应受体结合或阻断结合后的信号转导，拮抗细胞因子发挥生物学效应。例如重组 I 型可溶型 TNF 受体（rsTNFR I）可减轻类风湿关节炎的炎症损伤，也可缓解感染性休克。

# 二、细胞治疗

细胞治疗指给机体输入细胞制剂，以激活或增强机体的特异性免疫应答，例如使用细胞疫苗、干细胞移植、过继免疫细胞治疗等。

## （一）细胞疫苗

**1. 肿瘤细胞疫苗**　灭活疫苗是用自体或同种肿瘤细胞经射线、抗代谢药物等理化方法处理，抑制其生长能力，保留其免疫原性。异构疫苗则将肿瘤细胞用过碘乙酸盐或神经氨酸酶处理，以增强瘤细胞的免疫原性。

**2. 基因修饰的疫苗**　将肿瘤细胞用基因修饰方法改变其遗传性状，降低致瘤性，增强免疫原性。例如，将编码 HLA 分子、共刺激分子（如 CD80/CD86）、细胞因子（如 IL-2、IFN-γ、GM-CSF）的基因转染肿瘤细胞，注入体内的疫苗将表达这些免疫分子，从而增强抗瘤效应。

**3. 树突状细胞疫苗**　使用肿瘤提取物抗原或肿瘤抗原多肽等体外刺激树突状细胞，或用携带肿瘤相关抗原基因的病毒载体转染树突状细胞，再回输给患者，可有效激活特异性抗肿瘤的免疫应答，目前临床已经批准使用的是荷载有前列腺抗原 PSA 的自体树突状细胞疫苗。大部分基于树突状细胞疫苗的治疗处于临床前试验阶段。

## （二）过继免疫细胞治疗

自体淋巴细胞经体外激活、增殖后回输患者，直接杀伤肿瘤或激发机体抗肿瘤免疫效应，称为过继免疫细胞治疗，是基于适应性免疫应答理论的被动免疫疗法，近年来发展迅猛，以 TIL、CAR-T、TCR-T 以及 BiTE 为代表，已在临床试验中显现出良好效应，其中针对白血病抗原 CD19 分子的 CAR-T 治疗已经被批准应用于临床（图 26-1）。

**1. 肿瘤浸润淋巴细胞（tumor-infiltrating lymphocyte，TIL）治疗**　指分离患者肿瘤组织中的淋巴细胞，经体外不同细胞因子刺激，以培养扩增大量抗肿瘤活性 T 细胞，再回输给患者治疗肿瘤。

**2. TCR-T（T cell receptor-engineered T，TCR-T）**　是指通过基因工程技术，用已识别特定肿瘤抗原的 TCR 修饰 T 细胞，可使 T 细胞拥有预设抗原特异性，赋予 T 细胞识别并杀伤肿瘤细胞的能力。但是，由于功能性 TCR-T 过继转输体内后可能会通过各种胸腺耐受机制被清除或失能，现有的一个策略是鉴定出功能性 T 细胞克隆，进而克隆其异二聚体 TCR，将其表达于异种来源 T

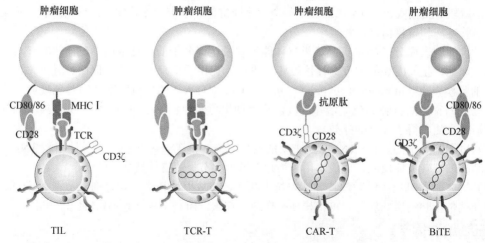

图 26-1　不同类型的过继免疫细胞转输治疗肿瘤

细胞表面，使之既可识别自身 TCR 又可识别外源转入 TCR。

**3. 嵌合抗原受体 T 细胞（chimeric antigen receptor T cell，CAR-T）**　是直接将可以识别肿瘤抗原的抗体片段基因与 T 细胞活化所需信号分子胞内段（包括 CD3ζ 链、CD28 和 4-1BB 等共刺激分子）基因结合，构建成嵌合抗原受体（CAR），通过基因转导的方式导入 T 细胞，赋予 CAR-T 识别肿瘤抗原并迅速活化杀伤肿瘤细胞的能力，同时又规避了 MHC 限制性。目前，CAR-T 主要应用于非实体瘤的治疗。

**4. 双特异性 T 细胞衔接子（bispecific T cell engagers，BiTE）**　是把针对肿瘤抗原的单链抗体与针对 T 细胞表面分子（一般选择 CD3）的 ScFv 串联起来，表达成具有双特异性的抗体组分，拉近了 T 细胞与肿瘤细胞之间的距离，有效激活了 T 细胞，使其对肿瘤细胞产生直接杀伤。

二维码 26-2　知识聚焦一

**（三）小结**

　　免疫治疗是通过调整机体的免疫功能，达到治疗目的所采取的措施，它包括免疫分子和免疫细胞治疗，以及使用生物应答调节剂和免疫抑制剂。

**知识拓展 26-1**

　1. 肿瘤单克隆抗体药物常用的免疫检查点的靶点是哪几个？

　2. 简述过继转输免疫细胞 TIL、CAR-T、TCR-T 和 BiTE 的异同。

**问题导航二：**

1. 单抗药物的分类有哪些？

2. 为什么要进行单抗药物的浓度监测？

3. 单抗药物的代谢途径有哪些？

# 第二节　抗体药物的临床应用监测

　　我国恶性肿瘤发病率、死亡率呈逐年上升的态势，给医药研发带来了更迫切的需求，也给医药市场带来了更广阔的空间。现阶段，抗体药物在临床抗肿瘤治疗上已经占据一席之地，成为人们攻克肿瘤治疗难题的新希望。

　　目前我国已成为抗体药物在研数量最多的国家，国内抗体药物研究的热门靶点主要包括 PD-1/PD-L1、TNF-α、VEGF、HER-2、CD20 和 EGFR 等，均已有多家企业的产品上市或处于上市审批中，国内单抗产品即将进入收获期。

　　1986 年美国 FDA 批准了第一个治疗用的抗 CD3 鼠单抗进入市场，但鼠源性的抗体不仅不能很好地激活人体的效应系统，而且会促使人体产生人抗鼠抗体，影响治疗。随着分子生物学技术的发展，实现了对抗体的人源化改造，使得治疗性单抗的制备及应用进入了新的阶段。当前，美国 FDA 已批准了多个治疗性抗体，用于治疗肿瘤、自身免疫病、感染性疾病、心血管疾病和抗移植排斥等（表 26-1）。

表 26-1　美国 FDA 已批准生产和临床使用的单克隆抗体（截止至 2017 年 11 月）

| 治疗性抗体名称（括号内为商品名） | 适应证 |
| --- | --- |
| **肿瘤** | |
| 抗 CD20（Rituxan，Zevalin，Bexxar，Arzerra） | 非霍奇金淋巴瘤 |
| 抗 HER2/CD340（Herceptin） | 转移性乳腺癌 |
| 抗 CD33（Mylotarg） | 急性髓样细胞白血病 |
| 抗 CD52（Campath） | B 细胞白血病、T 细胞白血病和 T 细胞淋巴瘤 |
| 抗 EGFR（Erbitux，Vectibix） | 转移性结肠直肠癌和头颈部肿瘤 |
| 抗 RANKL（Prolia/Xgeva） | 预防已经转移并损害骨质的肿瘤患者的骨骼相关事件 |
| 抗 PD-1（Keytruda/Opdivo） | 黑色素瘤、非小细胞肺癌、头颈鳞状细胞等 |
| 抗 PD-L1（Tecentriq） | 膀胱癌、非小细胞肺癌 |
| 抗 CTLA-4（Yervoy） | 晚期黑色素瘤 |
| **急性移植排斥反应** | |
| 抗 CD3（Orthoclone OKT3） | 肾移植后急性排斥反应 |
| 抗 CD25（Zanapax，Simulect） | 肾移植后急性排斥反应 |
| **自身免疫病和过敏性疾病** | |
| 抗 TNF-α（Remicade，Humira，Simponi） | 克罗恩（Crohn）病，类风湿关节炎、银屑病性关节炎、溃疡性结肠炎、强直性脊柱炎 |
| 抗 IgE（Xolair） | 持续性哮喘 |
| 抗 CD11a（Raptiva） | 斑状银屑病 |
| 抗 a4 整合素（Tysabri） | 多发性硬化 |
| 抗 VEGF（Lucentis） | 年龄相关性黄斑病变 |
| 抗 CD45RO+（Amevive） | 银屑病及其他自身免疫紊乱疾病 |
| 抗 TNF（Cimzia） | 类风湿关节炎 |
| 抗 IL-ip（Haris） | 自身炎症性疾病 |
| 抗 IL-12/IL-23（Stelara） | 中度至严重的斑块性银屑病的成年患者 |
| 人源型抗 C5（Soliris） | 阵发性睡眠性血红蛋白尿症 |
| **其他** | |
| 抗 gp IIb/IIIa（ReoPro） | 预防冠状动脉血管成形术中发生血栓 |
| 抗呼吸道合胞病毒（Synagis） | 预防儿童在高危期呼吸道合胞病毒感染 |
| 抗 IgG I（OncoScint） | 检测结直肠腺癌和卵巢上皮细胞癌，诊断乳腺癌、肺小细胞癌、胰腺癌、胃癌和食管癌 |
| 抗 PSMA（ProstaScint） | 评估疑有复发的前列腺患者、用于患者的分期 |
| 抗 CEA（CEA-Scan） | 检测原发性、结直肠癌转移，乳腺癌淋巴转移 |
| 抗肌凝蛋白（Myoscint） | 心肌梗死引起的胸痛定位、心肌梗死和心肌炎的造影 |
| 抗 SCLC 抗体片段-NR-LU-10-Fab（Verluma） | 诊断常规方法检查经常无效的小细胞肺癌 |

单抗药物主要分为抗细胞表面分子的单抗、抗细胞因子的单抗、靶向药物单抗。按照分子构成抗体药物可分 4 类：①抗体，或称裸抗体。根据其人源化的程度，又可分为嵌合抗体、人源化抗体、完全人抗体。②抗体片段，包括 Fab′、scFv、双链抗体（diabody）、三链抗体（triabody）、微型抗体（minibody）等。③抗体偶联物，或称免疫偶联物，由抗体或抗体片段与"弹头"药物连接而成。可用作"弹头"的物质有放射性核素、化疗药物与毒素。这些"弹头"物质与抗体连接，分别构成放射免疫偶联物、化学免疫偶联物与免疫毒素。④抗体融合蛋白，由抗体片段和活性蛋白两个部分构成。

# 一、单抗药物的浓度监测

随着单抗药物的深入研发和临床使用，临床问题也逐渐显现，不同个体对于单抗药物的响应程度有显著差异，初始治疗反应的比率在 40%～90%，同样也有一部分初始治疗有反应的患者在治疗过程中出现响应丢失的情况，导致疾病进展。目前对于初始治疗无响应具体机制仍然了解不够，影响因素也较多，比如表观遗传、病理机制、免疫原性等。治疗响应的个体差异及响应丢失被认为与血清中单抗药物浓度以及药物使用后免疫原性等因素相关，因此，基于治疗药物监测（TDM）进行剂量优化可为单抗药物精准治疗提供有效的手段。

## （一）单抗药物的药动学特征

单抗药物属于生物制品，体内药动学行为与小分子药物相差很大。

**1. 吸收**　单抗药物属于蛋白质类，在胃肠道中不稳定，一般采用静脉给药或是皮下注射给药。皮下注射的药物主要经淋巴循环吸收，吸收速率较慢，血药浓度达峰时间一般在 1～8 天，生物利用度一般为 50%～100%。

**2. 分布**　单抗药物分子量大并且极性高，目前认为主要是通过细胞旁路转运或是跨细胞转运到组织。细胞旁路转运是依赖血管内皮细胞间隙向组织液转运。跨细胞转运则是依赖细胞内吞作用释放单抗药物进入组织液中，主要包括血管上皮细胞的吞噬、Fc 受体介导的内吞、抗原介导的细胞内吞。大多数单抗药物的表观分布容积较小，约与血容积相当，可见大多数单抗药物主要存在于血液中。

**3. 清除**　单抗药物分子量较大，主要是通过蛋白酶分解代谢。消除机制主要包括抗原介导的细胞内吞、网状内皮系统的吞噬作用、Fc 受体介导的清除和 FcRn 受体介导的保护、抗药抗体介导的清除等。抗体药物与靶标抗原结合后，以复合物的形式通过巨噬细胞吞噬并被溶酶体降解，因此靶标抗原的量会影响单抗药物的消除过程。随着抗体药物的增加，未被结合的靶标抗原逐渐减少，药物的清除率下降，可能表现出非线性药动学特征。

单抗药物进入体内后作为抗原可以刺激机体产生针对药物的抗体，称之为抗药抗体（anti-drug antibody，ADA），ADA 可以与药物结合并增加药物清除。ADA 一般出现在给药后期，是导致 PK 曲线末端弯曲的重要因素。

单抗的 Fc 段与细胞表面的 Fc 受体结合，导致单抗被内吞到细胞而降解。相对于单抗药物的清除途径，新生儿 Fc 受体（FcRn）则可以保护抗体药物免于被清除。单抗药物进入细胞后，一部分在溶酶体中被降解，还有一部分通过 Fc 段结合 FcRn，避开降解途径重新进入循环，这也正是单抗药物具有较长半衰期的原因。

## （二）单抗药物的免疫原性

单抗药物的免疫原性会对药物的有效性和安全性产生不同程度的影响，除了对药动学的影响，ADA 中有一类可以直接与抗体药物和靶标特异性的结合部位相结合，导致药效降低，称之为中和性抗体（neutralizing antibody，Nab），Nab 除了会增加药物清除，对药效丢失也具有重要的影响。

## （三）单抗药物血药浓度与疗效相关性

治疗药物监测是建立在药物浓度与疗效及安全性相关的基础上，进而基于血清浓度调整患者的剂量从而获得最大的疗效和最小的不良反应。一般来说，单抗药物具有较大的药动学个体差异、直接的药效学测量方式有限、剂量调整灵活的特点，具备了进行 TDM 的前提条件；并且由于单抗药物的昂贵性，避免过高的剂量可以有效降低治疗费用。但由于单抗药物具有免疫原性的特点，与小分子药物治疗药物监测又有所区别，也是药物治疗监测进行疗效和安全性评估需要考虑的因素。

### （四）单克隆抗体药物进行治疗药物监测检测方法

对单克隆抗体药物进行治疗药物监测，通过测定患者体内的药物暴露、药理标志物或药效指标，实施个体化药物治疗。

单克隆抗体的传统生物分析方法包括：液相放射免疫测定、固相酶联免疫吸附测定、报告基因测定、酶免疫测定、均相迁移测定等，以 ELISA 最为常用，该方法简单快速、可用于高通量分析，但其存在定量范围较窄（约 2 个数量级）、方法开发时间长、存在交叉免疫、非特异性结合、专属性差、仅可测定抗体的游离形式等缺点，限制了其应用。

近年来，串联质谱分析 LC-MS/MS 法在大分子药物领域的应用引起了广泛的关注，与传统 ELISA 相比，其定量范围更宽（3~5 个数量级）、选择性高、方法开发时间短、结果更可靠。然而，LC-MS/MS 作为小分子药物定量的"金标准"，在单克隆抗体的检测中存在难点，如单克隆抗体分子质量为 10~15kDa，内源性干扰蛋白含量达 60~80g/L，因而其样品前处理更为复杂，目前仍难以确定建立 LC-MS/MS 的最佳策略。

LC-MS/MS 定量分析单克隆抗体主要有两种途径：①"自下而上"（bottom-top approach）分析，即把单克隆抗体酶解成更小的肽，然后选取一个或多个特征肽进行 LC-MS/MS 分析；②"自上而下"（top-down approach）分析，即直接用 LC-MS/MS 分析完整的单克隆抗体，但此方法受分析物大小限制，常适用于分子质量小于 10~15kDa 的单克隆抗体。"自下而上"地分析检测单克隆抗体某一肽段而非整个蛋白质，所以检测灵敏度高、选择性好、应用广泛。"自上而下"地分析可减少样品制备步骤，提高分析通量。然而，由于全扫描光谱中蛋白质电荷包膜、加合物形成和色谱分离的复杂性，使其难以获得足够的灵敏度。因此，该方法的生物分析应用较少。

LC-MS/MS 在单克隆抗体分析研究中越来越受关注，与传统方法比较，其选择性好、重现性佳、方法稳健、结果准确可靠，是 ELISA 等方法强有力的补充。然而，由于单克隆抗体的固有特征，LC-MS/MS 定量测定单克隆抗体面临诸多挑战，其样品处理操作相对烦琐。相信随着 LC-MS/MS 技术的发展，可以实现部分操作的自动化，仪器性能也会有更好的提高，从而将 LC-MS/MS 技术广泛用于单克隆抗体的治疗药物监测，更好地发挥抗体药物的治疗作用。

### （五）小结

追求患者的最佳治疗方案是临床治疗决策过程中永恒的话题，随着抗体药物研发和临床使用的越来越广泛，基于治疗药物监测的方式指导单克隆抗体药物给药方案的调整，将有助于该类药物实现个体化给药。由于该类药物与小分子药物相比有很多特点，因此在开展药物浓度监测时除需要考虑本身药物浓度，还要考虑由于免疫原性带来的一些影响疗效和安全性的问题，需要更多的临床研究的探索。随着基于模型的药物研发方式的广泛应用，除了剂量疗效的简单关系，药物暴露、靶标、分子标志物、疗效预测指标等多个层面在药物开发阶段被研究得越来越透彻，在药物暴露水平以外，采用多因素的决策模型辅助药物治疗也是实现精准治疗的方式之一。

## 二、单抗药物不良反应监测

抗肿瘤单克隆抗体药物在肿瘤化疗中的作用日益重要。尽管单克隆抗体药物与细胞毒性药物相比对正常细胞的毒副作用减少，但其不良反应亦日渐受到关注。

单抗药物的不良反应包括：①消化系统不良反应，包括胃肠道不良反应和肝毒性。抗肿瘤单克隆抗体药物的常见不良反应包括恶心、呕吐、食欲减退及腹泻等。胃肠道穿孔是少见却对患者生命有潜在威胁的不良反应，其典型症状包括腹痛、恶心、呕吐、便秘、发热等。②心血管不良反应，包括心脏毒性、高血压和血栓栓塞。③皮肤不良反应，最常见的包括痤疮样皮疹、皮肤瘙痒、手足综合征、脱发和色素沉着等。④神经系统不良反应，进行性多灶性白质脑病和可逆性后脑白质病综合征。

### （一）肝毒性

部分患者在接受抗肿瘤单克隆抗体治疗后由于免疫力低下而激活乙型肝炎病毒与丙型肝炎病毒复制导致活动性肝炎发生。国外曾有报道接受利妥昔单抗联合化疗后出现爆发性乙型肝炎的病例。我国肝炎发病率较高，因此在使用利妥昔单抗治疗前建议进行 HBV 表面抗原及核心抗体的检测，并在治疗期间密切监测病毒载量。

### （二）血栓栓塞

血栓栓塞是较为少见但十分严重的不良反应，包括心肌梗死、缺血性肠坏死、休克、短暂性脑缺血发作、心绞痛和静脉血栓（包括深静脉血栓、肺栓塞和门静脉血栓）。贝伐单抗相关的血栓性事件多发生在胃癌（达 28%）。用药期间需监测凝血功能。

抗肿瘤单克隆抗体类药物的疗效显著，已在临床得到广泛应用，但是抗肿瘤单克隆抗体具有

二维码 26-3　知识聚焦二

与传统化疗药物不同的不良反应谱。目前，这些不良反应的发生机制尚不完全明确，在不良反应的诊断及治疗等方面的经验也并不充分，有待于药物作用机制的进一步阐明以及临床应用经验的继续积累。我们应当充分重视靶向抗肿瘤药的不良反应的多样性和严重性，注意用药细节，使这类药物更好地发挥作用，为患者带来更多的临床获益。

### 知识拓展 26-2

1. 目前临床上常用于监测单克隆抗体药物的方法是什么？存在什么困难？

2. 利用利妥昔单抗联合化疗为什么可能引起肝炎的暴发？临床上乙型肝炎和丙型肝炎的常见检测方法有哪些？

---- 问题导航三 ----------------------------------------------------------------

1. 免疫卡控点是什么？目前临床上主要的抗免疫卡控点的单抗有哪些？

2. CAR-T 细胞治疗技术的原理是什么？CAR-T 治疗的安全性问题有哪些？

3. TCR-T 细胞治疗原理是什么？

---------------------------------------------------------------------------------

# 第三节　免疫靶向治疗与精准医疗

恶性肿瘤已成为危害全球居民健康的重要原因。目前恶性肿瘤治疗方法主要有手术、化疗、放疗等。手术和放疗可以解决早期肿瘤患者或者晚期患者的局部症状等；而化疗经过几十年的发展也取得了很好的疗效，与手术和（或）放疗的配合大大提高了对于疾病的控制率。但是化疗除了面临肿瘤耐药外，还存在严重的不良反应，如脱发、恶心、呕吐、骨髓抑制等。伴随着临床和科研人员对肿瘤细胞水平及分子水平的深入研究，肿瘤基因组学、蛋白质组学、表观遗传学、肿瘤免疫学及其他生物技术在医学领域的飞速发展，肿瘤的治疗方式也在逐步地增加和完善。

近年来靶向治疗和免疫治疗的出现促使肿瘤治疗迈入一个全新的时代。靶向治疗是指针对特定的靶标进行精准治疗而不影响机体正常组织的治疗方式。它主要分为两个层次：分子靶向治疗和细胞靶向治疗。

分子靶向治疗是指针对肿瘤细胞里导致细胞瘤变和肿瘤进展环节中的某个蛋白质分子、核苷酸片段，或者基因产物来设计相应的治疗药物，药物进入体内会特异地选择与相应分子结合产生抗肿瘤效应，使肿瘤细胞特异性死亡，而不会影响正常细胞或是影响很小。另外，用抗体阻断免

疫卡控点分子与配体/受体结合抑制其信号途径，使肿瘤组织微环境重新获得抗肿瘤的免疫力。抗免疫卡控点如 CTLA-4、PD-1 及 PD-L1 的单抗在多种类型肿瘤治疗中显示出了卓著疗效。

细胞靶向治疗主要是指免疫细胞靶向治疗，将患者免疫细胞分离，在体外进行分选、扩增、活化后回输至患者体内，免疫细胞选择性地与肿瘤细胞特异性结合导致肿瘤细胞凋亡从而产生抗肿瘤效应。目前临床常用的方法有嵌合抗原受体 T 细胞（chimeric antigen receptor T-cell，CAR-T）疗法和 TCR-T 治疗。

# 一、分子靶向治疗单克隆抗体

科学家们尝试利用人免疫系统产生人源性单抗来制备特异性强的人源抗体药物，从而治疗肿瘤、感染性疾病及自身免疫病等。利用单克隆抗体靶向病变组织或细胞表面抗原，已成为理想的治疗方法。近年来单抗治疗药物迅速发展，一些已经被应用于临床。

## （一）利妥昔单抗

利妥昔单抗（美罗华）是一种针对 CD20 抗原的人鼠嵌合型单克隆抗体，是第一个被 FDA 批准用于临床治疗的单抗。进入人体后可与 CD20 特异性结合导致 B 细胞溶解，从而抑制 B 细胞增殖，诱导成熟 B 细胞凋亡，但不影响原始 B 细胞。

## （二）曲妥珠单抗

曲妥珠单抗为一种针对 HER-2/neu 的重组人源化 IgG 单克隆抗体，能特异性识别 Her-2 调控的细胞表面蛋白 HER-2，使其通过内吞噬作用离开胞膜进入核体内，抑制其介导的信号传导，从而起到治疗肿瘤的作用。

## （三）阿伦珠单抗

阿伦珠单抗是人源化、非结合型单抗，作用靶点为正常与异常 B 细胞的 CD52 抗原，它与带 CD52 的靶细胞结合后，通过宿主效应子的补体依赖的细胞毒性（CDC）、抗体依赖性细胞毒性（ADCC）和细胞凋亡等机制导致细胞死亡。阿伦珠单抗作为一种作用机制独特的单克隆抗体，对源于 B 细胞和 T 细胞的各种恶性肿瘤具有很好的治疗作用。

## （四）西妥昔单抗

西妥昔单抗为 IgG1 单克隆抗体，是表皮生长因子受体拮抗剂，可与表达于正常细胞和多种肿瘤细胞表面的表皮生长因子受体（EGFR）特异性结合，并竞争性阻断 EGF 和其他配体，如 α-转化生长因子（TGF-α）的结合。

## （五）贝伐单抗

贝伐单抗是抗 VEGF 的人源化单抗，主要通过中和 VEGF 来阻断其与内皮细胞上的受体结合，使得肿瘤细胞不能得到养分和氧，起到治疗肿瘤的作用。

单抗药物治疗是利用其靶向性，来干预肿瘤发生发展过程中的各个信号通路，或是激活宿主对肿瘤的免疫等。但是，单抗药物最突出的问题是如何降低单抗的免疫原性，单抗的异源性所引起的抗体反应，不但降低了单抗的效价，而且会给患者带来严重的后果。因此，对异源性单抗进行改造以及人源性单抗的研制成为单抗研究的重要方向。

# 二、免疫卡控点单克隆抗体

T 细胞是抗肿瘤免疫的核心执行者，其活化不仅需要抗原提呈细胞（APC）提供的第一信号的刺激，还需协同刺激分子提供的第二信号的刺激。但是协同刺激分子也可提供抑制免疫的共抑制信号，这些免疫抑制信号即是免疫卡控点（immune checkpoints）。

免疫卡控点是一组介导免疫调节的重要分子，是免疫系统固有的维持自身免疫耐受和机体免疫稳态、避免机体组织损伤和适度调节外周免疫应答的众多抑制性分子，是机体免疫系统在长期进化过程中逐步建立的调节机制，是机体共刺激或抑制信号转换的开关，能控制 T 细胞应答的幅度和持续时间，在免疫应答的适时中止中发挥极为重要的作用。

免疫卡控点的重要成员可异常表达于诸多人类肿瘤组织及肿瘤浸润的免疫细胞中，参与肿瘤免疫逃逸，是肿瘤微环境的重要组成部分，并与患者的临床病理参数及预后密切相关。它们一方面可以负性调控 T 细胞介导的抗肿瘤应答，另一方面还可以调节肿瘤细胞自身的生物学行为，共同参与肿瘤的发生与发展，见图 26-2。

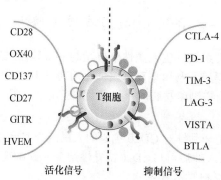

图 26-2　T 细胞上的活化与抑制信号

OX40：又称 CD134；GITR：糖皮质激素诱导的肿瘤坏死因子受体；HVEM：疱疹病毒进入中介体；CTLA-4：细胞毒 T 细胞相关抗原 4；PD-1：程序性死亡受体 1；TIM-3：T 细胞免疫球蛋白黏蛋白 3；LAG-3：淋巴细胞活化；VISTA：T 细胞活化的免疫球蛋白抑制 V 形结构域；BTLA：B 和 T 细胞衰减器

免疫卡控点分子需要与配体/受体结合后才能活化，所以可以用抗体阻断调控其信号途径，使肿瘤组织微环境重新获得抗肿瘤的免疫力。鉴于此，抗免疫卡控点如 CTLA-4、PD-1 及 PD-L1 的单抗在多种类型肿瘤治疗中显示出了卓著疗效。另外，它们的联合阻断显示出了更强的抗肿瘤效应，极大地推动了肿瘤免疫治疗，并成为最有发展前景、最具治疗价值的肿瘤免疫治疗策略，甚至可能会改变某些肿瘤的治疗模式。下面就目前常见的几种免疫卡控点单克隆抗体的临床研究及应用进行概述（表 26-2）。

表 26-2　免疫卡控点单抗临床研究的现状

| 类型 | 药物 | 是否获批上市 | 被批准的适应证 |
| --- | --- | --- | --- |
| CTLA-4 单抗 | 伊匹单抗（Ipilimumab） | 已获批上市 | 黑色素瘤/非小细胞肺癌 |
| | 替西利姆单抗（Tremelimumab） | 已获批上市 | 恶性间皮瘤 |
| PD-1 单抗 | 纳武单抗（Nivolumab） | 已获批上市 | 黑色素瘤/肺鳞癌 |
| | 派姆单抗（Pembrolizumab） | 已获批上市 | 黑色素瘤 |
| PD-L1 单抗 | 阿特珠（Atezolizumab） | 已获批上市 | 尿路上皮癌/非小细胞肺癌 |
| | 度伐单抗（Durvalumab） | 已获批上市 | 尿路上皮膀胱癌 |

## （一）CTLA-4 抗体

细胞毒 T 细胞相关抗原 4（cytotoxic T lymphocyte-associated antigen-4，CTLA-4）又名 CD152，是一种白细胞分化抗原，是 T 细胞上的一种跨膜受体，主要表达于活化的 T 细胞表面，与 T 细胞表面的协同刺激分子受体（CD28）具有高度的同源性，共同享有 B7 分子配体。但与 CD28 的功能相反，CTLA-4 与 B7 分子结合后抑制 T 细胞活化，诱导 T 细胞无反应性，参与免疫反应的负调节。

CTLA-4 抗体的抗肿瘤作用机制主要包括以下两种：①调节肿瘤特异性免疫效应细胞如 CD8$^+$细胞，促进其克隆扩增；②去除肿瘤诱导的免疫抑制性 T 细胞（Treg），解除对肿瘤相关免疫反应的抑制。

目前已有两种靶向 CTLA-4 的抗体 Ipilimumab 和 Tremelimumab 被美国 FDA 批准上市，用于治疗黑色素瘤、肾癌、肺癌、恶性间皮瘤等。临床研究显示，这两种抗体无论是单用还是联合 IL-2、gp100 疫苗或化疗、放疗、分子靶向药物治疗均安全有效，见图 26-3。

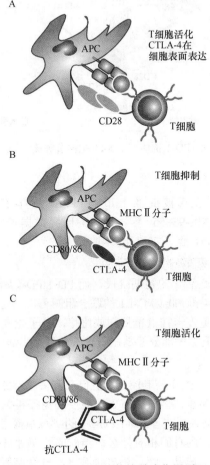

图 26-3 CTLA-4 抗体抗肿瘤作用原理

## （二）PD-1 抗体

程序性死亡受体 1（programmed death-1，PD-1）是 T 细胞上的一种抑制性受体，最初是在凋亡的 T 细胞杂交瘤中利用削减杂交技术得到的。PD-1 与 CTLA-4 同属于免疫抑制性受体。PD-1 主要表达在活化的 T 细胞和 B 细胞表面，是激活型 T 细胞的一种表面受体，PD-1 有两个配体，分别是 PD-L1（B7-H1）和 PD-L2（B7-DC）。

PD-1 与 PD-L1 结合后可产生多种生物学效应：①能促进上皮细胞间质化而促进肿瘤发生；②通过与 CD28-B7 途径的拮抗作用阻碍 T 细胞的增殖，最终使 T 细胞功能衰竭至凋亡，能够抑制 CD4$^+$T 细胞向 Th1 和 Th17 细胞分化、抑制炎性细胞因子的释放，这些都是免疫负调控的作用；③通过抑制 TIL 细胞活化、影响 Th 细胞分化、抑制效应细胞因子的产生、促进抑制性细胞因子的分泌、增加 TIL 细胞凋亡等方式抑制 TIL 细胞的功能，从而导致肿瘤免疫逃逸的发生；④可促进 Treg 的分化及功能。

PD-1 抗体和 PD-L1 抗体通过阻断 PD-1 与 PD-L1 的结合，恢复 T 细胞活性，从而发挥抗肿瘤作用。需要注意的是，PD-1 与 CTLA-4 虽然都是免疫抑制性受体，但 CTLA-4 主要在淋巴结内抗原提呈细胞诱导 T 细胞活化阶段发挥作用，而 PD-1 是在肿瘤部位 T 细胞的效应阶段发挥作用，因此 PD-1/PD-L1 抗体的抗肿瘤活性可能优于 CTLA-4 抗体，且毒副作用更小，见图 26-4。

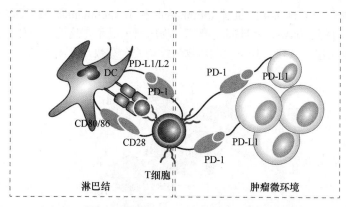

图 26-4 PD-1 抗体和 PD-L1 抗体抗肿瘤作用的原理

### （三）PD-L1 抗体

现已研发并进入临床试验或被批准上市的 PD-L1 抗体有 Atezolizumab（MPDL3280A）、Durvalumab（MEDI4736）和 BMS-936559 等。目前的研究数据表明，与 PD-1 抗体相比，PD-L1 抗体的严重不良反应发生率略高，但药物致死率略低。

### （四）免疫卡控点抗体药物的联合应用

由于 CTLA-4 作用于 T 细胞活化的初期阶段，而 PD-1/PD-L1 作用于组织和肿瘤内的 T 细胞活化的后期阶段，因此 CTLA-4 和 PD-1/PD-L1 的联合阻断可以显示出更强的抗肿瘤效应，在临床研究中也得到了证实。另外，免疫卡控点单抗与放化疗，分子靶向治疗及肿瘤疫苗的联合应用的临床研究也在不断地开展中，但是大部分都是在研状态，目前尚缺乏大样本的Ⅲ期临床研究数据。

### （五）总结和展望

靶向 CTLA-4 和 PD-1/PD-L1 的免疫卡控点单抗已在许多类型的恶性肿瘤治疗中显示了令人鼓舞的疗效。但是仍有许多问题存在，例如如何更好地控制免疫相关不良反应、如何制订更好的联合治疗策略等。未来有望从 CTLA-4 或者 PD-1/PD-L1 的实践中探索出更新的免疫卡控点药物。另外，肿瘤的免疫治疗起效慢，作用时间相对持久，当前的疗效评价体系是否适用于免疫治疗领域及免疫卡控点单抗在单药治疗、辅助治疗、新辅助治疗及与化疗药物、放疗、分子靶向药物联合治疗的疗效与优化仍然需要更多的临床研究提供依据。

## 三、CAR-T 细胞治疗技术

CAR-T 细胞的全称是 chimeric antigen receptor T cell，即嵌合抗原受体 T 细胞，其治疗技术是指将 T 细胞在体外进行设计、改造和扩增，令其识别肿瘤细胞表面的抗原，回输入体内后进行扩增并杀伤具有相应特异性抗原的肿瘤细胞。CAR 是一种蛋白质受体，可使 T 细胞识别肿瘤细胞表面的特定抗原，表达 CAR 的 T 细胞通过识别并结合肿瘤抗原，进而攻击肿瘤细胞。与一般的抗原提呈依赖于主要组织相容性抗原（MHC）Ⅰ 类或Ⅱ类分子不同，CAR-T 细胞则可不依赖于 MHC 分子识别抗原，归因于 CAR-T 细胞胞外的识别特异性抗原的抗体单链可变区（scFv）CAR 的设计逐年改进，目的在于提高特异靶向性及改善安全性。以下将针对 CAR-T 细胞的原理、近年来在设计领域的变化趋势及临床应用评价等进行详细介绍。

CAR-T 细胞的设计原理可以概括为，将识别肿瘤相关抗原（tumor associated antigen，TAA）的单链抗体（scFv）、跨膜的共刺激结构域（如 CD28 和 CD4-1BB）和 T 细胞活化基序（如 CD3 复合物（ζ链）胞内结构域）构成一体，通过基因转导方法转染 T 细胞，经基因修饰的 T 细胞通过单链抗体增强与肿瘤细胞结合的能力，同时通过共刺激信号和活化基序的表达激活 T 细胞的增殖和细胞毒活性。即将抗体对肿瘤抗原的高亲和性和 T 细胞的杀伤机制结合，使其能特异性地识别和杀伤肿瘤细胞，提高表达特定肿瘤抗原患者的临床疗效。

第一代 CAR 的设计包括肿瘤相关抗原结合区（scFv）、胞外铰链、跨膜区和作为胞内信号区的 ζ 链。第一代 CAR 只能引起短暂的 T 细胞增殖和较低的细胞因子分泌，却不能提供持续的 T 细胞扩增信号和长久的体内抗肿瘤效应。因为共刺激信号的缺乏，CAR-T 细胞进入患者体内活性持续时间短，甚至其尚未接触到肿瘤细胞就已发生凋亡。第二代 CAR 改进了第一代 CAR 的缺陷，将 T 细胞完全活化和生存必需的第二信号分子（CD28、CD134 或 CD137 分子）组装进 T 细胞。这种设计能够增加 CAR-T 细胞对肿瘤细胞的免疫记忆效应及杀伤活性。随后发展的第三代 CAR 不仅包括第一信号和第二信号，还包括了额外的共刺激信号，将 CD28、CD134 及 CD137 分子同时组装进 CAR-T 细胞。第四代 CAR 在此基础上将 CAR-T 细胞导入细胞因子的表达，当 CAR-T 细胞受体识别目标肿瘤活化后，在肿瘤部位表达特定细胞因子，达到募集各类免疫细胞杀伤肿瘤的目的（图 26-5）。

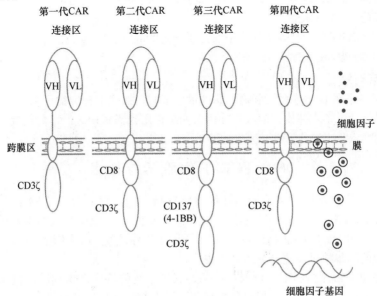

图 26-5　CAR-T 技术的演变

## （一）CD19 特异性 CAR-T 细胞治疗技术

在大多数 B 系淋巴瘤和白血病中都可检测到抗原 CD19 的表达。20 世纪 90 年代中期，人们认为 CD19 对 B 细胞的分化、功能有重要意义，在 B 细胞恶性肿瘤中有着较高的表达频率和表达水平，也因为其在正常组织中很少表达。因此，CD19 被认为是治疗 B 细胞恶性肿瘤的靶点，给予 CD19 特异性 CAR-T 细胞治疗便是基于此原理。

CD19 特异性的 CAR-T 细胞免疫治疗在儿童和成人复发性 B 细胞急性淋巴细胞白血病（B cell acute lymphoblastic leukemia，B-ALL）、慢性淋巴细胞白血病（chronic lymphocytic leukemia，CLL）及 B 细胞非霍奇金淋巴瘤（B cell non-Hodgkin lymphoma，B-NHL）中都有不错的疗效。

## （二）EGFRv Ⅲ 特异性 CAR-T 细胞治疗技术

表皮生长因子受体（epidermal growth factor receptor，EGFR）在多种上皮来源的肿瘤中因基因扩增而高表达。EGFRv Ⅲ 第 2～7 外显子缺失，使得突变受体无法结合配体。EGFRv Ⅲ 通过减少内化和下调，表现出低水平的组成性信号转导。EGFRv Ⅲ 的紊乱信号通常促进了肿瘤的进展，并且与不良预后相关。EGFRv Ⅲ 的独特之处在于只在肿瘤组织中表达，而在正常组织中不表达，因此被认为是肿瘤治疗的理想靶点。

## （三）CAR-T 细胞治疗的安全性

**1. 脱靶毒性**　CAR-T 细胞的应用中，最令人担心的是其脱靶毒性（On-target，off-tumor），即表达特定抗原的正常组织受损。在 B 细胞恶性肿瘤中，CD19 分子是 CD19 特异性 CAR-T 细胞发挥功效的标记，并且还是 CAR-T 细胞功能持久性的有效标记。为了避免毒性的发生，选择高度肿瘤特异性抗原分子作为靶标及在回输治疗前进行相应的预处理都是十分必要的。

**2. 细胞因子释放综合征**　CAR-T 细胞的另外一个毒副作用是 "细胞因子释放综合征"（cytokine release syndrome，CRS）。大量激活的 T 细胞可以产生细胞因子释放综合征，临床表现为高热、低血压、缺氧、器官衰竭及少见的肺水肿或神经精神症状（如谵妄）。与器官衰竭相关的促炎因子包括 IL-6、TNF-α 和 IFN-γ。有研究表明，C 反应蛋白（CRP）可以作为严重 CRS 的指标，且能指导预后。现在，IL-6 受体拮抗剂（托珠单抗）可用于对严重 CRS 的控制，因其不影响 CAR-T 细胞本身的抗原特异性，故而不会减弱 T 细胞的功效。除了使用细胞因子阻断药物外，一些研究已经在使用类固醇药物治疗 CRS。

虽然 CAR-T 细胞在恶性肿瘤中的应用取得了一定的成绩，但其安全性也不容忽视，至今还没有成熟的 CAR-T 细胞免疫治疗产品上市。

## （四）总结与展望

CAR-T 细胞技术在 B 细胞恶性肿瘤、急性淋巴细胞白血病中都取得了惊人的疗效，其在血液肿瘤中的作用远远超过了实体瘤，但其治疗相关的副作用也需密切关注，如何提高 CAR-T 细胞技术在实体瘤中的疗效是未来研究的热点和难点。

# 四、TCR-T 细胞治疗技术

细胞免疫治疗是如今最值得关注的肿瘤治疗领域之一，随着分子生物学技术的快速发展，T 细胞可通过基因编辑在细胞表面表达识别肿瘤抗原的 T 细胞受体（TCR）或嵌合抗原受体（CAR），以此提高免疫细胞的特异性及反应性。不同于肿瘤浸润性 T 细胞的获取受限与筛选烦琐，基因改造 T 细胞的制备相对简便且更具有普适性。

TCR-T 细胞免疫治疗指利用病毒或者非病毒载体系统将特异性识别肿瘤抗原的 TCR 基因转导至患者外周血来源的 T 细胞中，经过体外培养、大量扩增后回输给患者，从而发挥主要组织相容性复合体（MHC）依赖性抗肿瘤效应的一种治疗技术。目前开展的相关临床试验已经证明了 TCR-T 细胞治疗在恶性黑色素瘤、骨髓瘤等恶性肿瘤治疗中获得显著疗效，具有很大的发展潜力。

## （一）TCR-T 细胞治疗原理

TCR 是 T 细胞表面分子，属于免疫球蛋白超家族，是由两条不同的肽链组成的异二聚体，每条肽链分为胞外区（包括结合抗原的可变区及与之相连的恒定区）、跨膜区和胞质区。TCR 分为 αβ TCR 和 γδ TCR 两类，在外周血中，90%～95% 的 T 细胞表达的 TCR 由 α 和 β 两条链组成。

T 细胞通过基因转移载体将目标 TCR 的 α 链和 β 链基因插入后，可形成具有特定肿瘤抗原特异性的 TCR-T 细胞。与表达在所有 T 细胞上的内源性 TCR 分子相似，外源基因所表达的 TCR 同样能以非共价键形式结合 CD3 分子，形成 TCR-CD3 复合物表达在细胞膜上，并且能进一步识别 MHC-抗原肽复合物，通过细胞内原有的信号传导结构诱发 T 细胞的活化，而后对靶细胞进行特异性杀伤。也就是说 TCR-T 细胞与正常的 T 细胞一样，可通过外源性的 TCR 识别靶抗原，进而激活下游信号通路使 T 细胞活化，发挥其抗肿瘤的免疫反应。

## （二）TCR-T 细胞治疗的技术流程

构建 TCR-T 细胞，首先是将特定的肿瘤抗原高反应性 T 细胞的 TCR 基因克隆出来，随后利用基因转移载体系统将外源性 TCR 基因转导至 T 细胞中进行表达，最后将所得的 TCR-T 细胞进行功能验证，观察其能否靶向识别、杀伤表达对应抗原和人类白细胞抗原（human leukocyte antigen，HLA）分型的肿瘤细胞。

### （三）NY-ESO-1 特异性 TCR-T 细胞治疗技术

为了避免靶抗原的脱靶毒性，特异性较强的癌-睾丸抗原作为免疫治疗靶点受到了关注。癌-睾丸抗原表达于各种类型的肿瘤细胞，却在正常组织中主要局限于睾丸的生殖细胞表达，而睾丸是免疫豁免器官，不表达 HLA 分子，对特异性 TCR 的攻击不易感。NY-ESO-1，即纽约食管鳞状细胞-1，属于癌-睾丸抗原，是最易引起自身免疫反应的蛋白之一。已有的临床研究表明，它是免疫治疗中的一个较为出色的靶点。

以 NY-ESO-1 所谓 TCR 治疗靶点的细胞治疗在黑色素瘤、滑膜肉瘤、血液恶性肿瘤、多发性骨髓瘤中取得了令人鼓舞的效果。

### （四）个体化新抗原介导的特异性 TCR-T 细胞治疗技术

新抗原是由肿瘤细胞突变所形成的独特的特异性肿瘤抗原，在自体浸润性 T 细胞中存在部分新抗原反应性的 T 细胞。将包含这类细胞的浸润性 T 细胞回输给患者，具有抗肿瘤效应，且已经在多例黑色素瘤以及一例胆管上皮细胞癌患者中观察到肿瘤消退。但是分离得到的突变特异性 T 细胞数量很少，扩增培养至治疗量将导致细胞的复制能力消失，进入终末分化状态，限制了其在细胞免疫治疗中的应用，而通过 TCR 基因修饰合适的 T 细胞亚群可避免上述的问题出现。

构建肿瘤新抗原特异性的 TCR-T 细胞的流程：①患者样本经过二代测序后，将其肿瘤细胞和对应的正常细胞的 DNA 序列进行比对，确定突变位点。②通过计算机，预测潜在的新抗原表位，从中筛选出免疫原性和亲和力较高的表位肽。③分离突变抗原特异性的 T 细胞：肿瘤反应性 T 细胞多来源于患者的浸润性 T 细胞，通过自体 APC 负载已合成的编码突变抗原的串联微小基因（tandem minigene，TMG）或多肽，将这些 APC 与 T 细胞共孵育，根据 CD8$^+$ T 细胞上的 4-1BB 和 CD4$^+$ T 细胞上的 OX40 等激活分子的表达鉴定出反应性 T 细胞，而后通过流式细胞术纯化、扩增。另外，还可通过肽-MHC 多聚体法成功捕获少量新抗原特异性 T 细胞，让外周血单个核细胞也成为潜在的新抗原表位肽特异性 TCR 来源。④对 TCR 进行测序，将得到的序列导入基因转移系统中表达。

针对突变抗原的个体化 TCR-T 细胞治疗目前未见临床应用的报道，而越来越多的证据展示了这种靶向新抗原的细胞免疫疗法的有效性。

### （五）总结与展望

近年来免疫治疗的迅速发展，已然成为人类对抗肿瘤新的希望。虽然 CAR-T 疗法在治疗某些白血病方面效果显著，但对于实体瘤却遇到了各种障碍。与 CAR-T 细胞不同，TCR-T 细胞治疗在实体瘤中成功应用，被认为是迄今最有前景的肿瘤免疫细胞治疗方法之一。

同时，这种细胞治疗还需要解决许多基础及临床应用的问题以使其更加成熟。肿瘤免疫治疗的持续发展依赖于合适的免疫靶标，突变抗原是较为理想的特异性抗原，选择如 BRAF 和 KRAS 等的热点突变作为靶点，理论上将在安全的基础上覆盖更多的人群。优化 TCR 的转染系统，提高转染效率，增加 TCR 的亲和力及细胞表达水平等多种途径可进一步改善 T 细胞的性能。

随着高通量测序技术的普及，针对新抗原的高度个体化 TCR-T 细胞免疫治疗在临床上也将一步步成为现实，然而目前 TCR-T 细胞免疫治疗高昂的制备费用和繁复的操作流程也对未来提出了不断改进的要求，即在提高疗效的同时需要兼顾临床应用的便捷性，从而让更多的癌症患者受益。

二维码 26-4　知识聚焦三

**知识拓展 26-3**

1. CAR-T 细胞治疗有哪些副作用？如何规避这些副作用？

2. 癌-睾丸抗原的定义？为什么癌-睾丸抗原被认为是免疫治疗出色的靶点？

3. 肿瘤免疫治疗的持续发展依赖于合适的免疫靶标，如何寻找肿瘤特异性的新抗原？

**案例分析 26-1**

　　1. 美罗华治疗的原理是什么？美罗华治疗的临床指征有哪些？

　　美罗华（利妥昔单抗）为一种单克隆抗体，该单克隆抗体与 CD20 抗原特异性结合。CD20 抗原在 95% 以上的 B 细胞型的非霍奇金淋巴瘤中表达。利妥昔单抗与 B 细胞上的 CD20 结合引起 B 细胞溶解。细胞溶解的可能机制包括补体依赖的细胞毒性和抗体依赖性细胞的细胞毒性。另外，研究表明，利妥昔单抗可使药物抵抗性的人体淋巴细胞对一些化疗药的细胞毒性敏感。

　　美罗华（利妥昔单抗）是全球第一个被批准用于临床治疗非霍奇金淋巴瘤（NHL）的单克隆抗体。中国食品药品监督管理局（SFDA）批准，美罗华可以用于：联合 CHOP 方案 8 个疗程治疗侵袭性（弥漫大 B 细胞）淋巴瘤联合 CVP 方案 8 个疗程一线治疗惰性（滤泡性）淋巴瘤治疗复发或化疗耐药的惰性 B 细胞性非霍奇金淋巴瘤。

　　2. 化疗和靶向治疗前为什么要进行乙型肝炎和肝功能的相关检测？

　　多数靶向药物主要通过肝脏代谢，其药物不良反应之一即是肝功能损伤。靶向药物的肝毒性可能来源于：①活性代谢产物直接产生肝毒性；②诱发自身免疫性肝炎。

　　肝功能相关的检测，如血清丙氨酸转氨酶（ALT）、天冬氨酸转氨酶（AST）、碱性磷酸酶（ALP）以及胆红素水平，是临床判断是否发生肝损伤以及诊断靶向药物相关性肝损伤的关键检测指标，定期复查肝功能将有助于在早期发现药物性肝损伤并及时干预。由于部分病毒性肝炎患者在接受抗肿瘤单克隆抗体治疗后由于免疫力低下，导致乙型肝炎病毒、丙型肝炎病毒复制，进而导致活动性病毒性肝炎。因此在使用利妥昔单抗治疗前，建议进行 HBsAg、抗-HBs、HBeAg、抗-HBe、抗-HBc 检测，怀疑有丙型肝炎者还应进行抗-HCV 抗体检测，并在治疗期间密切监测 HBV DNA 或 HCV RNA。综上所述，在进行靶向药物治疗前以及治疗期间应严格遵照药物的使用说明及患者个体化情况，做到合理用药，临床医生需掌握药物肝毒性的整体情况，用药后严密监测肝损伤的发生及程度，必要时应改变治疗方案或终止治疗。

（陈　惠）

# 参 考 文 献

毕胜利. 2007. 临床检验免疫学. 北京: 高等教育出版社

毕胜利, 曾常茜. 2010. 临床免疫学. 北京: 科学出版社

曹雪涛. 2010. 免疫学技术及其应用. 北京: 科学出版社

曹雪涛. 2014. 免疫学前沿进展. 北京: 人民卫生出版社

曹雪涛. 2018. 医学免疫学. 第 7 版. 北京: 人民卫生出版社

陈福祥, 陈广洁. 2016. 医学免疫学与免疫学检验. 北京: 科学出版社

程明亮, 陈永平. 2008. 传染病学. 北京: 科学出版社

丛玉隆, 尹一兵, 陈瑜. 2010. 检验医学高级教程 (下册). 北京: 人民军医出版社

大卫·韦德. 2021. 免疫检测原理与应用. 李金明, 何建文译. 北京: 人民卫生出版社

丁伟, 王德田. 2014. 简明病理学技术. 杭州: 浙江科学出版社

董坚. 2019. 肿瘤靶向治疗药物与临床应用. 北京: 科学出版社

樊绮诗, 钱士匀, 贺志安, 等. 2015. 临床检验仪器与技术. 北京: 人民卫生出版社

冯珍如, 于峰. 2015. 实用临床检验诊断学丛书: 免疫性疾病. 北京: 北京科学技术出版社

葛海良, 张冬青. 2009. 免疫学技术. 北京: 科学出版社

何庭艳, 赵晓东, 杨军. 原发性免疫缺陷病分类更新 (2019 版) 解读. 中华儿科杂志, 58(8): 624-627

何维. 2005. 医学免疫学. 第 3 版. 北京: 人民卫生出版社

金伯全. 2008. 医学免疫学. 第 5 版. 北京: 人民卫生出版社

康熙雄. 2010. 发光免疫分析临床应用手册. 北京: 高等教育出版社

康熙雄. 2010. 临床免疫学. 北京: 人民卫生出版社

康熙雄. 2012. 临床免疫学检验. 北京: 高等教育出版社

康熙雄, 张国军, 张展. 2012. 临床免疫学技术. 北京: 高等教育出版社

李会强, 曾常茜, 王辉. 2020. 标记免疫诊断试剂制备技术. 北京: 科学出版社

李金明. 2008. 临床酶免疫测定技术. 北京: 人民军医出版社

李金明, 刘辉. 2015. 临床免疫学检验技术. 北京: 人民卫生出版社

刘宝瑞. 2017. 肿瘤个体化与靶向免疫治疗学. 北京: 科学出版社

刘勇, 杨海玉. 2016. 国际特设专家委员会建议: 诊断免疫组化阳性对照标准化. 临床与实验病理学杂志, 32(1): 1-3

柳忠辉, 吴雄文. 2014. 医学免疫学实验技术. 第 2 版. 北京: 人民卫生出版社

陆永绥, 张伟民. 2014. 临床检验管理与技术规程. 第 2 版. 杭州: 浙江大学出版社

吕世静, 李会强. 2020. 临床免疫学检验. 第 4 版. 北京: 中国医药科技出版社

吕世静. 2010. 临床免疫学检验. 第 2 版. 北京: 中国医药科技出版社

《免疫组织化学检测技术共识》编写组. 2019. 免疫组织化学检测技术共识. 中华病理学杂志, 48(2): 87-91

皮至明. 2010. 免疫学与免疫检验技术. 北京: 高等教育出版社

钱旻. 2011. 免疫学原理与技术. 北京: 高等教育出版社

尚红, 王毓三, 申子瑜. 2015. 全国临床检验操作规程. 第 4 版. 北京: 人民卫生出版社

沈关心, 周汝麟. 2002. 现代免疫学实验技术. 第 2 版. 武汉: 武汉科学技术出版社

沈继龙. 2007. 临床寄生虫与检验. 第 3 版. 北京: 人民卫生出版社

沈立松, 高锋, 林萍. 2018. 临床检验一万个为什么——特殊检验分册. 北京: 人民卫生出版社

谭锦泉, 刘仿. 2017. 医学免疫学. 北京: 科学出版社

汪慧英, 杨旭燕. 2015. 临床免疫学进展. 杭州: 浙江大学出版社

王辰, 王建安. 2015. 内科学. 第 3 版. 北京: 人民卫生出版社

王鸿利. 2010. 实验诊断学. 第 3 版. 北京: 人民卫生出版社

王建中. 2005. 临床流式细胞分析. 上海: 上海科学技术出版社

王兰兰. 2017. 临床免疫学检验. 北京: 人民卫生出版社

王兰兰, 吴健民. 2007. 临床免疫学与检验. 第 4 版. 北京: 人民卫生出版社

王兰兰, 吴健民. 2017. 临床免疫学与检验. 第 5 版. 北京: 人民卫生出版社

王兰兰, 许化溪. 2012. 临床免疫学检验. 第 5 版. 北京: 人民卫生出版社

王卫平, 孙锟, 常立文. 2018. 儿科学. 第 9 版. 北京: 人民卫生出版社

王晓川, 沈立松. 2016. 流式细胞术分析外周血淋巴细胞亚群在儿科的临床应用共识. 中华检验医学杂志, 39(5): 344-349

吴小亮, 梁文华, 张荣欣. 2020. 肿瘤靶向治疗及免疫治疗进展. 北京: 科学出版社

吴长有, 杨安钢. 2011. 临床免疫学. 北京: 人民卫生出版社

夏金华, 舒文. 2016. 免疫检验技术 (案例版). 北京: 科学出版社

夏圣. 2019. 临床免疫检验学. 北京: 科学出版社

药立波. 2017. 医学分子生物学实验技术. 北京: 人民卫生出版社

曾小峰, 陈耀龙. 2020. 中国系统性红斑狼疮诊疗指南. 中华内科杂志, (3)59: 172-185

曾照芳, 洪秀华. 2007. 临床检验仪器. 北京: 人民卫生出版社

张国军, 郑磊, 沈立松. 2021. 检验医学病例与临床思维分析. 北京: 科学出版社

张永学, 高再荣. 2016. 核医学. 第 3 版. 北京: 科学出版社

中国医师协会风湿免疫科医师分会自身抗体检测专业委员会, 国家风湿病数据中心, 国家皮肤与免疫疾病临床医学研究中心. 2021. 类风湿关节炎相关自身抗体检测的临床应用专家共识. 中华内科杂志, 60(6): 516-521

中国医师协会风湿免疫科医师分会自身抗体检测专业委员会. 2018. 抗核抗体检测的临床应用专家共识. 中华检验医学杂志, 41(4): 275-280

中国医药教育协会感染疾病专业委员会. 2020. 降钙素原指导抗菌药物临床合理应用专家共识. 中华医学杂志, 100(36): 2813-2821

中华人民共和国国家卫生和计划生育委员会. 2017. 肺结核诊断. WS 288—2017

中华人民共和国卫生部. 2008. 伤寒和副伤寒诊断标准. WS 280—2008

中华人民共和国卫生行业标准. 2018. 感染性疾病免疫测定程序及结果报告. WS/T 573—2018

中华人民共和国卫生行业标准. 2019. 艾滋病和艾滋病病毒感染诊断 (2019 年版). WS 293—2019

中华医学会检验分会, 卫生部临床检验中心, 中华检验医学杂志编辑委员会. 2012. 肿瘤标志物的临床应用建议. 中华检验医学杂志, 35(2): 103-116

中华医学会消化病学分会幽门螺杆菌学组. 2013. 第四次全国幽门螺杆菌感染处理共识报告. J Intern Med Concepts Pract, 8(1): 54-60

朱有华, 石炳毅. 2020. 肾脏移植手册. 第 2 版. 北京: 人民卫生出版社

ARINGER M. 2019. EULAR/ACR classification criteria for SLE. Semin Arthritis Rheum, 49: S14-S17

BORISH L C, STEINKE J W. 2003. Cytokines and chemokines. J Allergy Clin Immunol, 111(2 Suppl): S460-475

BRADBURY APL CKTHUN A. 2015. Reproducibility: standardize antibodies used in research. Nature, 518(7537): 27-29

CLSI. 2011. Quality Assurance for Design Control and Implementation of Immunohistochemistry Assays; Approved Guideline-Second Edition. CLSI Document I/LA28. Wayne, PA: Clinical and Laboratory Standards Institute

MANOHAR S M, SHAH P, ANUSREE N. 2021. Flow Cytometry: Principles, Applications and Recent Advances. Bioanalysis, 13(3): 181-198

RICH R R. 2018. Clinical immunology: Principles and Practice. 5th ed. Ameterdam: Elsevier

TANGYE S G, AL-HERZ W, BOUSFIHA A, et al. 2020. Correction to : Human Inborn Errors of Immunity: 2019 Update on the Classification from the International Union of Immunological Societies Expert Committee. J Clin Immunol, 40: 24-64

ZENG X, SHEN Z, MERNAUGH R. 2012. Recombinant antibodies and their use in biosensors. Analytical & Bioanalytical Chemistry, 402(10): 3027-3038